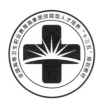

全国高等卫生职业教育高素质技能型
人才培养"十三五"规划教材

供医学检验技术、卫生检验、药品质量检验、食品检验及相关专业使用

临床检验基础

主 编 郑文芝 徐群芳 秦 洁

副主编 焦瑞宝 郝 坡 韩忠敏
宋晓光 吴菲菲

编 者 (以姓氏笔画为序)

王玲玲 皖北卫生职业学院

吴菲菲 聊城职业技术学院

宋晓光 鹤壁职业技术学院

郑文芝 海南医学院

郝 坡 重庆三峡医药高等专科学校

胡 荣 湖南医药学院

秦 洁 邢台医学高等专科学校

秦为娜 邢台医学高等专科学校

徐文鑫 漳州卫生职业学院

徐群芳 益阳医学高等专科学校

黄燕妮 海南医学院

韩忠敏 郑州铁路职业技术学院

董素芳 海南医学院

焦瑞宝 铜陵职业技术学院

曾镇桦 福建医科大学附属漳州市医院

秘 书 董素芳

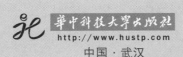

华中科技大学出版社
http://www.hustp.com
中国·武汉

内 容 简 介

本书是全国高等卫生职业教育高素质技能型人才培养"十三五"规划教材。

本书共 4 篇 14 章,包括血液检验,血型与输血一般检验,排泄物、分泌物及体液检验,脱落细胞及细针吸取细胞学检验。本书按照标本来源和检验科实验室区域设置分类编写,包括概论、项目名称、检验原理、方法(含试剂、器材、操作)、方法评价、质量控制要点、参考范围和临床应用评价。

本书适合医学检验技术、卫生检验、药品质量检验、食品检验及相关专业使用。

图书在版编目(CIP)数据

临床检验基础/郑文芝,徐群芳,秦洁主编. —武汉:华中科技大学出版社,2016.6(2023.8 重印)

全国高等卫生职业教育高素质技能型人才培养"十三五"规划教材.药学及医学检验专业

ISBN 978-7-5680-1734-3

Ⅰ.①临…　Ⅱ.①郑…　②徐…　③秦…　Ⅲ.①临床医学-医学检验-高等职业教育-教材　Ⅳ.①R446.1

中国版本图书馆 CIP 数据核字(2016)第 086748 号

临床检验基础
Linchuang Jianyan Jichu

郑文芝　徐群芳　秦　洁　主编

策划编辑:荣　静
责任编辑:荣　静
封面设计:原色设计
责任校对:张会军
责任监印:周治超

出版发行:华中科技大学出版社(中国·武汉)　　　电话:(027)81321913
　　　　　武汉市东湖新技术开发区华工科技园　　　邮编:430223
录　排:华中科技大学惠友文印中心
印　刷:武汉科源印刷设计有限公司
开　本:880mm×1230mm　1/16
印　张:20.5
字　数:677 千字
版　次:2023 年 8 月第 1 版第 5 次印刷
定　价:59.80 元

全国高等卫生职业教育高素质技能型
人才培养"十三五"规划教材
（药学及医学检验专业）

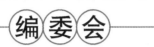

委　员（按姓氏笔画排序）

前言

QIANYAN

临床检验基础是检验医学专业学生必修的一门专业课,该课程的教学内容主要涉及临床实验室的基本检验技术。在自动化仪器快速发展的形势下,临床实验室的操作手段简单化、检验结果复杂化是对当今检验人员的挑战;而循证检验医学又给每一位检验医师提出了更高的要求。临床实验室不再单纯、被动地接受检验任务,还要更多地参加临床会诊、筛选实验方法、分析解释个体化检验结果,指导临床"床边检验"(POCT)的实施及质量控制等,以期合理使用实验资源,提供经济、适用的检验方案。

本教材是对2012年出版的《临床检验基础》的修订,4年来,临床检验学从技术层次到理论层次都有了较大进展,为适应这一变化,新版教材既传承了前一版教材的知识内容,又对某些检验项目的方法、质量控制手段及评价指标进行了补充与更新。充分体现了先进性、知识性、创新性、实用性和继承性。注重了"循证检验医学"、"质量控制"、"医技合作"和"人文素质教育"的思想。其间部分内容编写了实验方法。以利于学习者日后更好地服务于临床,为临床疾病的诊断、治疗提供重要的线索。另外,考虑到部分培养对象的继续深造,我们仍注重理论教材中知识的高度概括性和实用性,在每一章节后面都列出了思考题,供师生参考。

该教材的修订依据如下。

1. 学科地位与培养对象 临床检验基础是检验医学在我国长期发展的历史产物,是临床上最常用、最基本的实验室检查内容与技术。它所囊括的内容涉及细胞学、临床化学和物理学、免疫学和病原生物学等多学科的内容。随着临床实验室科室划分的逐渐细化,直接导致了实验室工作的过细分工。尤其在一些规模较大的医院,所谓"临检室"仅检测血、尿、便和体液"四大常规"。而我们的培养对象是三年制高职高专学生,他们的基础知识水平较普通本科生略显薄弱,将来主要面向基层。但他们毕业后在临床实验室所从事的技术工作同本科毕业生差别不大。目前我国各地区的临床检验水平差距越来越小,而高职高专毕业生所要就业的医院规模普遍偏小,检验科科室划分并不是很细,这要求他们在技能上更全面。因此在有限的学时内,高职高专院校的教学任务比普通本科院校更为繁重,这也对教材提出了更高的要求。要求教材既能体现检验医学的最高水平、又能培养学生的基本理论、基本知识和基本技能,简明、科学、实用。

2. 内容设置 本书共4篇14章。按照标本来源和检验科实验室区域设置分类编写。包括概论、项目名称、检验原理、方法(含试剂、器材、操作)、方法评价、质量控制要点、参考范围和临床应用评价等。少量涉及其他学科的检验项目,仅将常用检验方法的原理以适当的方法进行表述,没有提供具体操作,需要学生参考相关教材自学。

3. 编写重点 本书内容主要包括理论基础、检验技术(包括细胞形态的辨认、基本操作方法的规范化)、检验项目与方法的正确选择和评价、严格有效的质控措施。其目的是:①以搞好质量控制为前提,采用最有效、最可靠、最简便、更准确的检测方法,为临床提供高灵敏度、高特异性的检验项目和结果,及时满足临床诊断、鉴别诊断、疾病治疗和病情观察的需要。②结合本教材的适用范围,加强方法学评价、质量控制和临床应用的内容,在质量控制部分增加了检验结果的比对、可接受范围及最大允许误差、检验方法与质控物的溯源性、仪器检验结果的复检规则等内容,以适应新时期人才培养的需要。重点内容仍同时编写实验操作方法。③密切结合临床检验实际工作需要和教学要求。

本教材的使用要求:

由于该教材主要用于三年制高职高专学生的培养,因此建议广大师生在教材使用过程中,依据学生基本情况和各自的教学大纲要求,对相关知识加以取舍。但总体建议将教学重点放在学生基本功训练、检验方法评价与质量控制等方面。同时引导学生对检验结果进行初步评价及临床解释。对于每章节后的思考题,可以有借鉴地使用。

本教材在编写过程中得到了华中科技大学出版社的大力支持,经过全体编写人员的通力合作,在规定时间内完成了教材的编写、审阅、校对及出版,特在此致谢。同时,本教材是在继承性地延续前一版教材的主体内容的基础上,依据学科发展和人才培养的需要,对教材的章节组成、编写重点、知识表现形式进行了修订。第一版教材的编者也为此付出了辛勤劳动,因此代表本版教材全体编写人员向第一版教材的全体编者一并表示感谢。由于编写时间仓促,编者能力所限,教材内容或存在有待商榷之处,请广大师生在使用时耐心标出,并与编者及出版社联系,以利于再版时修订。我们将深表感谢!

郑文芝　徐群芳　秦　洁
2016 年 7 月

目录

MULU

绪　　论

医学检验学(medical laboratory science)是一门涉及多学科、多专业的边缘性学科,也是临床医学在诊断、治疗、判断预后和预防等方面的应用性学科。由于该学科所进行的检验工作均在实验室内完成,所以又称为实验室医学(laboratory science)、实验诊断学或临床检验诊断学(clinical laboratory diagnostics)。

一、医学检验学的发展

医学检验学的发展与自然科学的发展息息相关。科学技术的发展为医学检验学科的形成奠定了物质基础,使该学科逐步成为临床医学中重要的独立学科。同时医学检验学内容的逐步深化与拓展,又促进了学科发展,当今的医学检验学已拥有临床检验基础、临床血液学检验、临床微生物学检验、临床免疫学检验、临床生物化学检验、分子诊断学、临床实验室管理、检验仪器学和临床输血学检验等众多的亚学科。

二、临床检验基础的基本任务和特点

临床检验基础包含了检验技术和检验项目在临床上的应用两方面的内容,其基本任务是采用先进的检验方法,对离体的血液、尿液、粪便、生殖系统分泌物、羊水、脑脊液、浆膜腔和关节腔积液、脱落细胞等标本进行理学、化学、病原生物学、显微镜形态学等检查,以满足临床筛检、诊断疾病的需要。

近年来,我国临床检验技术取得了飞跃的发展,其主要表现在:①检验手段自动化:大量先进的自动化仪器取代了手续繁多的手工操作及单一的比色分析,提高了检验的准确性、精密度,缩短了检验时间,并逐步向全实验室自动化(total laboratory automation,TLA)与网络化管理(net management)方面发展。②检验技术多样化:如血液、尿液、血凝分析仪等,采用多种先进技术,导致了检验项目的多样化和检验结果的复杂化。③检验方法标准化:大量由国际和国内权威机构推荐采用的参考方法应用于临床检验,提高了检验结果的准确性,使临床实验室间的检验结果具有一定的可比性,方便了医院之间的会诊、交流和远程诊断。不断完善的质量管理体系(如 ISO15189 及各种质量标准等)已应用于临床实验室认可(laboratory accreditation)、准入和日常管理诸环节。④标本微量化:为实现全实验室自动化创造了有利条件。⑤检验试剂商品化:随着多种自动化仪器的研发和在我国的普遍应用,使用标准化的仪器配套商品试剂,已成为适应临床实验室全面质量管理的推进、满足检验方法量值溯源性要求的必要条件。⑥计量单位的国际化:医学检验结果报告均已采用国际法定计量单位,并已引入参考区间(reference interval)、医学决定水平(medical decision level)、危急值(critical value)等概念,加强了检验医师与临床医师的沟通与交流,发挥了检验医师在检验项目选择和检验结果解释方面的临床咨询作用。⑦质量管理的全程化:现代实验室已建立、健全了临床实验室质量保证体系(quality assurance system),包括分析前、分析过程中的质量控制和分析后的检验结果解释三个重要环节。经常进行的实验室内质量控制(internal quality control,IQC)、实验室间质量评价(external quality assessment,EQA)和全套规范化实验室管理,保证了检验结果的准确性和可信度。⑧临床实践及医学环境的多元化:医学检验不仅服务于临床患者的疾病诊疗过程,也参与疾病防控、流行病学调查与环境监测、食品卫生安全检测、健康咨询和基础医学研究。某些项目的检验形式也从有创伤检查向无创伤检查过渡。必要时检验医师还可与临床医师共同制定诊断和疗效判断标准。当今医学环境的特点是卫生资源分布的不均衡和患者维权意识的逐步增强。这要求医学检验人员的知识水平、操作技能、服务意识、质量意识和沟通能力不断增强,并在循证检验医学(evidenced-based laboratory medicine,EBLM)理论指导下,合理使用卫生资源,为临床提供实用的检验项目和准确的检验结果。

三、本教材编写内容的变化

本教材为华中科技出版社新版高职高专医学检验教材。4年来,临床检验学从技术层次到理论层次都有了较大进展,为适应这一变化,新版教材在修订时除传承前一版教材对理论基础、检验技术(包括细胞形态的辨认、基本操作方法的规范化、检验项目与方法的正确选择和评价、严格有效的质控措施)的系统阐述外,还增加了"检验结果的比对、检验方法与质控物的溯源性、某些指标检验结果的危急值、仪器检验结果的复检规则"等。以利于学生今后更好地服务于临床,为临床疾病的诊断、治疗提供重要的线索。另外,考虑到部分培养对象的继续深造,我们仍注重理论教材中知识的高度概括性和实用性,并在每章内容后提供了适量的思考题,供教师、学生参考。

本书共4篇14章,按照标本来源和检验科实验室区域设置分类编写,包括概论、项目名称、检验原理、方法(含试剂、器材、操作)、方法评价、质量控制要点、参考范围和临床应用评价。少量涉及其他学科的检验项目,仅将常用检验方法的原理以适当的方法进行表述,没有提供具体操作,需要学生参考相关教材自学。

第一篇为血液检验,包括血液检验基本技术、外周血细胞手工检验、血细胞分析仪检验、血栓与止血的基本检验。

第二篇为血型与输血一般检验,包括血型鉴定与交叉配血、临床输血。

第三篇为排泄物、分泌物及体液检验,包括尿液检验、尿液分析仪检验、粪便检验、痰液检验、生殖系统分泌物检验、临床体液检验。

第四篇为脱落细胞及细针吸取细胞学基本检验,包括脱落细胞学基本检验技术、细针吸取细胞学基本知识及各系统脱落细胞学检查。

四、学习临床检验基础的基本要求

我们的培养对象是三年制的高职高专学生,高职高专学生多为高中起点,即将接受为期三年的职业教育培养,其基础知识水平略显薄弱,学生毕业后多在基层临床实验室从事具体工作。由于目前我国各地区的临床检验水平差距越来越小,他们所要面向的工作岗位因医院规模普遍偏小,检验科科室划分并不是很细,更要求他们在技能上要全面。因此在教与学过程中,在有限的学时内,高职高专院校的教学任务比普通本科院校更为繁重。这也对教材提出了更高要求:既能体现检验医学的最高水平,又能培养学生的基本理论、基本技能和实践能力,简明、科学、实用。学习过程中,学生应做到以下几点。

1. 注重专业理论学习　通过简要、系统的专业理论学习,特别是对现代检验项目的原理、方法评价和质量保证等相关理论的重点学习,使自己的基本理论掌握牢固。

2. 注重临床实践　除应掌握医学检验的专业知识外,还应熟练掌握必要的操作技术,特别是手工操作技术。同时有意识地适量接触患者相关临床资料,在实践中使自己对疾病的发生、发展有充分的了解,正确认识检验结果在疾病诊断与鉴别诊断中的应用价值,科学评价检验项目的诊断性能,综合分析临床其他资料,对检验结果作出符合临床实际的合理解释。

3. 强化质量意识　质量是生命,因此要注意各检验项目的质量保证标准和措施的理论学习,提高自己的质量管理水平。

4. 提高服务意识和沟通能力　医学检验工作者所从事的是一项细致、严肃的工作,无论是进行临床服务,还是科学研究,都必须有良好的职业道德和严谨的科学态度。在临床实践中要运用循证检验医学的观点,从患者利益出发,选择具有最佳临床价值的"金标准"检验项目和检验方法,为临床医师当好参谋。在工作中,及时与临床医生沟通,为临床提供更为有效的信息,变被动检验为主动检验。在未来的研究工作中要本着"只问是非、不计利害"的科学态度,采用科学的方法,根据临床的需要,进行方法学、仪器学及管理学等方面的研究。

(郑文芝　徐群芳　秦洁)

第一篇

血液检验

Linchuang Jianyan Jichu

血液检验是应用最广泛、蕴涵信息量最大的基础检验项目,是评价患者及健康体检者身体素质状况的最基本的内容之一。各组织器官的生理、病理变化累及血液系统时,可引起血细胞的数量、形态、各类细胞的比例,血液生化成分的变化以及血液流动学的改变。同时,血液系统本身的疾病也会影响全身各组织器官的生理功能。因此,血液检验常作为评价、监测其他组织和器官功能的间接指标。

血液检验的内容主要包括血液标本的采集,血细胞计数及血细胞形态学观察,血液相关物理、化学指标测定,以及为实现这些具体检验项目所涉及的检验原理、质量控制和方法评价等。

血液检验的主要目的:①协助诊断及鉴别诊断疾病;②疾病病情观察及预后判断;③一些特殊治疗过程中患者身体机能指标的监测;④手术前进行血液检验可作为术中和术后安全评价的内容;⑤可用于流行病、传染病和职业病的调查;⑥健康体检、身体状况的评价。

第一章　血液检验基本技术

第一节　血液标本采集与处理

正确采集血液标本是获得准确、可靠检验结果的关键,在自动化检验仪器普遍应用的现代临床实验室,分析前质量管理是全程质量管理的重点。《医学实验室——质量和能力的专用要求》(ISO/IEC15189)文件把"分析前程序"定义为:按照时间顺序,从临床医嘱开始,到分析检验程序终止时的步骤。包括:检验申请、患者准备、样品采集、运送到实验室并在实验室内传输。血液标本的采集和处理是分析前质量控制的主要环节。检验方法和目的不同,血液标本采集方法也不一样。最常用的采血方法有皮肤采血法、静脉采血法及动脉采血法。根据需要,将静脉血经过必要处理之后可获得血浆(血清)及血细胞等成分。

一、皮肤采血技术

(一)普通采血针采血法

【原理】　皮肤采血法以往被称为毛细血管采血法。经过皮肤穿刺,得到的是微动脉、微静脉和毛细血管的混合血,同时含有细胞间质和细胞内液。

【采血部位】

1. 成年人　世界卫生组织(WHO)推荐成年人采集左手无名指指端桡侧血液(图1-1)。此处采血操作方便,检查结果比较恒定。以往耳垂因痛感较轻也曾长期用于皮肤采血,但耳垂血液循环差、受气温影响大,检查结果不够恒定(如红细胞、白细胞、血细胞比容和血红蛋白等测定结果比手指血或静脉血高),已不提倡使用。

2. 婴幼儿　可采集大拇趾或足跟内外侧缘(图1-2)血液。

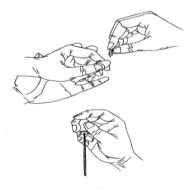

图1-1　指端采血

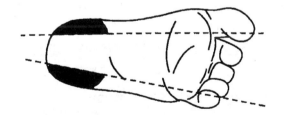

图1-2　婴幼儿足部采血部位(黑色标示部位为采血区)

3. 严重烧伤或其他皮肤损伤者　可选择皮肤完整处采血,避开炎症、冻伤、化脓等部位。

【试剂与器材】　一次性皮肤穿刺针或激光采血器、微量采血管(带胶帽)、皮肤消毒剂(0.75%乙醇)、棉签、含有抗凝剂或血细胞稀释液的试管。

【操作要点】

1. 消毒　按摩左手中指或无名指指端内侧,使局部组织充血,再用含皮肤消毒剂的棉签消毒皮肤。

2. 穿刺　操作者左手拇指和食指固定采血部位,右手持消毒针迅速刺入组织 2~3 mm 并移开针头,血液自行流出。

3. 吸血　用消毒干棉签擦去第一滴血,迅速用微量吸管吸取随后流出的血液,并及时转移至预先加好试剂的试管中,立即混匀。采血完毕后,用消毒干棉签在针刺处压迫止血。

【注意事项】

1. 选择正确的采血部位　采血局部皮肤应完整,无烧伤、冻疮、水肿、发绀或炎症等。除特殊情况外,不要耳垂采血。

2. 注意严密的消毒和生物安全防范　必须严格无菌操作,做到一人一针一管。

3. 防止血液凝固　组织液可造成血液稀释甚至快速凝固,因此吸血时避免用力挤压伤口而混入组织液,如血流不畅,只能在伤口远端稍加压力,边加压边吸血。第 1 滴血也混有组织液,应丢弃不用。吸血动作要迅速,防止流出的血液发生凝固。

4. 尽量保证血液成滴停留在穿刺部位便于采集,否则血滴散开后不便吸取,因此应在消毒前拭净局部的汗液和水分,待消毒剂挥发后再穿刺采血并及时吸血,以免影响血液成分及血滴状态,甚至发生溶血。

5. 进行多项检查时按以下顺序顺序采血　依次为血小板计数、红细胞计数、血红蛋白测定、白细胞计数、血型鉴定等。

（二）激光采血器采血法

激光皮肤采血法属于非接触式采血法,多家临床实验室已在使用。

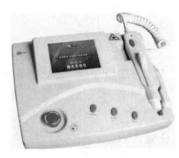

图 1-3　激光采血器

【原理】　激光采血器能在极短时间内发出一束特定波长的激光束,在镜头片的配合下,细微激光束接触皮肤后瞬间在采血部位产生高温,使皮肤组织溶解气化,形成 0.4~0.8 mm 微孔,血液自微孔流出,即可采集到末梢血(图 1-3)。打孔后的残留物成等离子状态,吸附在镜头片表面。

【器材】　激光采血器(含激光控制器、显示屏、激光输出手柄、充电器)、一次性激光防护罩、微量吸血管、消毒用品等。

【操作要点】

1. 按摩、消毒采血部位　手指采血,与采血针皮肤采血法相同。

2. 预设激光能量　根据患者皮肤柔韧度选择适宜的激光能量。

3. 发射激光、吸血　安装好激光防护罩,将激光发射口垂直轻压于采血部位,按下"触发键"发射激光,退下防护罩,及时采集流出的血液。

【注意事项】

1. 保证安全　①避开易燃易爆性气体环境以防爆炸。②使用时禁止用肉眼观看激光窗口,或将激光窗口对准采血部位以外的身体其他位置;禁止使用反光镜或其他反光器材观察激光窗口,以免造成视力损害。

2. 正确操作仪器　防护罩不能倾斜或悬空,以免影响血液标本采集效果。

3. 定期清洁保养　激光采血器的透镜是重要的部件之一,在使用一段时间后会有挥发物附着于表面,一般工作 50 次后需要清洁 1 次。

二、静脉血液采集技术

静脉血能够准确反映全身血液的真实情况,且不易受到气温和末梢循环的干扰,更具有代表性。尤其进行血液一般检验,提倡以静脉血取代末梢血。静脉采血法分为开放式静脉采血法和封闭式静脉采血法。

（一）开放式静脉采血法（普通注射器静脉采血法）

【原理】　注射器针头刺入浅静脉后,利用往后拉动针筒栓时形成的负压,使血液流入针筒内。

【采血部位】 肘前静脉、手背静脉;婴幼儿可用颈静脉,必要时可从股静脉、大隐静脉等处采血。

【器材】 一次性无菌塑料注射器(1 mL、5 mL、10 mL)、压脉带、垫枕、消毒用品、试管(含或不含添加剂)。

【操作要点】 (以肘静脉采血为例)

1. 检查注射器 静脉采血前要仔细检查针头是否安装牢固,针筒内是否有水分和空气。所用针头应锐利、光滑、通气,针筒不漏气。

2. 消毒 让患者取坐位或卧位,一般选肘正中静脉,让前臂水平伸直放在垫枕上,暴露穿刺部位,触摸选择容易固定、明显可见的静脉。先用30 g/L碘酊棉签自所选静脉穿刺处从内向外顺时针方向消毒皮肤,待碘酊挥发后,再用75%乙醇棉签以同样方法拭去碘迹。

3. 扎压脉带 在肘部以上捆扎压脉带,使静脉血管充盈可见。

4. 穿刺 以左手拇指固定静脉穿刺部位下端,右手拇指和中指持注射器针筒,食指固定针头下座,使针头斜面和针筒刻度向上,沿静脉走向使针头与皮肤成30°角斜行快速刺入皮肤,然后以5°角向前穿破静脉壁进入静脉腔。见回血后,将针头顺势探入少许,以免采血时针头滑出;但不可用力深刺,以免造成血肿,同时立即去掉压脉带。

5. 抽血 见回血后,右手固定注射器,用左手缓缓抽出针栓,至所需血量后,放松拳头,左手以消毒棉签压住穿刺孔,右手拔出针头。

6. 放血与混匀 取下注射器针头,将血液沿试管壁缓缓注入抗凝(或非抗凝)管中,含有添加剂者需缓慢混匀,防止溶血和泡沫产生(图1-4)。

(二)封闭式静脉采血法

封闭式采血法又称负压采血法,已被临床广泛应用。

【原理】 血管被刺破后,血液经过预先设置的特定负压吸引,经特制导管直接流入负压试管(或称真空管),整个过程都在密闭条件下进行。

【器材】

1. 皮肤消毒用品。

2. 一次性真空采血器 真空采血器由真空采血管、双向采血针(包括直针和头皮采血针)、持针器三个部分组成。直针和头皮采血针之间以乳胶软管或树脂硬管相连。头皮针一端为采血端,带有可移除的保护封套,使用时可取下封套,将针头刺入血管。直针端为放血端,覆盖密封的乳胶外套,可连同胶帽刺透真空采血管的胶塞,真空管的负压将血液引流管至管内(图1-5),针头拔出后,乳胶封套可借助自身弹性将针头再次密封。

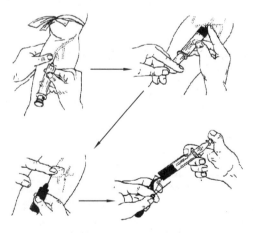

图1-4 静脉采血示意图

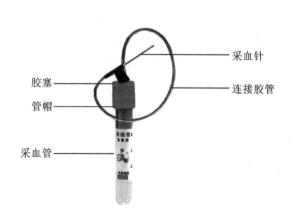

胶塞 ——— 采血针
管帽 ——— 连接胶管
采血管 ———

图1-5 真空采血器和采血管

3. 真空采血管 真空采血管是采血器的主要组成部分,主要用于血液的采集和保存,在生产过程中预置了一定量的负压,当采血针穿刺进入血管后,由于采血管内的负压作用,血液自动流入采血管内,管外壁有血容量刻度标识;同时采血管内预置了各种添加剂(也有特定颜色标识),完全能够满足临床的多项综合的血液检测,安全、封闭、转运方便。

【操作要点】(SOP)

1. 静脉穿刺前准备

(1) 确保穿刺用托盘准备好,托盘内包括所有采血用具(手套、压脉带、真空采血管、消毒液、棉签等)。

(2) 所有的样本管编号或贴上标签。

(3) 请患者准备:做血液检验项目的患者,一般要求采血前禁食8~12 h,采血前一天避免吃高脂肪、高蛋白类食物,避免饮酒。

(4) 查看检验单,查对检验单上患者姓名、性别、年龄等项目与患者是否吻合,耐心检查需要空腹血检验的项目,询问患者是否遵照医嘱;需要增添项目时先与出具检验申请单的医生联系。

(5) 洗手,戴上手套,并注意常规防护。

(6) 在受试者的穿刺位以上5~8 cm处,扎紧压脉带,但不能太紧导致受试者不适,压脉带的捆绑时间不应超过1 min。

(7) 嘱受试者用力握拳,选择合适的血管:当轻压或轻拍时能感觉其回弹的静脉即为合适血管。最常用的选择部位是血管丰富并且血管贴近皮肤表层的肘前区域。

(8) 消毒:以穿刺点为圆心,用蘸有碘酒的棉签由内到外螺旋形涂抹,然后用75%乙醇棉签脱碘,消毒范围为直径8~10 cm,注意消毒过的地方不能重复涂抹,在涂抹的过程中棉签也要同时旋转。如果手臂皮肤不足够干净的则需重新擦拭。

(9) 穿刺部位干燥。

(10) 洁净后不要触摸穿刺部位。

2. 静脉穿刺 去除外包装,将采血针针头斜面朝上,使针与手臂约成15°角,使其方向与血管一致,迅速地刺入已选定的静脉。若观察到回血现象,说明针已经准确地刺入血管,嘱受试者松开拳头。固定采血针确保针头不移动,或将针头沿血管方向略向前延伸少许后固定不动。

3. 连接真空管引流血液 见到穿刺针头后有回血时,将放血端针头直接刺入真空采血管(表1-1),让血液自行流入试管中。若试管内含有添加剂,则边引流,边弹动试管,混匀血标本。同时解除压脉带,观察受检者反应。

4. 移除采血器 待采血量满足要求后,先嘱受检者松开拳头,以无菌棉签压住穿刺处,拔下针头并及时混匀血液。如需进行多项检查,可更换真空管连续采血。通常采取血培养管→抗凝管→干燥试管或非抗凝管→枸橼酸钠(血凝)→肝素或EDTA管→草酸钾→氟化钠→枸橼酸钠(血沉)管。

5. 请受检者自行轻压棉签3~5 min,手臂需举至高于心脏水平位置以控制血流(如有出血倾向患者如过敏性紫癜、ITP、白血病等要压迫5~10 min,直到无血渗出)。

6. 将真空管颠倒混匀5~10次,切勿用力振摇。

7. 异常状况处理 当受检者出现异常(如出汗、面色苍白、晕倒),立即拔针并急救;如操作失败,需耐心解释取得患者谅解,再次进行操作。采样尽量在1 min内完成。

8. 迅速把针头放入利器专用容器,针管放入医疗垃圾袋中。将采血管与相应的检验单核对好,编号,分类,尽快送检。

表1-1 真空采血管种类及用途

采血管	添加剂	添加剂作用	采血后处理	标本	用途
橘红色	无,内壁涂硅酮	防止机械性溶血	静置1 h,离心	血清	生化学、血清学、免疫血液学检验
红色	硅胶	促凝	颠倒混匀5次,静置1 h,离心	血清	生化学、血清学、免疫血液学检验
	凝血酶	促凝	颠倒混匀8次,静置5 min,离心	血清	急诊生化试验
绿色	肝素钠、肝素锂	抗凝	颠倒混匀8次,离心	血浆	生化学检验

续表

采血管	添加剂	添加剂作用	采血后处理	标本	用途
金黄色	促凝剂、分离胶	促凝,促进血液分层	颠倒混匀 5 次,静置 5 min,离心	血清	生化学检验
浅绿色	肝素锂、分离胶	抗凝,促进血液分层	颠倒混匀 8 次,离心	血浆	生化学检验
紫色	EDTA-K_3(液体)	抗凝	颠倒混匀 8 次,试验前混匀	全血	血液学检验
紫色	EDTA-K_3(干粉)	抗凝	颠倒混匀 8 次,试验前混匀	全血	血液学、免疫血液学检验
黄色	含聚茴香脑磺酸钠	抑制补体、吞噬细胞、抗生素	颠倒混匀 8 次	全血	血培养
灰色	苯酸钾/氯化钠,氟化钠/EDTA-Na_2,氟化钠(血清)	抑制糖分解	颠倒混匀 8 次,离心	血清血浆	血液葡萄糖检验
浅蓝色	枸橼酸钠:血液=1:9	抗凝	颠倒混匀 3~4 次,试验前混匀	全血	凝血检验
黑色	枸橼酸钠:血液=1:4	抗凝	颠倒混匀 8 次,试验前混匀	全血	红细胞沉降率

【注意事项】

1. 严禁在输液、输血的针头或皮管内抽取血标本。

2. 压脉带压迫时间应小于 1 min 长时间使用压脉带,将使静脉血流受阻,毛细血管内压上升,发生组织液与血管内液的交换,小分子物质容易经血管壁渗出,逸入组织液中。压迫时间越长,局部组织发生缺氧而引起血液内成分的改变越明显。

3. 尽量避免穿刺部位形成皮肤淤斑甚至皮下血肿 长期压迫压脉带、反复调整进针角度均易发生皮肤淤青,甚至刺穿血管形成皮下血肿,反复用力揉压穿刺伤口也易发生淤斑及血肿。因此采血时要求技术熟练,一针见血;采血完毕嘱受检者避免用消毒棉签反复揉压,也不宜弯曲前臂。

4. 防止发生气体栓塞 采血过程中针栓只能外抽,不能内推。

5. 保证真空采血管的质量 购买质量可信的产品并在有效期内使用,防止添加剂失效或负压消失。

三、动脉采血技术

动脉血标本主要用于血气分析检验。

【器材与试剂】

1. 皮肤消毒用品。

2. 2 mL 或 5 mL 注射器,使用前将内壁用 1000U/mL 无菌肝素生理盐水溶液浸润。也可选用一次性专用动脉采血器(有配套密封装置)。

3. 橡皮塞或软木塞。

【穿刺部位】 桡动脉操作最方便,其次可选用肱动脉或股动脉。

【操作要点】 目前临床上较常用的有普通注射器法和专用动脉采血器法。以血气分析标本采集为例。

1. 准备用具,选择穿刺部位 以左手食指和中指触摸动脉搏动最明显处作为穿刺点。

2. 常规消毒 分别用乙醇或碘酊对受检者穿刺点及其附近皮肤、操作人员双手进行认真消毒。

3. 动脉穿刺 以消毒后的左手食指和中指绷紧穿刺点皮肤并固定血管,右手持注射器以 30°~45°角进针。因动脉内血液压力较高,血液将自动进入针筒内,待血量达到所需容量时,用消毒棉签压住采血处,立即退出针头。将棉棒递给受试者本人或陪同人员,指导其压迫止血。

4. 密封血液 立即用软木塞或橡皮塞封闭针头(针头斜面全部没入胶塞内)以隔绝空气。如用专用采血器,通常预设采血量 1 mL,将针栓拉到预设位置,拔针后直接将针头直接刺入配套的橡皮针塞,套上安全针座帽,摇匀送检,并同时嘱患者局部压迫止血。

5. 立即抗凝 搓动注射器针筒,使血液与肝素充分混合并立即送检。

6. 嘱受检者或陪护人员以棉签压迫止血 10～15 min。

【注意事项】

1. 务必隔绝空气。

2. 立即抗凝并送检 如不能及时送检,需将标本置于2～6 ℃贮存(不超过2 h)。

3. 防止穿刺部位血肿 指导受检者或陪护人员用棉签以垂直力量压迫穿刺部位 10～15 min,避免反复揉动穿刺部位。

四、血标本采集的方法评价

1. 皮肤采血法 常用于微量用血的检验项目,操作方便,其中激光采血器法采血痛感较轻,并可防止组织液、细胞外液等混入血液。但皮肤采血法缺陷较多。①不能真实反映全身血液情况,且易受气温影响。②普通采血针进针深度不一,个体间皮肤厚度不同,难免的挤压容易使组织液混入而导致血液稀释。也易发生溶血和凝血,导致检验结果的重复性差甚至使血细胞计数仪发生堵孔。③激光采血器成本较高。

2. 静脉采血法

(1) 开放式采血:血液和抗凝剂不能立即混合,易受空气中尘埃、微生物的污染。同时,由于血样暴露,氧分压、二氧化碳分压、酸碱度及相应的分子状态会发生轻微的改变。

(2) 封闭式采血:①血样无容器之间的转移,减少了溶血机会而有效保护血液有形成分。②减少二次污染,保持待检血液标本的原始性状,使检验结果更接近人体的真实情况。③市售的含多种用途添加剂(抗凝剂、分离胶、促凝剂等)的真空管,便于得到所需血液成分,保证相关检验结果的准确性。④血标本转运方便,特别适用于病房和野外流动采血,并能避免对医护人员的感染和血标本间的交叉污染。

3. 动脉采血法 标本成分较为稳定,但对操作者技术熟练程度要求较高,仅用于特定项目的检验。①普通注射器采血法:本法需事先将器材肝素化,不易控制标本量与抗凝剂比例,吸入的液态肝素钠可干扰标本电解质测定,采血后用软木塞堵塞针头时易混入空气,不易混匀,操作程序复杂,稍有不妥即可能影响检验结果。②专用动脉采血器法:此法容易掌握标本量,注射器含固态肝素锂或喷雾态钙平衡肝素锂不会影响标本电解质测定,标本容易混匀,有配套橡皮塞和安全针帽,符合标本隔离空气要求且符合生物安全要求,操作简单,无影响结果准确性因素,是目前推广的方法。

五、血液标本抗凝、转运、贮存及检测后处理

(一) 血液标本抗凝

使用全血和血浆标本时,通常需要应用抗凝剂。所谓抗凝就是采用物理或化学方法除去或抑制某种凝血因子的活性,以阻止血液凝固。这种阻止血液凝固的物质称为抗凝剂或抗凝物质。

1. 化学抗凝剂 常用化学抗凝剂的用途和特点见表1-2。

表 1-2 常用化学抗凝剂的用途与特点

抗凝剂	抗凝原理	适用项目	注意事项
乙二胺四乙酸盐(EDTA)	与血中 Ca^{2+} 形成螯合物,而使 Ca^{2+} 失去活性	全血细胞计数	抗凝剂用量和血液的比例,采血后须立即混匀

续表

抗凝剂	抗凝原理	适用项目	注意事项
枸橼酸盐	同上	血沉、凝血试验、输血保养液	抗凝能力相对较弱,抗凝剂浓度、体积和血液的比例非常重要
肝素	协同抗凝血酶Ⅲ活性,阻止凝血酶形成	血气分析;肝素锂适用于红细胞渗透脆性试验	电极法测血钾与血清结果有差异;不适合血常规检查
草酸盐	与血液 Ca^{2+} 形成草酸钙沉淀,使其无凝血功能	草酸钾干粉常用于血浆标本抗凝	容易造成钾离子污染;现应用已减少
促凝剂	激活凝血蛋白酶,加速血液凝固	缩短血清分离时间,特别适用于急诊化学检验	常用促凝剂有凝血酶、蛇毒、硅石粉、硅碳素等
分离胶	高黏度凝胶在血清和血块间形成隔层,达到分离血细胞和血清目的	能快速分离出清晰的血清标本;有利于标本的冷藏保存	分离胶质量影响分离效果和检验结果;分离胶试管成本高

2. 物理方法抗凝 将血液注入有玻璃珠的器皿中,并及时转动,纤维蛋白缠绕凝固于玻璃珠上,从而防止血液凝固,此抗凝方法常用于血液培养基的采血采集。另外,也可用竹签搅拌除去纤维蛋白,以达到物理抗凝的目的。此类标本主要用于测定结果受抗凝剂影响的血液标本的抗凝,如红斑狼疮细胞检查。

(二)血液标本转运

处理血液标本时应特别注意:①把每一份标本都看作是无法重新获得、唯一的标本,必须小心地采集、保存、运送、检测和报告。②要视所有的标本都有传染性,对"高危"标本,如乙型肝炎、艾滋病患者血液标本等,要注明标识。③严禁直接用口吸取标本,避免标本与皮肤接触或污染器皿的外部和实验台。④检验完毕,标本必须消毒处理,标本容器及其他物品要高压消毒、毁型、焚烧等。

血液标本的运送可采用人工运送、轨道传送或气压管道运送等。无论何种运送方式,都应该注意以下几个问题。

1. 唯一标识原则 采集后的血液都应具有唯一标识,除编号之外,还应包括患者姓名等最基本信息。目前,解决唯一标识最好的方式是应用条形码系统。

2. 生物安全原则 应使用可以反复消毒的专用容器运送。特殊标本应有特殊标识字样(如剧毒、烈性传染等)的容器密封运送。必要时,还应使用可降温的运送容器。气压管道运送必须使用真空采血管,确保试管管盖和橡皮塞牢固。

3. 尽快运送原则 标本尽快检验,符合检验质量要求和临床诊治的需求。若标本不能及时转运,或欲将标本送到上级检验中心进行分析时,应将标本装入试管内密封,再装入乙烯塑料袋,根据保存温度要求可置于冰瓶或冷藏箱内运送。运送过程中应避免剧烈震荡。

(三)标本拒收

实验室要制定标本接收的标准文件。因不同的检验项目对标本的要求不同,还要制定拒收标准。因"让步"而接收的不合格标本,其检验报告单上应注明标本存在的问题,在解释结果时必须特别说明。

在检验前,对确认不符合血液采集规定要求的标本,应拒绝接收。标本拒收常见原因包括:①溶血。②血液采集容器不当。③采血量不足或错误。④抗凝标本出现凝固。⑤转运条件不当。⑥申请和标本标识不一致。⑦标本污染、容器破损等。需要注意的是,标本拒收不但会造成检验费用增高和时间浪费,还可能延误诊治甚至危害患者。因此,对所有涉及血液标本采集的所有工作人员,都必须在标本采集、转运和处理各个环节进行全面而规范的培训。

(四)血液检验前预处理

1. 分离血清或血浆 标本采集后就应及时采用离心法分离血清或血浆。加抗凝剂血液,应立即离心分离血浆;无抗凝剂的血液分离血清时,则需置标本于 37 ℃水浴箱内或室温一段时间,待血块部分收缩,出现少许血清时才能离心分离。

2. 分离细胞 分离细胞原则上先是根据各细胞的大小、沉降率、黏附和吞噬能力加以粗分,然后依据不同的检验目的,加以选择性分离。

(五)血液标本贮存

血液标本保存应当在规定的时间内、确保标本特性稳定的条件下,按要求分为室温保存、冷藏保存、冷冻保存。

1. 分离后标本 ①若不能及时检测或需保留以备复查时,一般应将标本置于 4 ℃冰箱内保存。②部分需保存 1 个月的检测项目标本,存放于 −20 ℃冰箱。③需要保存 3 个月以上的标本,分离后(包括菌种)置 −70 ℃冰箱保存。④标本存放时需要密封,以免水分挥发而使标本浓缩。⑤标本应避免反复冻融。

2. 立即送检标本 如血氨(密封送检)、红细胞沉降率、血气分析(密封送检)、酸性磷酸酶、乳酸及各种细菌培养,特别是厌氧菌培养等标本。

3. 检测后标本 检测后标本不能立即处理时,应根据标本性质和要求按照规定时间保存,以备复查需要。急诊标本、非急诊标本须妥善保存,在需要重新测定时,确保标本检索快速、有效。保存的原则是在有效的保存期内被检测物质不会发生明显改变。

4. 标本信息的保存 保存检验标本时应包括标本信息的保存,且与分离的血浆或血清标本相对应。

(六)检验后血液标本的处理

根据国家标准《实验室生物安全通用要求》(GB19489—2004),实验室废弃物管理的目的如下:①将操作、收集、运输及处理废弃物的危险减至最小。②将其对环境的有害作用减至最小。因此,检验后废弃的血标本应专人负责处理,根据《医疗废物管理条例》用专用的容器或袋子包装,由专人送到指定的消毒地点集中处理,一般由专门机构采用焚烧的方法处理。

六、血液标本采集的质量保证(采血因素、生物学因素、药物等因素)

标本采集是分析前质量管理的主要内容,分析前程序的大部分工作是由患者、医生、护士、运送人员及检验人员在实验室以外的空间和进入检验过程前完成的,这一系列过程的多个环节在临床实验室难以单独监控。因此,临床医生反馈不满意检验结果,60%的原因最终可溯源到标本质量不符合要求。为了准确地反映患者的状态,临床医护人员和检验人员,应该了解标本采集前患者的状态和影响结果的因素,并将要求和注意事项告知患者,请其予以配合,使所采集的标本尽可能少受非疾病因素的影响。

1. 建立良好的采血服务环境

(1)空间:采血环境应该是人性化设置,空间宽敞,光线明亮,通风良好,采血台面高低和宽度适宜,座椅舒适、可转动或斜躺。

(2)窗口:有足够采血窗口和工作人员,保证在患者最多的时刻,使患者排队等候采血时间不得超过 15 min,排队人数不超过 5 人。采血等候处,最好设置指示采血顺序、叫号设备等。窗口之间最好相互隔开,保护患者隐私和避免窗口之间的相互干扰。

(3)防止交叉感染:采血过程尽可能采用一次性用品,包括压脉带、清洁纸垫和消毒用品(即一人一巾一带一垫一消毒)。采血废弃物品按照医疗垃圾统一处理。详见本节血液标本采集的生物安全。

(4)履行环境消毒:采血处用紫外线灯定时对周边环境和空气消毒,用消毒液擦拭台面消毒。

2. 核对受检者信息,控制受检者采血前(时)的状态 在标本采集过程中,应注意患者的生理状态、饮食和药物对检验结果的影响。

(1)患者生理状态和饮食的影响:其中饮食、长期饥饿、生物节律、精神因素、月经和妊娠、长期吸烟、酗酒、体位变化等均可引起血液生化指标及血细胞分析结果的偏倚。其中影响血细胞分析结果的情况见表 1-3。

表 1-3 患者的生理状态、饮食对检验结果的影响

影响因素	血液检验细胞变化指标
高脂饮食	血小板增加、红细胞凝集
精神紧张、情绪激动和运动	白细胞总数、中性粒细胞等增高、嗜酸性粒细胞降低
月经和妊娠	月经前期、排卵期:纤维蛋白原增高,血沉加快;PT 和 APTT 时间缩短
长期吸烟	白细胞、血红蛋白、碳氧血红蛋白增高
体位变化	坐位或站位:红细胞、白细胞、血细胞比容较卧位时增加

因此采血时要求:①在上午 9 时前空腹。②在其他检查和治疗之前进行。③在检验申请单上注明采血的具体时间。④选择恰当的采血部位。静脉或动脉采血时,住院患者可采用卧位,非住院患者可采用坐位,并保持平静心态。

此外,受检者人种、年龄、性别等因素均可影响检验结果,应提请临床综合分析检验结果。

(2)药物及某些诊疗活动对检验结果的影响:应用某些药物会使血液学检验指标发生改变,采血前应向患者问明情况,根据药物峰值情况确定采血时间。避免在输液同侧静脉采血,且需在输液前或输液结束 1 h 后采血,输脂肪乳患者甚至需推迟至 8 h 后采血。

3. 操作者采血技术熟练

(1)防止血标本意外凝固:采血不畅容易引起血小板破坏、凝血因子或溶血;压脉带使用时间过长也会影响多项检验指标。故静脉穿刺前嘱患者做反复握拳动作,进针准确,见到采血器有回血立即解开压脉带(不超过 1 min)。若采血失败,建议采用另一只手臂重复采血。

(2)防止标本溶血:血细胞内、外各种成分有一定的梯度差(表 1-4),溶血标本可造成严重的检验差错。故在采集、运送、保管和分离血清时应尽量避免溶血。发生溶血的主要原因有容器不清洁、血液接触水分、标本中大量泡沫、强力振荡、注射器带着针头强压注血和分离血清时操作不当等。

表 1-4 溶血引起血液成分浓度或活性变化

血液成分	红细胞内浓度(或活性) 与血清浓度(或活性)的比率	1%红细胞溶血后血清中浓度 (或活性)的变化率/(%)
乳酸脱氢酶	160∶1	+272.5
天冬氨酸氨基转移酶	40∶1	+220.0
钾	23∶1	+24.4
丙氨酸氨基转移酶	6.7∶1	+55.0
葡萄糖	0.82∶1	-5.0
无机磷	0.78∶1	+9.1
钠	0.11∶1	-1.0
钙	0.10∶1	+2.9

4. 妥善处理、贮存及运送血标本。

5. 做好安全防护 在采血、标本处理、贮存及转运过程中均应注意生物安全防护,防止医院内感染。

6. 严格掌握标本受理、验收原则。

七、血液标本采集的生物安全

(一)生物安全意识

正确的生物安全意识来自于长期的训练以及知识和经验的积累。但无论何人从事实验室活动都应遵循下列基本原则。

1. 在标本采集过程中,应严格执行相应病原微生物的生物安全操作规程。实验室应制订样本采集和

防护的 SOP。所有操作人员必须经过培训,通过考核,获得上岗证。

2. 在开始相关工作之前,应对所从事的病原微生物和其他危险物质及其相关操作进行危害评估,根据国家对于各种微生物操作的危害等级划分和防护要求以及危险评估的结果,制定全面、细致的标准操作规程和程序文件,对于关键的危险步骤设计出可行的防护措施。

3. 熟悉各级生物安全实验室运行的一般规则,掌握各种仪器、设备、装备的操作步骤和要点,进行正确的操作和使用,对于各种可能的危害应非常熟悉。

4. 应掌握各种感染性物质和其他危险物质操作的一般准则和技术要点。

（二）环境设施要求

血液标本采集区域因接触各类患者(感染或非感染),在采血过程中极易造成对工作人员及环境的污染,认真执行无菌操作程序,规范无菌物品的使用,加强对采血室空气、物体表面的消毒与管理,做好各类环境的监测,对预防和控制医院感染、保障医疗质量和医疗安全非常重要。

1. 工作区应配备对空气、物体表面、地面等消毒设施,如紫外灯、循环风紫外线空气消毒器等。

2. 根据需要在相应的工作区域配备对污染的手、眼、衣物、污水污物等进行有效清洗、消毒的药物,如手消毒液、含氯消毒液等。

（三）个人防护

1. 工作人员应着工作服,操作时应戴乳胶手套。禁止非工作人员进入工作区域。参观或设备维修人员须经工作区域负责人批准后方可进入。

2. 禁止在工作区域饮食、吸烟、处理隐形眼镜、化妆及贮存食物等。

3. 在工作区域内不应配戴戒指、手链等饰品。

4. 长发应束在脑后。

（四）安全行为

1. 每接待一位患者,用手消毒剂消毒双手或更换手套。

2. 禁止在使用注射器或针具后用手回套针帽。

3. 使用过的医用针头等尖锐物应置于利器盒内,利器盒内容物达到三分之二前应更换。所有样本和废物应被假定含有传染性生物因子,应以安全方式处理和处置。

4. 采血过程中患者的血液不慎溅入工作人员眼睛,工作人员应该(或在同事的帮助下)在就近的洗眼台(洗眼装置)用大量缓流清水冲洗眼睛表面 15～30 min。污染工作服应立即更换。如标本外溢、溅泼或器皿打破所造成的污染,应立即采用(1000～2000) mg/L 有效氯溶液或 0.2%～0.5%过氧乙酸溶液洒于污染表面 30～60 min,清理污染物的拖把用后需用上述消毒液浸泡 60 min。

5. 标本管或标本容器打开时应做到:

（1）必须戴手套。

（2）打开标本管的塞子时,应在手里先垫上一块纸或纱布再握住塞子,防止溅出。

6. 血清分离时做到:

（1）操作时要戴手套及佩戴眼睛和黏膜保护装置。

（2）只有良好的实验室技术才能避免标本溅出和气溶胶产生,或将这种可能性降至最低。吸取血液及血清时要小心,不要倾倒。严禁用嘴吸液。

（3）吸管用后应完全浸没在适当的消毒液里,并且在处理之前,或洗刷及灭菌再利用前要浸泡足够长的时间。

7. 生活垃圾应与医疗废物分开存放。

8. 医疗废物转运前,包装袋必须封口。销毁之前应置于医院医疗废物暂存处。

（五）职业暴露处理

1. 检验过程中出现标本污染工作人员手或其他部位皮肤,应马上用肥皂水清洗。

2. 工作人员皮肤刺伤,应立即采取相应保护措施,清创,对创面进行严格消毒处理,并进行血源性传播疾病的检查和随访。

（1）应在伤口旁端，由近心端向远心端轻轻挤压，尽可能挤出损伤处的血液，再用肥皂液和流动水进行冲洗，禁止进行伤口局部的挤压。

（2）对伤口进行冲洗后，应用络合碘或75％乙醇擦拭创口，如果需要，要进行伤口包扎。

3. 样品或检测试剂溅入眼内，应立即用洗眼器冲洗，溅入嘴内，先吐出残留的液体后，用水反复漱口。

4. 样品和试剂器具滑落打破而污染环境时，先在污染区外周围倒入消毒液（有效氯 2000 mg/L），再逐渐向中心消毒处理。

5. 发生高危的意外事故，如 HIV、HBsAg 等职业暴露，除进行局部处理外，应立即按程序上报有关部门，或按《医务人员艾滋病病毒职业暴露防护工作指导原则》的有关条款处理。

 # 第二节 微量吸管的使用与鉴定

一、微量吸管的规格与使用方法

1. 微量吸管的规格　目前推荐使用的一次性微量吸管具有 10 μL 和 20 μL 两个刻度，使用前应认真观察规格标识。一人一管，避免患者间交叉感染。

2. 微量吸管的使用方法　①准备好试管，加入细胞稀释液。②将微量吸管非吸血端插入顶端带孔的乳胶吸头基座，检查气密性，确保密封良好。③通过皮肤采血或静脉采血，获得血标本。④挤压橡皮帽，使微量吸管产生适当负压，让微量吸管末端接触血液，利用虹吸现象或预先的负压吸入血液。待血液液面到达规定刻度，立即移开吸管，避免产生气泡。⑤用干棉球擦净吸管外余血后，将吸管伸入细胞稀释液底部，轻轻释放管内血液。以上层稀释液漱洗吸管 2～3 次，直至看不到肉眼血色。缓慢混匀血细胞悬液以备镜检。

二、微量吸管的鉴定方法

微量吸管的校正方法多采用水银称重法，一般可抽样校验其容量。理论上按 5％进行抽样。

水银称重法：将干燥洁净的 20 μL 吸管用胶塞与活塞涂凡士林的 1 mL 注射器乳头部紧密吻合接通。把注射器活塞抽出约 1 cm，再将吸管尖插入水银中，准确吸取水银至 20 μL 刻度处，注入已知重量的称量瓶内。在三级天平上称重，求出水银重量。同时用校准的 0～50 ℃的水银温度计测定水银温度。每支吸管重复测定 3 次。不同温度下水银比密见表 1-5。

$$微量吸管容积（μL）=\frac{水银重量（g）\times 1000}{水银比密}$$

$$微量吸管误差（\%）=\left[\frac{测得值（平均容积）}{标示量}-1\right]\times 100\%$$

微量吸管的允许误差为±5％。

注意事项：所用的水银应为新开封的 AR 级试剂；吸取水银时不可用手直接触摸水银瓶；称量结果应保留小数点后 4 位数字；操作过程中严防其他金属污染水银（汞能溶解多种金属）；水银是剧毒品并有挥发性，务必谨慎从事。

预先将二支微量吸管放入铬酸洗液中浸泡 12 h，取出用蒸馏水洗净，再分别用乙醇、乙醚各洗数次至干，然后各吸纯汞（AR）至 20 μL 刻度，最后分别放分析天平上称重。

表 1-5　不同温度下的水银（Hg）比密（g/cm³）

温度/℃	0	10	20	30
0	13.5951	13.5704	13.5457	13.5212
1	13.5926	13.5679	13.5433	13.5187

续表

温度/℃	0	10	20	30
2	13.5901	13.5654	13.5408	13.5163
3	13.5876	13.5630	13.5384	13.5138
4	13.5852	13.5605	13.5359	13.5114
5	13.5827	13.5580	13.5335	13.5090
6	13.5802	13.5556	13.5310	13.5065
7	13.5778	13.5531	13.5286	13.5041
8	13.5753	13.5507	13.5261	13.5016
9	13.5728	13.5482	13.5237	13.4992

例:校验 2 支容量 20 μL 的微量吸管,校验时的温度为 25 ℃。

在天平上称量结果:

第 1 支微量吸管中放出的 20 μL 纯汞称重为 251 mg;

第 2 支微量吸管中放出的 20 μL 纯汞称重为 282 mg。

试计算这两支微量吸管中 20 ℃时的实际容积。

根据公式:

第 1 支为

$$V_{20}=251\times1000/13.5457=18.543(\mu L)$$

第 2 支为

$$V_{20}=282\times1000/13.5457=20.833(\mu L)$$

校验结果:第 1 支实际容量比标示值少 1.457 μL,其相对误差＝7.29％。第 2 支实际容量比标示值多 0.833 μL,相对误差＝4.16％。

根据上述校验结果,如果以误差≤±5％作为合格的标准界限,则第 1 支应弃除不用,或根据校验结果经校正刻度线后才能使用。

 # 第三节　血细胞计数板的构造与使用

一、计数板的构造

血细胞计数板的规格较多,在我国多采用改良牛鲍(Neubauer)血细胞计数板,用于目视法血细胞计数。该计数板由长方形无色厚玻璃制成,正面观察,可见中央刻有 2 个计数室平台,由"H"形沟槽相隔。与计数板长轴垂直的沟槽外侧各有 1 条与之平行的突出的支持柱,用于承载盖玻片,支持柱的外侧仍为与长轴垂直的沟槽。沿计数板长边侧面观察,可见支持柱略高于计数室平台 0.1 mm,如将盖玻片搭载于支持柱上,盖玻片与计数室平台之间形成 0.1 mm 的间隙。此时将液体充入盖玻片与计数室之间,则液层的厚度也为 0.1 mm(图 1-6)。

在显微镜下,每个计数室平台上均刻有清晰的网格划线。由网格划线围成的正方形区域,最大的正方形边长 3 mm,分为 9 个大方格,每个大方格边长 1 mm,面积 1 mm²,若覆以盖玻片并充满液体,液体的体积为 0.1 mm³,四角的 4 个大方格分别以单划线分为 16 个方格,用于计数白细胞。位于中央的大方格,以双划线分成 25 个中方格,每个中方格又以单划线分为 16 个小方格,则中央大方格共分为 400 个小方格,用于计数红细胞及血小板。划分中央大方格的划线向其四周延伸,则除四角大方格之外的 4 个大方格均为条形格所分隔(图 1-7,表 1-6)。各计数区的计数对象、范围和换算方法见表 1-7。

1941 年美国国家标准局(NBS)规定,计数池大方格每边长度的误差应在±1％以内,即(1.0±0.01)

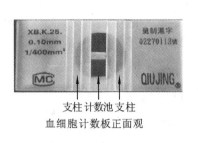
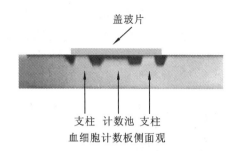

血细胞计数板正面观　　　　血细胞计数板侧面观

图 1-6　血细胞计数板的构造

mm;盖玻片与计数池间缝隙深度应在±2%以内,即(0.1±0.002) mm。

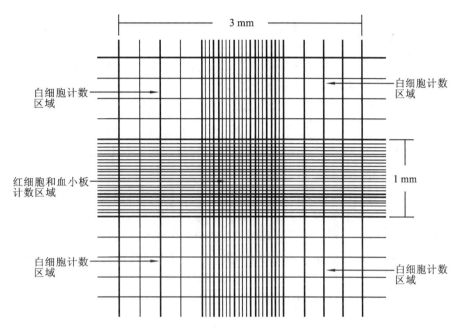

图 1-7　血细胞计数板划线及血细胞计数分区

表 1-6　计数板计数池的参数

区域	边长/mm	面积/mm²	深度/mm	体积/mm³
计数池	3	9	0.10	0.90
大方格	1	1	0.10	0.10
计白细胞中方格	0.25	0.0625	0.10	0.00625
计红细胞中方格	0.20	0.0400	0.10	0.00400
计红细胞小方格	0.05	0.0025	0.10	0.00025

表 1-7　血细胞计数池各计数区的计数对象、范围和单位换算

计数区域	计数细胞种类	换算方法(以细胞个数/L 计)
四角 4 个大方格	白细胞	$N/4 \times 10 \times$ 稀释倍数 $\times 10^6$
四角及中央 5 个中方格	红细胞、血小板	$N \times 5 \times 10 \times$ 稀释倍数 $\times 10^6$
两侧计数室四角及中央 5 个 大方格共 10 个大方格	嗜酸性粒细胞、体腔液细胞、精子	$N \times$ 稀释倍数 $\times 10^6$

(二)盖玻片

覆盖计数室的血盖片为特制的血细胞计数池专用盖玻片,要求表面平整光滑,其不平整度应在计数板计数池的参数 0.002 mm 以内。高倍镜检无裂隙,且本身有一定重量,确保不被细胞悬液浮起。盖玻片

规格通常是 24 mm×20 mm×0.6 mm。检查盖玻片是否平整最简单的方法,将拭净的盖玻片反贴在光滑清洁的平面镜上,能吸附一定时间不掉下(时间越长越好),最后掉下时盖玻片呈圆弧形旋转下落为合格。合格的盖玻片盖在计数板支柱上,玻璃平贴接触处应出现彩虹。若以检查合格的盖玻片去检查其他盖玻片,二者重合后,以在适当光线照射下有完整均匀彩虹出现者为佳。

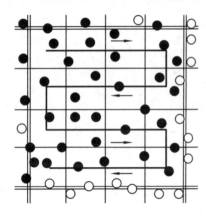

图 1-8　血细胞计数规则

二、血细胞计数板的使用

【原理】　一定倍数稀释的血液或体液,混匀后滴入具有固定体积和精密划分刻度的血细胞计数板中,在显微镜下对所选择区域中的细胞进行计数,再乘以稀释倍数,即可换算成单位体积内的血细胞数。

【器材】　血细胞计数板、盖玻片、显微镜、绸布、微量吸管、试管、小玻棒。

【试剂】　白细胞稀释液、红细胞稀释液。

【操作要点】

1. 准备计数板　用绸布拭净血细胞计数板和盖玻片,采用推压法从计数板下缘向前平推盖玻片,将其盖在计数池上。

2. 稀释血液　取试管 2 支,标明 A、B,分别加白细胞稀释液 0.38 mL,红细胞稀释液 2 mL,各加入抗凝血 20 μL、10 μL,混匀备用。

3. 充池　充分混匀 A 液,用微量吸管或小玻璃棒将稀释血液滴入计数板和盖玻片交界处,利用虹吸现象让液体顺其间隙充满计数池;再取 B 液,以同样方法在另一侧计数板充池。

4. 静置　计数板充池后应平置于桌面上静置 2～3 min,待细胞下沉。

5. 计数　先用低倍镜观察整个计数板的结构(大、中、小方格)及特征,同时观察血细胞分布是否均匀,如严重分布不均,应重新充池。在充 A 液的计数池观察白细胞计数范围,在充 B 液的计数池观察红细胞计数范围。记录所数 5 个中方格的红细胞和 4 个大方格的白细胞数。

【注意事项】

(1) 保证计数板和盖玻片清洁。操作中勿让手指接触计数板表面,以防污染,致使充池时产生气泡。

(2) 一次完成充池,如充池过少、过多或有气泡,应拭净计数板及盖玻片后重新操作。

(3) 平放计数板,不能在充池后移动盖玻片。

(4) 计数池内如细胞分布严重不均,应重新充池。计数红细胞用高倍镜,计数白细胞用低倍镜。

(5) 凡压线的细胞应按照数上不数下、数左不数右的原则,避免漏数或重复计数(图 1-8)。

(6) 充池液体量适量,过多将溢出到另一侧的计数池,过少则计数池充不满。

(7) 细胞充分沉淀后再计数,白细胞和红细胞计数一般需沉淀 2～3 min,血小板应沉淀 15～30 min,且需注意保湿,因沉淀时间过长会因稀释液挥发造成计数结果不准确。

(8) 盖玻片的质量和计数池深度的质量鉴定,使用 1 年后的计数板也要经过重新鉴定合格后方可继续使用。

【方法评价】　使用血细胞计数板进行细胞计数是临床检验最常用的基本功之一。目前虽有各种自动化计数方法,但该方法由于经典、方便、实用,仍用于临床检验和科研实践中。

该法产生技术误差的主要因素包括:①微量吸管和计数板的质量。②采血、稀释、混匀、充池等操作是否规范。③计算是否正确。④细胞计数的固有误差,固有误差会随计数数量的增加而减少。

【质量控制要点】

使用 1 年后的计数板要经过重新鉴定合格后方可继续使用。

1. 计数板的鉴定　要求计数室的台面光滑、透明,划线清晰,计数室划线面积准确。必要时应采用严格校正的目镜测微计测量计数室的边长与底面积,采用微米千分尺测量计数室的深度。美国国家标准局(NBS)规定每个大方格边长的误差应小于 1%(即 1±0.01 mm),深度误差应小于 2%(即 0.1±0.002 mm)。若超过上述标准,应弃之不用。

2. 血盖片的要求 血盖片应具有一定的重量,光滑、平整、无裂痕,厚薄均匀一致,可使用卡尺多点测量(至少 9 个点),不均匀度在 0.002 mm 之内。必要时应采用平面平行仪进行测量与评价,要求呈现密集平行的直线干涉条纹。最简单的评价方法是将洁净的血盖片紧贴于干燥的平面玻璃上面,若能吸附一定的时间不脱落,落下时呈弧线形旋转,表示血盖片平整、厚薄均匀。同时合格的血盖片放置在计数室表面后,与支持柱紧密接触的部位可见到彩虹。精选出的血盖片与其他血盖片紧密重合后,如见到完整平行的彩虹样条纹表示另一枚质量也符合要求。

三、计数板的清洁与保养

血细胞计数板使用时用清洁绸布擦拭计数板,不能用粗糙织物,以免磨损计数板上的刻度。使用后用自来水冲洗,切勿用硬物洗刷,洗后自行晾干或用吹风机吹干,或用无水乙醇、丙酮等有机溶剂脱水使其干燥。通过镜检观察每小格内是否残留菌体或其他沉淀物,若不干净,则必须重复清洗直到干净为止。

第四节 血涂片制备与染色

一、手工法血涂片制备

血涂片是将血液按一定方向均匀涂开而制成,微观上使血细胞呈单层或近似单层平铺在载玻片上。血涂片显微镜检查是血液细胞形态学检查的基本步骤。血涂片的制备是否规范、染色是否良好直接影响血细胞形态的观察。

1. 载玻片和推片的准备 新载玻片常带有游离碱基,需用 1 mol/L 的 HCl 浸泡 24 h,再用清水彻底冲洗干净,干燥后备用。旧载玻片要放入含肥皂或其他洗涤剂的水中煮沸 20 min,再用热水将肥皂和血膜洗去,反复冲洗,再置于 95% 乙醇中浸泡 1 h 后干燥备用。同时需准备好表面洁净、边缘光滑的玻片用作推片。最好将推片接触血标本一端的两个角打磨成光滑的钝缘,使其宽度略窄于载玻片。

2. 血涂片的制作 取血液标本 1 滴置于载玻片中外 1/3 处,用边缘平滑的推片一端从血滴前方接触血液,使血液沿推片散开,推片与载玻片保持 30°~45° 夹角,以一定的速度平稳地向前推动,血液即在载玻片上形成厚薄适宜的血膜。血涂片制成后,立即在空气中挥动,使其迅速干燥,以免血细胞皱缩(图 1-9)。

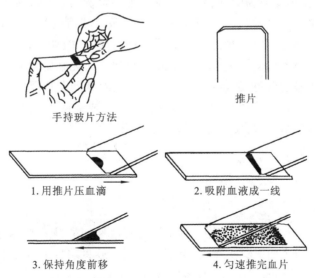

手持玻片方法

推片

1. 用推片压血滴

2. 吸附血液成一线

3. 保持角度前移

4. 匀速推完血片

图 1-9 血涂片制备示意图

一般来说,血滴愈大、角度愈大、速度愈快,血膜愈厚;反之,血膜愈薄。

一张良好血涂片的标准:厚薄适宜、头体尾分明、细胞分布均匀、边缘整齐、两侧及两头留有空隙(图 1-10)。细胞含量多的标本,血膜制备宜薄;反之,宜加大血膜厚度。

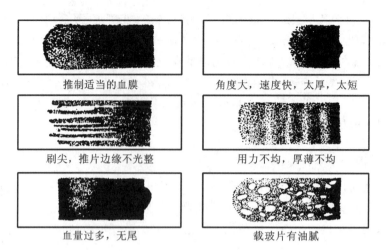

推制适当的血膜　　　　　　角度大，速度快，太厚，太短

刷尖，推片边缘不光整　　　　用力不均，厚薄不均

血量过多，无尾　　　　　　载玻片有油腻

图 1-10　各种血涂片的比较

二、血涂片瑞特染色

【原理】　瑞特(Wright)染料是由酸性染料伊红和碱性染料美蓝(亚甲蓝)组成的复合染料。伊红所使用的是伊红钠盐，其有色部分是阴离子，是酸性染料；美蓝所使用的是氯化美蓝，有色部分为阳离子，是碱性染料。以 M^+ 代表美蓝，以 E^- 代表伊红，其染色原理为：

$$氯化美蓝＋伊红化钠 \longrightarrow 伊红化美蓝/瑞特染料＋NaCl$$

瑞特染料溶解于甲醇中即成为瑞特染液。甲醇一方面可使 ME 解离为 M^+ 和 E^-，这两种有色离子可以与血细胞中的不同成分选择性地结合，从而使不同成分呈现不同的颜色。同时甲醇能使细胞脱水并固定为一定的形态。固定后的细胞内蛋白质凝结为颗粒状、网状结构，表面积增大，从而提高对染料的吸附作用，增强了染色效果。

瑞特染色过程既有染料对细胞成分的化学亲和作用，又有物理吸附作用。不同的细胞成分化学性质各不相同，对染料的亲和力也不一样。①血细胞中的碱性物质与酸性染料伊红结合染成红色，因此该物质又称为嗜酸性物质。如红细胞中的血红蛋白及嗜酸性粒细胞中的嗜酸性颗粒等为碱性物质，与酸性染料伊红结合。②细胞中的酸性物质与碱性染料美蓝结合而染成蓝紫色，该物质又称为嗜碱性物质。如淋巴细胞胞质及嗜碱性粒细胞的颗粒为酸性物质，与碱性染料美蓝结合。③中性颗粒呈等电状态与伊红、美蓝均结合，染淡紫红色为中性物质。另外，细胞核主要由脱氧核糖核酸和强碱性的组蛋白等组成，与酸性伊红结合染成红色，但因细胞核中还含有少量的弱酸性物质，与碱性美蓝作用染成蓝色，因含量太少，蓝色反应极弱，故细胞核也被染成紫红色。④原始红细胞和早幼红细胞的胞质含有较多的酸性物质，与美蓝亲和力强，故染成较浓厚的蓝色；随着细胞的发育，晚幼红细胞阶段既含有酸性物质，又含有碱性物质，既能与碱性染料美蓝结合，又能与酸性染料伊红结合，故染成红蓝色或灰红色；当红细胞完全成熟，酸性物质彻底消失后，只与伊红结合，则染成粉红色(文后彩图 1)。

【试剂】

1. 瑞特染液

瑞特染料　1.0 g

甲醇(AR)　500 mL

将瑞特染粉放在清洁干燥的乳钵内，加少量甲醇，充分研磨使染料溶解，将已溶解的染料倒入棕色试剂瓶中，继续向未溶解的染料中加甲醇研磨，直至染料溶完。或将瑞特染料和甲醇直接置于棕色瓶中，加适量碎玻璃，立即振荡混合 5 min，置 37 ℃水浴中 3 天，每天振摇混合 2～3 次，促其溶解。配好后置室温，1 周后可使用。

2. 磷酸盐缓冲液(pH6.4～6.8)

磷酸二氢钾(KH_2PO_4)　0.3 g

磷酸氢二钠(Na_2HPO_4)　0.2 g

蒸馏水 加至1000 mL

【操作要点】

(1)用阻水笔在血膜两头画线,以防染液溢出,然后将血膜平放在染色架上。

(2)用瑞特染液3~5滴,覆盖整个血膜,固定细胞0.5~1 min。

(3)滴加等量或稍多(1~1.5倍)的缓冲液,用洗耳球将其与染液吹匀,常温下染色5~10 min,或在显微镜下观察染色效果,白细胞呈色清晰并鲜艳之后即可。

(4)平放玻片,让流水从玻片的一侧缓缓冲去染液,待血片自然干燥或用滤纸吸干后即可镜检。

【染色效果评价】

1. 正常情况 血膜外观呈淡琥珀色。显微镜下红细胞染成粉红色,在厚薄均匀处略有碟状感。白细胞胞质中的颗粒能显示出各种细胞的特有颜色,细胞核染紫红色,核染色质结构清楚。

2. 染色环境偏酸 则红细胞和嗜酸性颗粒偏红,白细胞核呈浅蓝色或不着色,染色过酸 pH<3.5 时,则呈现一片红色,白细胞中除嗜酸性颗粒外均不着色。

3. 染色环境偏碱 则所有细胞呈灰蓝色,微偏碱者红细胞暗红、白细胞颗粒深暗。嗜酸性颗粒可染成暗褐色甚至黑紫色或蓝色。中性颗粒也偏粗染成紫黑色,血膜过厚的地方呈绿色。

【质量控制要点】

1. 保持血膜完整 载玻片需清洁。一些体积较大的特殊细胞常出现于血膜的边缘及尾部,用阻水笔画线时应注意避开。血膜必须充分干燥,否则在染色时易脱落。

2. 使用优质试剂 配制染料须用优质甲醇,染色时配合使用 pH6.4~6.8 磷酸盐缓冲液,染色后用中性水冲洗。虽然也可用自来水冲洗,但不能保持稳定。每批染液和缓冲液,均需试染,以便掌握染色时间和加缓冲液的比例。

3. 控制染液固定时间 染色固定过久,甲醇易干涸而在涂片上形成染料沉渣。

4. 保证染液与缓冲液的适当用量和比例 夏季甲醇蒸发较快,染料沉渣沉淀于细胞会影响镜检。细胞较多、较厚的涂片(如白血病)宜加大染液用量;反之,如贫血(尤其是再生障碍性贫血)者则染液用量适当减少。染液与缓冲液之比为应为(1:1)~(1:1.5)。一般来说,缓冲液稀释度愈大,染色时间愈长,细胞着色愈匀称、鲜艳。

5. 控制染色时间 通常染色需要10~30 min。室温较高、涂片含有核细胞较少者,染色时间可短些(5~10 min);室温较低、有核细胞较多(如骨髓涂片)者,应延长染色时间,特别是骨髓增生活跃的急、慢性白血病标本,染色时间甚至需长达2 h。必要时将带染液的玻片置于显微镜下观察,待有核细胞的核质分明时,方可冲洗。

6. 冲洗和干燥方式恰当,平持玻片,轻轻晃动涂片,待染液沉渣浮起后,冲去。切勿先倾去染液再用水冲洗。否则染料沉渣会沉淀于血膜上。冲洗后的标本应竖立于片架上,在空气中自然干燥或用吹风机冷风吹干,切忌火烤。

7. 当染色过深或有染料沉渣沉着于血膜上时,可加适量甲醇,立即冲去以适当脱色;最好不复染,必须复染时,应先将染料稀释后再染。

附:吉姆萨染色法

【原理】 吉姆萨(Giemsa)染料由天青、伊红组成,其原理和瑞特染色基本相同,但吉姆萨染色法对细胞核着色较好,结构显示更清晰,而对胞质和中性颗粒则染色略显不足。

【试剂】

吉姆萨染料 1.0 g

甘油 66.0 mL

甲醇(AR) 66.0 mL

将1.0 g吉姆萨染料粉末全部倒入盛有66.0 mL甘油的圆锥烧瓶内,在56 ℃的水浴锅上加热90~

120 min,充分混匀,然后加入 60 ℃预热的甲醇,充分摇匀后置于棕色瓶中,于室温下放置 7 天,过滤后才能使用。此种染液放置时间愈久,细胞着色愈佳。

【操作要点】

1. 将干燥的血涂片用甲醇固定 3~5 min。

2. 将固定后的血片置于用 pH6.4~6.8 的磷酸盐缓冲液(同瑞特染液)稀释 10~20 倍的吉姆萨染液中,浸染 10~30 min(标本较少可用滴染法)。

3. 取出用水冲洗,待干后镜检。

三、瑞特-吉姆萨染色

【原理】 将瑞特染料和吉姆萨染料按一定比例混合后对细胞进行染色,其染色原理同瑞特和吉姆萨染色法,但染色效果更佳,因为其综合了瑞特和吉姆萨染色法的优点。

【试剂】

瑞特染料 1.0 g

吉姆萨染料 0.3 g

甲醇 加至 500 mL

先将瑞特染料和吉姆萨染料充分研磨混匀,用甲醇溶解后倒入容器中,未溶解完的继续加入甲醇研磨,重复多次,最后把染液加至 500 mL。

【操作要点】 向制备好的血涂片上滴加染液 5 滴,并立即将染液盖满血膜,2 min 后加入 pH6.4~6.8磷酸盐缓冲液(同瑞特染液)缓冲液 10 滴,10 min 后用流水冲洗干净,待干后镜检。

【方法评价】 瑞特染液和吉姆萨染液对细胞进行染色时有各自的显色特征,前者对细胞质和颗粒着色较好,后者对细胞核结构显示清晰。因此将二者结合,能取长补短、集中优势,用该混合染液对血细胞进行染色,其细胞核、细胞质和细胞内颗粒均着色鲜艳,对比鲜明。瑞特-吉姆萨混合染法是临床上广泛使用的方法。

【质量控制要点】 同瑞特染色法。

四、自动血涂片制备及染色

随着临床检验智能化、标准化要求的进一步提高,血涂片及其染色也逐渐向全自动化的方向发展,全自动血涂片仪在临床检验中逐步得到了推广和应用。

全自动血涂片制备仪用于血液学分析系统,能够执行涂片制备中的所有任务,包括自抗凝管吸取血标本、制片、染色及干燥。仪器由主机、气动装置、进样轨道组成,能够按照操作者的指令自动送片、涂片、染色。涂片质量高,采用瑞特-吉姆萨染色,染色效果好,能够较客观地提供被检者血液有形成分的信息。自动制片机构造见图 1-11,制片流程见图 1-12。

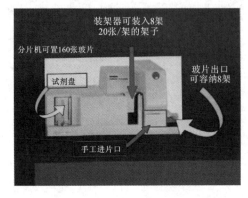

图 1-11　自动制片机构造

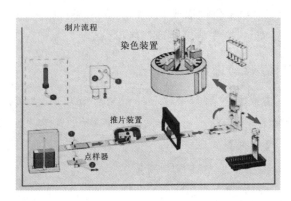

图 1-12　制片流程

思考题

1. 血液标本的采集方法及方法评价？
2. 静脉血标本常用添加剂种类及用途？
3. 血液标本的保存方法？
4. 微量吸管的使用方法？
5. 手工法血涂片制备程序？
6. 血细胞常用染色方法及方法评价？
7. 血细胞计数池各计数区的计数对象、范围和单位换算？
8. 血细胞计数板与盖片的鉴定方法？

（郑文芝　黄燕妮）

第二章　外周血细胞手工检验

 ## 第一节　红细胞检验

红细胞起源于骨髓中的造血干细胞,在红细胞生成素作用下,经红系祖细胞阶段,分化为原始红细胞,经数次有丝分裂发育为早幼、中幼和晚幼红细胞,晚幼红细胞脱核后成为网织红细胞,进而脱出胞质内的核糖核酸(RNA),发育为成熟红细胞。成熟红细胞连同部分网织红细胞通过髓血屏障进入血液循环。红细胞内的血红蛋白能够结合氧和二氧化碳等气体,通过血液循环及肺呼吸为全身组织供氧,并排出多余的二氧化碳。

正常成熟红细胞平均寿命约 120 天,衰老红细胞经脾破坏,使血红蛋白游离并降解为铁、原卟啉和珠蛋白,分别参与铁、胆色素和蛋白质代谢。铁和珠蛋白可作为红细胞再生时重新合成血红蛋白的原料。病理情况下,红细胞可发生质与量的改变。通过对红细胞和血红蛋白的各项检验,可为贫血和红细胞增多症等疾病的诊断提供依据,并可进行病情监测,进而指导治疗和判断预后。

一、红细胞计数

红细胞计数(red blood cell count,RBC)是测定单位体积(每升)血液中所含红细胞数目。

【原理】　用等渗稀释液将血液按一定倍数稀释,充入改良牛鲍(Neubauer)血细胞计数板的计数池中,在显微镜下计数一定体积内的红细胞数,经计算后求出每升血液中的红细胞数量。

【器材】　光学显微镜、改良牛鲍血细胞计数板、盖玻片、试管、微量吸管、吸量管、吸耳球。

【试剂】

1. 枸橼酸钠-甲醛稀释液　枸橼酸钠 1.0 g,36%甲醛液 1.0 mL,氯化钠 0.6 g,加蒸馏水至 100 mL,混匀、过滤两次后备用。枸橼酸钠起抗凝和维持渗透压的作用;甲醛起固定红细胞和防腐作用。此液配制简单,应用较广泛,不会引起红细胞凝集并在数小时后仍然保持正常的圆盘形。偶遇自身凝集素增高患者,采用不含甲醇的枸橼酸盐稀释液(106 mmol/L),则可使凝集的红细胞重新分散并照常计数。

2. Hayem 液　氯化钠 1.0 g、结晶硫酸钠 5.0 g、氯化高汞 0.5 g,加蒸馏水至 200 mL。氯化钠起调节渗透压作用;硫酸钠可提高相对比密和防止细胞粘连;氯化高汞是防腐剂。其主要缺点是如遇高球蛋白血症或自身凝集素增高患者,由于蛋白质沉淀而导致红细胞易凝集。

3. 生理盐水　可用新配置的生理盐水或加 1%甲醇的生理盐水,急用时如无红细胞稀释液可用此液代替。但此法缺点较多,不提倡。

各种稀释液优、缺点见表 2-1。

表 2-1　各种红细胞稀释液比较

稀释液	成分的作用	优、缺点
Hayem 液	具有调节渗透压、增加红细胞悬浮性和防腐的作用	便于长期保存,临床实验室首选,高球蛋白血症时,易造成蛋白质沉淀而使红细胞聚集
枸橼酸钠-甲醛液	NaCl 维持等渗压、枸橼酸钠起抗凝作用、甲醛具有固定红细胞和防腐作用	配制简单、红细胞不凝集,且在数小时后红细胞仍可保持其正常形态。临床实验室常用
生理盐水	等渗、稀释	配制简便,适用于急诊

【标本】 末梢血或 EDTA-K$_2$抗凝静脉血。

【操作要点】

1. 准备计数板 用绸布拭净血细胞计数板和盖玻片。

2. 加稀释液 取试管 1 支,加红细胞稀释 1.99 mL。

3. 加血 用清洁、干燥微量吸管取末梢或抗凝血 10 μL,擦去管外余血,轻轻加至红细胞稀释液底部,再轻吸上清液清洗吸管 2～3 次,然后立即混匀,制成红细胞悬液。

4. 充池 混匀后用微量吸管或玻璃棒将红细胞悬液充入计数池,注意不能有气泡或液体外溢。充池后静置 2～3 min,使所观察的物像尽可能在同一焦距。

5. 计数 先用低倍镜观察细胞分布是否均匀,如严重分布不均匀,应重新充池。然后在高倍镜下依次计数中央大方格内四角和正中共 5 个中方格内的红细胞数。对压线细胞按"数上不数下、数左不数右"的原则进行计数。

6. 计算 红细胞数/L =5 个中方格内红细胞数×5×10×200×10^6/L

$$=5 \text{ 个中方格内红细胞数}/100×10^{12}/L$$

式中:×5 表示 5 个中方格内红细胞数换算成 1 个大方格内红细胞数;×10 表示 1 个大方格容积为 0.1 μL,换算成 1.0 μL 稀释 200 倍血样中的红细胞数;×200,即得出 1.0 μL 全血的红细胞数;×10^6,由 1.0 μL 换算为 1 L 血液的红细胞数。

【报告方式】 RBC:△.△△△×10^{12}/L。

【方法评价】 红细胞计数方法主要有显微镜计数法(目视计数法)和血细胞分析仪法。显微镜计数法设备简单、费用低廉,适用于基层医疗单位和分散就诊的患者。缺点是受微量吸管和计数板的质量、细胞分布状态以及操作者技术水平等诸多因素的影响,精密性和准确性相对较低,且费时、费力,已不能适应大批量标本的测定,逐渐被血细胞分析仪所取代。

血细胞分析仪法较显微镜计数法精确,且操作简捷、快速,重复性好,适用于大批量的标本集中检测。缺点是仪器昂贵,当白细胞明显增高时,会干扰红细胞计数和体积测定而产生误差。检测的准确性取决于仪器的性能及工作状态,因此使用前须按国际血液学标准化委员会(ICSH)或美国国家临床实验室标准化委员会(NCCLS)规定的方法对仪器进行校准,且须认真坚持日常质控工作。

【质量控制要点】

1. 计数板和血盖片规格要符合要求,见第一章相关内容。

2. 保证计数板和盖玻片清洁,操作时勿让手接触计数板表面,以防污染,使充池时产生气泡。放好盖玻片后应先用低倍镜检查计数池的清洁度,若有杂质颗粒或异物,应重新擦拭。计数板和盖玻片使用后,依次用 95%乙醇、蒸馏水棉球、清洁绸布擦净。

3. 操作规范,防止技术误差,缩小固有误差。血细胞显微镜细胞计数误差主要包括技术误差和固有误差。

(1) 技术误差(technical errors):由于操作不正规或使用器材不准确造成的误差称为技术误差。这类误差通过主观努力可以避免或显著减小,属系统误差。常见的技术误差原因如下:①采血部位选择不当,如局部冻疮、水肿、发绀、发炎等。②稀释倍数不准,如稀释液或者血液吸取不准确、吸血时吸管内有气泡、未擦去管外多余血液、稀释液放置过久水分蒸发浓缩等。③充液不当,如充液前细胞悬液未经充分混匀、充液过多使悬液外溢、断续充液使计数池内产生气泡、充液后移动盖玻片或操作台不平等,均可使细胞分布不匀,造成计数结果不准。④血液发生凝固,如吸取血液动作缓慢、用力挤压混入组织液、吸管内有残余乙醇、血浆中冷凝集素或球蛋白增高均可促进血液凝固,影响计数结果。⑤误认,如将白细胞、血小板、污染的酵母菌或其他杂质等误认为红细胞。⑥仪器不准,如移液管、微量吸血管或计数池未经校正,盖玻片不平整、不光滑等。⑦混合细胞悬液时产生大量气泡,可使大量细胞黏附在管壁上或致使气泡与溶液中的细胞分布不均等。

(2) 固有误差(inherent errors):由于实验方法的局限所造成的误差,包括计数阈误差、计数池误差和吸管误差(仪器误差)。通过主观努力无法避免,但可以减小。①计数域误差:即便是操作熟练者使用同一稀释标本多次充液,由于每次充池后细胞在计数池分布不可能完全相同所造成的误差,称计数域误差或分布误差,属于偶然误差。根据统计学原理,血细胞在计数池内分布的不均一性符合泊松(Poisson)分布,其标准差 $S=\sqrt{m}$(m 为白细胞多次计数的均值),$CV(\%)=\dfrac{s}{m}\times100=\dfrac{1}{\sqrt{m}}\times100$。计数域误差变异系数(CV)与细胞计数的数量成反比。细胞计数数量越多,计数范围越广,误差越小;反之,误差越大。因此,可通过增加计数面积或计数更多细胞来减少计数域误差。②计数池误差和吸管误差:指即使是操作熟练者,使用经过校正合格的同一或不同仪器(计数池、吸量管、微量吸管等)测定同一份标本,由于该仪器每次容量或吸取量不可能完全相同而造成的误差。通过增加细胞的计数次数(计数板、吸管的使用次数)可以减小此类误差。同一稀释血液采用多支吸管稀释,在多个计数板内计数,较同一稀释血液在同一计数板进行多次计数所得的结果更接近真值。

4. 控制高值白细胞的影响　因红细胞稀释液不破坏白细胞,红细胞计数时可将白细胞计入,一般情况下白细胞数量仅相当于红细胞的 1/1000~1/500,故对红细胞数值的影响可忽略不计。但白细胞极度增多时(WBC>100×10^9/L),可使红细胞计数假性增高,故应对红细胞计数进行校正。校正方法有两种:一是直接将患者红细胞计数减去白细胞计数;二是在高倍镜下注意识别,计数时勿将白细胞计入。高倍镜下白细胞的体积常比红细胞略大,中央无凹陷,细胞核隐约可见,无黄绿色折光。

5. 质量考核与评价

(1) 两差比值评价法:两差比值即同一标本或同一患者在短时间内两次细胞计数之差和两次细胞计数的标准差之比。一般由专人随机抽取 1 份标本,交给工作人员在短时间内进行重复计数,根据 2 次计数结果按下式计算两差比值:

$$r=\dfrac{|X_1-X_2|}{\sqrt{X_1+X_2}}$$

式中:r 代表两差比值,X_1、X_2 分别代表前后 2 次计数结果。

评价标准:凡 $r<2$ 为合格,$r\geqslant2$ 为不合格。

质量得分:$100-(r\times20.1)$,式中 20.1 为失分系数。

此法适用于个人技术考核,也可用于复查及评价检验结果的准确性。

(2) 允许总误差:常规测定中,每个标本测定结果都会有误差(测定值与真值的差值),包括系统误差和随机误差。总误差必须在临床可接受的水平范围内,即允许总误差。国际上推荐根据生物学变异制定不精密度标准,允许不精密度 $I<0.5CV_I$,允许偏倚 $B<0.25\sqrt{CV_I^2+CV_G^2}$($CV_I$ 指个体内变异,CV_G 指个体间变异),允许总误差 $TE<1.651+B(\alpha<0.05)$、$TE<2.331+B(\alpha<0.01)$。根据公式可计算出红细胞计数的允许总误差为 4.4%。美国 1988 年临床实验室修正法规关于能力验证计划的分析质量要求,红细胞计数的可接受范围为靶值±6%。

【参考范围】

成年男性:$(4.3\sim5.8)\times10^{12}$/L。成年女性:$(3.8\sim5.1)\times10^{12}$/L。

【临床应用】

1. 分析红细胞技术结果的临床意义应首先排除以下生理因素的影响。

(1) 红细胞增多:①缺氧环境,如新生儿、高原生活居民、登山运动员、剧烈运动、大量体力劳动、长期吸烟等。②激素与药物作用,雄性激素作用使成年男性红细胞数量高于女性;激动、兴奋、恐惧等因素导致肾上腺皮质激素增多。因此使用肾上腺素、糖皮质激素药物等也会导致红细胞计数值增加。③日内差异:同一天内上午 7 时左右的红细胞数量较高。④采血部位,毛细血管血比静脉血测定结果高 10%~15%。⑤静脉采血时压迫时间大于 2 min,可使红细胞增多 10%。

(2) 红细胞减少:①生长发育过快,而导致造血原料相对不足,如 6 个月~2 岁婴幼儿。②骨髓造血功能减退,如老年人。③血浆容量增加,如妊娠中晚期血浆量明显增多,红细胞稀释。

2. 红细胞计数值高于 6.8×10^{12}/L,应采取治疗措施;低于参考值下限,为诊断贫血界限,应寻找病因;低于 1.5×10^{12}/L 应考虑输血。

(1) 红细胞病理性少:主要原因包括:①红细胞丢失过多:各种原因造成的急、慢性出血,如消化道溃疡、痔疮、十二指肠钩虫病等。②红细胞破坏过多:如各种溶血性贫血。③造血原料不足或利用障碍:如肾性贫血、缺铁性贫血(铁缺乏)、铁粒幼细胞贫血(铁利用障碍);巨幼细胞性贫血(因缺乏维生素 B_{12} 或叶酸等所致)。④骨髓造血功能减退:如原发性再生障碍性贫血、急性造血功能停滞等;某些药物引起,如抗肿瘤药物、磺胺类药物、保泰松、有机砷、马利兰等可抑制骨髓造血功能;物理因素引起,如 X 线、镭照射等可抑制骨髓造血功能。

(2)红细胞病理性增多:见于:①真性红细胞增多症、良性家族性红细胞增多症等原发性增多。②各种心、肺疾患导致的继发性增多。③大量失水、血浆量减少而使血液浓缩所致的相对性增多等。

二、血红蛋白测定

血红蛋白(hemoglobin,Hb)是红细胞的主要蛋白质,由珠蛋白和亚铁血红素组成(图 2-1)。亚铁血红素由原卟啉、二价铁组成,铁原子位于卟啉环中央,具有 6 条配位键,其中 4 条与原卟啉中心的 4 个吡咯氮原子连接,另 2 条配位键与血红素分子平面垂直。珠蛋白具有种属特异性。每个珠蛋白分子由 2 条 α 类肽链和 2 条非 α 肽链组成。正常成年人血液中的 Hb 主要是 HbA($α_2β_2$),占 90% 以上,HbA$_2$($α_2δ_2$)占 2%～3%,HbF($α_2γ_2$)占 2% 以下。新生儿 β 链与 γ 链合成量大致相等,HbF 含量显著高于成人(新生儿 HbF 约占 Hb 总量的 70%),以后慢慢降低,1 岁时基本接近成人水平。

血红蛋白相对分子质量为 64458,与氧结合称为氧化血红蛋白(HbO$_2$)。血红蛋白与二氧化碳结合称为还原血红蛋白(Hbred),如 Fe^{2+} 被氧化成 Fe^{3+},则称高铁血红蛋白(hemiglobin,Hi),如与一氧化碳、硫等结合,则形成各种血红蛋白的衍生物,如碳氧血红蛋白(HbCO)、硫化血红蛋白(HbS)等。

血红蛋白测定是指测定血液中各种血红蛋白的总浓度,用 g/L 表示。

(一)氰化高铁血红蛋白(HiCN)测定法

【原理】 用表面活性剂溶解红细胞膜,释放血红蛋白。血红蛋白(除硫化血红蛋白外)中的亚铁离子(Fe^{2+})被高铁氰化钾氧化成高铁离子(Fe^{3+}),血红蛋白转化成高铁血红蛋白。高铁血红蛋白与氰根离子(CN^-)结合,生成稳定的氰化高铁血红蛋白。血红蛋白多在 5 min 内完全转化为氰化高铁血红蛋白。氰化高铁血红蛋白在波长 540 nm 处有一个较宽的吸收峰(图 2-2),用分光光度计测定该处的吸光度,吸光度同它在溶液中的浓度成正比,经换算即可得到血液中的血红蛋白浓度,或通过绘制的标准曲线查得血红蛋白浓度。

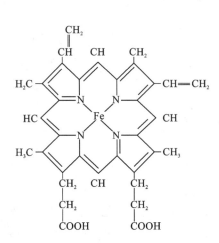

图 2-1 亚铁血红素结构式

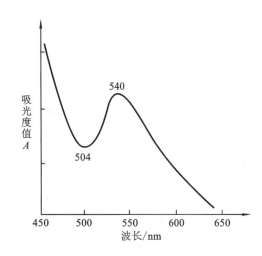

图 2-2 HiCN 光谱吸收曲线

【器材】 分光光度计(血红蛋白仪或血细胞分析仪)、试管、微量吸管、采血针、棉球、吸耳球、吸量管。

【试剂】 HiCN 转化液。HiCN 转化液有多种配方,ICSH 先后推荐了三种(表 2-2):都氏液、文-齐液、松原改良液等,WHO 和我国卫生部临床检验中心推荐使用文-齐液。

表 2-2　血红蛋白转化液成分与作用

稀释液	成分	试剂	作用及评价
都氏液	基本成分	$K_3Fe(CN)_6$ 200 mg；KCN 50 mg	形成 HiCN。血红蛋白转化时间长（40 min），HbCO 转化需 3 h
	其他成分	$NaHCO_3$ 1 g，蒸馏水溶解	呈碱性（pH8.6），遇到高球蛋白血标本时，标本不浑浊
文-齐液	基本成分	$K_3Fe(CN)_6$ 200 mg；KCN 50 mg	形成 HiCN。血红蛋白转化时间快（5 min）溶解红细胞、游离 Hb，防止标本浑浊；助溶剂
	其他成分	非离子表面活性剂 0.5～1 mL KH_2PO_4 140 mg，蒸馏水溶解	pH＝7.2±0.2，防止高球蛋白引起的浑浊 WHO 和我国卫生部推荐使用
松原改良液	基本成分	$K_3Fe(CN)_6$ 200 mg；KCN 50 mg	形成 HiCN
	其他成分	非离子表面活性剂 0.5～1 mL KH_2PO_4 120 mg，NaCl 5 g	溶解红细胞、游离 Hb，防止标本浑浊 加速溶血，防止浑浊

【操作要点】

1. 血红蛋白转化　取试管一支加入 5.0 mL HiCN 转化液，再加入全血 20 μL，用上清液反复洗涤微量吸管，洗液全部回收于试管内，混匀。室温下放置 5 min．。

2. 比色　波长 540 nm，光径（比色杯内经）1.0 cm，以转化液作空白，测定标本吸光度值"A"。

3. 计算　根据所使用的分光光度计性能，计算方法如下：

（1）根据标本吸光度"A"值，直接计算出血红蛋白浓度：

$$Hb(g/L)=\frac{A}{44}\times\frac{64458}{1000}\times251=A\times367.7$$

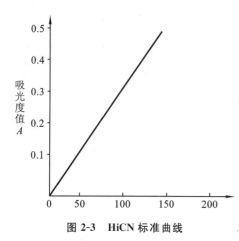

图 2-3　HiCN 标准曲线

式中：A，为 540 nm 处测定管吸光度；44，为 HiCN 在光径 1.0 cm、540 nm 条件下的毫摩尔消光系数；64458，为 Hb 的毫克分子质量，即 1 mmol/L Hb 溶液中的 Hb 毫克数；1000，将 mg 转变为 g；251，为血液稀释倍数。前提是分光光度计各项指标符合 WHO 标准。

（2）制备 HiCN 标准曲线，或计算分光光度计校正值（K值）后，计算标本血红蛋白浓度。

标准曲线绘制和 K 值计算　采用市售 HiCN 参考品（25 g/L、50 g/L、100 g/L、200 g/L），以 HiCN 转化液调零，选用 540 nm 波长，测定各参考品吸光度"A"。以血红蛋白含量为横坐标、吸光度"A"为纵坐标，绘制 HiCN 标准曲线（图 2-3）。查标准曲线既可得到血红蛋白浓度，也可求出换算常数 $K(K=\sum Hb/\sum A)$，计算出血红蛋白浓度。

$$Hb(g/L)=A\times K$$

（二）十二烷基硫酸钠血红蛋白（SLS-Hb）测定法

由于 HiCN 测定法会污染环境，对环境保护不利。为此各国均相继研发不含氰化钾的试剂进行血红蛋白测定的方法，如十二烷基硫酸钠血红蛋白（sodium dodecyl sulfate hemoglobin，SDS-Hb）测定法，但其测定结果应溯源到 HiCN 测定法。

【原理】　十二烷基硫酸钠或称十二烷基月桂酰硫酸钠（sodium dodecyl sulfate，SDS；sodium lauryl sulfate，SLS），为一种阴离子表面活性剂，有轻度氧化作用。除 HbS 外，血液中各种血红蛋白均可与 SDS 作用，亚铁血红素被氧化成稳定的棕红色高铁血红素样复合物（SDS-Hb），SDS-Hb 波峰在 538 nm，波谷在 500 nm。由于 SDS-Hb 的摩尔消光系数尚未确认，故不能根据标本吸光度直接计算结果，需用 HiCN 测定法及本法分别测定多份不同浓度抗凝血的血红蛋白浓度和吸光度，并以此绘制标准曲线，间接计算血红蛋白浓度。

【器材】 分光光度计、试管、微量吸管、采血针、棉球、吸耳球。

【试剂】

1. 60 g/L 十二烷基硫酸钠(SDS)的磷酸盐缓冲液 称取 60 g 十二烷基硫酸钠溶解于 33.3 mmol/L 磷酸盐缓冲液(pH7.2)中,加非离子表面活性剂(TritonX-100) 70 mL 于溶液中混匀。再加磷酸盐缓冲液至 1000 mL,混匀。

2. 十二烷基硫酸钠(SDS)应用液 将上述 60 g/L 十二烷基硫酸钠原液用蒸馏水稀释 100 倍,十二烷基硫酸钠最终浓度为 2.08 mmol/L。

【操作要点】

1. 标准曲线绘制 至少取 4 份不同浓度(应包括高、中、低浓度)血红蛋白的全血标本,分别用 HiCN 测定法及本法测定每份血液的血红蛋白浓度和吸光度,然后以 HiCN 测定法测定的血红蛋白浓度为横坐标,SDS 法测得的吸光度为纵坐标,绘制标准曲线。

2. SDS-Hb 测定

(1) 比色:取试管一支加入 SDS 应用液 5 mL,再加入待测血 20 μL 充分混匀,5 min 后置 540 nm 下以蒸馏水调零,读取待测管吸光度。

(2) 查标准曲线:查以上方法制作的标准曲线即得 Hb 浓度。

【方法评价】 血红蛋白测定方法分为 4 大类:①根据 Hb 分子组成(100 g Hb 含 0.347 g 铁)测定总 Hb(全血铁法);②根据血液物理特性测定 Hb(比密法、折射仪法);③根据 Hb 与 O_2 可逆性结合的特性测定 Hb(血气分析法);④根据 Hb 衍生物光谱特点测定 Hb(比色法)。

常用血红蛋白测定方法的优、缺点见表 2-3。

表 2-3 常用血红蛋白测定方法的优、缺点

方法	优点	缺点
HiCN 测定法	简便、快速,除 HbS 外,可在 5 min 内将所用的血红蛋白全部转化,结果稳定可靠,有标定的参考品。试剂容易保存,便于质控,是测定血红蛋白的参考方法	KCN 有剧毒、高白细胞和高球蛋白可致浑浊、HbCO 转化慢、不能测定 HbS
SDS-Hb 测定法	试剂无剧毒、无公害,操作简便,呈色稳定,准确度和精密度高,是测定血红蛋白的替代方法或次选方法	SDS 质量差异性大、消光系数未确定,SDS 溶血活力大,易破坏白细胞,不适于同时进行白细胞计数的自动化分析
AHD_{575} 测定法	同 HiCN 测定法,试剂简易、无毒、呈色稳定、准确性与精密度较高	575 nm 比色、不便于自动检测、HbF 不能转化,氯化血红素纯度达不到标准,无标定的参考品,仍依赖 HiCN 测定法校正
HiN_3 测定法	准确性和精密度高	HbCO 转化慢(约 20 min)、试剂仍有毒性(为 HiCN 的 1/7)
CTAB 测定法	溶血活力强,不破坏白细胞,适合自动化分析	精密度和准确性低

【质量控制要点】

1. 采血 采血部位不同,结果不同,尽量使用静脉血,静脉血用乙二胺四乙酸二钾抗凝。毛细血管血比静脉血高 10%~15%。

2. 方法选择 首选 HiCN 测定法,若采用其他方法,则应以 HiCN 测定法绘制标准曲线或计算 K 值。标准曲线或 K 值应定期检查,并与分光光度计相配。另外,SDS-Hb 测定法配方溶血能力强,不能用同一管稀释标本同时测定血红蛋白和白细胞计数。

3. 试剂使用

(1) HiCN 转化液应贮存在棕色有塞玻璃瓶中,不能贮存于塑料瓶中,否则会使 CN^- 丢失,造成测定结果偏低;HiCN 转化液应置于 2~8 ℃保存,不能在 0 ℃以下保存,因为结冰可引起高铁氰化钾还原,使

试剂失效。

（2）HiCN 参考液的纯度检查：①波长 450～750 nm 的吸收光谱曲线形态应符合文献所述，峰值在 540 nm，谷值在 504 nm。②$A_{540\,nm}/A_{504\,nm}$ 的吸光度比值应为 1.59～1.63。③用 HiCN 试剂作空白对照，波长 710～800 nm 处，比色杯光径 1.0 cm 时，吸光度应小于 0.002。

（3）氰化钾是剧毒品，使用时要严格按照剧毒品管理程序操作。为防止氰化钾污染环境，比色测定后的废液应集中于广口瓶中处理。废液处理时应注意以下几点：①首先以水稀释废液（1∶1），再按每升上述稀释废液加次氯酸钠（安替福民）35 mL，充分混匀后敞开容器口，放置 15 h 以上，使 CN^- 氧化成 CO_2 和 N_2 挥发，或水解成 CO_3^{2-} 和 NH_4^+，再排入下水道。②如果没有次氯酸钠，可用日用品"84"消毒液 40 mL 代替，除毒效果基本相同。③碱性硫酸亚铁除毒。硫酸亚铁和 KCN 在碱性溶液中反应，生成无毒的亚铁氰化钾，取硫酸亚铁 50 g，氢氧化钠 50 g，加水至 1000 mL，搅匀制成悬液。每升 HiCN 废液，加上述碱性硫酸亚铁悬液 40 mL，不时搅匀，放置 3 h 后排入下水道，但除毒效果不如前两种方法好。④严禁在废液中加入酸性溶液，以防止氰化钾遇酸产生剧毒的氰氢酸气体。

（4）若采用 SDS-Hb 测定法，需选用 CP 级以上的优质十二烷基硫酸钠配制试剂。

4. 控制异常标本干扰　高脂血症或标本中存在大量脂质可产生浑浊，引起血红蛋白假性升高。白细胞数＞20×10^9/L、血小板数＞700×10^9/L 及异常球蛋白增高时，HiCN 转化液会出现浑浊，均可使血红蛋白假性升高；一氧化碳中毒或大量吸烟引起血液内碳氧血红蛋白增多，也可使测定值增高。因白细胞数过多引起的浑浊，可离心后取上清液比色；因球蛋白异常增高（如肝硬化患者）引起的浑浊，可向比色液中加入少许固体氯化钠（约 0.25 g）或碳酸钾（约 0.1 g），混匀后可使溶液澄清再比色。

【参考范围】

成年男性：(120～160) g/L。成年女性：(110～l50) g/L。新生儿：(180～200) g/L。婴儿：(110～120) g/L。儿童：(120～140) g/L。

【临床应用】　同红细胞计数。

1. 生理性变化　同红细胞计数。

2. 病理性变化　血红蛋白测定的临床意义和红细胞计数相似，但在贫血程度的判断上优于红细胞计数。根据血红蛋白浓度不同可将贫血分为 4 度：轻度贫血：Hb＜120 g/L（女性：Hb＜110 g/L）。中度贫血：Hb＜90 g/L。重度贫血：Hb＜60 g/L。极度贫血：Hb＜30 g/L。但需注意以下问题：

（1）某些疾病，血红蛋白和红细胞浓度不一定能反映全身红细胞的总容量。如大量失血时，在补充液体前，虽循环血容量小，但血液浓度很少变化，从红细胞和血红蛋白测定的结果来看，很难反映出存在贫血；如各种原因引起的失水或水潴留，使血浆容量减少或增加，造成血液浓缩或稀释，均可使红细胞和血红蛋白结果升高或降低。

（2）贫血原因不同，红细胞和血红蛋白减少程度可不一致。

因此，如需要了解贫血的类型，还需做红细胞计数和红细胞形态学检查及红细胞其他相关的指标测定。

三、红细胞形态检查

红细胞形态检查是用普通光学显微镜直接观察经瑞特或瑞特-吉姆萨染色的血涂片，根据红细胞形态，判断其大小、形状、染色及结构是否正常。

【原理】　对血涂片进行染色（瑞特或瑞特-吉姆萨复合染色）后，不同细胞由于其化学成分及性质不同，对酸性染料和碱性染料的吸附作用、亲和作用也不同，可呈现不同的染色特点。利用光学显微镜可观察正常红细胞的形态特点，并可以识别异常红细胞的形态特点。

【器材】　显微镜、拭镜纸。

【试剂】　香柏油、清洁液。

【操作要点】

1. 制备血涂片，并进行瑞特或瑞特-吉姆萨复合染色，干燥备用。

2. 将染色好的血涂片，放在显微镜的载物台上，用低倍镜观察全片，对细胞染色情况做全面初步了解。选择血涂片体尾交界处,细胞分布均匀、染色良好、红细胞紧密排列但不重叠区域。

3. 滴加香柏油 1 滴,在油镜下仔细观察选择区域中红细胞的形态,同时浏览全片中是否存在其他异常细胞。

4. 描述所检查涂片中正常红细胞特点、异常红细胞形态变化。

【方法评价】 红细胞形态检查方法主要有显微镜分析法、计算机图像分析法、血细胞分析仪法等,常用方法与评价见表 2-4。

表 2-4　红细胞形态检查常用方法与评价

方法	原理与评价
显微镜分析法	血涂片染色,镜下人工识别红细胞;人为影响因素较多,主要用于红细胞形态识别,特别是异常形态的鉴别,显微镜分析法是仪器法校准的参考方法和复查方法
计算机图像分析法	通过计算机图像处理技术,分析红细胞形态和图像的特征,建立以红细胞形态变化为特征的分布统计模型,可进行红细胞形态的自动统计分类,并能快速和自动地以正常红细胞形态作参比,按照红细胞形态特征作出类型和比例统计分析,可用于红细胞形态变化相关疾病的辅助诊断
血细胞分析仪法	可以提供红细胞数量及其他相关参数,并对异常结果进行报警提示,但不能提供红细胞形态改变直接确切的信息,需要用血涂片镜下核实

【质量控制要点】

1. 有合格的血细胞形态检验人员　经过严格培训、有理论基础和实践经验的血细胞形态识别人员,是细胞形态学检查质量控制的前提。

2. 应选择染色良好、细胞分布均匀、容易辨认的区域进行观察　理想的红细胞均匀分布区域是指红细胞之间相近排列但不重叠。

3. 要有规范的检查顺序　由于红细胞在整张涂片上的分布通常不是均匀的,应先在低倍镜下选择细胞染色良好、分布均匀的部位观察,再用油镜按一定的顺序对所见到的红细胞认真辨认,并浏览全片,注意是否存在其他异常细胞,异常成分常常集中在血片边缘,容易漏检。

4. 在血涂片制备和染色过程中多种人为因素可造成红细胞形态异常　如涂片不当、玻片不符合要求、抗凝剂 EDTA 浓度过高或血液放置时间过长、染色不当、血涂片干燥过慢等。在血涂片末端附近,有时会见到推片不当引起的与长轴方向一致的假椭圆形红细胞等,注意区分。一般真正的异形红细胞全片均可见到,而假异形红细胞仅局限于某一区域。应认真观察全片,排除人为因素影响。

【临床应用】

1. 正常形态红细胞(见彩图 1、彩图 2)　血涂片中正常的成熟红细胞呈双凹圆盘形,大小相对均一,直径 6.7~7.7 μm,平均约 7.2 μm;瑞特或瑞特-吉姆萨染色后呈粉红色或琥珀色,向心性浅染,中央部位为生理性淡染色区,大小约为红细胞直径的 1/3;胞质内无异常结构。除健康人外,部分类型的贫血如再生障碍性贫血、急性失血性贫血和白血病等患者的红细胞亦呈正常。

2. 异常形态红细胞　在排除人为因素后,若血涂片中出现大量的异常形态红细胞,常提示有病理性改变。常见的异常形态红细胞包括:大小异常、形状异常、染色异常(血红蛋白含量异常)、结构异常、排列异常等。

(1) 大小异常:

① 小红细胞(microcyte):直径小于 6 μm 者称为小红细胞(彩图 3),正常人偶见。增多常见于缺铁性贫血和珠蛋白生成障碍性贫血(如地中海性贫血)等。提示血红蛋白合成障碍,可由缺铁或珠蛋白代谢异常所致,常伴有中心浅染区扩大。但由慢性炎症引起的继发性贫血常呈单纯小细胞性,而无中心浅染区扩大。而遗传性球形红细胞增多症的小红细胞,生理浅染区消失。

② 大红细胞(macrocyte):直径大于 10 μm 者称为大红细胞(彩图 4),见于巨幼细胞性贫血、溶血性贫血、恶性贫血。前者因缺乏叶酸或维生素 B12、DNA 合成障碍、细胞不能及时分裂所致。后者可能与不完全成熟的红细胞增多有关。

③ 巨红细胞(megalocyte):直径大于 15 μm 者称为巨红细胞(彩图 5),见于巨幼细胞性贫血,有时甚至可见直径大于 20 μm 的超巨红细胞。此类体积较大的红细胞血红蛋白含量高,中心淡染区常消失。

④ 红细胞大小不均(anisocytosis):指红细胞之间直径相差一倍以上,红细胞大小悬殊(彩图 6)。常见于严重的增生性贫血。在重症巨幼细胞性贫血时尤为显著,可能与骨髓造血功能紊乱、造血调控功能减弱有关。

(2) 形态异常:

① 球形红细胞(spherocyte):红细胞直径通常小于 6 μm,厚度增加通常大于 2.6 μm,无中心浅染区,呈小圆球形(彩图 7)。细胞中央区血红蛋白含量较正常红细胞多,直径与厚度比小于 2.4 : 1(正常值 3.4 : 1)。球形红细胞的形成与红细胞膜蛋白和骨架蛋白结构异常有关。主要见于遗传性和获得性球形细胞增多症、自身免疫溶血性贫血、异常血红蛋白病(HbS 及 HbCO 病等)、直接理化损伤如烧伤等,小儿血片中亦较常见。

② 椭圆形红细胞(elliptocyte):细胞呈椭圆形、杆形,两端钝圆,长径增大,横径缩短,长度可大于宽度的 3~4 倍,有时可呈畸形(彩图 8)。椭圆形红细胞的形成与细胞膜骨架蛋白异常有关,细胞只有成熟后才会呈现椭圆形。此类红细胞放置于高渗、低渗溶液内,其椭圆形保持不变。正常人正常人血片中约占 1%;严重贫血患者可增多,巨幼细胞性贫血时可达到 15%~25%,其他各类贫血都有不同程度的增多;遗传性椭圆形细胞增多症,一般要高于 25% 有诊断价值。

③ 靶形红细胞(target cell):红细胞中心有少许血红蛋白,部分可与周围的血红蛋白连接,细胞中央染色较深,外围为苍白区域,而边缘又深染,形如射击之靶(彩图 9)。有时,中央深染区呈细胞边缘延伸的半岛状或柄状。红细胞直径可稍大于正常红细胞,细胞扁而薄。可能由血红蛋白含量不足或分布不均所致,靶形红细胞的生存时间仅为正常红细胞的一半或更短。常见于各种低色素性贫血,多见于珠蛋白生成障碍性贫血(如地中海贫血)、血红蛋白病(血红蛋白 C、D、E、S 病)等,靶形红细胞常占 20% 以上。也可见于缺铁性贫血、肝病、阻塞性黄疸及脾切除后等。血涂片未及时干燥、固定也可出现少量靶形红细胞。

④ 口形红细胞(stomatocyte):红细胞中央有裂缝,中央淡染区呈扁平状,周围深染,似张开的嘴形或鱼口状(彩图 10)。多因红细胞膜异常,使 Na^+ 通透性增加,细胞膜变硬,变形性差,而脆性增加,此类红细胞生存时间短。正常人血涂片中偶见此类细胞(<4%);遗传性口形红细胞增多症患者常达 10% 以上;小儿消化系统疾病引起的贫血、酒精中毒、某些溶血性贫血、肝病等患者也可增多。

⑤ 镰形红细胞(sickle cell):细胞狭长似镰刀状,也可呈麦粒状、冬青叶样、线条状或 L、S、V 形等(彩图 11)。其形成机制:在缺氧条件下,红细胞所含异常 HbS 溶解度降低,HbS 连接起来形成长形或尖形结晶体,使胞膜变形。主要见于镰形细胞性贫血(HbS 病)。镰形细胞性贫血患者在缺氧的条件下,血液中可出现大量的镰形红细胞,其细胞僵硬,变形性差,在毛细管内易受机械损伤,同时其血液黏滞性增大故极易形成血栓,造成组织缺氧性坏死。

⑥ 棘形红细胞(acanthocyte):红细胞表面呈不规则棘样突起(彩图 12)。a. 细胞突起少于 5~10 个且不规则者(间距不规则,长宽不一致,尾部钝圆),称棘细胞。多见于遗传性或获得性 β-脂蛋白缺乏症(可高达 70%~80%),其棘细胞可高达 70%~80%。肝硬化、脾切除后、酒精中毒性肝病、尿毒症、铅中毒等也可增多。b. 细胞突起多于 10~30 个且规则者(排列紧密而均匀,长宽一致,尾部较尖),称锯齿红细胞。锯齿红细胞增多见于尿毒症、丙酮酸激酶缺乏症、红细胞内低钾、胃癌、出血性溃疡等。血涂片制备不当、高渗环境细胞皱缩也可出现棘形红细胞。

⑦ 裂片红细胞(schistocyte):为红细胞因机械因素或物理因素所致的细胞碎片或不完整的红细胞(彩图 13),大小不一致,外形不规则,呈刺形、盔形、三角形、扭转形等。见于弥散性血管内凝血、微血管病性溶血性贫血、重型珠蛋白生成障碍性贫血、巨幼细胞性贫血、严重烧伤等,也见于化学中毒、肾功能不全、血栓性血小板减少性紫癜等。正常人血片中小于 2%。

⑧ 泪滴形红细胞(teardrop cell):因红细胞内血红蛋白饱满,形状似泪滴样或梨状(彩图 14)。其形成机制不清楚,可能是由于细胞内含有 Heinz 小体或包涵体,或红细胞膜的某一点被粘连而拉长引起。增多常见于弥散性血管内凝血、骨髓纤维化、溶血性贫血等。

⑨ 新月形红细胞(meniscocyte):红细胞着色极淡,残缺不全,体积大,形状如新月形,直径约 20 μm,

见于某些溶血性贫血,如阵发性睡眠性血红蛋白尿症等。

⑩ 红细胞形态不整(poikilocytosis):红细胞形态发生各种无规律的明显改变,如豆状、梨形、蝌蚪状、麦粒状、棍棒形等,见于某些感染、严重贫血、巨幼细胞性贫血等。

(3)染色异常:

① 正常色素性(normochromic)红细胞:红细胞在瑞特染色的血涂片中呈淡红色圆盘状,中央有生理性浅染区,称为正常色素性(彩图 1)。除见于正常人外,还可见于急性失血、再生障碍性贫血和白血病等。

② 低色素性(Hypochromic)红细胞:红细胞的中央生理性浅染区扩大,甚至成为环形红细胞,提示其血红蛋白含量明显减少(彩图 3)。见于缺铁性贫血、地中海贫血、珠蛋白生成障碍性贫血、铁幼粒细胞性贫血、某些血红蛋白病等。

③ 高色素性(Hyperchromic)红细胞:红细胞的中央浅染区消失,整个红细胞染成红色,胞体增大,平均红细胞血红蛋白含量增高,平均血红蛋白浓度正常(彩图 4)。常见于巨幼细胞性贫血,也可见于球形红细胞增多症、溶血性贫血等。

④ 嗜多色性(polychromatic)红细胞:是尚未完全成熟的红细胞,胞体较正常红细胞稍大,胞质内尚存少量嗜碱性物质(RNA),红细胞经瑞特染色后呈灰红色或淡灰蓝色(彩图 15)。嗜多色性红细胞增多提示骨髓内红细胞生成活跃,增多主要见于增生性贫血、尤以溶血性贫血最为多见。

(4)结构异常:

① 嗜碱性点彩红细胞(basophilic stippling cell):简称点彩红细胞,瑞特染色后,红细胞胞质内出现形态不一的嗜碱性蓝色颗粒(变性 RNA),属于未完全成熟红细胞,颗粒大小不一、多少不等(彩图 16)。正常人血片中少见,约占 0.01%。在铅、锌、汞等重金属中毒时可大量出现,临床常作为铅中毒的筛查指标。嗜碱性点彩红细胞增多亦可见于重症巨幼细胞性贫血和骨髓纤维化等。有人认为是由于红细胞的膜受重金属损伤后,其胞质中的核糖体发生聚集变性引起,也可能是由于血红蛋白合成过程中卟啉与铁结合受阻所致。

② 豪焦小体(Howell-Jolly body,H-J 小体):又称染色质小体,是指成熟红细胞或幼稚红细胞胞质内含有一个或多个直径为 $1 \sim 2\ \mu m$ 暗紫红色圆形小体(彩图 17),为核碎裂、溶解后的残余部分。增多常见于增生性贫血、脾切除后、无脾症、脾萎缩、脾功能低下、红白血病、某些贫血(如巨幼细胞性贫血)等。

③ 卡波环(Cabot ring):存在于成熟或幼稚红细胞胞质中的紫红色细线圈状结构,呈环形、8 字形(彩图 18),可能是残留核膜所致,常与染色质小体同时存在。见于恶性贫血、溶血性贫血、铅中毒、脾切除后。

④ Pappenheimer 小体:瑞特-吉姆萨染色下红细胞内的含铁颗粒包涵体,多为次级溶酶体和线粒体内的铁和蛋白成分,可出现于成熟和幼稚红细胞内。其形态特征是红细胞内有簇状、蓝紫色颗粒,一般为 1～2 个,位于细胞边缘(彩图 19)。仅在病理情况下才会出现,如铁粒幼细胞贫血、溶血性贫血和镰状细胞性贫血等。

⑤ 有核红细胞:即幼稚红细胞(彩图 20),正常成人有核红细胞均存在于骨髓中,外周血液中除出生后 1 周内新生儿血涂片中可见少量有核红细胞外,成人均不能见到。在成人外周血涂片中出现有核红细胞属于病理现象,常见于溶血性贫血(如新生儿溶血性贫血、自身免疫性溶血性贫血、巨幼细胞性贫血等)、造血系统恶性疾患或骨髓转移性肿瘤(如各种急、慢性白血病,红白血病)、慢性骨髓增生性疾病(如骨髓纤维化)、脾切除后及严重缺氧等。

⑥ 寄生虫:红细胞胞质内可见疟原虫、微丝蚴、杜利什曼原虫等病原体。感染疟原虫时,红细胞内可见相应的病原体,经瑞特-吉姆萨染色后,疟原虫的胞质染成蓝色,细胞核染成红色(彩图 21)。按生理周期可见到疟原虫的环状体、滋养体、裂殖体和配子体。

(5)排列异常:

① 缗钱状红细胞(erythrocyte rouleaux formation):当血浆纤维蛋白原和球蛋白增高时,可使红细胞表面负电荷降低,减弱红细胞之间的相互排斥力,而使多个红细胞相互聚集重叠,连接成串(彩图 22),如缗钱状。常见于多发性骨髓瘤、原发性巨球蛋白血症等,也可见于输入能降低红细胞表面负电荷的低分子药物。

② 红细胞自凝(self-agglutinating):成熟红细胞成堆聚集(彩图 23),是可逆性抗体冷凝集素增多时

导致的红细胞聚集,见于冷凝激素综合征、自身免疫性溶血性贫血、支气管肺炎、传染性单核细胞增多症、恶性淋巴瘤、肝硬化等。

四、血细胞比容测定

血细胞比容(hemotocrit,HCT、Hct),旧称血细胞压积(packed cell volume,PCV)是指在规定条件下,单位容积全血中红细胞所占容积的比值。血细胞比容是反映血液中红细胞总容积的指标,其高低与红细胞数量及平均体积、血浆量有关。主要用于贫血和红细胞增多的诊断、血液稀释和血液浓缩变化的监测、计算红细胞平均体积和红细胞平均血红蛋白浓度等。

常用方法包括温氏法、微量法、血细胞分析仪法、电阻抗微量比容法、折射仪法、黏度计法、放射性核素法等。

(一)温氏法(wintrobe 法)

【原理】 将 EDTA-K$_2$ 或肝素抗凝血灌注于温氏管中,在一定条件下离心,由于血液中各种成分密度等性质不同而互相分离。使用水平离心机以相对离心力(RCF)2264g,离心 30 min,(有效离心半径 22.5 cm,离心速度 3000 r/min),读取压实红细胞层柱高的毫米数,再离心 10 min,至红细胞层不再下降为止。离心后血液分为五层,计算压实红细胞层占全血容积的比值即为血细胞比容。

【器材】 温氏管、细长毛细滴管、离心机、注射器、棉签、试管等。

1. 温氏管 平底厚壁玻璃管,管长 110 mm,内径 3 mm(内径不均匀性误差小于 0.05 mm),管壁厚薄、管腔内径的大小均匀一致,管的内壁底面平坦,外壁底部钝圆,容积约 1 mL。管上刻有 0~100 mm 刻度,分度值为 1 mm,其读数一侧由下而上,供测血细胞比容用,另一侧由上而下,供红细胞沉降率测定用(图 2-4)。

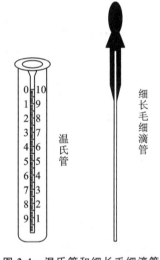

图 2-4 温氏管和细长毛细滴管

2. 细长毛细滴管(图 2-4) 吸管下端细长(细长部长度大于 110 mm,内径小于 3 mm),上部稍膨大,顶端佩戴橡皮乳头帽,容积略大于 1 mL。若无细长毛细滴管亦可用 2 mL 注射器接长穿刺针代替。

3. 离心机 水平式离心机,RCF 在 2264g 以上,若是有效半径为 16 cm 的离心机,其转速应达到 3500 r/min 以上。

【试剂】 EDTA-K$_2$ 3.5 mg 或肝素钠 0.2 mg 分装于小试管,能抗凝 2 mL 血液。

【操作要点】 见图 2-5。

1. 准备抗凝血 采集静脉血 2 mL,立即注入抗凝管中,轻轻充分混匀。条件允许时应采集空腹血。

2. 加标本 用细长毛细滴管吸取混匀的抗凝血,插入温氏红细胞比容管底部,然后将血液缓缓注入,边放血边上提滴管,直至血液的液平面与刻度线"10"平行为止,注意防止气泡产生。用小橡皮塞封闭温氏管管口。

3. 离心 将加好标本的温氏管置于水平离心机中,以 2264g(即有效半径 22.5 cm,3000 r/min)离心 30 min。读取压实红细胞层柱高的毫米数,然后再以同样速度离心 10 min,至红细胞层高度不再下降为止。

4. 观察结果 正常抗凝全血离心后分为五层,自上至下分别为:血浆层(淡黄色)、血小板层(乳白色)、白细胞层、有核红细胞层(灰红色)、还原红细胞层(紫黑色)、氧合红细胞层(鲜红色)。结果读取应以还原红细胞层为准,读取红细胞层柱高的毫米数乘以 0.1,即为 HCT 值。

5. 结果报告。

【质量控制要点】

1. 患者采血以空腹为好。静脉采血时压脉带不能压迫时间过长(小于 2 min),否则会引起血液淤积与浓缩。

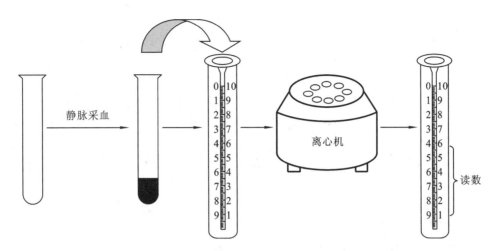

图 2-5 血细胞比容温氏法操作过程

2. 所用抗凝剂应对血细胞体积无影响且溶解迅速，EDTA-K$_2$效果好，室温下数小时内红细胞体积不变，亦可采用肝素、双草酸盐抗凝剂。严格控制抗凝剂用量，否则会引起红细胞皱缩。将 3.5 mg 的 EDTA·K$_2$或 0.2 mg 的肝素装于小试管内烘干，可以抗凝 2 mL 血液。

3. 抗凝血在注入温氏管前应混匀，注入温氏管时应避免产生气泡。

4. 离心管和注射器必须洁净干燥，防止溶血，如有溶血现象时应加以注明，特别是溶血性贫血患者。

5. 离心时间和速度要规范化。离心力不足时血细胞比容误差很大。

6. 如有黄疸或溶血（排除人为因素）现象，应在报告单上注明。

（二）微量法（毛细管离心法）

【原理】 将待测血液吸入孔径一致的标准毛细玻璃管，进行离心，血细胞与血浆分离并被压实，通过测定血细胞柱和血浆柱的长度即可计算出血细胞占全血的体积比。

【器材】 专用毛细管、毛细管密封胶、专用高速离心机、专用读数尺或刻度尺、试管、微量吸管、一次性采血针或注射器等。

1. 专用毛细管 用钠玻璃制成，长度为 75 mm±0.5 mm，内径约 1.155 mm±0.085 mm；管壁厚度 0.20 mm，允许范围为 0.18～0.23 mm。有的专用比容测定毛细管已涂有肝素抗凝剂。

2. 毛细管密封胶 应使用黏土样密封胶或符合要求的商品如橡皮泥等。

3. 专用高速离心机 离心半径应大于 8.0 cm，能在 30 s 内加速到最大转速，在转动圆周边的 RCF 为 10000～15000g 时，转动 5 min，转盘的温度不超过 45 ℃。

【试剂】 同温氏法。

【操作要点】

1. 采集血液，并将其与抗凝剂混匀，要均匀轻柔，避免血液中产生气泡。

2. 利用虹吸法将抗凝静脉血液移入毛细管内，血柱离毛细管两端的距离应各大于 0.5 cm。如为非抗凝血，管内预先涂布肝素抗凝剂（每支含肝素 2U），然后吸入血液，将一次性毛细管置于两掌心之间轻轻捻转以达到最佳抗凝效果。

3. 将毛细管未吸血的一端垂直插入密封胶或橡皮泥中，封口。密封胶柱长度应为 4～6 mm。

4. 将毛细管编号，按次序放置于离心机上。密封一端要朝向外侧。

5. 以 RCF 12500g，离心 5 min。

6. 读数 取出毛细管，将毛细管置于专用读数板的凹槽中，平执读数器，将毛细管封口端的红细胞柱底端与读数器基线（标记为"0"的刻度线）对齐，向右平行移动毛细管，使开口端的血浆顶部凹液面与对应 10 mm 刻度线的延长线对齐，读取与血浆交界处红细胞层所对应的刻度，即为血细胞比容；或用刻度尺分别测量红细胞柱、全细胞柱的长度，红细胞柱的长度除以全细胞柱长度，亦可求得 HCT（红细胞柱的长度除以全细胞柱和血浆柱的长度之和即为血细胞比容）。

7. 结果报告。

【质量控制要点】

1. 所用器材需清洁干燥,防止溶血。

2. 抗凝剂的量要准确,并与血液充分混匀,防止血液稀释、凝固。

3. 如选择毛细血管采血,针刺深度以血液自然流出为宜,并取第二滴血检验。

4. 毛细管的密封不能采用烧熔的方法,以免造成溶血或细胞体积变化。确保封管严密,橡皮泥封管口底面应平整,以深入毛细管内 2 mm 左右为宜。

5. 放置毛细管的沟槽应平坦,胶垫富有弹性,防止离心时血液漏出,一旦发生漏血,应清洁离心盘后重新测定。

6. 离心力要符合要求,RCF 以 10000~15000g 为宜,当 HCT 大于 0.5 时应再离心 5 min。

7. 同一标本的测量结果之差不可大于 0.015。

8. 测量红细胞柱长度时不能将白细胞和血小板层计算在内。

(三)方法评价

临床上常用 HCT 检测方法的优、缺点比较见表 2-5。

表 2-5 临床常用 HCT 检测方法优、缺点的比较

方法	优点	缺点
温氏法(离心法)	无需特殊仪器,应用广泛	不能完全排除残留血浆,用血量大,需要单独采血。有逐渐被淘汰的趋势
微量法(离心法)	WHO 推荐的常规方法,美国临床和实验室标准协会(CLSI)推荐的参考标准。快速(5 min)、标本用量小、结果准确、重复性好	残留血浆较温氏法少,但高速离心易使毛细管底端的红细胞压缩变形甚至破坏;需要微量高速血液离心机
微量法(计算法)	ICSH(2003)推荐的替代参考方法,可常规用于 HCT 测定的校准。HCT =(离心 HCT − 0.0119)/0.9736	需用参考方法测定全血 Hb 和压积红细胞 Hb,HCT=全血 Hb/压积红细胞 Hb
血细胞分析仪法	临床实验室多采用血细胞分析仪法。简便、快速、精密度高,适合批量标本的检测,无需单独采血;使用配套校准物或溯源至参考方法的定值新鲜血实施校准后,可改善检测结果的准确性	准确性不及微量法,需要定期校正仪器
放射性核素法	ICSH 曾推荐为参考方法,准确性最高	方法繁琐、特殊,不适用于临床常规检查

(四)参考范围(仪器法,静脉采血)

成年男性:0.40~0.50。成年女性:0.35~0.45。

(五)临床应用

血细胞比容不仅与红细胞数量的多少有关,也与红细胞体积大小及血浆容量的改变有关。

1. 血细胞比容增高　常导致全血黏度增加,呈现血液高黏滞综合征。临床研究表明,高血细胞比容与血栓形成密切相关,其在诊断血管疾病的血栓前状态中也有显著意义。血细胞比容增高常见于:①各种原因引起的血液浓缩,如大量出汗、严重呕吐、腹泻、大面积烧伤等。②原发性红细胞增多症,如真性红细胞增多症,有时可高达 80%。HCT>0.7,RBC 为(7~10)×10^{12}/L,Hb>180 g/L 即可诊断为真性红细胞增多症。③继发性红细胞增多症,如高原病、慢性肺源性心脏病等患者红细胞数量绝对增多,血细胞比容可显著升高。④新生儿。

2. 血细胞比容减低　见于:①各种原因引起的贫血:但减少的程度并不一定与红细胞计数相一致,血细胞比容只能反映血液中红细胞的浓度,不说明红细胞的总量,如失血性休克伴血液浓缩时,HCT 可正常甚至增高,但实际总量红细胞减少,因此,失血及输血后仅根据 HCT 来判断贫血不可靠。②应用干扰素、青霉素、吲哚美辛、维生素 A 等药物的患者。③充血性心力衰竭、输液过多等稀释血症。④正常孕妇。

3. 作为临床输血及输液治疗疗效观察的一项指标 各种原因导致患者脱水时,HCT 会升高,补液时可监测 HCT,其恢复正常说明血容量得到纠正。

4. 作为计算红细胞平均体积(MCV)、红细胞平均血红蛋白含量(MCH)和红细胞平均血红蛋白浓度(MCHC)的基础数据 MCV、MCH 和 MCHC 常用于贫血的形态学分类。

五、红细胞平均指数计算

红细胞平均指数包括红细胞平均体积(mean corpuscular volume,MCV),红细胞平均血红蛋白含量(mean corpuscular hemoglobin,MCH),红细胞平均血红蛋白浓度(mean corpuscular hemoglobin concentration,MCHC)。红细胞(RBC)计数、血红蛋白(Hb)测定、血细胞比容(HCT)三个参数从不同侧面反映了红细胞的数量、染色及体积,但对于不同原因引起的贫血,其红细胞、血红蛋白、血细胞比容下降的程度未必一致。红细胞平均指数根据以上三个参数计算后得到,有助于深入认识红细胞特征,为贫血的鉴别诊断提供线索。

【原理】

1. 手工法 根据 RBC、Hb、HCT 测定结果计算红细胞平均指数。

(1) 红细胞平均体积(MCV):指红细胞群体中每个红细胞体积的平均值,以飞升(fL)为单位。$1\,L=10^{15}\,fL$

$$MCV=\frac{HCT}{RBC(/L)}\times10^{15}$$

如:$RBC=4.0\times10^{12}/L$,$HCT=0.36$,则:

$$MCV=\frac{0.36}{4.0\times10^{12}(/L)}\times10^{15}=90(fL)$$

(2) 红细胞平均血红蛋白含量(MCH):指红细胞群体中每个红细胞内血红蛋白含量的平均值,以皮克(pg)为单位。$1\,g=10^{12}\,pg$

$$MCH=\frac{Hb(g/L)}{RBC(/L)}\times10^{12}(pg)$$

如:$RBC=4.0\times10^{12}/L$,$Hb=120\,g/L$,则:

$$MCH=\frac{120(g/L)}{4.0\times10^{12}(/L)}\times10^{12}=30(pg)$$

(3) 红细胞平均血红蛋白浓度(MCHC):指平均每升红细胞中所含血红蛋白浓度,以 g/L 为单位。

$$MCHC=\frac{Hb(g/L)}{HCT}$$

如:$Hb=120\,g/L$,$HCT=0.36$,则:

$$MCHC=\frac{120(g/L)}{0.36}=333.3(g/L)$$

2. 血细胞分析仪法 MCV 由血细胞分析仪直接测定导出;由仪器测定 RBC、Hb 结果,计算:

$$MCH=\frac{Hb}{RBC}\times10^{12}(pg)$$

$$MCHC=\frac{Hb}{RBC\times MCV\times10^{15}}(g/L)$$

【方法评价】

手工计算比较费时、费力。血细胞分析仪自动计算,简便快捷,准确度高。但有红细胞凝集(如冷凝集综合征)、严重高血糖症等可使 MCV 假性增高;高脂血症、白细胞增多症可使 MCH 假性增高;MCHC 受 HCT(血浆残留或出现异常红细胞)和 Hb(高脂血症、白细胞增多症)的影响。

红细胞平均指数仅反映红细胞群体平均情况,无法阐明红细胞彼此之间的差异,对一些早期贫血(如缺铁性贫血)缺乏敏感性。另外,对于一些特殊贫血,如缺铁性贫血合并巨幼细胞性贫血时,小红细胞 MCV、MCH 可以小至 50 fL、15pg,而大红细胞又可以大至 150 fL、45pg,总体计算 MCV、MCH、MCHC 三个参数时,可在正常范围或无明显变化,但在血涂片上红细胞出现明显大小不均和形态染色变化。

【质量控制要点】

1. 红细胞计数、血红蛋白测定、血细胞比容测定必须用同一抗凝血标本。

2. 由于 MCV、MCH、MCHC 三个参数是间接计算得到，因此红细胞计数、血红蛋白、血细胞比容测定数据必须准确，否则误差很大。

【参考范围】

MCV：(82～100) fL。MCH：(27～34)pg。MCHC：(316～354) g/L。

【临床应用】 红细胞平均指数可用于贫血初步的形态学分类以及病因分析(表 2-6)。

表 2-6 MCV、MCH、MCHC 在贫血分类中的意义

MCV/fL	MCH/pg	MCHC/(g/L)	贫血形态学分类	意义
正常	正常	正常	正细胞正色素性贫血	急性失血、急性溶血、再生障碍性贫血、白血病
正常	升高	升高	正常细胞高色素性贫血	血管内溶血、体外溶血、高脂血症、不稳定血红蛋白病
正常	减低	正常	正细胞正色素性贫血	缺铁性贫血早期
减低	减低	减低	小细胞低色素性贫血	缺铁性贫血、铁利用不良贫血、慢性失血
减低	减低	正常	单纯小细胞性贫血	慢性炎症、慢性肝肾疾病性贫血
减低	增加	增加	小细胞高色素性贫血	重型遗传性球形红细胞增多症
升高	减低	减低	大细胞低色素性贫血	增生性贫血早期
升高	升高	正常	大细胞性贫血	各种造血物质缺乏或利用不良的贫血
升高	升高	升高	大细胞高色素性贫血	巨幼细胞性贫血

六、网织红细胞计数

网织红细胞(reticulocyte,RET 或 Ret)是介于晚幼红细胞和成熟红细胞之间的过渡型细胞，属于尚未完全成熟的红细胞。其胞质中残存核糖核酸(RNA)等嗜碱性物质，经活体染色后，嗜碱性物质凝聚成蓝黑色颗粒，颗粒与颗粒连缀成线，线连接成网，故而得名(彩图 24)。网织红细胞通常较成熟红细胞稍大，直径 8.0～9.5 μm。

国际血液学标准化委员会(ICSH)根据胞质中所含核酸物质的多少，将网织红细胞分成四型(表 2-7)：Ⅰ型(丝球型)、Ⅱ型(网型)、Ⅲ型(破网型)、Ⅳ型(点粒型)(彩图 25)，外周血液中以Ⅳ型为主。网织红细胞在外周血液中仍具有合成血红蛋白的能力，1～2 天后，发育为成熟红细胞。

表 2-7 网织红细胞分型及特征

分型	形态特征	正常存在部位
Ⅰ型(丝球型)	红细胞内充满网织物	骨髓
Ⅱ型(网型)	位于红细胞中央，呈线团样，结构松散	骨髓(主要)；外周血(极少)
Ⅲ型(破网型)	网状结构减少，呈不规则枝点状	骨髓(主要)；外周血(少)
Ⅳ型(点粒型)	嗜碱性物质少，呈分散细颗粒	骨髓(少)；外周血(主要)

网织红细胞计数是计数一定数量红细胞中的网织红细胞数目，求出网织红细胞占红细胞百分比(RET%)，也可经换算得到网织红细胞绝对值($\times 10^9$/L)。常用网织红细胞计数方法有普通显微镜计数法、血细胞分析仪法。

(一)活体染色普通显微镜计数法

【原理】 网织红细胞内 RNA 的磷酸基带有负电荷，能与碱性活体染料所带正电荷的有色反应基团结合，使 RNA 胶体间的负电荷减少，分子间斥力下降而发生凝缩，形成核酸与碱性染料复合物的多聚体，呈深染的颗粒状或网状结构。

【器材】 采血针或注射器、试管、玻片、推片、显微镜、Miller 窥盘等。

Miller 窥盘(图 2-6):为一厚 1 mm、直径为 19 mm 的圆形玻片,玻片上刻有两个正方形格子,计数时用小方格(A)计数红细胞,用大方格(B)计数网织红细胞,大方格(B)面积为小方格(A)的 9 倍。

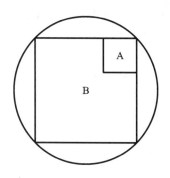

图 2-6 **Miller 窥盘的构造**

【试剂】 活体染液、香柏油、清洁液等。常用活体染液如下。

1. 10 g/L 新亚甲蓝(或煌焦油蓝)生理盐水溶液 取新亚甲蓝 1.0 g、枸橼酸钠 0.4 g、氯化钠 0.85 g,溶于 100 mL 双蒸水中,混匀,过滤后贮存于清洁的棕色瓶中备用。此染液常用于试管法。WHO 推荐的新亚甲蓝染液浓度为 0.5％,试剂中还含有 1.6％的草酸钾。

2. 10 g/L 新亚甲蓝 ACD 溶液 ACD 保养液 20 mL、研细的新亚甲蓝 200 mg,溶解过滤后贮存于清洁的棕色瓶中备用。此液为 WHO 所推荐,常用于试管法。

3. 10 g/L 煌焦油蓝乙醇溶液 取煌焦油蓝 1.0 g 置于乳钵中研磨,加 95％乙醇 100 mL,过滤后贮存于清洁的棕色瓶中备用。此染液常用于玻片法。

【标本】 新鲜血液。

【操作要点】 试管法。

1. 加染液 取试管一支加入 10 g/L 新亚甲蓝盐水溶液或新亚甲蓝 ACD 溶液 2 滴。

2. 取血及染色 取末梢血(或 EDTA·K_2 抗凝静脉血)2 滴,滴于加有染液的试管中,立即混匀,室温下放置 10~15 min 或 37 ℃放置 10 min。

3. 制备涂片 取混匀染色血 1 小滴推制成血涂片,自然干燥。

4. 显微镜计数

(1) 缩视野法:在显微镜目镜镜筒中安放圆形纸片,中间剪成边长约 3mm 的正方形小孔,使目镜视野缩小。用低倍镜浏览全片,观察血涂片染色和细胞分布情况,选择红细胞分布均匀、无重叠、染色效果好的区域(常在涂片体尾交界处),滴加香柏油一滴,在油镜下计数至少 1000 个红细胞中的网织红细胞数。

(2) Miller 窥盘法:将 Miller 窥盘置于目镜内,计数小方格(A)中的红细胞,同时计数大方格(B)(含小方格 A)中的网织红细胞。然后将小方格内数得红细胞数乘以 9,折算成一个大方格内的红细胞数。压线细胞要采用“数上不数下、数左不数右”的原则。

5. 计算

(1) 缩视野法:

$$网织红细胞百分数 = \frac{计数 1000 个红细胞中的网织红细胞数}{1000};$$

网织红细胞绝对数(个/L)=网织红细胞百分数×红细胞数/L

(2) Miller 窥盘法:

$$网织红细胞百分数 = \frac{大方格(B)中的网织红细胞数}{小方格(A)内红细胞数×9}$$

网织红细胞绝对数(个/L)=网织红细胞百分数×红细胞数/L

6. 结果报告 网织红细胞百分数(％);网织红细胞绝对数:×10^9/L。

【质量控制要点】

1. 选取合适的染料 网织红细胞的网织状结构必须在活体染色时才显示。常用的活体染液有:新亚甲蓝、煌焦油蓝、中性红、甲苯胺蓝等。各自优、缺点见表 2-8。

表 2-8 网织红细胞活体染色染料的评价

染料	评价
新亚甲蓝	WHO 推荐使用。对 RNA 着色强、试剂稳定;血红蛋白几乎不着色,便于识别
煌焦油蓝	长久普遍使用。但溶解度低,染料沉渣容易附着于红细胞表面,影响检查;易受变性珠蛋白小体、HbH 包涵体干扰
中性红	染液浓度低、背景清晰、网织颗粒与血红蛋白对比鲜明;不受变性珠蛋白小体、HbH 包涵体干扰

2. 保证显微镜计数的精密度 为提高计数精密度,尽量使用 Miller 窥盘。①选择红细胞分布均匀、网织红细胞染色较好的部位计数。②避免重复计数,镜下观察时沿载玻片长轴,以"弓"字形轨道移动视野,取多个区域计数网织红细胞,尽量使其具有代表性。③为将 CV 控制在一定水平,建议根据网织红细胞的含量决定所应计数的红细胞的数量(表 2-9)。

表 2-9 ICSH 控制 RET 计数须镜检的 RBC 数目(CV＝10％)

RET/(％)	计数 Miller 窥盘小方格 RBC	相当于缩视野法计数 RBC 数目
1～2	1000	9000
3～5	500	4500
6～10	200	1800
11～25	100	900

3. 保证网织红细胞接近离体前的数量 网织红细胞在体外仍继续成熟,其数量随着保存时间的延长而递减,所以标本采集后应及时处理;标本染色后也应及时测定,因染料吸附可人为增高网织红细胞计数值。

4. 染色条件 染液与血液比例以 1:1 为宜,严重贫血时,可适量增加血量。温度在 25～ 37 ℃时,染色 8～10 min。室温较低时,适当延长染色时间。

5. 正确识别网织红细胞 外周血液网织红细胞主要为Ⅳ型,凡含有 2 个或 2 个以上网织颗粒的细胞均应计为网织红细胞。但应注意与非特异性干扰物的鉴别。各种红细胞颗粒或包涵体的鉴别见表 2-10。

表 2-10 各种红细胞颗粒或包涵体的鉴别

颗粒或包涵体	成分	特点
网织红细胞颗粒	RNA	网状物或散在的细小颗粒,分布不均匀
Pappenheimer 小体	铁颗粒(含铁血黄素颗粒)	细胞质周围有 1 个或多个颗粒,较网织红细胞颗粒染色深
Heiz 小体	变性血红蛋白	较 Pappenheimer 小体大,不规则,突起状,淡蓝色
豪-焦小体	DNA	较 Pappenheimer 小体大,规则,淡蓝色
HbH 包涵体	变性 HbH	呈多个球形、淡蓝绿色颗粒,似高尔夫球样,均匀散布于整个红细胞内

6. 玻片染色法已经淘汰。

(二) 仪器法

1. 流式细胞术 用荧光染料(如吖啶橙、派若宁-Y、噻唑橙)与网织红细胞内 RNA 结合,发出特定颜色的荧光,进行 RNA 定量,可以精确表示网织红细胞占红细胞百分比(RET％)。并可以根据荧光强度将网织红细胞分成低荧光强度网织红细胞(low fluorescent reticulocyte,LFR)、中荧光强度网织红细胞(middle fluorescent reticulocyte,MFR)、高荧光强度网织红细胞(high fluorescent reticulocyte,HFR)三部分。幼稚网织红细胞显示最强的荧光信号,成熟红细胞极少或没有荧光信号。

2. 专用网织红细胞计数仪法 原理同流式细胞术。

3. 血细胞分析仪法 原理同流式细胞术。所用染料可以是上述荧光染料,也可以是非荧光染料。见第三章血细胞分析仪检验。

(三) 方法评价

网织红细胞计数的方法评价见表 2-11。

表 2-11 网织红细胞计数的方法评价

方法	优点	缺点
玻片法	简便、成本低	影响因素多,重复性差;水分易蒸发、染色时间短,结果偏低;已逐渐被淘汰

续表

方法	优点	缺点
试管法	易掌握、重复性好,易复查 ICSH 及我国卫生部临床检验检验中心推荐 使用 Miller 窥盘计数	影响因素多,重复性差
血细胞分析仪法	检测细胞多、精密度高、易标准化	成本高;在出现有核红细胞、巨大血小板、豪-焦小体时结果常假性增高
流式细胞仪法	测定速度快;灵敏度、精密度高;适合批量检测	成本高;成熟红细胞易被荧光污染而影响准确性

（四）参考范围

1. 网织红细胞百分数　成人、儿童:0.005～0.015。新生儿:0.02～0.06。

2. 网织红细胞绝对值　成人:$(24～84)×10^9/L$。

（五）临床应用

1. 评价骨髓增生能力

（1）网织红细胞增高:提示红系造血功能旺盛。见于溶血性贫血、放射治疗和化学治疗后。溶血性贫血时,由于大量网织红细胞进入血液循环,网织红细胞百分数可增至 6%～8% 或更多。急性溶血时可高达 20%,严重者甚至可达 40%～50%;急性失血性贫血时网织红细胞也可明显增高。

（2）网织红细胞减少:表示红系造血功能减退,见于再生障碍性贫血、溶血性贫血再障危象。典型的病例网织红细胞常低于 0.5%,甚至为 0。绝对值低于 $15×10^9/L$,常作为诊断再生障碍性贫血的标准之一。急性白血病时,由于骨髓中异常细胞的大量浸润,使红细胞生长受到抑制,造成网织红细胞减少。

2. 观察贫血治疗效果的指标　缺铁性贫血、巨幼细胞性贫血患者治疗前,网织红细胞仅轻度增高（也可正常或减少）;给予铁剂或维生素 B_{12} 叶酸治疗 3～5 天后,网织红细胞开始上升,7～10 天达高峰;治疗 2 周左右网织红细胞逐渐下降,表明治疗有效。

3. 骨髓移植后监测骨髓造血恢复　骨髓移植后第 21 天,如 RET 大于 $15×10^9/L$,表示无移植并发症;若骨髓开始恢复造血功能,首先表现为 HFR 和 MFR 的升高,其次为网织红细胞计数的升高。

4. 放疗和化疗的监测　网织红细胞的动态观察可以指导临床适时调整治疗方案,避免造成严重的骨髓抑制。机体在接受化疗或放疗后,如出现骨髓抑制,早期 HFR 和 MFR 降低,随后网织红细胞降低;停止治疗,骨髓功能恢复后,指标可逐渐恢复。

5. 临床还可以用其他网织红细胞参数反映骨髓红系的造血情况　见血细胞分析仪检验相关内容。

七、红细胞沉降率测定

红细胞沉降率(erythrocyte sedimentation rate,ESR)简称血沉,是指在规定条件下,离体抗凝全血中的红细胞自然下沉的速度,用 mm/h 表示。血液循环中的红细胞表面含有唾液酸,带负电荷,形成 zeta 电位,使红细胞彼此排斥,细胞间距离约为 25 nm,彼此分散悬浮。抗凝血离体静置后,红细胞之间仍然存在排斥力,但红细胞比密大于血浆比密,在重力作用下,产生自然下沉力,红细胞下沉过程中与同体积的血浆发生位置交换,会形成一个向上的阻逆力,正常情况下,下沉力略大于阻力,因此会缓慢下沉。常用的血沉测定方法有魏氏(Westergrem)法和自动血沉仪测定法。

（一）魏氏法

【原理】　将一定量的枸橼酸钠抗凝全血置于特制刻度血沉管中,室温下垂直直立于血沉架上。1 h后,即可读取上层血浆高度的毫米数值,为红细胞沉降率。血沉测定实际上是测量单位时间内红细胞下沉后血浆段的高度,而并非真正红细胞沉降的速度。

【器材】　注射器、试管、试管架、吸耳球、血沉架、血沉管。

【试剂】　109 mmol/L 枸橼酸钠溶液:枸橼酸钠($Na_3C_6H_5O_7·2H_2O$,相对分子质量 294.12)3.2 g,用

蒸馏水溶解后,再用蒸馏水稀释至 100 mL,混匀。此液室温保存不得超过 2 周。

【操作要点】

1. 准备抗凝管　取浓度为 109 mmol/L 的枸橼酸钠溶液 0.4 mL 加入试管中。

2. 采静脉血　采静脉血 1.6 mL,加入含 109 mmol/L 的枸橼酸钠溶液 0.4 mL 的试管中,混匀。

3. 装血沉管　用血沉管吸入混匀抗凝血至"0"刻度处,拭去管外附着的血液。

4. 立血沉管　将血沉管垂直立于血沉架上。

5. 读数　室温静置 1 h 后准确读取红细胞下沉后暴露出的血浆段高度(mm),即为红细胞沉降率。

6. 报告方式:mm/L。

【质量控制要点】

1. 患者　检查前应控制饮食,避免一过性血脂升高。空腹采集静脉血,不能有凝块、溶血或气泡,以免使血沉加快或减慢。采集后应在 3 h 内完成实验,如放置于 4 ℃冷藏,可延长至 6 h 测定完毕,但测定前应将标本恢复至室温后测定。

2. 器材

(1) 血沉管:应符合 ICSH 标定规格,全长(300±1.5) mm,两端相通,表面有规范的 200 mm 刻度魏氏管,无色、平头、正圆柱形玻璃或塑料制品,管内径 2.55 mm,管内均匀误差小于 5%,横轴与竖轴差小于 0.1 mm,外径(5.5±0.5) mm,管壁刻度 200 mm,误差±0.35 mm,最小分度值 1 mm,误差小于 0.2 mm。

(2) 血沉架:应放置平稳,避免阳光直射,不摇动,不震动,使血沉管垂直竖立(90°±1°),不漏血。

3. 抗凝剂　①应使用分析纯枸橼酸钠,配制浓度应准确;②血液和抗凝剂体积比为 4:1,抗凝剂量增多可导致血液稀释,血沉加快;③标本加入到含抗凝剂的试管后要充分混匀,混匀时力度适宜、不要产生气泡,防止溶血。

4. 温度　最适温度为 18～25 ℃,温度升高时血沉加快,室温降低时血沉减慢。室温过高或过低时应查血沉温度校正表(图 2-7),报告校正值。

5. 测定时间　应严格控制在 1 h。红细胞沉降率在 1 h 沉降过程中并不是均衡等速度的沉降,因此绝不可以只观察 30 min 沉降率,将结果乘以 2 作为 1 h 血沉结果。动态红细胞下沉分为三个阶段:①红细胞缗钱样聚集期,约 10 min;②红细胞快速沉降期,聚集逐渐减弱,细胞以恒定速度下沉,约 40 min;③红细胞堆积期,约 10 min,此期红细胞缓慢下沉,逐步向试管底部聚集。

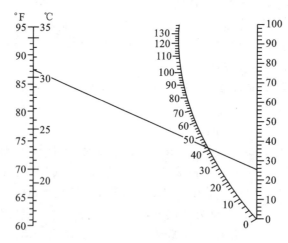

图 2-7　血沉温度校正表

(二) 自动血沉仪测定法

【原理】　以魏氏法为基础,采用光学阻挡原理进行测量。用发光二极管、光电管对血沉管进行扫描,检测红细胞和血浆界面的透光度改变,如果红外光线不能到达接收器,说明红外光线被高密度的红细胞阻挡,一旦红外光线能穿过血沉管到达接收器,接收器的信号就告诉计算机开始计算到达移动终端时所需的距离。首先记录血沉管中的血液在时间零计时的高度,此后每隔一定时间扫描一次,记录每次扫描时红细胞和血浆界面的位置,血沉仪自动计算并转换成魏氏法测定值报告结果,得到血沉值,显示红细胞沉降高度(H)与时间(t)关系的 H-t 曲线。

【器材】 自动血沉仪、一次性专用血沉管(与血沉仪配套使用)、注射器、试管。

自动血沉仪:均用红外线扫描检测。根据型号不同,有5~100管同时检测的。有的还有恒温装置。

【试剂】 109 mmol/L 枸橼酸钠溶液或 EDTA·K_2 抗凝剂(1.5 mg/mL)、质控品、定标品。

【操作要点】 严格按照仪器说明书制定操作规程并进行操作。

【质量控制要点】

1. 患者准备、采血、抗凝、检测温度与时间等环节同魏氏法。

2. 严格按照厂家说明书进行室内质控、定标及仪器操作。

3. 注意血细胞比容对 ESR 的影响 CLSI 参考方法严格要求调节 HCT≤0.35,以消除 HCT 对 ESR 的影响。

（三）方法评价

1. 魏氏法是测定血沉的传统方法,对操作器材、条件和方法、时间等均做了严格的规定,简便实用,是国内的规范方法,也是国际血液学标准化委员会(ICSH)推荐的参考方法。一次性血沉管使用方便,卫生安全,但成本较高,质量难以保证。ICSH、CLSI 以及 WHO 均有血沉检测的标准化文件。

2. 血沉仪法自动化程度高,提高了血沉检验的工作效率,同时保证检测结果的准确性,具有测量时间短、重复性好、不受环境温度影响等优点,逐渐被更多的实验室所采用。

除红外线阻挡法外,还有一种采用毛细血管动态光学检测法的全自动快速血沉仪:在 32 r/min 的速度自动混匀 3 min,温度为 37 ℃,红外线测微光度计在波长 621 nm 的条件下,仪器自动吸入毛细管内抗凝血 200 μL,在单位时间内将被检血液每 20 s 扫描 1000 次,通过光电二极管将光信号转变为与毛细管红细胞浓度相关的电信号,得到的若干个电信号描绘成一个沉降曲线。红外线定时扫描检测可记录红细胞缗钱状结构的形成及红细胞沉降的变化过程,通过光密度的变化得到魏氏法相关的值。该方法学与魏氏法的相关系数等于 0.97。

（四）参考范围

成年男性:(0~15) mm/h。成年女性:(0~20) mm/h。

（五）临床应用

影响血沉结果的因素除实验因素外,还有来自血浆和红细胞的非实验因素。所造成的影响见表 2-12。

表 2-12 影响血沉的因素

因素	影响结果
血浆	①纤维蛋白原、球蛋白、C 反应蛋白、胆固醇、甘油三酯:增高导致红细胞缗钱状形成,使 ESR 加快
	②清蛋白、卵磷脂:抑制红细胞缗钱状形成,不使 ESR 加快
红细胞	①数量:数量越多,沉降时遇到的阻力越大,ESR 不加快;数量减少,承受的阻力减小,ESR 越快;但红细胞过少,影响缗钱状的形成,ESR 减慢
	②形态:红细胞发生严重的形态异常或大小不均时,不易形成缗钱状聚集,血沉不加快
	③聚集:病毒、细菌、药物、抗原抗体复合物等易使红细胞形成聚集体,血沉会明显加快
其他	①血沉管的位置:血沉管倾斜使 ESR 加快
	②抗凝剂:抗凝剂与血液比例增大,ESR 加快
	③温度:温度升高,ESR 加快

1. 生理性因素可使血沉增快 女性高于男性。新生儿因纤维蛋白原含量低,血沉较慢,12岁以下的儿童,由于生理性贫血,血沉略快。老年人因纤维蛋白原含量逐渐增高,血沉常加快。妇女月经期血沉增快,可能与子宫内膜损伤及出血有关。妊娠 3 个月以上血沉逐渐增快,可达 30 mm/h 或更高,持续到分娩后 3 周,如无并发症则逐渐恢复正常。增快的原因可能与生理性贫血、纤维蛋白原含量升高、胎盘剥离、产伤等因素有关。

2. 病理性血沉增快仅作为疾病观察的参考,很少用于疾病诊断。

（1）结核、风湿热等疾病的观察：疾病活动期，血中急性期反应物（a_1-胰蛋白酶、a_2-巨球蛋白、C 反应蛋白、转铁蛋白、纤维蛋白原等）增多，血沉加快。疾病恢复期血沉趋于稳定。其他炎症如急性细菌感染，血沉也加快。结合白细胞计数结果，意义更大。

（2）器质性疾病与功能性疾病的鉴别参考：组织损伤、手术创伤使血沉增快，若无并发症，2～3 周内恢复正常。心肌梗死 2～3 天后血沉增快，持续 1～3 周，而心绞痛血沉正常，故血沉可作为两者的鉴别参考。

（3）良恶性肿瘤鉴别的参考：恶性肿瘤通常使血沉增快，良性肿瘤血沉多正常。

（4）辅助诊断高球蛋白血症：尤其是多发性骨髓瘤、巨球蛋白血症等血沉增快。

（5）贫血、高胆固醇血症：如动脉粥样硬化、糖尿病、肾病综合征、黏液性水肿、原发性家族性高胆固醇血症等血沉增快。无临床价值。

3. 血沉减慢　临床意义较小。

八、嗜碱性点彩红细胞计数

嗜碱性点彩红细胞简称点彩红细胞，属于尚未完全成熟的红细胞胞质残存的嗜碱性物质（RNA）变性沉淀而形成的。经瑞特或瑞特-吉姆萨染色后，可见红细胞的粉红色胞质中含有粗细不等的蓝黑色颗粒；如用碱性染料（如美蓝）染色后，点彩红细胞的胞质呈淡蓝绿色，颗粒呈深蓝色，色泽鲜明而容易识别，故名嗜碱性点彩红细胞（彩图 26）。

【原理】　制备好的血涂片用甲醇固定后，用碱性美蓝（或瑞特-吉姆萨）染色。点彩红细胞的胞质呈均一性淡蓝绿色，嗜碱性点彩颗粒（变性 RNA）被染成深蓝色、粗细不等的点彩颗粒，与胞质对比较为鲜明。在油镜下计数一定数量的红细胞（1000 个），同时记录所观察到的点彩红细胞数量，计算点彩红细胞占所有红细胞的百分比。

【器材】　采血针、棉球、玻片、推片、显微镜、拭镜纸。

【试剂】　香柏油、清洁剂、碱性美蓝溶液、甲醇。

50 g/L 碱性美蓝溶液：美蓝 0.5 g，碳酸氢钠 3.0 g，加蒸馏水至 1000 mL。

【标本】　新鲜全血。

【操作要点】

1. 制备血涂片　毛细血管采血，制备一张薄而均匀的血涂片，室温下干燥。

2. 固定　滴加适量甲醇，使之覆盖血膜，固定 3 min。

3. 染色　滴加碱性美蓝染液，使之完全覆盖血膜，染色 1～2 min，用细流水冲洗，自然晾干。

4. 计数　先在低倍镜下选择染色良好、红细胞分布均匀的区域，然后在油镜下计数约 1000 个红细胞中的点彩红细胞数。

5. 计算　嗜碱性点彩红细胞百分数 $= \dfrac{计数的点彩红细胞}{1000} \times 100\%$。

6. 报告方式：%。

【质量控制要点】

1. 试剂应定期配制，以免变质沉淀。配制好的碱性美蓝染液在室温下可保存 2～3 周，如有沉淀则需重新配制。

2. 染色时染液可稍加多一点，以免染液渣沉着于红细胞上。

3. 显微镜检查

（1）血涂片宜薄，且红细胞分布均匀，最好每个油镜视野内不超过 200 个红细胞，计数时需选择红细胞分布均匀、无重叠的区域。

（2）由于点彩红细胞较少，加之分布不匀，可以用扩大计数面积的办法，计数 50 个视野中所有点彩红细胞数，同时亦计数其中 5 个视野内红细胞总数，然后按公式换算出点彩红细胞百分数。

$$嗜碱性点彩红细胞百分数 = \dfrac{50 个视野内点彩红细胞数}{5 个视野内红细胞总数 \times 10} \times 100\%$$

【方法评价】　与瑞特染色血涂片观察结果相结合，临床应用价值更大。

【参考范围】 <0.03%。

【临床应用】

嗜碱性点彩红细胞的形成机制尚不完全清楚。嗜碱性点彩红细胞增高主要见于：

（1）铅、汞、铋、硝基苯、苯胺等中毒的患者，嗜碱性点彩红细胞计数在职业病防治中常作为铅、汞等重金属中毒的诊断筛选指标。

（2）溶血性贫血、巨幼细胞性贫血、恶性贫血、白血病、恶性肿瘤、疟疾等也可见嗜碱性点彩红细胞增多。

（韩忠敏）

第二节 白细胞检验

外周血白细胞（white blood cell，WBC；leukocyte，Leu）是常见的有核细胞，外形呈球形，直径 $7\sim25$ μm，包括粒细胞、单核细胞和淋巴细胞。根据胞质内颗粒的性质，粒细胞分为中性粒细胞、嗜酸性粒细胞和嗜碱性粒细胞；而根据细胞核形态，中性粒细胞又分为中性杆状核粒细胞和分叶核粒细胞（见彩图 27）。

各种粒细胞均起源于骨髓多能造血干细胞。根据粒细胞的发育阶段及分布特点，人为地将其划分为五个池：①分裂池（mitotic pool）：包括原粒、早幼粒及中幼粒等具有分裂增殖能力的细胞。②成熟池（maturation pool）：包括晚幼粒、杆状核粒细胞，此阶段细胞已丧失分裂能力。③贮备池（storage pool）：包括部分杆状核粒细胞及分叶核粒细胞，贮备池粒细胞的数量是外周血中的 10 倍左右，可根据需要释放入周围血液中。以上三个池均在骨髓中。④循环池（circulating pool）：指随着血液循环流动的粒细胞，即为外周血白细胞计数及分类计数所反映的白细胞数。⑤边缘池（marginal pool）：指由于血液流动缓慢而附着于毛细血管壁及微静脉的粒细胞。循环池和边缘池的细胞均在外周血中，正常情况下，两者约各占一半，可以互换，处于动态平衡之中。中性粒细胞（neutrophil，N）的主要功能是杀灭细菌等异物；嗜酸性粒细胞（eosinophil，E）可限制过敏反应，参与蠕虫的免疫反应；嗜碱性粒细胞（basophil，B）形态和功能与肥大细胞相似，主要参与超敏反应。

单核细胞（monocyte，M）与粒细胞具有相同的祖细胞（粒-单祖细胞），在骨髓经分化发育为原始单核细胞、幼稚单核细胞及成熟单核细胞，释放进入血液。单核细胞大部分附着于血管壁，少数随血液循环，在血中停留 $3\sim6$ 天后即进入组织演变为巨噬细胞，寿命可达 $2\sim3$ 个月。单核-巨噬细胞具有强大的吞噬功能，参与杀菌、免疫及抗肿瘤过程。

淋巴细胞（lymphocyte，L）起源于骨髓多能造血干细胞，为人体重要的具有免疫活性的细胞。淋巴细胞主要分为 T 细胞和 B 细胞两大类。T 细胞寿命较长，可达数月至数年，经抗原致敏后可产生多种免疫活性物质，参与细胞免疫；B 细胞寿命较短，一般 $3\sim4$ 天，经抗原刺激后分化为浆细胞，产生特异性抗体，参与体液免疫。细胞发育过程见彩图 28。

一、白细胞计数

白细胞计数（white blood cell count，WBC）是指计数单位体积外周血液（循环池）中各种白细胞的总数。主要计数方法有显微镜计数法和血细胞分析仪计数法，本节介绍显微镜计数法（或称目视计数法）。

【原理】 用白细胞稀释液将血液稀释一定的倍数并破坏成熟红细胞，混匀后，滴入改良 Neubauer 计数盘中，在显微镜下计数一定范围内的白细胞数，经换算求得每升血液中白细胞总数。

【器材与试剂】

1. 显微镜、改良 Neubauer 血细胞计数板及专用盖玻片、洁净软绸布。

2. 一次性采血针、微量吸管、消毒剂、1 mL 刻度吸管及小试管。

3. 白细胞稀释液

冰乙酸 2 mL

蒸馏水　98 mL

10 g/L 结晶紫　3 滴　混匀过滤后备用。

【操作要点】

1. 加试剂　取白细胞稀释液 0.38 mL,加入洁净小试管中。

2. 加标本　准确采集末梢血(或抗凝静脉血)20 μL,擦去管外余血,缓慢放入白细胞稀释液底部,再轻吸上层稀释液清洗吸管 2～3 次,立即混匀。

3. 用洁净软绸布轻轻擦净计数室及专用盖玻片,将盖玻片盖在计数池上。

4. 充池　待红细胞完全破坏后,用一次性微量吸管吸取混匀的白细胞悬液,充入计数池中,静置 2～3 min,使白细胞下沉。

5. 计数　在低倍镜下计数四角 4 个大方格内白细胞总数。采用"由上至下、由左至右、顺序如弓"的顺序,对压线细胞按"计上不计下、计左不计右"的原则进行计数(图 2-8)。不要漏数或重复计数。

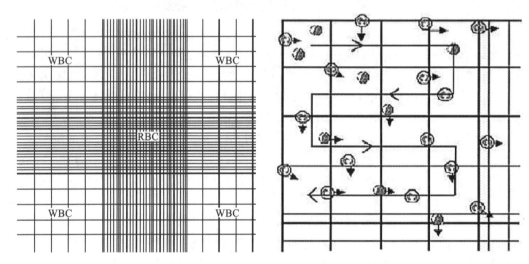

图 2-8　白细胞计数原则

6. 计算　白细胞/L = $\dfrac{X}{4} \times 10 \times 20 \times 10^6$ /L

说明:X,为 4 个大方格内白细胞总数;/4,为每大方格(即 0.1 μL)内白细胞平均数;×10,1 个大方格的容积为 0.1 μL,换算成 1 μL;×20,血液的稀释倍数;×10^6,将 μL 换算成 L。

【报告方式】　WBC:△.△△ ×10^9/L。

【方法评价】　白细胞显微镜计数法和血细胞分析仪计数法评价见表 2-13。

表 2-13　白细胞计数方法评价

	显微镜计数法	血细胞分析仪计数法
优点	设备简单,费用低廉,可用于校正血细胞分析仪计数法结果	操作简单,测定速度快,重复性好,易于标准化
缺点	费时费力,重复性较差,受仪器及操作人员技术水平影响较大	仪器较贵,测定结果与仪器的性能和工作状态有关,如质量控制成绩较差,则误差会成批出现
适用范围	基层医疗单位和分散就诊者	大批量标本检测,临床常用的筛查方法

【质量控制要点】

1. 缩小计数域误差　白细胞显微镜计数误差来源及控制方法同红细胞计数。

为缩小计数域误差,对白细胞计数太低(一般<3.0×10^9/L)的标本,可扩大计数范围(计数 8 个大方格内的白细胞数)或降低稀释倍数;若白细胞计数太高(>15.0×10^9/L),可根据细胞数量多少适当增加稀释倍数。

2. 消除有核红细胞影响　正常情况下,外周血液中不会出现有核红细胞,但可见于某些疾病如溶血

性贫血时,因不能被白细胞稀释液破坏,计数时与白细胞一同被计数而使白细胞计数结果偏高。因此必须将其扣除,校正公式如下:

$$校正后白细胞数/L = X \times \frac{100}{100+Y}$$

式中:X,未校正前白细胞数;Y,白细胞分类计数时,计数 100 个白细胞的同时计数到的有核红细胞数。

例如:校正前白细胞数为 $14 \times 10^9/L$,计数 100 个白细胞的同时计数到的有核红细胞数为 40 个,则:

$$校正后白细胞数/L = 14 \times 10^9/L \times \frac{100}{100+40} = 10 \times 10^9$$

3. 经验控制 以血涂片中所见白细胞的多少粗略估计白细胞计数的结果有无大的误差。在一张制备良好的血涂片中,所见白细胞数量与白细胞总数的关系见表 2-14,如不符合则需要复查计数结果。

表 2-14 血涂片中白细胞数与白细胞总数的关系

血涂片中白细胞数/HP	白细胞总数/($\times 10^9$/L)
2～4	4～7
4～6	7～9
6～10	10～12
10～12	13～18

4. 常规考核标准(routine checking standard,RCS) 本法是根据白细胞在计数池内四大方格的分布情况而规定的。如果超过下述标准,应重新混匀悬液,滴入另一计数池中进行计数,直至符合下述标准才能报告。

$$RCS = \frac{四大格白细胞最大值-最小值}{四大格所见的白细胞数平均值} \times 100\%$$

评价:白细胞 $\leq 4 \times 10^9/L$ 者,RCS $< 30\%$;白细胞 $(4.1～14.9) \times 10^9/L$ 者,RCS $< 20\%$;白细胞 $\geq 15 \times 10^9/L$ 者,RCS $< 15\%$。超过上述标准者为不合格。

5. 做好室内质量控制(internal quality control,IQC)及室间质量评价(external quality assessment,EQA)。

【参考范围】 成年人:$(3.5～9.5) \times 10^9/L$。

【临床应用】 外周血白细胞计数值异常,通常由于一种或多种白细胞数量改变所致,因此通常结合白细胞分类结果进行综合判断。单纯依靠白细胞计数结果临床应用价值不大。

附:危急值报告标准(出处:医学检验信息网)

危急值(critical values)也被称为"超生命警戒值",是指当这种检验结果出现时,患者可能正处于有生命危险的边缘状态,临床医生需要及时得到检验信息,迅速给予患者有效的干预措施或治疗,就可能挽救患者生命,否则就有可能出现严重后果,失去最佳抢救机会。检验科的工作目标就是向临床提供及时、准确的检验信息和数据。不同医院危急值略有不同。

白细胞计数决定水平临床意义及措施(来源:中国医学生公益性教学辅导中心):

$0.5 \times 10^9/L$ 低于此值,患者有高度易感染性,应采取相应的预防性治疗及预防感染措施。

$3 \times 10^9/L$ 低于此值为白细胞减少症,应再作其他试验,如白细胞分类计数、观察外周血涂片等,并应询问用药史。

$11 \times 10^9/L$ 高于此值为白细胞增多,此时作白细胞分类计数有助于分析病因和分型,如果需要应查找感染源。

$30 \times 10^9/L$ 高于此值,提示可能为白血病,应进行白细胞分类,观察外周血涂片和进行骨髓检查。

二、白细胞分类计数

白细胞分类计数(differential count,DC)是指测定外周血中各种白细胞的相对比值(或百分率)以观察其数量、形态及质量的变化。由于各种白细胞所行使的功能不同,在血液中所致的临床意义也不同,因此只做白细胞总数的计数是不够的,还必须对各种白细胞进行分别计数。

【原理】 将血液制成血涂片,经瑞特或瑞特-吉姆萨染色后在显微镜油镜下根据各种白细胞形态学特点逐个分类计数并观察其形态的变化,通常分类计数 100 个白细胞,计算得出各种白细胞的相对比值或百分率。

【器材与试剂】 显微镜、香柏油、二甲苯、拭镜纸、分类计数器、蜡笔、瑞特染液、磷酸盐缓冲液。

【操作要点】

1. 血涂片制备及染色(见第一章第二节)。

2. 白细胞分类 首先在低倍镜下观察细胞分布均匀、着色良好的区域,一般在体尾交界处,滴加香柏油一滴,转油镜下按照一定的顺序如"弓"字形进行分类并用分类计数器做好记录。通常分类计数 100 个白细胞。

3. 计算 求出各种白细胞的相对比值或百分率。

4. 结合白细胞计数结果,可间接计算出每升血液中各种白细胞的数量即各种白细胞的绝对值。计算方法为:各类白细胞绝对值＝每种白细胞所占百分率×白细胞总数。

【报告方式】

1. 白细胞相对比值或百分率 用△.△△或△％表示。

2. 白细胞的绝对值 用△.△△×10^9/L 表示。

3. 幼稚或异常白细胞 发现幼稚或异常白细胞,应进行分类报告,且包括在白细胞分类比值或百分率中。

4. 有核红细胞 血涂片中如见到有核红细胞,要逐个计数,但不包括在白细胞分类计数总数之内,而是报告为分类计数 100 个白细胞的同时见到的有核红细胞数。

5. 还应注意观察成熟红细胞、血小板的形态、染色及分布情况,如有异常改变应在结果中描述。 如见到寄生虫(如疟原虫等)及其他异常均要报告。

【方法评价】

显微镜白细胞分类计数法和血细胞分析仪法主要优、缺点见表 2-15。

表 2-15 白细胞分类计数方法评价

	显微镜白细胞分类计数法	血细胞分析仪法
优点	简单,经济,为白细胞分类计数参考方法	简单,快速,重复性好,准确度高,易于标准化,报告形式多样,有异常报警信息
缺点	费时费力,受操作人员技术水平影响较大,精密度较差,不适用于大量健康人的筛查	仪器较贵,不能准确识别细胞类型及病理变化,其测定结果只能用于筛查,仍需显微镜法验证

【质量控制要点】

1. 分类计数时应从血膜体尾交界处边缘向中央按一定的方向移动,计数时要避免重复或人为主观地选择视野。

2. 注意观察各种白细胞的形态学变化,红细胞有无大小、形态、染色和结构的变化,血小板形态和分布有无异常,同时还应注意有无异常细胞或寄生虫(如疟原虫等)。

3. 白细胞分类计数的总数应依据白细胞总数而定。一般要求在油镜下分类计数 100 个白细胞;但当白细胞总数低于 $3×10^9$/L 时,为了降低误差,最好多检查几张血涂片,分类计数 50～100 个白细胞;当白细胞总数超过 $15×10^9$/L 时,应分类计数 200 个白细胞。

4. 不能识别的破碎细胞数量一般不能超过白细胞总数的 2％,若破碎细胞仍能鉴别其种类如破碎的嗜酸性粒细胞等,应包括在分类计数总数中。

【参考范围】 见表 2-16。

表 2-16 白细胞分类计数参考范围

白细胞	百分率/(%)	绝对值/(×10⁹/L)
中性杆状核粒细胞(Nst)	1～5	0.04～0.5
中性分叶核粒细胞(Nsg)	50～70	2～7
嗜酸性粒细胞(E)	0.5～5	0.02～0.5
嗜碱性粒细胞(B)	0～1	0～0.1
淋巴细胞(L)	20～40	0.8～4
单核细胞(M)	3～8	0.12～0.8

【临床应用】

1. 中性粒细胞

(1) 生理性变化:

① 日间变化:一般早晨较低,午后较高;一日之内最高值和最低值之间可相差一倍;在安静和放松时白细胞数较低,活动和进食后可增高。但个别人的变化较小。

② 年龄:新生儿白细胞总数增高,一般为(15～20)×10⁹/L,以中性粒细胞为主。通常在出生 3～4 天后降至 10×10⁹/L,大约保持 3 个月,到第 6～9 天中性粒细胞逐渐减低至与淋巴细胞基本相等,以后淋巴细胞逐渐增多,整个婴儿期淋巴细胞数均较高,可达 70% 左右。到 2～3 岁后淋巴细胞逐渐减低而中性粒细胞逐渐增高,到 4～5 岁两者又基本相等,形成了中性粒细胞和淋巴细胞变化曲线的两次交叉,然后中性粒细胞逐渐增高至成人水平,到青春期时各种白细胞与成人基本相同。白细胞生理变化曲线见图 2-9。

③ 运动、疼痛和情绪的影响:严寒、暴热、体力和脑力劳动、冷热水浴等均可使白细胞增高,可高达 15×10⁹/L 或更高;剧烈运动、剧痛和情绪激动可使白细胞显著增高,有时可增高

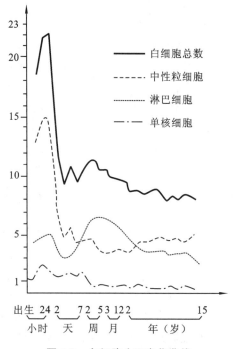

图 2-9 白细胞生理变化曲线

达 35×10⁹/L,且以中性粒细胞为主,当运动结束后可恢复到原有水平。这种短暂的生理变化,主要是由于循环池和边缘池的粒细胞重新分布或贮备池细胞动用所致。

④ 妊娠与分娩:妊娠期白细胞数常轻度增高,超过 5 个月时,常可达 15×10⁹/L,在最后一个月,常波动于(12～17)×10⁹/L,分娩时可更高。如未合并感染于产后 2 周左右恢复正常。以上为粒细胞暂时性增多在去除诱因后则可恢复正常。因此在分析结果时排除生理性变化再考虑病理性因素。

(2) 中性粒细胞病理性增多:

① 急性感染:特别是各种化脓性球菌如金黄色葡萄球菌、肺炎链球菌、溶血性链球菌等所致的阑尾炎、扁桃体炎、败血症及急性风湿热等引起的急性感染时中性粒细胞增多最为显著。此外,某些杆菌(如大肠杆菌和绿脓杆菌等)、病毒(如流行性出血热、流行性乙型脑炎等)、梅毒、真菌、放线菌、寄生虫等感染也可引起中性粒细胞的增高。增高的程度与病原体种类、感染部位、感染程度以及机体的反应性等有关。如感染很局限且轻微,白细胞总数仍可正常,但分类检查时可见分叶核粒细胞百分率有所增高;中度感染时,白细胞总数增高大于 10×10⁹/L,并伴有轻度核左移;严重感染时总数常明显增高,可达 20×10⁹/L 以上,且伴有明显核左移。以上情况表示机体反应良好,因为不仅释放了贮备池粒细胞,还将成熟池和分裂池的细胞也释放入血以应急用。相反感染严重而白细胞总数不但不高,反而减少,并出现明显核左移,这种现象表明机体反应不良。

② 急性中毒:急性化学药物及农药中毒(如安眠药、敌敌畏和急性苯、铅、汞等中毒),常见白细胞数增高,甚至可达 20×10⁹/L 或更高;代谢性中毒如糖尿病酮症酸中毒及慢性肾炎尿毒症等,也常见白细胞数增多,均以中性分叶核粒细胞增多为主。

③ 急性大出血:特别是内脏出血,如肝、脾破裂或宫外孕输卵管破裂大出血后,中性粒细胞急剧增高,同时白细胞也迅速增高,常达 $20\times10^9/L$ 以上。其增多的细胞也主要是中性分叶核粒细胞。这可能与应激状态、内出血和一过性缺氧等有关,此时患者的血红蛋白由于反射性的血管收缩等因素的影响而暂时正常。

④ 较严重的组织损伤及大量的血细胞破坏:在较大手术后 $12\sim36\ h$,白细胞数常达 $10\times10^9/L$ 以上,其增多的细胞成分以中性分叶核粒细胞为主。因此在判断是否有术后感染时要注意白细胞计数的时间问题。急性心肌梗死后 $1\sim2$ 天内,常见白细胞数明显增高,借此可与心绞痛相区别。急性溶血反应时,也可见白细胞数增多,这些可能与心肌损伤和手术创伤等所产生的蛋白分解产物及急性溶血所导致的相对缺氧等,促进骨髓贮备池释放增加有关。

⑤ 白血病及恶性肿瘤:白细胞呈长期持续性增多,最常见于急性粒细胞白血病和慢性粒细胞白血病,其增高的主要机制是白血病细胞缺乏接触抑制而无限制增殖。白血病细胞缺乏渗透性不能逸出血管之外,在血液中停留的时间延长也是原因之一。其次也可见于各种恶性肿瘤的晚期,此时不但总数常达($10\sim20$)$\times10^9/L$ 或更多,且可有较明显的核左移现象,而呈所谓的类白血病反应。恶性肿瘤时白细胞增多的机制可能与某些恶性肿瘤如肝癌、胃癌等产生促粒细胞生成素,恶性肿瘤坏死分解产物促进骨髓贮备池释放,恶性肿瘤伴有骨髓转移而将骨髓内粒细胞(甚至较幼稚的粒细胞,并可伴有幼红细胞)排挤释放入血等因素有关。

类白血病反应(leukemoid reaction)是指机体对某些刺激因素所产生的类似白血病表现的血象反应。外周血中白细胞数大多明显增高,并可有数量不等的幼稚细胞出现,但红细胞和血小板一般无改变,当病因去除后,类白血病反应也逐渐消失。引起类白血病反应的病因很多,以感染和恶性肿瘤最多见。

(3) 中性粒细胞病理性减少:

① 某些感染:某些病毒如流感病毒感染,白细胞也常减低,可能是由于在细菌毒素及病毒作用下使贴壁的即边缘池粒细胞增多而导致循环池中粒细胞减少所致,也可能与内毒素抑制骨髓释放粒细胞有关;某些革兰阴性杆菌感染如伤寒、副伤寒杆菌感染时,如无并发症,白细胞均可减少,甚至可低到 $2\times10^9/L$ 以下;某些原虫感染,如疟原虫感染,白细胞数也可减低,中性粒细胞减少多伴核右移。

② 某些血液病:在典型的再生障碍性贫血时,白细胞、红细胞和血小板均减少,呈所谓的"三系减少"现象;粒细胞缺乏症等白细胞可减少到 $1\times10^9/L$ 以下,分类时几乎均为淋巴细胞。是因中性粒细胞严重减少所致的淋巴细胞相对增多。小部分急性白血病其白细胞总数不高反而减低,称非白血性白血病(aleukemic leukemia),其白细胞可小于 $1\times10^9/L$,分类时亦呈淋巴细胞相对增多,此时只有骨髓象检查才能明确诊断。

③ 脾功能亢进:各种原因引起的脾脏肿大功能亢进时,白细胞总数均减少,见于门脉性肝硬化等。这是因为肿大的脾脏中的单核-巨噬细胞系统吞噬破坏了大量的白细胞等原因所致。

④ 慢性理化损伤:机体长期接触放射线及接受放疗,使用影响骨髓造血的药物(如氯霉素、一些抗癌药物等)以及接触铅、汞、苯等物质,白细胞数均可减少,故在接触和应用期间每周应进行一次白细胞计数。

⑤ 自身免疫性疾病:如系统性红斑狼疮等,由于自身免疫性抗核抗体的产生可导致白细胞减少。

2. 嗜酸性粒细胞(见第二节 四、嗜酸性粒细胞直接计数)

3. 嗜碱性粒细胞 嗜碱性粒细胞胞质中含有大小不等的嗜碱性颗粒,这些颗粒中含有丰富的组胺、肝素,肝素可以抗血凝和使血脂分散,而组胺则可改变毛细血管的通透性,它反应快而作用时间短,故又称快反应物质。颗粒中还含有缓慢作用物质,它可以改变血管通透性,并使平滑肌收缩,特别是使支气管的平滑肌收缩而引起哮喘。近年来已证实嗜碱性粒细胞参与特殊的免疫反应,即Ⅲ型变态反应。

(1) 嗜碱性粒细胞增多:①嗜碱粒细胞白血病:为罕见的白血病类型,嗜碱性粒细胞可异常增多,一般在 20% 以上,且多属幼稚型。②慢性粒细胞白血病:常伴有嗜碱性粒细胞增多,可达 10% 或更多。③过敏性疾病:溃疡性结肠炎、超敏反应等可见嗜碱性粒细胞增多。④某些转移癌及骨髓纤维化时也可见嗜碱性粒细胞增多。

(2) 嗜碱性粒细胞减少:由于嗜碱性粒细胞所占百分率很低,故其减少多无临床意义。

在临床上嗜碱性粒细胞计数,常用于慢性粒细胞白血病与类白血病反应的鉴别和观察变态反应。

4. 淋巴细胞

(1) 淋巴细胞增多:

① 生理性增多:新生儿出生后最初 24 h 白细胞数高,主要为中性粒细胞,至第 3~4 周,中性粒细胞与淋巴细胞比例倒转,直至 4~5 岁时淋巴细胞比例仍多。此后淋巴细胞逐渐降低,中性粒细胞逐渐增高至达到成人水平。整个婴幼儿期淋巴细胞所占的百分数均较成人高,可达 70% 左右。

② 病理性增多:见于:a. 淋巴细胞相对增多:再生障碍性贫血、粒细胞缺乏症等因中性粒细胞明显减少以致淋巴细胞百分率相对增高,此时白细胞总数多是减低的。b. 淋巴细胞绝对增多:某些病毒或细菌所致的传染病如风疹、百日咳、流行性腮腺炎、传染性淋巴细胞增多症、传染性单核细胞增多症、结核病等淋巴细胞增多;淋巴细胞绝对增多还可见于某些血液病,如急、慢性淋巴细胞性白血病时淋巴细胞明显增多,且可导致白细胞总数增高。肾移植术后,如发生排异反应时,于排异前期,淋巴细胞的绝对值增高。

(2) 淋巴细胞减少:见于:①长期接触放射线及应用肾上腺皮质激素或促肾上腺皮质激素等之后。②在急性化脓性感染时由于中性粒细胞明显增加,可导致淋巴细胞相对减少。

5. 单核细胞

(1) 单核细胞增多:见于:①生理性增多:正常儿童单核细胞较成人稍高,平均为 9%,出生 2 周内的新生儿可达 15% 或更高,此为生理性增高。②病理性增多:见于单核细胞白血病时白细胞总数增高,出现大量幼稚单核细胞,成熟型也可增多;某些感染如亚急性感染性心内膜炎、黑热病、疟疾等常见单核细胞增多,急性感染的恢复期也可见增多;活动性结核病(如严重的浸润性肺结核和粟粒性结核)时单核细胞可明显增多;某些血液病如粒细胞缺乏症的恢复期常见单核细胞一过性增多;恶性组织细胞病、恶性淋巴瘤时也常见单核细胞增多,且多为成熟型。

(2) 单核细胞减少:无临床意义。

三、白细胞形态学检查

血液细胞形态学检验是临床上对血液病诊断的基本方法,是用光学显微镜、电子显微镜、位相显微镜等技术来观察细胞的形态和结构,但在日常工作中,主要通过血涂片经瑞特或瑞特-吉姆萨染色后在普通光学显微镜下观察白细胞形态。

(一) 正常形态

1. 中性粒细胞(neutrophilic,N)　包括中性杆状核粒细胞和中性分叶核粒细胞(见彩图 29、彩图 30)。

(1) 中性杆状核粒细胞(neutrophilic stab granulocyte,Nst):胞体直径(10~15) μm,呈圆形。胞质量较多,染粉红色,内充满大量细小、分布均匀的淡粉红色中性颗粒。细胞核弯曲呈带状,也可为 S 形、V 形、C 形或不规则形;核染色质粗糙呈块状,染色呈深紫红色。

(2) 中性分叶核粒细胞(neutrophilic segmented granulocyte,Neg):胞体直径及细胞质和细胞核特点和中性杆状核粒细胞相似,不同的是细胞核的形状呈分叶形,常分 2~5 叶,一般分为 3 叶,各叶的大小、形状及排列不完全相同,叶与叶之间有细丝相连或完全断开或核的最窄处小于最宽处 1/3 即为分叶核。

2. 嗜酸性粒细胞(eosinophil,E)　见彩图 31。

胞体直径为 13~15 μm,呈圆形。细胞质内充满粗大、整齐、均一、排列紧密的橘红色有折光性的嗜酸性颗粒,偶见少量淡蓝或无色胞质。细胞核通常分 2 叶,似眼镜形,也可见到 3~4 叶;核染色质粗糙染紫红色。嗜酸性粒细胞容易破碎,破碎后颗粒可分散于胞核附近。

3. 嗜碱性粒细胞(basophil,B)　见彩图 32。

胞体直径(10~12) μm,呈圆形。细胞质及核上分布着少量粗大、大小不均、排列不规则的深紫色或黑色嗜碱性颗粒。细胞核常被颗粒覆盖,轮廓常不明显,核染色质着色较浅。

4. 淋巴细胞(lymphocyte,L)　见彩图 33。

胞体直径为 6~15 μm,呈圆形或椭圆形。光镜下可分大淋巴细胞和小淋巴细胞,大淋巴细胞直径为

$10\sim15~\mu m$,约占淋巴细胞的10%,细胞核通常呈圆形或椭圆形,常偏于一侧,核染色质常致密、呈块状排列、均匀、无空隙,染深紫红色;细胞质丰富,呈透明天蓝色,常可有少量粗大、不均匀紫红色嗜天青颗粒。小淋巴细胞直径($6\sim10$)μm,约占淋巴细胞的90%,细胞核通常呈圆形、椭圆形或肾形,偶见核凹陷或轻度切迹,核染色质排列紧密,粗糙呈块状,核外缘光滑,染深紫红色;细胞质量很少,仅在核的一侧见到少量淡蓝色胞质,有时几乎不见而似裸核,一般无颗粒。

5. 单核细胞(monocyte,M) 见彩图34。

胞体直径为$15\sim25~\mu m$,是外周血液中最大的细胞,呈圆形或不规则形,可有伪足。细胞质量较多,染淡蓝色或蓝灰色,呈毛玻璃样半透明,可见大量散在的嗜天青颗粒。细胞核呈不规则圆形、马蹄形、肾形、切迹形或分叶形;核染色质细致疏松如网状,染淡紫红色。

(二)异常形态

1. 中性粒细胞异常形态

(1)中性粒细胞的核象变化:在外周血中中性粒细胞的核象是指粒细胞的成熟程度,正常情况下外周血分叶核粒细胞占绝大多数,一般认为正常中性粒细胞胞核分叶情况:4叶者为15%～25%,3叶者为40%～50%,2叶者为20%～40%,1叶者<5%。在病理情况下,中性粒细胞的核象可发生变化,即出现核左移或核右移(见图2-10)。

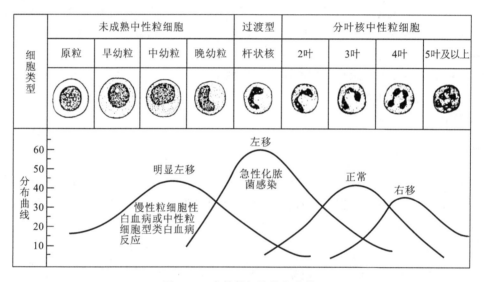

图2-10 中性粒细胞核象变化

① 核左移:外周血液中中性杆状核粒细胞增多合并出现杆状核阶段以前的幼稚细胞时称为核左移。核左移常伴有中毒颗粒、空泡变性、核变性等。正常血象中有少量杆状核出现且与分叶核之间的比值约为1：13。最常见于急性化脓性感染、白血病和类白血病反应等,其他亦可见于急性中毒、急性溶血等。核左移程度与感染的严重程度及机体的抵抗力密切相关,可分为再生性核左移和退行性核左移。再生性核左移时多伴白细胞数增高,表示骨髓造血旺盛,机体抵抗力强;而退行性核左移时多伴白细胞数不增高或降低,表示骨髓造血受抑制,机体抵抗力弱。

② 核右移:外周血液中5叶核及其5叶核以上的中性粒细胞大于3%时称为核右移。多伴有白细胞总数减少。可由于缺乏造血物质、DNA减少或骨髓造血功能衰退所致,主要见于恶性贫血、营养性巨幼细胞性贫血和应用抗代谢药如阿糖胞苷或6-巯基嘌呤等之后。在炎症的恢复期,一过性地出现核右移是正常现象,如在疾病进行期突然出现核右移则表示预后不良。

(2)中性粒细胞毒性变化(见彩图35):中性粒细胞由于受到外来刺激(包括感染及应激反应)引起颗粒变粗大,着色深染及胞质内空泡等病理性改变。

① 大小不均匀:即中性粒细胞体积大小悬殊。常见于病程较长的化脓性炎症。

② 中毒颗粒:中性粒细胞胞质中出现的紫黑色或深紫红色粗大、大小不等、分布不均匀的颗粒,称为中毒颗粒。该细胞易和嗜碱粒细胞相混淆。常见于严重的化脓菌感染及大面积烧伤等。中毒颗粒细胞

在中性粒细胞中所占比值称为毒性指数。毒性指数愈大,提示感染愈严重。

含中毒颗粒的中性粒细胞与嗜碱性粒细胞的区别:嗜碱性粒细胞核较少分叶、染色较浅,颗粒较大、大小不均、着色更深、细胞边缘处常分布较多,可分布于核上,胞质中常见小空泡。在血片染色偏碱或染色时间过长时,易将中性颗粒误认为中毒颗粒。但只要注意全片各种细胞的染色情况,则不难区别。

③ 空泡:中性粒细胞质中出现一个或数个空泡。被认为是细胞受损后胞质发生脂肪变性的结果。特别见于败血症等。

④ Dohle体(杜勒体):Dohle体是中性粒细胞胞质因毒性变化而保留的局部嗜碱性区域。呈圆形、梨形或云雾状,天蓝色或灰蓝色,是细胞核和细胞质发育不平衡表现。Dohle体亦可见于单核细胞中,其意义相同。

⑤ 退行性变:常见有胞体肿大、结构模糊、边缘不清晰,包括核固缩、核肿胀和核溶解等,如胞质破裂后消失,只剩胞膜,则成裸核或篮状细胞。退行性变亦可见于衰老细胞,在正常情况下数量极少。

这些毒性变化可单独出现,亦可同时出现。观察中性粒细胞的毒性变化,对估计疾病的预后有一定帮助。

2. 淋巴细胞形态异常

(1)外周血淋巴细胞增生并出现异常形态学变化,称为异型淋巴细胞或"Downey"细胞。简称异淋,目前国内称之为不典型淋巴细胞(atypical lymphocyte),NCCLS建议称之为变形淋巴细胞(variantllymphocyte)。现认为异型淋巴细胞是由T淋巴细胞受抗原(病毒或过敏原等)刺激后,发生增殖并向母细胞转化,从而出现多种多样的形态变化,少数由B淋巴细胞转化而来。Downey将异型淋巴细胞分为三型:Ⅰ型、Ⅱ型、Ⅲ型。在正常人血涂片中偶见(见彩图36)。

Ⅰ型(空泡型):亦称浆细胞型,最多见。胞体比正常淋巴细胞稍大,多为圆形或椭圆形。核圆形、肾形或不规则形,常偏位,核染色质粗糙,呈粗网状或小块状,排列不规则;胞质常染深蓝色,含空泡或呈泡沫样状。

Ⅱ型(不规则型):亦称单核细胞型。胞体比Ⅰ型明显较大,外形常不规则,可见有伪足。核圆形或不规则形,核染色质较粗糙致密。胞质量丰富,呈淡蓝或灰蓝色,有透明感,边缘处着色深蓝色,一般无空泡。

Ⅲ型(幼稚型):胞体较大,核圆形或卵圆形。核染色质细致呈网状排列,可见1~2个核仁,胞质量较少,呈深蓝色,多无颗粒,偶有小空泡。

实际上有的异型淋巴细胞具有两型或三型中异型淋巴细胞的某一些特征而较难分型。血涂片白细胞分类时,不需要对异型淋巴细胞进行分型,只要认识异型淋巴细胞,能与正常淋巴细胞分开报告即可。异型淋巴细胞应注意与浆细胞、单核细胞、幼稚细胞等鉴别。

血涂片出现异型淋巴细胞见于感染(尤其是病毒感染)、免疫性疾病、过敏、发热等,例如传染性单核细胞增多症、流行性出血热、流行性感冒、病毒性肝炎、风疹、病毒性肝炎、带状疱疹、流行性腮腺炎、艾滋病、梅毒、结核病、系统性红斑狼疮、肾病综合征、过敏、放疗后、寄生虫病(如疟疾、弓形虫病等)、接种疫苗、输血、血液透析、体外循环后、应激状态等,正常人外周血中偶见。

(2)具有卫星核(satellite nucleus)的淋巴细胞:淋巴细胞的主核之旁出现小核也称微核,其形成系当染色体受损后,在细胞有丝分裂末期,丧失着丝点的染色单体或其片段被两个子代细胞所排除而形成卫星核。此种细胞常见于接受较大剂量的电离辐射之后或其他理化因子、抗癌药物等对细胞造成损伤时,常作为导致畸形、突变的客观指标之一。

3. 其他异常白细胞

(1)巨多核中性粒细胞(见彩图37):成熟中性粒细胞胞体增大,直径达16~25 μm,核分叶过多,常为5~9叶,甚至10叶以上,各叶大小差别很大,核染色质疏松。常见于巨幼细胞贫血、抗代谢药物治疗后等。

(2)Pelger-Huet畸形(见彩图38):为常染色体显性遗传性疾病,又称家族性粒细胞异常,一般无临床症状。表现为成熟中性粒细胞核分叶能力减低,核常为杆状、肾形或哑铃形,染色质聚集成小块或条索网状,其间有空白间隙。可继发于某些严重感染、白血病、骨髓增生异常综合征(MDS)、肿瘤转移和某些药物(如水仙胺、磺基二甲基异噁唑)治疗后。

（3）Chediak-Higashi 畸形：为常染色体隐性遗传。在 Chediak-Higashi 综合征患者骨髓和血液各期粒细胞中，含数个至数十个直径为 2～5 μm 的包涵体，可呈现异常巨大的紫蓝色或紫红色颗粒。电镜观察和细胞化学显示此巨大颗粒为异常溶酶体。患者容易感染，常伴白化病。此异常颗粒也偶见于单核细胞及淋巴细胞中。

（4）Alder-Reilly 畸形：在中性粒细胞中含巨大深染的嗜天青颗粒，染深紫色。此细胞特点是颗粒较大，不伴有白细胞数增高、核左移和空泡等其他毒性变化。患者常伴有脂肪软骨营养不良或遗传性粘多糖代谢障碍。类似颗粒亦可见于其他白细胞中。

（5）May-Hegglin 畸形：患者粒细胞终身含有淡蓝色包涵体。实验证明这种包涵体与前述常见的严重感染、中毒等所见 Dohle 体相同，但常较大而圆。除中性粒细胞外，其他粒细胞甚至巨核细胞内亦能见到。

四、嗜酸性粒细胞直接计数

测定每升血液中嗜酸性粒细胞的总数，虽然可从白细胞计数及白细胞分类计数结果计算得出，但由于在外周血中嗜酸性粒细胞所占百分率较低；加之在血涂片上细胞分布不匀，以致间接计数误差较大。为了更加准确地了解嗜酸性粒细胞的变化情况，应采用嗜酸性粒细胞直接计数法。常用方法有显微镜计数法和血细胞分析仪计数法两种，血细胞分析仪计数法将在第三章介绍，本节只介绍显微镜计数法。

【原理】 用嗜酸性粒细胞细胞稀释液将血液稀释一定倍数，并破坏红细胞和大部分其他白细胞，使嗜酸性粒细胞颗粒着色，混匀后充入计数池内，在显微镜下计数一定范围内的嗜酸性粒细胞数，经换算求得每升血液中嗜酸性粒细胞数。

【器材与试剂】

1. 显微镜、改良 Neubauer 血细胞计数板及专用盖玻片、洁净软绸布。
2. 一次性采血针、微量吸管、消毒剂、2 mL 刻度吸管及小试管。
3. 嗜酸性粒细胞稀释液　嗜酸性粒细胞稀释液有多种，但试剂的作用主要有 3 方面：①促进红细胞和中性粒细胞破坏，如低渗状态或碳酸钾、草酸铵等；②嗜酸性粒细胞保护剂；如乙醇、丙二醇、丙酮等；③使嗜酸性粒细胞着色，如伊红、溴甲酚紫、石楠红等。此外，所含抗凝剂可防止血液凝固，甘油可防止乙醇挥发。

常用的稀释液如下。

（1）溴甲酚紫稀释液：

溴甲酚紫　25 mg

0.1 mol/L 的磷酸盐缓冲液(pH7.4)　1.0 mL

蒸馏水　加至 50 mL

稀释液为低渗状态，能使红细胞和其他白细胞溶解，而嗜酸性颗粒为非水溶性，因此不被溶解。溴甲酚紫使嗜酸性颗粒显紫色，便于识别。少量磷酸盐缓冲液可缓冲溴甲酚紫中的游离酸。

（2）Hinkelman 稀释液：

伊红　0.2 g

95%苯酚　0.5 mL

40%甲醛　0.5 mL

蒸馏水　加至 100 mL

在众多配方中，Hinkelman 稀释液是较为理想的稀释液，它可在室温保存较长时间，其他配方中因含乙醇、丙酮等挥发性物质，不能长期保存。

（3）乙醇-伊红稀释液：

95%乙醇　30 mL

甘油　10 mL

碳酸钾　1.0g

枸橼酸钠 0.5 g

20 g/L 伊红液 10 mL

乙醇为嗜酸性粒细胞保护剂,甘油可防止乙醇挥发,碳酸钾促使红细胞和其他白细胞溶解破坏,并增强嗜酸性粒细胞着色。枸橼酸钠可阻止血液凝固。伊红可使嗜酸性颗粒着橘红色。本配方背景清晰,嗜酸性粒细胞着色鲜明,缺点是稀释液中含有较黏稠的甘油,细胞不易混匀和下沉,故计数前需充分振摇。

【操作要点】

1. 加稀释液 加嗜酸性粒细胞稀释液 0.38 mL 于一洁净干燥小试管中。

2. 取血 用一次性微量吸管准确吸取血液 20 μL。

3. 稀释血液并混匀 擦去微量吸管外余血,将其插入稀释液底部,轻轻将血放出,并吸取上清液洗涤微量吸管 2～3 次(注意每次不能冲浑稀释液),混匀,室温下放置片刻。

4. 充池 待红细胞完全破坏后,用一次性微量吸管取混匀的细胞悬液适量,充入双侧计数池内,静置 3～5 min,使细胞下沉。

5. 计数 用低倍镜(必要时用高倍镜)计数两个计数池中(中央及四角 5 个大方格)共 10 个大方格内嗜酸性粒细胞数。根据所用稀释液不同,嗜酸性粒细胞颗粒可染成不同颜色。计数原则同白细胞计数。

6. 计算 嗜酸性粒细胞/L＝10 个大方格内嗜酸性粒细胞数×20×10^6

说明:10 个大方格内嗜酸性细胞数:1 μL 稀释血液细胞数。×20:血液的稀释倍数。×10^6:将 μL 换算成 L。

【报告方式】 嗜酸性粒细胞:△.△△ ×10^9/L。

【方法评价】 嗜酸性粒细胞直接计数有很多配方,常用的有溴甲酚紫稀释液、Hinkelman 稀释液、乙醇-伊红稀释液等三种。溴甲酚紫稀释液优点是细胞呈现紫色,便于观察,缺点是白细胞破坏严重,时间稍长,也会破坏嗜酸性粒细胞;乙醇-伊红稀释液优点是背景清晰,嗜酸性粒细胞着色鲜明,缺点是细胞不易混匀和下沉,室温下仅保存 6 个月;Hinkelman 稀释液在众多配方中,是较为理想的稀释液,背景清晰且可在室温保存较长时间。

【质量控制要点】

1. 血液稀释后应在 30 min～1 h 内计数完毕,否则嗜酸性粒细胞会逐渐溶解破坏,使计数结果偏低且不易识别。

2. 血液稀释后应及时混匀,因嗜酸性粒细胞容易发生聚集,但不宜用力振荡,以免嗜酸性粒细胞破碎。充池也前要充分混匀,且不宜用力过猛。

3. 注意与未破坏的中性粒细胞区别,以免误认使结果偏高。中性粒细胞一般不着色,但也有着浅红色的,但其颗粒较小。

4. 嗜酸性粒细胞计数受日间生理变化的影响,因此采集血标本时间应力求统一。

5. 用白细胞总数与分类计数百分率求得的绝对数不如直接计数结果准确。

【参考范围】 (0.05～0.5)×10^9/L。

【临床应用】

1. 生理变化 在劳动、饥饿、寒冷、精神刺激等情况下,交感神经系统兴奋,通过下丘脑分泌促肾上腺皮质激素(ACTH),使肾上腺皮质分泌肾上腺皮质激素。肾上腺皮质激素可阻止骨髓释放嗜酸性粒细胞,并促使血液中嗜酸性粒细胞向组织转移浸润,从而导致周围血液中嗜酸性粒细胞减少。因此正常人嗜酸性粒细胞白天较低,夜间较高。上午波动较大,下午比较恒定。

2. 病理变化 主要用于观察急性传染病、手术和烧伤患者的预后及测定肾上腺皮质功能和脑垂体前叶功能。

(1)嗜酸性粒细胞增多:

① 过敏反应性疾病:如支气管哮喘、荨麻疹、食物过敏、过敏性肺炎等。在支气管哮喘时,痰中嗜酸性粒细胞也增多,也可能见到夏科-雷登结晶。

② 寄生虫病:肠寄生虫如蛔虫、钩虫及其他如绦虫、钩虫、血吸虫、丝虫、肺吸虫等抗原与肠壁内结合 IgE 的肥大细胞接触时,使后者脱颗粒而释放组胺,导致嗜酸性粒细胞增多。在某些钩虫病患者,其血中

嗜酸性粒细胞明显增多,可导致白细胞总数增高,分类90%以上为嗜酸性粒细胞,而呈嗜酸性粒细胞类白血病反应,但其嗜酸性粒细胞均属成熟型,随驱虫彻底及感染消除而使血象逐渐恢复正常。

③ 某些肿瘤:特别是淋巴系统恶性肿瘤如霍奇金病及某些上皮肿瘤如肺癌、宫颈癌、鼻咽癌等,均可见嗜酸性粒细胞增多,一般在10%左右。

④ 某些血液病及内分泌疾病:如慢性粒细胞白血病,嗜酸性粒细胞常可高达10%以上,并可见有幼稚型;罕见的嗜酸性粒细胞白血病时其嗜酸性粒细胞可达90%以上,以幼稚型居多,且可见其嗜酸性颗粒大小不均、着色不一、分布紊乱等形态学改变。其他,如脑垂体功能低下及原发性肾上腺皮质功能不全。

⑤ 某些皮肤病:如湿疹、剥脱性皮炎、银屑病、牛皮癣等。

⑥ 某些传染病:一般急性传染病时,血中嗜酸性粒细胞均减少,但只有猩红热例外,这是由于该病致病菌乙型溶血性链球菌所产生的酶能活化补体成分,其趋化作用引起嗜酸性粒细胞增多。

(2) 嗜酸性粒细胞减少:

① 见于伤寒、副伤寒初期,大手术、烧伤等应激状态。

② 长期使用肾上腺皮质激素和促肾上腺皮质激素,嗜酸性粒细胞常减少。

3. 嗜酸性粒细胞计数的其他应用

(1) 观察急性传染病的预后:肾上腺皮质激素有促进机体抗感染的作用,因此当急性感染(如伤寒)时,肾上腺皮质激素分泌增加,嗜酸性粒细胞随之减少,恢复期嗜酸性粒细胞又逐渐增多。若临床症状严重,而嗜酸性粒细胞不减少,说明肾上腺皮质功能衰竭;如嗜酸性粒细胞持续下降,甚至完全消失,说明病情严重;反之,嗜酸性粒细胞重新出现,甚至暂时增多,则为恢复的表现。

(2) 观察手术和烧伤患者的预后:手术后4 h嗜酸性粒细胞显著减少,甚至消失,24~48 h后逐渐增多,增多速度与病情变化基本一致。大面积烧伤患者,数小时后嗜酸性粒细胞完全消失,且持续时间较长,若大手术或大面积烧伤后,患者嗜酸性粒细胞不下降或下降很少,均表明预后不良。

(3) 测定肾上腺皮质功能:嗜酸性粒细胞直接计数后,随即肌内注射或静脉滴注ACTH25 mg,直接刺激肾上腺皮质,或注射0.1%肾上腺素0.5 mL,刺激垂体前叶分泌ACTH,间接刺激肾上腺皮质。肌内注射后4 h或静脉滴注开始后8 h,再做嗜酸性粒细胞计数。结果判断:①在正常情况下,注射ACTH或肾上腺素后,嗜酸性粒细胞比注射前应减少50%以上;②肾上腺皮质功能正常,而垂体前叶功能不良者,则直接刺激时下降50%以上,间接刺激时不下降或下降很少;③垂体功能亢进时,直接和间接刺激均可下降80%~100%;④垂体前叶功能正常,而肾上腺皮质功能不良者则直接或间接刺激均下降不到50%。艾迪生(Addison)病,一般下降不到20%,平均仅下降4%。

(秦 洁)

第三节　血小板检验

血小板(platelet,PLT)是由骨髓中成熟的巨核细胞,由胞质脱落而形成,寿命为7~14天。外周血液中的血小板数量受血小板生成素的调控,后者能刺激定向祖细胞生成原始巨核细胞,并促进其胞质成熟和血小板的形成。全身约有1/3的血小板滞留于脾窦和脾髓的细胞间,血小板在脾内滞留的这种现象称"脾池化",脾池中的血小板与循环池中的血小板可进行互换。

血小板是外周血中体积最小的血细胞,具有维持血管内皮完整性及黏附、聚集、释放、促凝和血块收缩等多种生理功能,在止血、凝血过程中起着很重要的作用。可通过检测血小板数量、形态和功能对某些疾病进行诊断和鉴别诊断。

一、血小板计数

血小板计数(blood platelet count,PLT)是测定单位体积(每升)血液中所含血小板数目,用△.△×

$10^9/L$ 表示。

目前临床常用的血小板计数方法主要有显微镜计数法、血细胞分析仪法、单克隆抗体免疫标记法（流式细胞仪法），其中显微镜法包括普通光学显微镜法和相差显微镜法。血细胞分析仪法及流式细胞仪法主要在第三章介绍，以下主要介绍显微镜计数法。

【原理】 将血液用血小板稀释液稀释一定倍数，同时破坏红细胞，混匀后冲入改良牛鲍计数池内，在显微镜下计数一定体积内的血小板数量，经换算求出单位体积（每升）血液中的血小板数量。

【器材】 光学显微镜、改良牛鲍计数板、盖玻片、试管、微量吸管、吸量管、吸耳球。

【试剂】

1. 1%草酸铵稀释液 分别用少量蒸馏水溶解草酸铵 1.0 g 及 EDTA·Na_2 0.012 g，合并后加蒸馏水至 100 mL，混匀，过滤后备用。草酸铵起溶血作用；EDTA·Na_2 起抗凝作用，可螯合 Ca^{2+} 防止生成草酸钙沉淀而影响血小板的辨认。也可于稀释液中滴加结晶紫溶液数滴，使稀释呈浅蓝紫色。

该稀释液对无核红细胞破坏力较强，血小板形态清晰。1983 年全国临床检验方法学学术会议和 1984 年在北京召开的血小板功能检测标准化会议均一致推荐草酸铵稀释液为显微镜血小板计数的首选稀释液。

2. 复方尿素稀释液 尿素（GR 或 AR）10.0 g、枸橼酸钠 0.5 g、40%甲醛 0.1 mL，加蒸馏水至 100 mL。

试剂中的枸橼酸钠用于抗凝，尿素可溶解红细胞，甲醛既可固定血小板又可以防腐。但尿素易分解，使试剂因温度升高或保存时间延长而失效，因此一次应少量配制或每天使用前按比例加入尿素，溶解后过滤备用。

【标本】 末梢血或 EDTA-K_2 抗凝静脉血。

【操作要点】

1. 准备计数板 用绸布拭净血细胞计数板和盖玻片。

2. 加稀释液 取试管 1 支，加血小板稀释液 0.38 mL。

3. 加血 用清洁干燥微量吸管取末梢血或抗凝血 20 μL，擦去管外多余血液，轻轻加至含有稀释液的试管底部，再轻吸上清液清洗吸管 2～3 次，每次吸入量以刚刚超过 20 μL 刻度线为宜，然后立即轻轻混匀。

4. 充池 待细胞悬液变为透明（完全溶血）后，再轻轻振摇 1 min，然后用微量吸管或玻棒将血小板悬液充入计数池内，注意不能有空泡或液体外溢。充池后静置 10～15 min，使血小板下沉。如空气干燥季节应将血细胞计数板放置于湿盒内或加盖湿纱布。

5. 计数 先用低倍镜观察血小板分布是否均匀，如严重分布不均匀，应重新充池。然后用高倍镜按一定顺序依次计数中央大方格内四角和正中共 5 个中方格内的血小板数。对压线细胞采取"数上不数下、数左不数右"的原则进行计数。

6. 计算 血小板数/L＝5 个中方格内血小板数×5×10×20×10^6/L

$$＝5 个中方格内血小板数×10^9/L$$

式中：×5，将 5 个中方格内血小板数换算成 1 个大方格即 0.1 μL 稀释血液中的血小板数；×10，将 1 个大方格容积即 0.1 μL 换算成 1.0 μL 稀释血液中的血小板数；×20，即得出 1.0 μL 血液中的血小板数（血液的稀释倍数为 20 倍）；×10^6，换算为 1 L 血液中的血小板数。

【方法评价】 血小板计数的方法评价见表 2-17。

表 2-17 血小板计数的方法评价

方法	优点	缺点
普通光学显微镜法	①设备简单；②费用低廉；③简便易行	①耗时费力；②易受微量吸管和血细胞计数板的质量、细胞分布状态、稀释液的杂质微粒、溶解不全的细胞碎片及检验人员技术水平等因素影响；③精密度和准确度相对较低

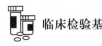

续表

方法	优点	缺点
相差显微镜法	①血小板立体感增强,易于识别;②准确性高;③可照相后核对计数结果,为手工法的参考方法	所需仪器昂贵,临床不常用
血细胞分析仪法	①操作便捷,计数细胞数量多、速度快、重复性好、能同时提供多项指标,是目前常规筛查血小板的主要方法;②易于标准化,便于质量控制;③五分类仪器采用多种技术联合检测血小板,在规范条件下,经严格校准后,准确性更高	①仪器不能区分血小板与其他类似大小的物质,特别是三分类仪器血小板计数的影响因素较多,如小红细胞、血细胞碎片、杂质微粒、乳糜微粒、微凝集等;②偶有患者存在血小板抗凝剂依赖现象,故当血小板明显异常时,仍需要显微镜复查或复查血涂片
流式细胞仪法	①操作码简便,计数细胞数量多、速度快、重复性好;②为目前国际血液学标准委员会推荐的参考方法	仪器昂贵,临床未普及使用

【质量控制要点】 血小板离体后易碎裂、黏附、聚集,导致计数结果偏低;而且其体积小,易与碎屑、灰尘混淆而使计数结果偏高。因此,应注意检测前、中、后的质量控制。

1. 检测前质量控制

(1)患者准备:检测前应避免服用抗血小板药物,如阿司匹林等。

(2)为保证结果准确,血小板稀释液应具备以下几个条件:①能有效地阻止血凝;②能迅速将血小板固定,防止血小板聚集和形态变化;③要求红细胞能够完全被破坏;④试剂组成简单、易于保存;⑤血小板稀释液应防止微粒和细菌污染,配成后应过滤,如存放较长时间,应重新过滤后再使用。应定期检查稀释液的质量,检测前先做稀释液空白,计数值为零后方能使用。

2. 检测中质量控制

(1)器材:所用器材应清洁、干燥,防止灰尘等杂质污染造成引起计数误差,吸量管、计数板及盖片需经鉴定合格后方可使用。

(2)标本处理:针刺应稍深(2～3 mm),使血流通畅,如血流不畅可于伤口远端略加压力,切不可用力挤压,以免过多组织液进入血液;擦去第一滴血后,吸取血液动作要快,以防止血小板聚集,使血小板计数假性减低;如同时做多项检查,应首先进行血小板计数;混匀血液要轻柔且充分,以免血小板聚集或强力振荡而使血小板破坏。

(3)充池:细胞悬液充池前应充分混匀,以防血小板破坏或充池后血小板分布不均。因血小板小而轻,细胞悬液滴入计数池后一定要静置 10～15 min(血小板完全下沉)才能计数。若血小板不在同一平面,应通过调节微调寻找不同层次血小板,否则会导致漏计,使计数结果偏低。

(4)血小板的识别:计数时光线要适中,不可太强,应随时旋转显微镜微调,注意血小板与杂质、灰尘、微生物的鉴别。镜下血小板大小比较一致、针尖大小、呈圆形或椭圆形、细胞质地均匀、有柔和折光性;而杂质、灰尘等则是大小差别悬殊、形态无规律、折光性不一致的亮点或黑点。另外,附在红(白)细胞旁边的血小板也要注意,不要漏数。

(5)采血后 1 h 内需计数完毕,以免血小板破坏使计数结果偏低。

3. 检测后质量控制 如发现检测结果过低(<60×10⁹/L)或检测结果与临床症状不符时,可用其他方法验证。临床核准血小板的方法如下。

(1)同一份标本 2 次计数,误差应小于 10%,取 2 次结果的均值报告。如果计数误差大于 10%,应做第 3 次计数,取 2 次相近结果的均值报告。

(2)用同一份标本制备血涂片,染色后镜检,观察血小板数量及分布,正常每油镜视野可见 8～15 个血小板,且 3～5 个成群或散在分布。判断有无大血小板、异形血小板及大量血小板凝块,同时注意有无异常增多的小红细胞及白细胞碎片等,了解是否存在干扰血小板计数准确性的因素。

(3)可用血小板参考方法进行复核。

【参考范围】 $(125\sim350)\times10^9/L$。

【临床应用】

1. 生理变化 正常人血小板数量随时间和生理状态的不同而有 $6\%\sim10\%$ 的变化,午后略高于早晨;春(夏)季较冬季低;平原居民较高原居民低;月经前减低,月经后增高;妊娠中、晚期增高,分娩后 $1\sim2$ 天恢复至正常;运动、饱餐后增高,休息后恢复;静脉血血小板计数比毛细血管高 10%;新生儿较低,出生 3 个月才达成人水平。

2. 病理变化

(1) 血小板减少(thrombocytopenia) 血小板计数低于 $100\times10^9/L$ 为血小板减低,血小板减低是引起出血的常见原因。当血小板在 $(20\sim50)\times10^9/L$ 时,可有轻度出血或手术后出血;低于 $20\times10^9/L$,可有较严重的出血;低于 $5\times10^9/L$ 时,可导致严重出血。

(2) 血小板增多(thrombocytosis) 血小板计数超过 $400\times10^9/L$ 为血小板增多。

病理性血小板减少和增多的原因及临床意义见表2-18。

表 2-18 病理性血小板减少和增多的原因及临床意义

血小板	原因	临床意义
减少	生成障碍	急性白血病、再生障碍性贫血、骨髓肿瘤、放射性损伤、巨幼细胞性贫血等
	破坏过多	原发性血小板减少性紫癜、脾功能亢进、系统性红斑狼疮等
	消耗过多	弥散性血管内凝血(DIC)、血栓性血小板减少性紫癜、微血管病性溶血性贫血等
	分布异常	脾肿大、血液被稀释等
	先天性减少	新生儿血小板减少症、巨大血小板综合征等
增多	原发性	慢性粒细胞白血病、原发性血小板增多症、真性红细胞增多症等
	反应性	急性化脓性感染、大出血、急性溶血、肿瘤等
	其他	外科手术后、脾切除等

二、血小板形态学检查

血小板的形态和功能密切相关,在了解血小板数量的同时,镜检观察染色血涂片的血小板形态、聚集性和分布情况,对血小板相关疾病的诊断、鉴别诊断及发病机制的探讨,具有重要的参考意义。

【原理】 将血液制作成薄的血膜,染色,在显微镜下观察血小板的形态、聚集性和分布情况。

【器材】 光学显微镜、载玻片、推片、试管、微量吸管、吸耳球。

【试剂】 瑞特-吉姆萨染液、磷酸缓冲液(pH6.4~6.8)。

【标本】 可用新鲜末梢血或 EDTA 抗凝静脉血。

静脉血和毛细血管血都可用于血小板形态观察,静脉血一般采用 EDTA 抗凝,因为钙离子被 EDTA 螯合后可阻止血小板聚集,推片时血小板均匀分布,显微镜下容易观察;并且做全血细胞计数常用 EDTA 抗凝,所以标本容易获得。如用毛细血管血,可在消毒后滴 0.6 mol/L 硫酸镁溶液 1 滴于指尖腹部,然后在滴有硫酸镁溶液处穿刺,使血液自然流出后立即与硫酸镁溶液混合,减少血小板的聚集与碎裂,待血液与硫酸镁溶液的比例达 2:1 时,取混合液推制薄片。采用瑞特-吉姆萨染色法染色,油镜下观察血小板形态。血小板形态观察重点:①血小板大小,无巨大或小型血小板出现。②血小板的形态有无改变,胞质的染色、颗粒(有无、多少、粗细、分布等)、有无空泡等,估计正常和异常血小板的数量。③血小板的分布情况,有无大片聚集或散在分布等。

【临床应用】

(一) 正常血小板形态

正常血小板(normal platelet)呈圆形、椭圆形或不规则形,有多个胞质丝外伸树突,直径 $1.5\sim3~\mu m$,大多为成熟型,新生血小板体积大,成熟者体积小。胞质呈淡蓝或淡红色,中心部位有细小的紫红色颗粒,称颗粒区,周围部分为透明的胞质称透明区,无细胞核。在血涂片上血小板常 $3\sim5$ 个聚集呈簇或散在分布(见彩图 39、彩图 40)。

（二）异常血小板形态

1. 大小异常

（1）血小板大小不均：生理情况下，血小板可出现轻度大小不均的变化(见彩图 41)。血小板大小所占的比例不一致，巨型为 0.7%～2.0%，大型为 8%～16%，中型(正常血小板)为 44%～49%，小型为 33%～44%。大血小板多为年轻血小板，由骨髓新近释放，血小板内含大量 RNA，可显示于新亚甲蓝染色的血涂片中。病理情况下，可出现明显的血小板大小不均现象(见彩图 42)，巨大血小板直径可以达 20～50 μm，主要见于特发性血小板减少性紫癜、粒细胞性白血病、恶性贫血、巨大血细胞综合征等。

（2）小血小板：血小板直径小于 1.5 μm，为小血小板(见彩图 43)。增多主要见于缺铁性贫血、再生障碍性贫血、特发性血小板减少性紫癜等。

（3）大血小板：血小板直径为 4～7 μm，平均直径 4.6 μm 称为大血小板(见彩图 44)，增多常见于骨髓造血小板功能旺盛，但有成熟障碍、破坏加速的现象。

（4）巨型血小板：血小板直径大于 7 μm 为巨型血小板(见彩图 45)，常为 7～20 μm，增多主要见于巨大血小板综合征、原发性血小板减少性紫癜、粒细胞白血病、血小板无力症和 MDS 等。

2. 形态异常　血小板可以出现线状、杆状、逗点状、蝌蚪状、梨形、不规则形和幼稚、衰老、无颗粒等异常形态血小板(见彩图 46)，正常人偶见，少于 2%。影响血小板形状改变的因素很多，各种形态异常又无特异性，因此异常形态血小板比值超过 10% 时才有临床意义。

临床常见异常形态血小板有：幼稚型：大小正常，边缘清晰，胞质呈淡蓝色或淡紫色，颗粒少，常无空泡。老年型：大小正常，边缘不规则，胞质呈红色，颗粒粗而呈离心状分布，常有空泡。病理幼稚型：细胞体积较大，胞质呈淡蓝色，几乎无颗粒。病理刺激型：细胞体积增大，形态不一，胞质呈蓝色或紫红色，颗粒较多且大小一致。退化型：细胞大小及形态不一，胞质呈灰红色，有大空泡，常不见颗粒或颗粒聚集一侧。

形态异常血小板增多常见于再生障碍性贫血、急性白血病、血小板病以及化疗或放疗 1 周内的患者。幼稚型血小板增多多见于急性失血，病理幼稚型增多见于特发性和反应性血小板病。

3. 聚集性和分布异常　血小板聚集、分布状态可间接反映其功能。聚集功能正常的血小板在非抗凝血外周血涂片中常可见 3～5 个聚集成簇或成团，聚集与散在血小板之比为 20：1；在 EDTA 抗凝血的血涂片中，可见血小板不聚集而呈散在分布状态或出现诱发的血小板聚集现象。

（1）血小板散在分布：血涂片中血小板数量减少，呈散在分布，少见血小板聚集成团的现象。未抗凝血中散在分布血小板增多常见于再生障碍性贫血、特发性血小板减少性紫癜等，如不出现血小板聚集现象则提示有血小板功能异常，见于血小板无力症。

（2）血小板过度聚集：血涂片中聚集的血小板数量明显增多，每堆血小板数量太多，有时甚至多达几千个(见彩图 47)。常见于原发性血小板增多症、继发性血小板增多症、血小板增多的慢性粒细胞性白血病等。

（3）血小板卫星现象(platelet satellitism)：血小板黏附、围绕于中性粒细胞或单核细胞周围的现象。此时，血小板和中性粒细胞形态和功能均正常。血小板卫星现象偶见于 EDTA 抗凝血(见彩图 48)，因 EDTA 和免疫球蛋白相互作用、非特异性结合血小板，被抗体包被的血小板与中性粒细胞结合。血小板卫星现象使血小板被误计为白细胞，是血细胞分析仪血小板计数假性减少的原因之一。

（4）血小板"黏附"红细胞：取染色血涂片镜下观察，可见血小板"黏附"于红细胞表面，形成血小板位于红细胞之内的假形态，可被错认为是红细胞内的"包涵体"或"寄生虫"。此时，需仔细比较同一视野中的血小板大小、颗粒和染色的形态特征。血小板周缘多带清晰的光晕，而红细胞包涵体在多数情况下无此种特征。

(韩忠敏)

思考题

1. 名词解释

血细胞比容   网织红细胞   点彩红细胞   血沉   中毒颗粒

核左移   核右移   红细胞平均指数(MCV、MCH、MCHC)

2. 简述红细胞计数(显微镜法)、血红蛋白测定(HiCN法)的原理、参考范围及临床意义。

3. 简述红细胞的正常形态、异常形态,并分析大小、形态、染色、结构、排列异常的临床意义。

4. 简述血细胞比容,红细胞沉降率测定的原理、注意事项、参考范围及临床意义。

5. 简述网织红细胞计数,点彩红细胞计数的原理、注意事项、参考范围及临床意义。

6. 简述红细胞平均指数的参考范围及临床意义。

7. 会正确进行红细胞计数(显微镜法)、血红蛋白测定(HiCN法)。

8. 会正确识别红细胞形态。

9. 会正确计算红细胞平均指数。

10. 能正确计数网织红细胞、点彩红细胞。

11. 能正确测定血细胞比容、红细胞沉降率。

12. 简述白细胞计数方法评价及质量控制。

13. 简述白细胞计数原理、操作过程、计算公式及参考范围。

14. 简述如何校正有核红细胞对白细胞计数的影响。

15. 简述白细胞分类计数参考范围及临床应用。

16. 简述嗜酸性粒细胞计数的临床应用。

17. 影响血小板计数的因素有哪些?

18. 血小板减少的原因有哪些?

(秦洁   韩忠敏)

第三章 血细胞分析仪检验

传统的手工法操作繁琐、费时,已无法满足大批量临床标本检测的需求。因此,血细胞分析仪(blood cell analyzer,BCA)的开发应运而生。第一台血细胞计数仪诞生于 20 世纪 50 年代,由美国库尔特公司设计并应用于临床,实现了电子血细胞计数。随后开发的血细胞分析仪逐渐具有多项功能,包括:①血红蛋白测定;②血细胞计数及相关参数;③白细胞分类或分群;④血细胞计数和分类的扩展功能,包括网织红细胞计数、有核红细胞计数,幼稚粒细胞、未成熟粒细胞计数,未成熟血小板比率等检测。其主要检测原理为电阻抗法、激光散射法、荧光染色法等多种方法联合检测。血细胞分析仪都以 EDTA 抗凝的末梢血或静脉血作为标本,目前已形成血细胞分析流水线,即把标本识别器、标本运输轨道、血细胞分析仪、推片机及染片机联成一体,实现了血细胞分析的全面自动化。

 ## 第一节 电阻抗法血细胞分析仪检验

一、工作原理(电阻抗法原理和分光光度法原理)

1. 电阻抗法 电阻抗法是血细胞分析仪计数血细胞最普遍采用的方法,是目前血细胞分析仪设计的基础。其基本检测原理是:血细胞具有相对非导电性质,悬浮的血细胞比电解质溶液导电性弱,当血细胞通过计数孔时,由于电阻的改变,可引起计数孔内、外电压的变化,产生与血细胞数量相当、体积大小相应的脉冲信号,通过计算机对脉冲信号变化的分析,从而实现对血细胞进行计数和体积测定,此原理为库尔特原理(Coulter principle),该方法称为电阻抗法,见图 3-1。

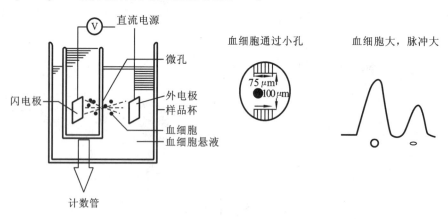

图 3-1 电阻抗法原理

(1) 电阻抗法血细胞计数原理:将经过等渗电解质溶液稀释的细胞悬液置入插有传感器的不导电容器中,通电后,传感器两侧的电极即产生稳定的电流,细胞悬液可从传感器外侧通过宝石孔(厚度约 75 μm,直径<100 μm)向传感器内部流动。当细胞通过传感器时,在传感器感应区内电阻增高,引起电压变化而产生一个脉冲信号,脉冲信号经过放大、阈值调节、甄别、整形、计数及自动控制保护系统,完成对血细胞的计数和体积测定。以测定的细胞体积大小为横坐标,细胞出现的相对频率数量为纵坐标,绘制出血细胞直方图,主要包括:红细胞、白细胞和血小板 3 种直方图(图 3-2,图 3-3,图 3-4)。

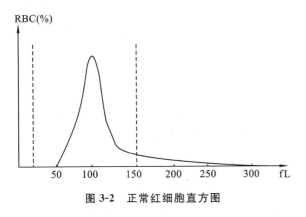

图 3-2　正常红细胞直方图

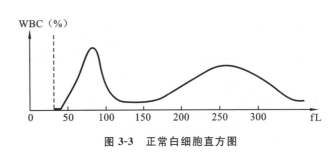

图 3-3　正常白细胞直方图

因为红细胞和血小板在体积上存在明显差异,在全血分析中红细胞、血小板检查多数采用一个共用的分析系统,用限定阈值将两者同时测得的检测信号区分,根据不同阈值,计算机分别计算出红细胞数量和血小板数量。但由于血小板和红细胞的脉冲信号经常出现交叉,如大血小板可被误认为红细胞而计数,而小红细胞可被误认为血小板而计数,引起实验误差。现今许多血细胞分析仪主要采用以下四种技术以减少红细胞与血小板计数之间的相互干扰,如:①鞘流技术:以鞘液包裹分离血细胞确保血细胞单个依次通过计数孔。②防返流装置:在红细胞计数孔的内侧加装一块孔径略大的小板,细胞快速通过,即使挡板外侧产生涡流,已计数的红细胞被阻挡在感应区之外不发生返流,避免影响血小板计数。③扫流技术:在进行红细胞和血小板计数时,在红细胞计数孔的后面有稳定的扫流液体通过,把通过计数孔的红细胞立即冲走,避免红细胞回到感应区被计数为血小板;④浮动界标:通过调节红细胞与血小板间的区分阈值,避免小红细胞及大血小板分别对正常血小板及红细胞计数的干扰。此外,还有三次计数、拟合曲线(图 3-5)等技术以确保计数结果的准确性。

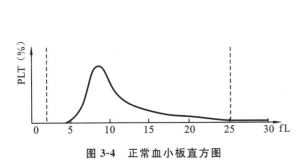

图 3-4　正常血小板直方图

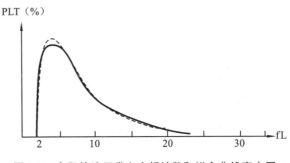

图 3-5　电阻抗法正常血小板计数和拟合曲线直方图

(2)电阻抗法白细胞三分群原理:进入血细胞分析仪的血液样本经过稀释后,再通过溶血素处理,红细胞快速溶解,白细胞膜通透性改变使胞质经细胞膜渗出、脱水。脱水后的白细胞体积大小取决于脱水后白细胞内有形物质的多少。不同体积的白细胞通过计数孔时产生的脉冲大小有明显的差异(原理同红细胞与血小板)。依据脉冲信号的大小及设定的分群阈值,电阻抗法血细胞分析仪可对白细胞进行分群(仅依据体积大小)。

血细胞分析仪在 35～450 fL 范围内将白细胞分 3 群。通道在 35～90 fL 为小细胞群,脱水后特点:单个核细胞,无颗粒或偶有颗粒,细胞小。通道在 90～160 fL 为中间细胞群,脱水后特点:单个核细胞或核分叶少,细胞中等大小。通道在 160～450 fL 为大细胞群,脱水后特点:核分叶多,颗粒多,细胞大。根据大、中、小细胞界限可初步确认相应的细胞群(表 3-1),并显示出白细胞体积分布直方图(图 3-3)。

电阻抗型血细胞分析仪反映白细胞变化的信息比较局限,根据细胞体积的大小将白细胞分成三个群体,在一个群体中以某种细胞为主(如大细胞区主要是中性粒细胞),但由于细胞体积间存在交叉,可能还存在其他细胞。因此,习惯上称"三分类"的血细胞分析仪不够准确,现一般使用"三分群"描述电阻抗法血细胞分析仪的白细胞分类。

随着临床精细化检验的发展,对白细胞的简单三分群,已不能满足临床实验室对血标本检测的要求。现已发展出了多种原理与技术联合应用的血细胞分析仪,但电阻抗原理依然是实现细胞计数的基础。

表 3-1　电阻抗法白细胞三分群的界定

细胞群	主要细胞	体积/fL
小细胞群	淋巴细胞	35～90
中间细胞群	单核细胞、嗜酸性粒细胞、嗜碱性粒细胞、幼稚细胞	90～160
大细胞群	中性粒细胞	>160

2. 分光光度法　分光光度法主要用于血红蛋白测定。被稀释的 EDTA 抗凝血液中加入溶血剂后,使红细胞破坏并且释放出血红蛋白,后者与溶血剂结合形成稳定的血红蛋白衍生物,进入血红蛋白测试系统,在特定波长(530～555 nm)下比色分析,根据吸光度的变化,测得血红蛋白浓度。

常见用于血红蛋白测定的溶血剂有两大类:

(1) 改良氰化高铁血红蛋白溶血剂:稀释液含氰化物成分,与血红蛋白作用后形成氰化血红蛋白(而非氰化高铁血红蛋白),测定波长为 540 nm,但吸收光谱与 HiCN 有明显不同。

(2) 非氰化高铁血红蛋白溶血剂:稀释液不含氰化物成分,代之以无毒的十二烷基月桂酰硫酸钠血红蛋白(sodium lauryl sulfate hemoglobin,SLS-Hb)等,SLS-Hb 法测定波长为 555 nm。经 HiCN 法校准后,既可达到与 HiCN 法相当的精密度和准确性,又可避免 HiCN 法的试剂对检验人员的潜在危害和对环境的污染。此外,有些血细胞分析仪可用非氰化物试剂(如二甲基月桂胺氧化物)和氰化物试剂(如咪唑,含氰化物试剂作用,但无毒性)进行血红蛋白测定,避免环境的污染。

二、检测参数

电阻抗法血细胞分析仪的检测参数主要包括红细胞、白细胞、血小板和血红蛋白相关分析参数。

(一) 红细胞分析参数

电阻抗法血细胞分析仪红细胞系列检测参数见表 3-2。

表 3-2　电阻抗法血细胞分析仪红细胞系列检测参数

检测参数	英文缩写	单位
红细胞计数	RBC	$\times 10^{12}$/L
血红蛋白浓度	HGB	g/L
红细胞平均体积	MCV	fL
血细胞比容	HCT	%
红细胞平均血红蛋白含量	MCH	pg
红细胞平均血红蛋白浓度	MCHC	g/L
红细胞体积分布宽度-SD 值	RDW-SD	fL
红细胞体积分布宽度-CV 值	RDW-CV	%

(二) 白细胞分析参数

电阻抗法血细胞分析仪白细胞系列检测参数见表 3-3。

表 3-3　电阻抗法血细胞分析仪白细胞系列检测参数

检测参数	英文缩写	单位
白细胞计数	WBC	$\times 10^9$/L
中性粒细胞计数	NEUT#	$\times 10^9$/L
中性粒细胞百分率	NEUT	%
中间细胞群计数	MID#	$\times 10^9$/L
中间细胞群百分率	MID	%
粒细胞群计数	GRAN#	$\times 10^9$/L

续表

检测参数	英文缩写	单位
粒细胞群百分率	GRAN	%
淋巴细胞群计数	LYM#	$\times 10^9/L$
淋巴细胞群百分率	LYM	%

注:"#"表示计数绝对值。

(三)血小板分析参数

电阻抗法血细胞分析仪血小板系列检测参数见表 3-4。

表 3-4　电阻抗法血细胞分析仪血小板系列检测参数

检测参数	英文缩写	单位
血小板计数	PLT	$\times 10^9/L$
平均血小板体积	MPV	fL
血小板体积分布宽度	PDW	CV(%),SD(fL)
大血小板比率	P-LCR	%
血小板比容	PCT	%

第二节　五分类血细胞分析仪

一、容量、电导、光散射法

容量、电导、光散射法(volume,conductivity,scatter,VCS)中 V 代表体积(volume)测量法,C 代表高频电导性(conductivity)测量技术,S 代表激光散射(scatter)测量技术,此方法正是联合了 VCS 三种检测技术对经过鞘流技术处理后逐个进入流动细胞计数池的白细胞进行分析的方法(见表 3-5)。在进入白细胞分析检测前,标本先加入红细胞溶解剂及稳定剂,使红细胞发生溶解,白细胞的细胞膜、细胞质及体积保持与体内相同状态。进入白细胞分析通道后,用低频电流对细胞体积(V)进行准确测量、采用高频电磁探针测量细胞内部结构的电导性(C),如细胞内的化学成分及细胞核质比例,以此可辨认体积相同而性质不同的细胞群;采用来自激光源的单色光照射计数区内的细胞,细胞产生高低不同角度(10°~70°)散射光,提供细胞内的颗粒性、核分叶性、细胞表面结构及胞核结构等光散射(S)信息,据此可将粒细胞分开。不同类别的细胞在体积、表面特征、内部结构等方面呈现明显的不同,将这些特征性信息投射到以 VCS 为三维坐标所形成的三维立体散点图中,按三维立体散点图的定位即可确定细胞的类型、按散点分布的密度即可计算各类型细胞数量,即可得到白细胞五分类结果。该技术也可用于网织红细胞计数,进行网织红细胞计数时,区别在于进入细胞分析前,使用"透明剂"使红细胞内血红蛋白溢出形成"影细胞"去除正常红细胞的干扰,再用新亚甲蓝对网织红细胞 RNA 进行染色,而后采用 VCS 技术测定和分析网织红细胞。

表 3-5　VCS 技术的检测内容

技术	检测内容
体积测量法(volume)	细胞体积
高频电导性测量技术(conductivity)	细胞大小和内部结构
激光散射测量技术(scatter)	核分叶性、细胞内颗粒性及细胞表面结构

二、电阻抗、射频、特殊试剂和荧光核酸染色法

电阻抗、射频、特殊试剂和荧光核酸染色法是结合了电阻抗法、射频、半导体激光流式细胞技术结合荧光核酸染色等三种技术对白细胞进行计数和分类。电阻抗法详见第一节，射频(radio frequency,RF)指射频电流，是通过检测高频交流电磁波的变化，提示细胞密度；流式细胞术(flow cytometry,FCM)指采用半导体激光照射在事先通过鞘流技术处理的细胞上，每个细胞产生前向散射光(FSC)、侧向散射光(SSC)和侧向荧光(SFL)强度3种信号(表3-6)。

表3-6　流式细胞技术结合核酸荧光染色法检测内容

检测信号	检测内容
前向散射光(FSC)	细胞体积大小
侧向散射光(SSC)	细胞的颗粒和细胞核等内含物
侧向荧光(SFL)	细胞内脱氧核糖核酸(DNA)和核糖核酸(RNA)含量

电阻抗、射频、流式细胞术结合细胞化学染色法血细胞分析仪具有以下三个检测通道：

1. 白细胞分类通道(DIFF通道)　DIFF通道可得到白细胞的四个分群：淋巴细胞(LYM)、单核细胞(MONO)、中性粒细胞(NEUT)和嗜酸性粒细胞(EO)等4个白细胞亚群(LMNE)。测定前预先加入表面活性剂完全溶解红细胞及血小板，部分溶解白细胞膜，聚亚甲蓝染料进入破损的白细胞内与核酸结合，使DNA、RNA及细胞器着色。经激光照射，所产生的荧光强度与细胞核酸含量成一定比例。有机酸能与嗜酸性颗粒特异性结合，其侧向散射光强度最强，根据侧向散射光信号强度，可以将嗜酸性粒细胞从粒细胞内精确区分出来。根据产生的荧光和侧向散射光强度、前向散射光强度进行分析即可获得4个白细胞亚群(表3-7)。

表3-7　DIFF通道下各白细胞群的特征

细胞群	前向散射光(FSC) 反映体积大小	侧向散射光(SSC) 检测细胞内容物情况	侧向荧光(SFL) 检测DNA及RNA含量
淋巴细胞(LYM)	小	散射光强度弱	荧光强度中等
单核细胞(MONO)	较淋巴细胞大	散射光强度弱	荧光强度中等
中性粒细胞(NEUT)	与小单核细胞及大淋巴细胞相似	散射光强度中等	荧光强度弱
嗜酸性细胞(EO)	与中性粒细胞群相似	散射光强度强	荧光强度弱

2. 白细胞/嗜碱性粒细胞(WBC/BASO)通道　WBC/BASO通道可以获得白细胞总数和嗜碱性粒细胞的数量。在碱性溶血剂作用下，除嗜碱性粒细胞外的其他所有细胞均被溶解，经流式细胞术计数，可得到白细胞/嗜碱性粒细胞绝对值并计算出百分率。

3. 未成熟髓细胞信息(immature myeloid information,IMI)及有核红细胞通道　在细胞悬液中加硫化氨基酸，幼稚细胞膜结合硫化氨基酸的量多于较成熟的细胞，对溶血剂有抵抗作用，样本加入溶血剂后，成熟细胞被溶解，只留下未成熟髓细胞及有核红细胞，即可将未成熟髓细胞及有核红细胞从其他细胞群中区分出来。

三、光散射与细胞化学联合白细胞分类法

该技术主要采用两个通道进行白细胞分析，一个为过氧化物酶检测通道，另一个为嗜碱性粒细胞检测通道。

1. 过氧化物酶(peroxidase,POX)检测通道　由于白细胞中的嗜酸性粒细胞、中性粒细胞、单核细胞可被过氧化物酶染色，在白细胞通道中加入溶血剂(去除红细胞及血小板)和POX染色剂，通过计算过氧化物酶平均指数(mean peroxidase index,MPXI)，得到嗜酸性粒细胞、中性粒细胞、单核细胞的相对过氧化物酶活性，利用酶反应强度不同和细胞体积大小不同，形成以过氧化物酶分布强度为X轴、以细胞体积为Y轴的散点图，进行白细胞计数与分类(表3-8)。

表 3-8 过氧化物酶(peroxidase,POX)染色通道检测内容

检测细胞	英文缩写	过氧化物酶活性
嗜酸性粒细胞	EO	强
中性粒细胞	NEUT	中
单核细胞	MONO	弱
淋巴细胞	LYM	无
嗜碱性粒细胞	BASO	无
未染色大细胞	LUC	无

2. 嗜碱性粒细胞/核分叶性(BASO/LOBULARITY)检测通道 使用特殊的溶血剂(苯二酸)完全破坏红细胞和血小板;除嗜碱性粒细胞外,其他白细胞膜溶解,胞质溢出,仅剩裸核。通过流式细胞术计数所有白细胞,通过体积大小(是否裸核),可区分白细胞和嗜碱性粒细胞的数量。目前该技术也可用于有核红细胞的计数。

四、多角度偏振光散射白细胞分析

多角度偏振光散射(multi angle polarized scatter separation,MAPSS)法基本原理是全血细胞在经鞘流液稀释后,在(氦氖)激光束的照射下,白细胞在多个角度都产生散射光,仪器在四个角度的检测器将接收到相应的散射光信号,然后经过 CPU 分析处理各类细胞反馈的散射型号,并计算出白细胞分类结果(表 3-9)。MAPSS 法还可鉴别有核红细胞、无活性白细胞,计算活性白细胞比率和计数有核红细胞,以及鉴别白细胞亚群和异常细胞类型等。

表 3-9 多角度偏振光散射各角度检测内容

散射光检测角度	检测内容
0°前角光散射	细胞大小、检测细胞数量
7°狭角光散射	细胞内部结构及核染色质的复杂性
90°垂直光散射	细胞内部颗粒及细胞核分叶状况
90°去偏振光	嗜酸性粒细胞颗粒丰富,可消除偏振光

五、双鞘流技术和细胞化学染色法

1. 双鞘流技术 双流体(鞘流)动力连续系统(double hydrodynamic sequential system,DHSS)是指在流式通道中有两个鞘流装置,通过鞘流泵注入稀释液形成第一鞘流液,使溶液能够通过计数孔时,其中的细胞处于中心部位,通过电阻抗微孔测定细胞的真实体积;溶液通过计数小孔后,再通过鞘流泵注入稀释液形成第二股鞘流,以保证吸光度测量,测定细胞的光吸收,分析细胞内部结构,这一过程被称为双鞘流技术(表 3-10)。

表 3-10 双鞘流技术检测内容

双流体动力连续系统	分析方法	检测内容
第一鞘流液	电阻抗测定分析	细胞体积
第二鞘流液	光吸收率分析	细胞内容物

2. 细胞化学染色法 细胞化学染色常用氯唑黑 E(chlorazol black E)对白细胞进行活体染色,可检测除嗜碱性粒细胞以外的各类白细胞。染色后的标本被引导进入鞘流池进行双鞘流分析,在此通道内可完成白细胞中的中性粒细胞、嗜酸性粒细胞、淋巴细胞、单核细胞、巨大未成熟细胞(large immature cell,LIC)、异型淋巴细胞(ALY)的计数分类。

六、自动血涂片和染色仪

随着医学仪器的自动化程度不断的提高,为了满足临床制片染片工作的需要,近年来自动血涂片和

染色仪在大型医院实验室中不断得到普及。自动血涂片和染色仪可以在显微镜玻片上自动制备优质血涂片并为其染色,以进行白细胞分类分析和显微镜检查。既可独立推片染色,也可直接与血细胞分析仪相连,可以在血细胞分析仪系统软件中自定义标准,系统基于这些标准制片并染色,还可以选择全部制片或不制作任何玻片,也可以选择只制备玻片而不进行染色,大大地提高了工作效率。

（一）涂片染色简要流程

1. 自动加样　滴注针滴注 1 滴样本到玻片上,然后将剩余样本滴入滴注针冲洗设备,用冲洗液冲洗。

2. 制备血涂片　自动涂片装置利用血液的表面张力制作血涂片。在与血液接触前,楔形涂片被放置在载玻片上,等待血液沿其移动。用户可以自行调整等待时间、液滴大小、涂片速度以及楔形涂片角度。随后,系统将载玻片拉回,制作涂片。涂片过程结束后,系统会冲洗涂片头并移动涂片带,备好干净的部分供下一个载玻片使用。

3. 贮存受检者信息　仪器将涂好的载玻片转移到打印机位置,将患者基本信息及其他信息直接打印在载玻片上。

4. 染色　传送带将载玻片移动到竖直器,并传输到染片机。染片机是一个包含染色筒的托盘。开始染色时将染液滴入染色筒中,染色结束从筒中吸取液体。根据使用不同的染色法,对载玻片进行染色。如不需要染色,则直接将载玻片转移到传输架。

5. 染色完成后,载玻片被转移到传输架中,完成处理。

（二）自动血涂片和染色仪的主要优点

（1）需要少量血样即可完成制片或染片。

（2）多种自定义推片模式。

（3）多种系统默认染色程序,及操作者自定义多种染色程序。

（4）无轨化整合,实现全自动流水线血液分析。

（5）可灵活定义的智能筛选,精确甄别可疑样本。

（6）智能推片和染片工艺,染色时间准确,染液浓度、剂量稳定,呈现高质量血涂片。

（7）制片和染片灵活选择,每小时最快可制片上百片。

（8）实现实验室一体化数据管理系统,保障更高效率。

七、五分类血细胞分析仪检测参数

五分类血细胞分析仪检测项目可达 30 项或更多(表 3-11)。

表 3-11　全自动五分类血细胞分析仪检测项目

检测项目(英文缩写)	单位	意义
白细胞计数(WBC)	10^9/L	单位体积全血白细胞数
中性粒细胞绝对值(NEU)	10^9/L	单位体积全血中性粒细胞数
淋巴细胞绝对值(LYM)	10^9/L	单位体积全血淋巴细胞数
单核细胞绝对值(MONO)	10^9/L	单位体积全血单核细胞数
嗜酸性粒细胞绝对值(EOS)	10^9/L	单位体积全血嗜酸性粒细胞数
嗜碱性粒细胞绝对值(BASO)	10^9/L	单位体积全血嗜碱性粒细胞数
未成熟粒细胞计数(IG)	10^9/L	单位体积全血未成熟粒细胞数
大型未染色细胞计数(LU)	10^9/L	单位体积全血大型未染色细胞数
中性粒细胞百分率(NEU%)	%	中性粒细胞占白细胞百分率
淋巴细胞百分率(LYM%)	%	淋巴细胞占白细胞百分率
单核细胞百分率(MONO%)	%	单核细胞占白细胞百分率
嗜酸性粒细胞百分率(EOS%)	%	嗜酸性粒细胞占白细胞百分率

续表

检测项目(英文缩写)	单位	意义
嗜碱性粒细胞百分率(BASO%)	%	嗜碱性粒细胞占白细胞百分率
未成熟粒细胞百分率(IG %)	%	未成熟粒细胞占白细胞百分率
大型未染色细胞百分率(LUC%)	%	大型未染色细胞占白细胞百分率
红细胞计数(RBC)	10^{12}/L	单位体积全血红细胞数
血红蛋白测定(Hb)	g/L	单位体积全血血红蛋白浓度
血细胞比容(HCT)	%	全血红细胞相对容积比
红细胞平均体积(MCV)	fL	全血每个红细胞平均体积
红细胞平均血红蛋白含量(MCH)	pg	全血每个红细胞平均血红蛋白含量
红细胞平均血红蛋白浓度(MCHC)	g/L	单位体积红细胞平均血红蛋白含量
红细胞体积分布宽度(RDW)	(CV)% (SD)fL	红细胞群大小分布范围,以变异系数(CV)或标准差(SD)表示
血红蛋白分布宽度(HDW)	g/L	反映红细胞血红蛋白浓度分布范围,用 SD 表示
网织红细胞计数(RET)	10^9/L	单位体积网织红细胞数
网织红细胞占红细胞百分比(RET%)	%	网织红细胞占红细胞百分比
网织红细胞血红蛋白浓度分布宽度(HDWr)	g/L	反映网织红细胞血红蛋白浓度分布范围,用 SD 表示
网织红细胞平均血红蛋白浓度(CHCMr)	g/L	单位体积网织红细胞平均血红蛋白含量
网织红细胞血红蛋白量(RET-He)	pg	反映网织红细胞的质量变化
网织红细胞平均血红蛋白量(CHr)	pg	全血每个网织红细胞平均血红蛋白含量
未成熟网织红细胞比率(IRF%)	%	未成熟网织红细胞占网织红细胞百分率
低荧光强度网织红细胞比率(LFR%)	%	低荧光强度网织红细胞占网织红细胞百分率
中荧光强度网织红细胞比率(MFR%)	%	中荧光强度网织红细胞占网织红细胞百分率
高荧光强度网织红细胞比率(HFR%)	%	高荧光强度网织红细胞占网织红细胞百分率
网织红细胞平均体积(MRV)	fL	全血每个网织红细胞平均体积
有核红细胞计数(NRBC♯)	10^9/L	单位体积有核红细胞数
有核红细胞百分率(NRBC%)	%	有核细胞占红细胞百分率
血小板计数(PLT)	10^9/L	单位体积全血血小板数
平均血小板体积(MPV)	fL	全血血小板平均体积
血小板体积分布宽度(PDW)	%(CV)	血小板群大小分布范围
血小板比容(PCT)	L/L	血小板相对容积比
大血小板比率(P-LCR)	%	体积≥12 fL 的血小板比率
未成熟血小板比率(IPF)	%	未成熟血小板占血小板百分率

第三节 血细胞分析仪校准、性能评价和质量控制

一、血细胞分析仪校准

新仪器安装或使用过程中,应定期进行校准,以保证检验结果的可靠性。

1. 执行校准程序的条件

(1) 新仪器验收合格后、仪器维修及更换关键零部件后。

（2）仪器使用半年或一年后。

（3）室内质量控制（质控）失控且排除随机误差、人为因素。

（4）室间质评失控且排除随机误差、人为因素。

（5）更换不同厂家的试剂。

2. 校准品定值　做好仪器校准工作是保证检测结果准确的关键,校准时最好使用具有可溯源性的标准品作为校准物。推荐采用间接溯源到国际标准的定值方法,在规范操作的检测系统定值（即采用原厂检测系统,使用配套试剂和校准物定期进行仪器校准、规范地开展室内质控、参加室间质评,由经过培训的人员操作和保养等）,再按推荐的校准方法逐步校准仪器。

3. 校准操作要求　按照仪器说明书的要求建立校准程序并进行校准品测定,将测定值与真值比较,校准品的每项分析参数结果的均值（C）除以校准品的定值（R）可得到校准因子。如果 $C/R>1.0$,则当前校准因子必须成比例向下调节;如果 $C/R<1.0$,则当前校准因子必须成比例向上调节。将校准品定值的可信限与分析仪测得每项参数的可信限结合,可得到校准值的 95% 可信限。

校准频率取决于实验室规定,通常在室间质评成绩不良、室内质控失控、证明仪器结果已发生明显漂移、仪器更换主要零件后都应考虑进行校准,每年至少要进行一次校准,要求严格的实验室可半年进行一次校准。

二、血细胞分析仪性能评价

2010 年,美国临床和实验室标准协会（CLSI）公布了血细胞分析仪的性能评价指标,其主要包括总体评价、性能评价、白细胞分类计数、网织红细胞计数和血小板检测的血细胞分析仪评价指南等。

1. 总体评价　总体评价内容包括:仪器基本情况、仪器手册、方法学、评价步骤。技术评价计划包括:常用细胞计数参数评估标本的浓度分布范围、记录原始结果、校准、校准品和质控品、试剂、标本及处理、预评价和性能评价（表 3-12）。新安装或每次维修仪器后,必须对仪器的性能进行测试、评价。

表 3-12　国际血液学标准委员会（ICSH）规定的血细胞分析仪性能评价内容

项目	分析测量区间	准确度	精密度	相关性	标本老化	携带污染	干扰
血细胞计数仪	＋	＋	＋	＋	＋	＋	＋
白细胞分类计数	＋	＋	＋	＋	＋	＋	＋
网织红细胞	－	＋	＋	＋	＋	＋	＋
流式细胞仪检测免疫标志物	－	－	＋	－	＋	＋	－

2. 性能评价　性能评价是评价血细胞分析仪的主体内容,包括厂商确认和用户验证。2010 年 CLSI 规定的用户验证指标如下。

（1）空白检测限（limit of blank,LoB）:空白检测限又称为本底,是指由空白试剂或电子噪声等干扰因素产生的,是导致仪器检测结果出现假性增高的原因。空白检测限与定量检测下限是不同的。

（2）检测下限（lower limit of detection,LLoD）:检测下限是指一定概率下标本可被检出的最低浓度。在血细胞分析仪上,是指可与空白检测限区分开的最低血细胞浓度值。

（3）定量检测下限（lower limit of quantitation,LLoQ）:定量检测下限是指标本能被准确定量的最低浓度,且定量结果在可接受的精密度和准确度范围内。

（4）携带污染（carryover）:携带污染是指所检测的前一个标本对后一个标本检测结果产生的影响,通常用携带污染率（%）表示。低值标本可使用已用同质血浆稀释后的健康人血液标本,以提供合适的基质效应,不能用低值人造质控品、空白稀释液或吸入空气的方法代替。评价前应测定足够数量的样本,使血细胞分析仪稳定。评价时,连续测定 1 份高值样本 3 次（结果记录为 h_1、h_2、h_3）,随后立即测定 1 份低值样本 3 次（结果记录为 l_1、l_2、l_3）,通过下列公式即可得出携带污染率。用于评价携带污染的标本相关成分浓度值见表 3-13。

$$携带污染率=\frac{l_1-l_3}{h_3-l_3}\times100\%$$

表 3-13 用于评价携带污染的标本相关成分浓度值

评价指标	低值	高值
红细胞计数($\times10^{12}$/L)	>0 且<1.5	>6.2
白细胞计数($\times10^9$/L)	>0 且<3	>90
血红蛋白浓度(g/L)	>0 且<50	>220
血小板计数($\times10^9$/L)	>0 且<30	>900

(5) 准确度(accuracy):准确度是指测定值与真实值之间的一致性。真值必须用决定方法或参考方法测得。白细胞计数、白细胞分类计数、红细胞计数、血红蛋白和血细胞比容可用 CLSI 推荐的参考方法与血细胞分析仪比较。

(6) 精密度(precision):精密度(重复性)评价包括批内、批间精密度和总精密度评价,精密度无法直接测定,以不精密度,即变异系数(CV)来表示。

(7) 可比性(comparability):可比性是反映仪器检测结果与使用常规程序检测结果达到一致的能力,即用可溯源的校准品校准原系统血细胞分析仪,再用原系统血细胞分析仪和正常新鲜全血校准待测新系统血细胞分析仪。而后使用新鲜全血(包含患者和健康人血液)在两类仪器上分别检测,对结果进行比较,确保两台仪器结果的可比性。

(8) 分析测量区间(analytical measuring interval,AMI):分析测量区间也称为分析测量范围,是将高浓度已知定量标本按多个浓度稀释后,进行检测,经统计学计算,分析仪器在所覆盖浓度范围内检测结果的一致性,而得到的仪器最佳测试范围。

3. 白细胞分类计数性能评价 2010 年,CLSI 发布 CLSI-H20A2"白细胞分类计数(百分率)参考方法和仪器评价方法"文件,建议用已知不精密度和偏倚的白细胞分类计数参考方法,评价血细胞分析仪的白细胞分类计数的灵敏度和特异性。白细胞分类计数的评价内容见表 3-14。

表 3-14 白细胞分类计数评价内容

项目	内容
评价方案	标本制备、比较分类计数不准确度和不精密度、灵敏度、统计学方法
细胞种类	外周血液有核细胞:中性粒细胞(分叶核、杆状核)、淋巴细胞(正常、异型)、单核细胞、嗜酸性粒细胞、嗜碱性粒细胞、少见的其他有核细胞(破碎细胞、篮细胞和不能明确定义形态的细胞)
血涂片检查限定量	检验人员每天按每张血涂片分类计数 200 个细胞计,不超过 15~25 张
计数方法	每张血涂片应计数 200 个白细胞,如白细胞减少,应同时增加血涂片数量
考核用血涂片标本	①标本 1:含中性粒细胞(分叶核、杆状核)、正常淋巴细胞、异型淋巴细胞、单核细胞、嗜酸性粒细胞、嗜碱性粒细胞 ②标本 2:含少量有核红细胞 ③标本 3:含少量未成熟白细胞

三、血细胞分析仪检测质量控制

血细胞分析仪具有精确度高、重复性好、检测速度快、提供参数多等优点,但是仪器的检测结果如果出现误差,极易忽略,将会给疾病诊断与治疗带来严重后果。因此加强仪器分析的质量控制就显得非常重要。血细胞分析仪检测质量控制大分类包括了检测前、检测中、检测后三个环节,在具体工作中则贯穿于临床医生的检验申请、受检者准备、采集标本、转运标本、接收标本、检测、复查、审核确认、打印结果、发出报告,以及临床反馈等环节。

（一）血细胞分析仪分析前质量控制

1. 检验人员的要求

（1）操作人员上岗前应接受规范严格的系统培训,认真阅读仪器手册,熟悉检测原理、操作程序、使用注意事项,熟练掌握室内质控和检测结果的数据、图形、报警等提示信息的具体含义,充分了解检测的干扰因素、仪器的基本调试、保养和维护等。

（2）掌握采用参考方法校正仪器检测参数的原则及具体操作步骤。

（3）参加能力测试,并能顺利通过。

（4）具有较强的责任心和良好的医德医风。

2. 合适的检测环境　血细胞分析仪的安装应按照仪器手册的具体要求,满足仪器对空间、湿度、温度、电源、抗热源、抗电磁、通风、光线等特定条件的要求。

3. 合格的血细胞分析仪　在新安装或每次维修血细胞分析仪后,必须按照 ICSH 及 CLSI 关于血细胞分析仪的评价方案,对其性能进行测试、评价或校准,并做好相应地记录和管理工作。

4. 配套试剂　原则上必须使用与仪器相配套的试剂,包括但并不限于:鞘液、稀释液、溶血剂、染液、质控品、校准品等,避免使用未经鉴定和批准认可的替代试剂。如使用替代试剂,必须为国家相关部门批准生产,并且经与配套试剂比对结果合格者。

5. 合格的检测标本　合格检测标本的要求见表 3-15。

表 3-15　合格检测标本的要求

项目		要求
标本		尽可能采用静脉血,并保证血液质量和充足用量(包括复查用量),无明显的溶血、凝集及标本老化
采血容器		尽可能采用真空采血系统,减少干扰因素,保证生物安全,提高采血质量
抗凝剂		使用 ICSH 推荐的 EDTA-K_2(1.5~2 mg/mL 血)
血液贮存	18~22 ℃	WBC、RBC、PLT 可稳定 24 h,Hb 可稳定数天,白细胞分类计数(PLC)可稳定 6~8 h,但 2 h 后粒细胞形态即有变化。故需要显微镜检查分类者,应及早制备血涂片
	4 ℃	可延长血液贮存期,WBC、RBC 稳定 48 h,DLC 可稳定 8~10 h。当血标本不能及时转运和检验时,应在较低温度下保存,但不利于血小板的保存

6. 受检者生理状态　注意受检者生理状态对实验结果的影响。不同状态(性别、年龄、地域、职业、采血时间、运动状态、是否空腹等)下,实验结果可有较大差异,因此非急诊患者最好在固定时间检查,这对于患者某些指标的比较具有重要意义。

7. 医务人员的岗前培训　医务人员的岗前培训包括:临床医生检验申请单的规范开取(针对患者情况选择合适的检验项目)、护士的规范采样(采样时间的把握、采血管的选择)和及时配送、正确运送标本等。

8. 门诊患者沟通　由于门诊患者留样的特殊性,需特别注意与患者沟通,确保其清楚与所做检测项目有关的留样注意事项。

（二）血细胞分析仪分析中质量控制

1. 仪器启动　按照血细胞分析仪标准操作程序的规定核实完毕,在各种设备连接完好的基础上,才能开启仪器。

2. 室内质控　在检测临床标本前,必须先做室内质控,确定各项检测参数在允许范围内,检测开始间隔 2 h 后,再做一次漂移质控,观察长时间开机是否对结果有影响。如质控超出允许范围时,应查找失控的原因并纠正后,才能继续检测,并填写失控报告交质控负责人签字,并确认告知所有该仪器的操作人员。质控品最好使用配套试剂,商品质控物一般有低值、中值和高值 3 个水平,使用前请注意阅读说明书并充分颠倒混匀,以保证有形成分分布均匀,而后选择合适的进样模式,进行操作。

3. 标本检测　认真仔细检查标本,保证无肉眼可见的血凝块及溶血,确定为合格标本才能上机检测。

仪器吸样前,如选择手动进样模式,必须注意多次充分混匀标本,力度、幅度适中,避免过分用力导致样本溶血。

4. 仪器清洁 检测中应随时清洁被血液标本污染的部位。检测结束后,除了仪器执行自动洗涤程序外,必须按仪器操作规程清洗要求进行保洁,在关闭仪器后,及时处理检测废液。

5. 注意某些病理因素对血细胞分析仪检测结果的影响

(1)血细胞功能异常:低色素性贫血、某些新生儿及肝病患者,红细胞膜具有抵抗溶血剂的作用,导致白细胞计数结果假性增高。各种病因引起的血栓前状态使血小板易于聚集,影响红细胞、白细胞及血小板计数。

(2)血浆基质异常:多发性骨髓瘤、巨球蛋白血症、淋巴系统增殖性疾病、自身免疫性疾病、感染、白血病、妊娠、转移瘤、糖尿病、血栓性疾病患者血中存在冷球蛋白或冷纤维蛋白,可导致白细胞、血小板计数值假性增高。将标本置于 37 ℃下水浴,30 min 后立即上机检测可排除此影响。高脂血症可使血红蛋白假性增高。

(3)血细胞数量及种类异常:有核红细胞影响白细胞计数;白细胞显著增高影响红细胞计数;小红细胞的存在影响血小板计数;大量巨大血小板存在影响红细胞计数。

(三)血细胞分析仪分析后质量控制

1. 检测结果审核 对异常检测结果,无论是数据、图形异常还是报警,均不能直接发出报告,必须确认仪器状态稳定、试剂是否过期、标本是否符合要求、室内质控是否在控等情况,如均符合 SOP 要求,需进行仪器复检或人工复查。

(1)分析相关参数之间的关系:如 RBC、Hb 与 HCT 之间的"3 规则",即:$3 \times RBC = Hb$;$3 \times Hb = HCT$。临床允许误差为 ±3%。还要分析白细胞与白细胞分类计数之间的关系、RDW 与红细胞形态一致性的关系等,以判断仪器运转是否正常。

(2)确定需要显微镜复查的样本:血涂片复查的重点,一是做白细胞分类计数,在油镜下估算细胞分布良好区域内的白细胞和血小板的数量,以验证血细胞计数及血小板计数的准确性。二是检查血细胞形态,注意可能存在的异常细胞及血液寄生虫。

2. 建立危急值通知程序 与医生共同协商,建立科学、实用的危急值通知程序。保证出现危急值时及时通知相应的医生和护士,使患者得到及时处理。

3. 检测结果解释 检测结果出现异常时,如已排除检测中因素的可能性,则可结合患者临床具体情况给予合理解释。积极与临床医生联系和沟通,保证检测质量的持续改进。记录和比较治疗前后的检测结果,有助于发现检测结果异常的原因。

4. 定期征求意见 定期征求医生意见,遵循循证医学原则,不断地用临床最终的诊断结果与检测结果相互验证,及时纠正血细胞分析仪检测中的偏倚,确保检测质量不断提升。

第四节 血细胞分析仪检测结果显微镜复检规则

一、复检的内容和意义

2005 年由国际实验室血液学学会(International Society for Laboratory Hematology,ISLH)的著名专家 Berend Houwen 提出了显微镜复查的 41 条建议性标准。但由于各临床检验室使用的仪器不同,服务的患者人群也有差异,"41 条建议性标准"尚处于实践检验中,各实验室可根据 ISLH 建议的 41 条显微镜复检规则,并结合各自实验室的具体情况制定切实可行的复检规则。

二、复检规则

1. 血细胞分析仪检测结果手工涂片复查真阳性标准 见表 3-16。

表 3-16　血细胞分析仪检测结果手工涂片复查真阳性标准

血涂片显微镜检查阳性:发现异常形态细胞	血涂片显微镜检查阳性:发现异常类型细胞
红细胞形态异常:＋＋/中等量或更多;或发现疟原虫	原始细胞:≥1 个
Döhle 小体:＋＋/中等量或更多	非典型淋巴细胞:>5 个
中毒颗粒:＋＋/中等量或更多	有核红细胞:≥1 个
空泡:＋＋/中等量或更多	浆细胞:≥1 个
血小板形态异常(巨大血小板):＋＋/中等量或更多	晚幼粒细胞:>2 个
血小板凝块:偶见或时而可见	中幼粒/早幼粒细胞:≥1 个

2. Berend Houwen 提出的 41 条显微镜复检规则　Berend Houwen 等根据血细胞分析过程中呈现的不同情况(复查条件次序),详细列举了血细胞分析仪的显微镜复检规则(采取措施次序)。

(1) 全血细胞计数:针对出现数字报警和特殊状态的标本,共 15 条(1~15)复检规则。复查条件和复检措施见表 3-17。

表 3-17　血细胞分析仪检测结果的显微镜复查规则(全血细胞计数)

编号	参数	复查条件次序:①→②→③	采取措施次序:①→②→③
1	新生儿	①首次标本	①血涂片复查
2	WBC、RBC、Hb、PLT、RET	①超出仪器线性范围	①稀释标本后再上机检测
3	WBC、PLT	①低于实验室确认的仪器线性范围	①按标准操作程序进行复查
4	WBC、RBC、Hb、PLT	①仪器无法检测结果	①检查标本有无凝块。②再上机检测。③仍异常,换替代计数方法
5	WBC(×10⁹/L)	①<4.0 或>30.0 和②首次检测	①血涂片复查
6	WBC(×10⁹/L)	①<4.0 或>30.0 和②测定差值超出预设值和③3 天内	①血涂片复查
7	PLT(×10⁹/L)	①<100 或>1000 和②首次检测	①血涂片复查
8	PLT(×10⁹/L)	①任何测定值和②与前次比,PLT数差值超出限值	①血涂片复查
9	Hb(g/L)	①<70 g/L 或>(年龄性别)参考范围上限 20 g/L 和①首次检测	①血涂片复查。②如有提示,确认标本完整性
10	MCV(fL)	①<75 fL 或>105 fL 和②首次检测和③<24 h 标本	①血涂片复查
11	MCV(fL)	①>105 fL 和②成人和③>24 h 标本	①血涂片复查大红细胞相关变化。②如未见变化,取新鲜血再检查。③如无新鲜标本,则在报告中注明
12	MCV(fL)	①任何测值和②与前次比,差值超出限值和③<24 h 标本	①验证标本完整性/标本身份
13	MCHC(g/L)	①≥参考范围上限 20 g/L	①检查有无脂血、溶血、红细胞凝集、球形红细胞
14	MCHC(g/L)	①<300 和②MCV 正常或增高	①检查可能静脉输液污染或其他特殊原因
15	RDW-CV(%)	①>22 和②首次检测	①血涂片复查

(2) 白细胞分类和网织红细胞分析:针对白细胞和网织红细胞分类或分群出现的"异常",有 8 条复检规则(规则 16~23),具体复检条件及措施见表 3-18。

表 3-18 血细胞分析仪检测结果的显微镜复查规则(白细胞分类和网织红细胞)

编号	参数	第1个复查条件	和(或)	第2个复查条件	采取措施
16	无分类结果或 分类不完全	—	—	—	血涂片分类、检查
17	中性粒细胞计数 ($\times 10^9$/L)	<1.0 或>20.0	和	首次检测	血涂片复查
18	淋巴细胞计数 ($\times 10^9$/L)	>5.0(成人); >7.0(<12 岁)	和	首次检测	血涂片复查
19	单核细胞计数 ($\times 10^9$/L)	>1.5(成人); >3.0(<12 岁)	和	首次检测	血涂片复查
20	嗜酸性粒细胞计数 ($\times 10^9$/L)	>2.0	和	首次检测	血涂片复查
21	嗜碱性粒细胞计数 ($\times 10^9$/L)	>0.5	和	首次检测	血涂片复查
22	有核红细胞计数 ($\times 10^9$/L)	任何值	和	首次检测	血涂片复查
23	网织红细胞绝对值 ($\times 10^9$/L)	>0.100	和	首次检测	血涂片复查

(3)各种可疑报警:针对仪器出现的各类可疑报警信号(数字、文字、符号或图形),有 18 条复检规则(规则 24～41),复检条件及措施见表 3-19。

表 3-19 血细胞分析仪检测结果的显微镜复查规则(可疑报警)

编号	参数	复查条件次序:①→②→③→④	采取措施次序:①→②→③
24	可疑报警(除未成熟粒 细胞/杆状核细胞外)	①阳性报警和②首次检测和③成人	①血涂片复查
25	可疑报警	①阳性报警和②首次检查和③儿童	①血涂片复查
26	WBC 不可信报警	①阳性报警(任何报警)	①验证标本完整性再上机检测。②如仍出现同样报警,检查仪器输出。③如有提示则手工分类血涂片复查
27	RBC 碎片	①阳性报警(任何报警)	①血涂片复查
28	双形型 RBC	①阳性报警和②首次检测	①血涂片复查
29	不溶性 RBC	①阳性报警(任何报警)	①复查 WBC 直方图和散点图。②按标准操作程序验证(RET 是否有)。③血涂片复查有无异常 RBC 形态
30	PLT 凝集报警	①任何计数值	①检查标本有无凝块。②血涂片复查估计血小板数。③如见 PLT 凝集,则按标准操作程序复查
31	PLT 报警	①PLT 和 MPV 报警(除 PLT 凝块外)	①血涂片复查
32	未成熟粒细胞报警	①阳性报警和②首次检测	①血涂片复查
33	未成熟粒细胞报警	①阳性报警和②既往结果明确和③与前次比,白细胞数增高差值高于限值	①血涂片复查
34	左移报警	①阳性报警	①按标准操作程序复查
35	非典型/变异淋巴细胞	①阳性报警和②首次检测	①血涂片复查

续表

编号	参数	复查条件次序：①→②→③→④	采取措施次序：①→②→③
36	非典型/异型淋巴细胞	①阳性报警和②既往明确结果和③与前次比，白细胞增多的差值高于限值	①血涂片复查
37	原始细胞报警	①阳性报警和②首次检测	①血涂片复查
38	原始细胞报警	①阳性报警和②既往结果明确和③与前次比，白细胞减少的差值未超出限值或低于上次和④3～7天之内	①按标准操作程序复查
39	原始细胞报警	①阳性报警。②既往结果明确和③与前次比，白细胞增多的差值高于限值	①血涂片复查
40	NRBC报警	①报警阳性	①血涂片复查。②如有NRBC，需计数NRBC，校准WBC
41	RET	①仪器检测结果出现异常类型	①检查仪器输出。②如为吸样问题，则重复测定。③如结果仍异常，则血涂片复查

第五节 血细胞分析仪检测的临床应用

　　血细胞分析仪的检测结果主要包括红细胞系列参数、白细胞系列参数、血小板系列参数、网织红细胞系列参数（表3-11）及相关系列图形。其中多项指标已具有明确的临床意义，有少数指标临床意义尚不明确，处于研究阶段。随着新技术、新仪器的不断开发，将继续出现新的参数。

一、红细胞系列参数

　　红细胞系列参数中，RBC、Hb、HCT、RDW、HDW是由血细胞分析仪直接测量得出，而MCV、MCH、MCHC则由上述参数计算而来。红细胞系列参数及图形主要用于贫血的辅助诊断及形态学分类，其中RBC、Hb、HCT、MCV、MCH、MCHC等指标的临床意义见第二章第一节。本节仅介绍RDW、红细胞体积分布直方图及HDW的临床意义。

　　1. 红细胞体积分布宽度　红细胞体积分布宽度（RDW）由血细胞分析仪测量一定数量的红细胞体积后计算求得，是反映外周血红细胞体积大小异质性的参数，用红细胞体积的变异系数（RDW-CV%）或标准差（RDW-S）来表示，通常报告RDW-CV%，其参考范围为11.5%～14.5%。RDW升高，提示红细胞的体积彼此之间差异加大，出现大小不等的细胞群。

　　（1）RDW用于小细胞低色素性贫血的鉴别诊断：缺铁性贫血和轻型β-珠蛋白生成障碍性贫血（β-地贫）患者的红细胞，均呈小细胞低色素样改变（MCV、MCH、MCHC降低）。但几乎所有缺铁性贫血患者的红细胞都表现为RDW增高，半数以上的轻型β-地贫RDW则处于正常参考范围。因此在珠蛋白生成障碍性贫血高发地区，可利用MCV结合RDW进行新生儿筛查。

　　（2）用于贫血的形态学分类：采用MCV、MCH、MCHC对贫血进行分类，不能全面反映红细胞的病理变化。且由于红细胞体积异质性会对MCV准确度产生影响，1983年，Bassmen结合MCV和RDW提出了贫血形态学分类规则（表3-20）。

表3-20　Bassmen贫血形态学分类

贫血形态学分类	MCV	RDW	临床意义
小细胞均一性	降低	正常	轻型β-地中海贫血
小细胞不均一性	降低	增高	缺铁性贫血
正细胞均一性	正常	正常	急性失血性贫血

续表

贫血形态学分类	MCV	RDW	临床意义
正细胞不均一性	正常	增高	再生障碍性贫血、G-6-PD 缺乏症
大细胞均一性	增高	正常	部分再生障碍性贫血、骨髓增生异常综合征(MDS)
大细胞不均一性	增高	增高	巨幼细胞贫血、恶性贫血

2. 红细胞体积分布直方图 由于不同型号血细胞分析仪的性能特点不同,仪器设置的红细胞分析范围也不完全相同,红细胞体积分布直方图的形状会存在一定的差异,但反映红细胞病理变化的基本特征相同。正常的红细胞体积分布直方图是一条近似正态分布的单峰曲线(36～360 fL),横坐标表示红细胞体积,纵坐标表示红细胞出现频率(见图 3-2)。正常红细胞主要分布在 50～200 fL 范围内,在 50～125 fL 区域有一个正态分布曲线为主峰,主峰顶点与横坐标相交处即为 MCV 值。主峰右侧区域为次峰(125～200 fL),主要是大红细胞和网织红细胞。红细胞体积异常时直方图峰可出现升高、降低、左移、右移,出现双峰、尾部抬高、延伸等变化。

分析红细胞体积分布直方图有助于贫血的诊断和疗效观察(图 3-6～图 3-8,表 3-21)。

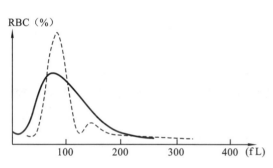

图 3-6 小红细胞且大小不均直方图

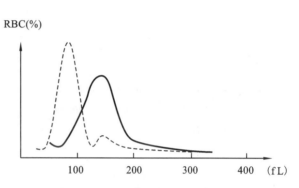

图 3-7 巨红细胞且大小不均直方图

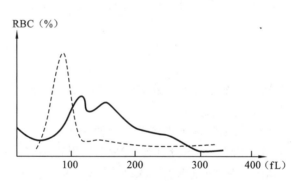

图 3-8 巨幼细胞贫血治疗有效直方图(呈双峰)

表 3-21 不同类型贫血红细胞体积分布直方图的变化

贫血类型	红细胞体积分布直方图	
	波峰	峰底
小细胞均一性	左移	基本不变
小细胞不均一性	左移	变宽
	左移	变宽,可有双峰
大细胞均一性	右移	基本不变
大细胞不均一性	右移	变宽
	右移	变宽,可有双峰

续表

贫血类型	红细胞体积分布直方图	
	波峰	峰底
正细胞均一性	不变	基本不变
正细胞不均一性	右移	变宽
	右移	明显变宽

3. 红细胞血红蛋白分布宽度(HDW)　红细胞血红蛋白分布宽度用单个细胞 Hb 含量的标准差表示,是反映外周血红细胞内血红蛋白含量异质性的参数,其临床意义见表 3-22。

表 3-22　红细胞血红蛋白分布宽度的临床意义

HDW	MCV	RDW	临床意义
明显增高	减低	明显增高	遗传性球形红细胞增多症
增高	减低	增高	缺铁性贫血
增高	减低	正常	轻型 β-珠蛋白生成障碍性贫血
增高	增高	增高	溶血性贫血

4. 红细胞的其他光学参数　五分类血细胞分析仪还提供红细胞的多种光学参数,已发现部分参数具有一定的临床应用价值。

(1) 球形细胞平均体积(MSCV):正常人的 MSCV 比 MCV 大,但有些患者则相反。当 MSCV < MCV 时,诊断遗传性球形细胞增多症的灵敏度为 100%,特异度为 93.3%。

(2) 平均红细胞血红蛋白浓度(CHCM):CHCM 是 RBC 体积与红细胞血红蛋白浓度(V/HC)线性散点图中血红蛋白浓度分布的平均值,参考值为 280~410 g/L。低于 280 g/L 提示低色素红细胞,高于 410 g/L 为高色素红细胞。

二、白细胞系列参数

1. 血细胞分析仪白细胞计数及白细胞分类计数临床意义　见第二章第二节。

2. 白细胞体积分布直方图

(1) 正常白细胞体积分布直方图:正常白细胞体积分布直方图是分布在 35~450 fL 的区域,具有 3 个峰的光滑曲线(图 3-3)。从左至右分为 3 区,分别为小细胞区(淋巴细胞)、单个核细胞区(幼稚细胞、嗜酸性粒细胞、嗜碱性粒细胞、白血病细胞、单核细胞)、大细胞区(中性粒细胞)。其中左侧峰分布在 35~90 fL,形态高陡;中间峰分布在 90~160 fL,形态平坦;右侧峰分布在 160~450 fL,形态低宽。

(2) 异常白细胞体积分布直方图:当受检者白细胞比例改变、形态异常时,都会导致白细胞体积分布直方图发生变化(图 3-9~图 3-13)。常见异常直方图临床意义见表 3-23。

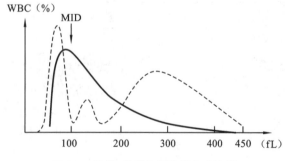

图 3-9　原始、幼稚白细胞增多直方图

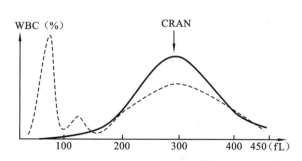

图 3-10　淋巴细胞减少和中性粒细胞增多直方图

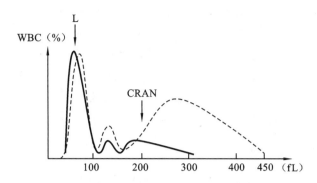

图 3-11　淋巴细胞增多和中性粒细胞减少直方图

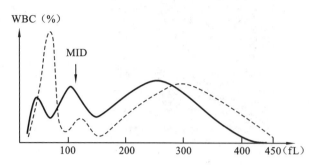

图 3-12　中间细胞(单个核细胞)群增多直方图

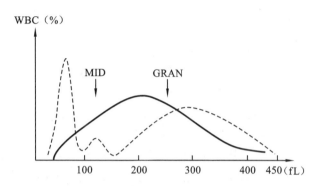

图 3-13　单个核细胞绝对增多直方图

表 3-23　常见直方图分布异常情况临床意义

直方图异常区域	临床意义
淋巴细胞峰左侧区域异常	可能有血小板聚集、巨大血小板、有核红细胞、未溶解红细胞、白细胞碎片、蛋白质或脂类颗粒
淋巴细胞峰与单个核细胞峰之间区域异常	可能有异型淋巴细胞、浆细胞、原始细胞、嗜酸性粒细胞、嗜碱性粒细胞增多
单个核细胞区与中性粒细胞峰之间区域异常	可能有未成熟中性粒细胞、异常细胞亚群,嗜酸性粒细胞、嗜碱性粒细胞增多,核左移
中性粒细胞峰右侧区域异常	可能有中性粒细胞绝对增多
多区域异常	表示同时存在 2 种或 2 种以上的异常

(3)分析白细胞体积分布直方图时应注意的问题:

① 临床疾病不同,发生形态异常的白细胞情况复杂,但其体积分布直方图的特征可以非常近似。熟练掌握白细胞体积分布直方图变化的意义,可以指导实验室工作人员做好仪器的质量控制及判断是否进行"涂片复检"。

② 白细胞体积分布直方图变化无特异性,不能仅根据白细胞体积分布直方图的变化,进行某种疾病的诊断。溶血剂处理后的白细胞体积与其自然体积不完全一致。经溶血剂处理后的粒细胞较单核细胞及淋巴细胞体积大,所以电阻抗法白细胞体积分布直方图并不能代表其自然状况,但可用于判断白细胞各亚群的分布情况,作为血涂片显微镜检查前的"粗筛",对病理标本必须经显微镜检查确认。

③ 由于不同血细胞分析仪所采用的稀释液及溶血剂成分不完全相同,对白细胞膜的作用程度不同,同一份血液标本在不同仪器的直方图形状有所不同,所以各型号仪器确定白细胞"分群"的区分界限设置点也有所不同。因此,必须使用配套试剂。

④ 当白细胞计数时受到其他因素的干扰:如某些贫血患者的病理性红细胞及新生儿红细胞对溶血剂的抵抗力异于正常红细胞,出现有核红细胞、血小板聚集物等。因此,当临床检测出现异常图形时,提示白细胞计数和分群结果均不准确,需要复查。根据白细胞体积分布直方图判断是否需要涂片镜检。

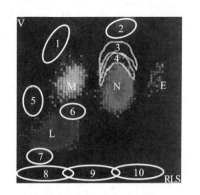

图 3-14　VCS 异常细胞检测平面散点图

注:1.幼稚单核细胞;2.幼稚粒细胞;3.未成熟粒细胞;4.中性杆状核粒细胞;5.幼稚淋巴细胞;6.异型淋巴细胞;7.小淋巴细胞;8.有核红细胞和血小板簇;9.大血小板;10.红细胞内寄生虫(疟原虫等)。

3.白细胞散点图　白细胞散点图是采用多项技术(激光、射频、流式细胞术及荧光染色等)联合检测白细胞,根据白细胞体积及内部结构(如胞质颗粒的多少、胞核的大小)的差异,得出的二维或三维白细胞分布状态图(图 3-14)。与直方图相比,白细胞散点图的变化更加直观,更能准确反映某类细胞的变化,结合仪器相关的报警信息,可确定是否需要进一步显微镜复查。

三、血小板系列参数

血小板系列检测参数见表 3-11。血小板计数临床意义见第二章第三节。结合 MPV、PDW、P-LCR 和 IPF 等指标变化,临床意义更大。

1.平均血小板体积　平均血小板体积(MPV)指血液中血小板的平均体积,参考范围为 6.8~13.6 fL。健康人 MPV 与 PLT 呈非线性的负相关,随血小板计数增高,MPV 变小;在病理情况下,两者之间的关系并无这种规律。

MPV 可用于鉴别 PLT 减低的病因。MPV 减低:骨髓造血系统衰竭时 MPV 随 PLT 同时持续下降,病情越严重,MPV 越低;严重感染伴有败血症、脾功能亢进、化疗后、再生障碍性贫血和巨幼细胞贫血等 MPV 减低。MPV 增高:见于血小板在周围血液中破坏增多,导致血小板减少,骨髓代偿生成增加时;当骨髓造血功能恢复时,MPV 先于血小板升高;也可见于骨髓纤维化、血栓性疾病及血栓前状态、脾切除、慢性粒细胞白血病、巨大血小板综合征等。

2.血小板分布宽度　血小板分布宽度(PDW)又称血小板体积分布宽度,是反映血小板体积大小的异质性参数,参考范围为 15.5%~18.1%。PDW 值越大说明血小板大小越不均匀,主要用于血小板异常疾病的辅助诊断与鉴别诊断。PDW 是血细胞分析仪运算的结果,单独使用临床价值不大,但结合 MPV 与 PLT 的变化,对评估骨髓造血功能和血小板减少症的预后判断价值更大,见表 3-24。

表 3-24　MPV、PDW、PLT 的综合分析

检测参数变化	临床分析		
	骨髓造血功能	PLT 止血功能	血小板减少原因及预后
PLT↓,MPV 及 PDW 正常	不受影响	正常	一过性,如局部炎症
PLT↓,MPV↑,PDW 正常	恢复或有代偿能力	旺盛	外周血 PLT 破坏过多,如 ITP,预后好
PLT 及 MPV↓,PDW↑	受抑制,如败血症,如持续下降则提示骨髓造血衰竭	因数量严重减少而下降	骨髓病变、ITP 再生障碍型,预后差

3.血小板直方图　正常血小板直方图 P-LCR(图 3-4)分布在 2~30 fL 范围内,与血小板体积大小一致的颗粒也可计在其内,其主峰在 7.6~13.1 fL 之间,呈左偏正态分布。当 MPV 减小时,主峰左移(图 3-15);当血小板体积增大时,主峰右移(图 3-16);峰底宽度变窄表示血小板减少;当血小板大小不均,并以大血小板为主,主峰右移并底部抬高(图 3-17)。当仪器使用同一个通道分析血小板与红细胞,如有小红细胞或细胞碎片,则可被误计为血小板;而巨大血小板或血小板凝块可被误计为红细胞,导致 PDW 异常及血小板体积分布宽度直方图异常;此外,冷球蛋白颗粒、红细胞冷凝集、乳糜微粒等也可干扰血小板计数结果,但血小板体积分布宽度直方图无明显的变化,具体情况应结合其他参数综合分析。

4.未成熟血小板比率　未成熟血小板比率(IPF)即未成熟血小板,又称网织血小板占外周血所有血小板的比率,是骨髓新近释放入外周血、细胞质中尚残留 RNA 的血小板。骨髓造血功能良好时,外周血液血小板破坏增多,未成熟血小板比率增高;骨髓造血功能抑制、血小板增生不良时,未成熟血小板比率减低。因此,未成熟血小板比率有助于血小板减少症的鉴别诊断和治疗监测,如紫癜活动期未成熟血小板比率增高,治疗有效时则未成熟血小板比率减低。

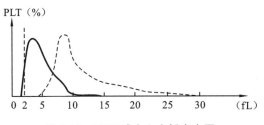

图 3-15 MPV 减小血小板直方图

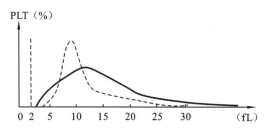

图 3-16 MPV 增大血小板直方图

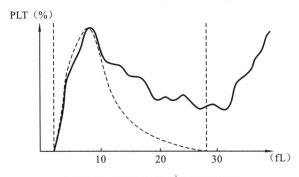

图 3-17 PDW 增高血小板直方图

四、网织红细胞系列参数

血细胞分析仪提供的网织红细胞系列参数见表 3-11,其中网织红细胞计数临床意义见第二章第一节。

1. 网织红细胞成熟指数 网织红细胞成熟指数(RMI)是血细胞分析仪或流式细胞仪根据细胞内RNA 含量,将高荧光强度网织红细胞(HFR)与中荧光强度网织红细胞(MFR)数量之和,除以低弱荧光强度网织红细胞(LFR)数值得到的计算结果。其计算公式为:

$$网织红细胞成熟指数(RMI)=\frac{HFR+MFR}{LFR\times100}$$

RMI 的参考范围是 10.3%~34.0%。可反映贫血程度、骨髓造血功能疾病状态和铁贮存状况,也可用于贫血的进一步分类。对评价骨髓移植后造血功能恢复情况和 EPO 疗效,以及监测放疗、化疗对骨髓的抑制作用具有较高灵敏度。

2. 未成熟网织红细胞指数 未成熟网织红细胞(immature reticulocyte fraction,IRF)是光散色法血细胞分析仪根据网织红细胞内 RNA 含量不同,引起荧光染色强度的差异,而得出的参数,其临床意义与RMI 基本相同。计算公式为

$$IRF=\frac{MFR+HFR}{MFR+HFR+LFR}$$

3. 网织红细胞平均指数

(1) 网织红细胞平均血红蛋白量(CHr):用评价骨髓红系造血的功能状态,是反映缺铁性贫血的灵敏指标。与转铁蛋白、骨髓铁染色、血清铁检测检测相比,网织红细胞平均血红蛋白量检测快速、简便无创伤性、不受其他疾病干扰,并且最先反映体内铁蛋白代谢状态。缺铁性贫血治疗后,网织红细胞平均血红蛋白量最先增高。如以网织红细胞平均血红蛋白量 26 pg 为临界值,可及时发现肾透析患者、妊娠妇女、儿童缺铁状态。与网织红细胞血红蛋白量相关性好。

(2) 网织红细胞血红蛋白量(RET-He):RET-He 反映网织红细胞的质量变化,其参考值约为 30.5pg,是患者补充铁剂的最佳临界值。

(3) 网织红细胞平均体积(MRV):MRV 是观察红细胞生成素疗效的稳定且较灵敏的指标。

思考题

1. 三分类血细胞分析仪检测的主要原理是什么？
2. 五分类血细胞分析仪检测的主要原理是什么？
3. 请简述血细胞分析仪各项目直方图和散点图的形态特点。
4. 请简述血细胞分析仪检测结果质量控制的要点。
5. 请简述血细胞分析仪检测参数及临床应用。

（曾镇桦）

第四章　血栓与止血的基本检验

 ## 第一节　血栓与止血检验基本理论

一、血管壁的止血作用

1. 血管内皮细胞的止血作用

(1) 促进血管收缩：内皮细胞能合成并释放血栓烷 A_2（thromboxanes，TXA_2）与内皮素（endothelin，ET），使血管发生持续的收缩反应，在血栓止血中具有重要作用。另外，血管紧张素转换酶存在于内皮细胞膜表面，它能使无活性的血管紧张素Ⅰ转为有收缩血管作用的血管紧张素Ⅱ。

(2) 激活血小板：内皮细胞能合成并释放 vWF，血管壁受损时，vWF 与其暴露的胶原结合并介导血小板黏附于内皮下。胶原纤维、血管紧张素Ⅱ，IL-1、凝血酶、TNF 等均可促使内皮细胞合成并释放血小板活化因子（platelet activating factor，PAF），PAF 是一种强的血小板活化剂，可诱导血小板聚集。

(3) 促进血液凝固：内皮细胞能合成因子Ⅴ、组织因子（tissue factor，TF）。当内皮细胞破损时，TF 可进入血液，在局部引起快速的凝血激活和纤维蛋白（fibrin，Fb）形成。内皮细胞中的 Ca^{2+}，可自由进出内皮细胞膜内外，调节血液凝固的速度。

(4) 抗纤溶作用：内皮细胞可以合成纤溶酶原活化抑制剂（plasminogen activator inhibitor，PAI），可阻止血液凝块的溶解，加强止血作用。

2. 血管内皮细胞的抗血栓作用

(1) 血管松弛和舒张作用：前列环素（prostacyclin，PGI_2）和氧化亚氮（NO）是内皮细胞直接产生的两种血管松弛舒张物质，可有效防止因小血管的持续收缩导致的血栓形成。

(2) 抑制血小板聚集：NO 和 PGI_2 也有抑制血小板聚集的作用。另外内皮细胞产生的 vWF 特异性裂解酶能够裂解 vWF 多聚体，也可抑制血小板聚集。

(3) 抗凝作用：血管内皮细胞合成抗凝血酶（antithrombin，AT）、血栓调节蛋白（thrombomodulin，TM）、组织因子途径抑制物（tissue factor pathway inhibitor，TFPI）、组织型纤溶酶原激活物（t-PA）和尿激酶型纤溶酶原激活物（urokinase type plasminogen activator，u-PA）。可直接或间接地通过灭活凝血活化因子、促进血块溶解、抑制血小板活化等途径来对抗血栓形成。

二、血小板的止血作用

1. 黏附功能　血小板黏附（adhesion）是指血小板黏附于血管内皮下组分或其他物质表面的能力。血管破损后，血小板 GPⅠb 借助 vWF 桥梁与胶原纤维结合带动血小板在内皮上滚动（图 4-1(a)），然后 GPⅡb/Ⅲa（$\alpha_{IIb}\beta_3$）、GPⅥ和 GPⅠa/Ⅱa（$\alpha_2\beta_1$）分别借助 vWF 或直接与胶原纤维结合，完成了血小板的黏附（图 4-1(b)）。

2. 聚集功能　血小板聚集（aggregation）是指血小板与血小板之间的黏附。血小板发生黏附后，纤维蛋白原等诱导剂借助 Ca^{2+} 的协同与血小板膜表面受体 GPⅡb/Ⅲa 结合，使血小板彼此黏附（图 4-1(c)、图 4-1(d)）。

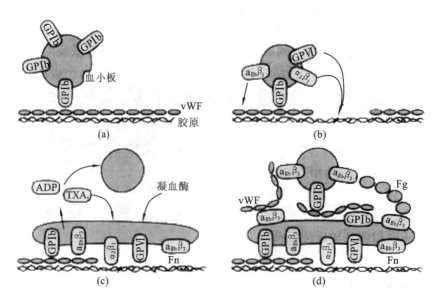

图 4-1 血小板血栓形成过程
(a)血小板识别 vWF;(b)血小板黏附;(c)、(d)血小板聚集

3. 释放反应　体内血小板活化后或体外血小板被机械因素、诱聚剂等激活后,血小板 α、γ 及溶酶体等贮存颗粒中的内容物通过 OCS 释放到血小板外的过程称为血小板释放反应。血小板与胶原纤维黏附并在凝血酶的作用下被激活,释放出 ADP、TXA_2、5-HT、血小板活化因子、花生烯酸代谢物等物质,可进一步诱导和强化血小板聚集反应,从而形成有效的血小板血栓以封闭损伤的血管壁。同时,血小板也可释放黏附蛋白分子如纤维蛋白原、纤维连接蛋白、vWF、凝血酶敏感蛋白等,进一步提供血小板黏附必需的物质,强化血小板与内膜下基质、血小板-血小板之间的相互作用。

4. 血块收缩　血液凝固时,血小板在纤维蛋白网架结构中心,血小板变形后的伪足可以搭在纤维蛋白上,由于肌动蛋白细丝和肌球蛋白粗丝的相互作用,伪足可向心性收缩,使纤维蛋白束弯曲,在挤出纤维蛋白网隙中血清的同时,也加固了血凝块,有利于止血和血栓形成。

5. 促凝作用　血小板促凝作用主要涉及血小板磷脂中的 PF_3,在血小板活化后暴露于血小板外衣上,并在 PF_3 表面完成因子 X 和因子 II 的活化。另外,血小板内容物中包含多种凝血因子,血小板活化释放时可加强局部的凝血作用。

三、血液凝固

血液凝固(coagulation)是血液由液体状态转为凝胶状态的过程。继 1964 年 Macfarlane、Davies 和 Ratnoff 分别提出凝血的瀑布学说后,1977 年 Osterud 和 Rapaport 又发现,Ⅶ α-TF 除能激活 FⅨ外,还能激活 FⅩ,说明两条凝血途径并不是各自完全独立,而是相互密切联系的(图 4-2)。

四、抗凝血系统

1. 抗凝血酶(antithrombin,AT)　AT 分子上的精氨酸残基,在肝素的协同下,与 FⅡa、FⅦa、FⅨa、FⅩa、FⅪa、FⅫa 以及纤溶酶、胰蛋白酶、激肽释放酶等物质的丝氨酸残基结合,形成凝血酶-抗凝血酶(TAT)复合物,使之失活。因此 AT 又称为丝氨酸蛋白酶。

2. 肝素(heparin)　肝素是一种酸性粘多糖,主要由肥大细胞和嗜碱性粒细胞产生,存在于大多数组织中,在肝、肺、心和肌组织中更为丰富。肝素在体内和体外都具有抗凝作用,它作为辅因子作用于 AT 的赖氨酸残基从而大大增强 AT 的抗凝血酶活性,使 AT 与凝血酶结合得更快、更稳定,使凝血酶立即失活。可使 AT 的抗凝血酶活性增加约 1000 倍。

3. 蛋白 C 系统　蛋白 C 系统包括蛋白 C、蛋白 S(proteinS,PS)、血栓调节蛋白(thrombomodulin,TM)和内皮细胞蛋白 C 受体(endothelial protein C receptor,EPCR)。蛋白 C 系统与抗凝血酶对血液凝固的调节作用见图 4-3。

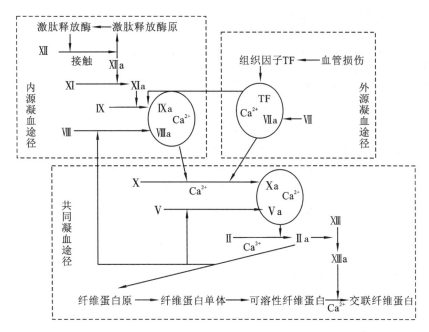

图 4-2 血液凝固过程模式图

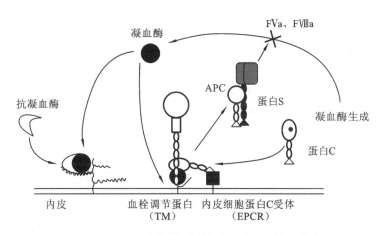

图 4-3 蛋白 C 系统与抗凝血酶对血液凝固的调节作用

凝血过程中所生成的凝血酶,与内皮细胞表面的 TM 结合形成复合物,刺激内皮细胞表达 EPCR 并结合 PC,PC 被 TM-凝血酶复合物激活,切下蛋白 C 肽后,形成活化蛋白 C(activated protein C,APC)。

APC 的作用包括:①在蛋白 S 和 Ca^{2+} 的协同下灭活 FⅤa 和 FⅧa。②限制 FⅩa 与血小板结合,抑制共同凝血途径。③增强纤维蛋白的溶解。

APC 可以被 a_2 抗纤溶酶、α_1 抗胰蛋白酶、α_2 巨球蛋白和 3 型纤溶酶原激活抑制物所灭活,若上述物质缺乏,尤其是 3 型纤溶酶原激活抑制物的缺乏,可导致 FⅤa 和 FⅧa 的减少而引起严重出血;相反,不论是蛋白质 C 系统成分的减少或活化受阻都会增加形成血栓的倾向;另外,当 FⅤ或 FⅧ因基因突变,导致 APC 切割点氨基酸突变而使 APC 发生抵抗,也同样可导致血栓形成,如 FⅤ Leiden 突变引起的 APC 抵抗(APC resistance,APCR)。

4. 组织因子途径抑制物 外源凝血启动后,组织因子途径抑制物(TFPI)与 FⅩa 的 γ 羧基谷氨酸区域结合,形成 1∶1 复合物,抑制了 Ca^{2+} 与 FⅩa 的结合,从而起到抗凝作用。同时,TFPI-FⅩa 复合物在 Ca^{2+} 存在协同下,与 TF/Ⅶa 形成多元复合物。抑制外源性及共同途径凝血。

5. 蛋白 Z 和蛋白 Z 依赖的蛋白酶抑制物 蛋白 Z 依赖的蛋白酶抑制物借助蛋白 Z 协同,与 FⅩa 结合,形成 FⅩa-ZPI-PZ 复合物而使 FⅩa 失活。

五、纤维蛋白溶解系统

纤维蛋白溶解系统(fibrinolytic system)简称纤溶系统,是指纤溶酶原在特异性激活物的作用下转化为纤溶酶(plasmin,PL),从而降解纤维蛋白和其他蛋白质的过程。

(一)纤溶系统的组成及作用

1. 纤溶酶原　纤溶酶原(plasminogen,PLG)主要由肝脏合成。血液凝固时,纤溶酶原大量吸附于纤维蛋白网上,在组织型纤溶酶原激活物和尿激酶型纤溶酶原激活物的作用下,激活成 PL,发生纤维蛋白溶解。

2. 组织型纤溶酶原激活物　组织型纤溶酶原激活物(tissue plasminogen activator,t-PA)属丝氨酸蛋白酶,主要产生于内皮细胞、单核细胞、巨核细胞及间皮细胞。t-PA 与 PL 相互作用,促进纤溶活性。

3. 尿激酶型纤溶酶原激活物　尿激酶型纤溶酶原激活物(urokinase type plasminogen activator,u-PA)主要由泌尿生殖系统的上皮细胞产生,是一种单链糖蛋白,属丝氨酸蛋白酶,分为未活化的单链 u-PA 和活化的双链 u-PA 两种类型。两种 u-PA 均可以直接激活 PLG 而发生原发性纤溶,也可借助体内已经生成的纤维蛋白,激活纤溶系统,发生激发纤溶。

4. 纤溶酶　纤溶酶(plasmin,PL)是由 PLG 经 PA 作用,使 PLG 活化、裂解后所产生的。PL 是一种活性较强的丝氨酸蛋白酶,其主要作用为:①降解纤维蛋白原和纤维蛋白;②水解各种凝血因子(F II、F V、F VIII、F X、F XI、F XII);③分解血浆蛋白和补体;④裂解多种肽链(将 sct-PA、scu-PA 裂解为 tct-PA、tcu-PA,将谷-PLG 转变为赖-PLG);⑤降解 GP I b,GP II b/III a;⑥激活转化生长因子,降解纤维连接蛋白、凝血酶敏感蛋白等各种基质蛋白质。

5. 纤溶抑制物

(1) 纤溶酶原激活抑制物-1(PAI-1):PAI-1 由血管内皮细胞和血小板合成,主要作用是:①与 u-PA 或 t-PA 结合形成不稳定复合物,使其灭活;②抑制凝血酶、F X 2、F XII a、激肽释放酶和 APC 的活性。

(2) 纤溶酶原激活抑制物-2(PAI-2):PAI-2 的主要作用:①有效地抑制 tct-PA、tcu-PA,而对 sct-PA、scu-PA 的抑制作用较弱;②在正常妊娠时调节纤溶活性;③抑制肿瘤的扩散和转移。

(3) 蛋白 C 抑制物(PCI):PCI 是由肝脏合成和释放的一种广谱的丝氨酸蛋白酶抑制物,能有效地抑制 APC 和双链尿激酶,在肝素存在条件下,其抑制作用明显升高。

(4) 其他纤溶抑制物:包括 α_2-抗纤溶酶(α_2-AP)、α_2-巨球蛋白(α_2-MG)、富含组氨酸糖蛋白以及凝血酶激活的纤溶抑制物(TAFI)等,通过不同途径抑制纤溶活性,防止纤溶的无限扩大。

(二)纤维蛋白溶解的机制

纤溶过程分为:①PLG 激活为 PL 的阶段,②大量 PL 形成,纤维蛋白(原)降解阶段。

1. 纤溶酶原激活的途径(图 4-4)　①内激活途径(通过内源性凝血系统的有关因子裂解 PLG 使其转变为 PL 的过程),主要发生于继发性纤溶。②外激活途径是由 t-PA 和 u-PA 裂解 PLG 形成 PL 的过程,但 t-PA 和 u-PA 可被 PAI-1 及 PAI-2 灭活。该途径主要发生于原发性纤溶。③外源性激活途径,应用外源性药物如链激酶(SK)、尿激酶(UK)、葡萄球菌激酶(SaK)和重组 t-PA(rt-PA),也使 PLG 转变成 PL,多用于溶栓药物治疗。

2. 纤维蛋白(原)降解机制

(1) 纤维蛋白原的降解(图 4-4):PL 作用于纤维蛋白原(fibrinogen,Fg),从其 Bβ 链上裂解下来一个小肽 Bβ$_{1-42}$,从 Aα 链上裂解下来部分极附属物(碎片 A、B、C、H),留下的片段称为 X 片段(相对分子质量 250),X 片段继续被 PL 裂解为 D 片段(相对分子质量 100)及 Y 片段,Y 片段再进一步被 PL 裂解为 D 和 E 片段(相对分子质量 50),故 Fg 在 PL 的作用下产生降解产物是由 X、Y、D、E、Bβ$_{1-42}$ 和极附属物 A、B、C、H 碎片组成,统称为纤维蛋白原降解产物(fibrinogen degradation products,FgDP)。

(2) 可溶性纤维蛋白的降解:Fg 在凝血酶的作用下,分别从 Aα 链及 Bβ 链裂解下纤维蛋白肽 A(fibrin peptide A,FPA)和纤维蛋白肽 B(fibrin peptide B,FPB),形成中间产物 Fb-I 和 Fb-II,即可溶性纤维蛋白单体(soluble fibrin monomer,sFM)。Fb-I 在 PL 的作用下,先从其 Bβ 链上裂解出小肽 Bβ$_{1\sim42}$,再从其 Aα 链裂解出 A、B、C、H 极附属物,最终形成 X′、Y′、D′和 E′,在 PL 的作用下 Fb-II 中 Bβ 链被裂解释放出肽即 Bβ$_{15\sim42}$,然后又从 Aα 链裂解出 A、B、C、H 极附属物,最终也降解为 X′、Y′、D′和 E′碎片。

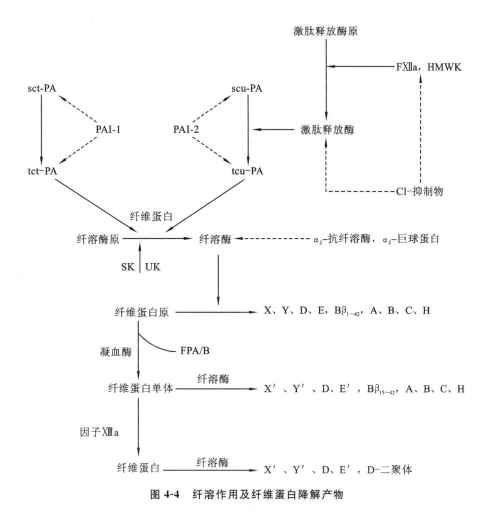

图 4-4 纤溶作用及纤维蛋白降解产物

（3）交联纤维蛋白的降解：Fb-Ⅰ 和 Fb-Ⅱ 可自行发生聚合，经 FⅩⅢa 作用而形成交联的纤维蛋白 （cross-linked fibrin,cFb）。后者在 PL 的作用下，除了形成 X′、Y′、D′、E′ 碎片外，还生成 D-二聚体、复合物 DDE、DXD、DY 和 YY 等。这些产物统称为纤维蛋白降解产物（fibrin degradation product,FbDP）。

（三）纤维蛋白降解产物的作用

纤维蛋白原降解产物（FgDP）和纤维蛋白降解产物（FbDP）统称为纤维蛋白（原）降解产物（FDPs）。FDPs 对血液凝固和血小板的功能均有一定的影响。其中所有的碎片均可抑制血小板的聚集和释放反应。碎片 X(X′)因与可溶性纤维蛋白单体结构相似，故可与 Fg 竞争凝血酶，并可与 FM 形成复合物，以阻止 FM 的交联；碎片 Y(Y′)和 D 可抑制纤维蛋白单体的聚合，碎片 E′可以抑制凝血活酶的生成；极附属物 A、B、C、H 可延长 APTT 及凝血时间。

 # 第二节　血栓与止血常用筛检实验

一、血浆凝血酶原时间测定（试管法）

【原理】　在受检血浆中加入足量的凝血活酶和钙离子，测定血浆凝固的时间，即为血浆凝血酶原时间（prothrombin time,PT）。主要用于检测外源及共同凝血途径功能。

【试剂与器材】

（1）25 mmol/L 氯化钙凝血活酶试剂：商品试剂，使用前按要求用蒸馏水溶解混匀。

（2）正常人混合冻干血浆：多为商品试剂，用 25 个以上正常人血液经 109 mmol/L 枸橼酸钠抗凝（血液与抗凝剂之比为 9∶1),3000 r/min 离心 10 min,分离血浆后,混合分装为每瓶 1 mL,冻干保存。

(3) 109 mmol/L 枸橼酸钠溶液。

(4) 水浴箱、灭菌注射器、硅化试管或塑料管、离心机、秒表、碘酊棉球、乙醇棉球。

【操作要点】

1. 采血并分离血浆　常规静脉采血 1.8 mL,加入含有 109 mmol/L 枸橼酸钠溶液 0.2 mL 的硅化试管或塑料管中,充分混匀,3000 r/min 离心 10 min,分离血浆。

2. 平衡温度　将氯化钙凝血活酶溶液和正常人混合冻干血浆置室温中 15 min。

3. 预温　将氯化钙凝血活酶溶液和正常人混合冻干血浆、待测血浆,置 37 ℃水浴中预温 5 min。

4. 测定　取小试管 1 支,加入正常人混合冻干血浆 0.1 mL,37 ℃水浴预温 30 s,再加入预温的 25 mmol/L 氯化钙凝血活酶溶液 0.2 mL,混匀,立即启动秒表计时。

5. 计时　不断地轻轻微斜试管,观察试管内液体的流动情况,当液体流动缓慢趋于停止时,终止计时,并记录所用时间(重复测定 2～3 次,取其平均值)。

6. 测定待测血浆　以同样方法测定待测血浆的凝血酶原时间(重复 2～3 次测定,取其平均值)。

【报告方式】

1. 直接报告测定时间(PT),同时报告正常人混合冻干血浆 PT。

2. 报告凝血酶原时间比率(PTR)　PTR＝待测血浆 PT/正常人混合冻干血浆 PT。

3. 报告国际标准化比值(INR)　INR＝PTR^{ISI}(ISI 为氯化钙凝血活酶试剂国际敏感指数)。PT 及 INR 测定的影响因素较多,主要有:①ISI:在新的 PT 标准化系统中,凝血活酶对凝血因子缺乏的反应灵敏度决定于 ISI。理论上,ISI 越大,试剂的反应性就越差,PTR 换算成 INR 值其误差也就越大。②试剂对凝血因子缺乏的反应性的差异。③不同凝血活酶测得 PTR 的准确性。

【方法评价】　试管法为手工 PT 测定的推荐方法。其准确度比仪器法差,多次重复测定也可得到较准确的结果。

【质量控制要点】

1. 器材　应使用不干扰凝血因子活性的器械收集标本,如硅化试管、硅化注射器等,所用器材必须洁净、干燥、无痕迹。

2. 采血　采血要顺利,控制血液与抗凝剂比例(9∶1),抗凝要充分。遇黄疸、脂血标本应注明;标本有溶血和凝血必须重新采集。

3. 试剂　组织凝血活酶试剂的稳定性和敏感度要符合要求。尤其进行口服抗凝药监测,所用组织凝血活酶必须按 WHO 要求进行标定,并报告 INR 结果。试剂应低温贮存,使用前应先平衡至室温。测定时预温时间控制在 3～5 min 之内。

4. 至少 2～3 次重复测定　结果相差应小于 5%。若 2 个结果相差大于 5%,再做 1 次单份或双份测定,取相近 2 个结果的均值报告。

5. 观察终点时需经验丰富、光线充足。以混合液从顺利流动的透明状态变为呈现流动减慢趋向浑浊的最初凝固为终点。

6. 加做正常对照　先测定正常人混合冻干血浆的凝血酶原时间,其结果在正常允许范围内后才能测定待测血浆。

7. 检测方法标准化　尽量采用国际血栓和止血委员会(ICTH)及 ICSH 公布的参考方法。

8. 报告方式规范化　尤其指导临床口服抗凝药物治疗用量时,需同时报告 PT、PTR 和 INR。

【参考范围】　①PT:11～13 s(超过正常对照 3 s 有意义)。②PTR:0.85～1.15。③INR:0.8～1.5。

【临床应用】　PT 测定是检测外源性凝血途径和共同凝血途径的凝血因子有无异常的筛查试验,也可用于口服抗凝药物剂量的检测。

1. PT 延长　PT 超过正常对照 3 s 以上即延长。主要见于:①先天性凝血因子缺乏:FⅡ、FⅤ、FⅦ、FⅩ减低、纤维蛋白原缺乏(Fg<500 mg/L)、无纤维蛋白原血症、异常纤维蛋白原血症。②获得性凝血因子缺乏:如弥散性血管内凝血(DIC)晚期、原发纤溶亢进症、严重的急性和慢性肝脏疾病、阻塞性黄疸和维生素 K 缺乏症、异常凝血酶原增加等。③血液循环中抗凝物质存在,如口服抗凝剂、肝素和纤维蛋白降解

产物(FDP)等。

2. PT 缩短　见于：①先天性 FV 增多症；②DIC 早期(高凝状态)；③长期口服避孕药；④其他血栓前状态及血栓性疾病(凝血因子和血小板活性增高、血管损伤等)。

3. 抗凝药物监测　临床常将 INR 2~4 作为口服抗凝剂治疗的适用范围。当 INR 大于 4.5 时，如纤维蛋白原和血小板仍正常，则提示抗凝过度，应减少或停止用药。当 INR 低于 4.5，而同时伴有纤维蛋白原和(或)血小板减低时，则可能是 DIC 或肝脏疾病等所致，也应减少或停止口服抗凝剂。口服抗凝剂达到有效剂量时的 INR：预防深静脉血栓形成为 1.5~2.5；治疗静脉血栓形成、肺栓塞、心脏瓣膜病为 2.0~3.0；治疗动脉血栓栓塞、心脏机械瓣膜置换、复发性系统性栓塞症为 3.0~4.5。

二、活化部分凝血活酶时间测定(试管法)

【原理】　在 37 ℃条件下，以白陶土(激活剂)激活 XI、XII 因子，以脑磷脂(部分凝血活酶)代替血小板第三因子，在 Ca^{2+} 参与下，测定血浆凝固所需的时间，即为活化部分凝血活酶时间(Activated partial thromboplastin time，APTT)。主要用于检测内源及共同途径凝血功能。

【试剂与器材】

(1) 109 mmol/L 枸橼酸钠溶液。

(2) APTT 试剂(含白陶土或鞣酸及脑磷脂)液体试剂混匀后可直接使用，冻干试剂需用蒸馏水溶解再使用。

(3) 25 mmol/L 氯化钙溶液。

(4) 正常人混合冻干血浆多为商品试剂，用 25 个以上正常人血浆经 109 mmol/L 枸橼酸钠抗凝(血液与抗凝剂之比为 9：1)，3 000 r/min 离心 10 min，分离血浆后，混合分装为每瓶 1 mL，冻干保存。

(5) 水浴箱、灭菌注射器、硅化玻璃试管或塑料管、离心机、秒表、碘酊棉球、乙醇棉球。

【操作要点】

1. 采血并分离血浆　操作方法同 PT 测定。

2. 平衡温度　用蒸馏水溶解正常人混合冻干血浆，于室温下静置 15 min 以上。

3. 预温活化　于试管中加入正常人混合冻干血浆和 APTT 试剂各 0.1 mL，混匀，37 ℃水浴中预温3 min，预温过程中，轻轻振摇数次。

4. 加钙计时　于试管中加入预温至 37 ℃的 25 mmol/L 氯化钙溶液 0.1 mL，混匀，并立即计时，置水浴中不断振摇。20 s 后，不时地缓慢倾斜试管，观察试管内液体的流动状态，当液体停止流动时，记录时间(重复检测 2~3 次，取平均值)。

5. 测定待测血浆　以同样方法检测待测血浆的 APTT(重复测定 2~3 次，取平均值)。

【方法评价】　试管法测定 APTT 无需特殊设备，结果较为准确。当测定结果受试剂影响很大，且不如仪器法便于达到标准化。

【质量控制要点】

(1) 采血、血液处理及测定要求同 PT。

(2) 采血后应尽快检测，最迟不应超过 2 h。被检血浆放置过久，凝固时间有缩短的倾向。

(3) 活化剂因规格不一，其致活能力不同，因此参考值有差异。如果正常人混合冻干血浆 APTT 明显延长，则提示 APTT 试剂质量不佳。一般选用对因子 VIII、IX、XI 在血浆浓度为 200~250 U/L 时灵敏的试剂。

(4) 血浆和 APTT 试剂后预温时间不得少于 3 min。

(5) 检测前应先测定正常对照血浆，如果其 APTT 在允许范围内方能测定待检标本，否则，应重新配制 APTT 试剂。

【参考范围】　25.07~35.00 s，超过正常对照 10 s 以上有意义。

【临床应用】　APTT 用于筛查内源凝血系统功能障碍较为灵敏，能检出因子 VIII<25% 的轻型血友病，其灵敏度优于对 FXI、FXII 和共同途径中凝血因子缺乏的检测。单一因子(如因子 FVIII)活性增高可使APTT 缩短，可能掩盖其他凝血因子的缺乏。

1. APTT 延长　主要见于：①血友病甲、乙及Ⅺ因子缺乏，能检出 FⅧ活性低于15%的血友病甲，对 FⅧ超过30%和血友病携带者灵敏度欠佳。在中轻度 FⅧ、FⅨ、FⅪ缺乏时，APTT 可正常。②严重的凝血酶原、因子Ⅴ、Ⅹ和纤维蛋白原缺乏，如肝脏疾病、维生素 K 缺乏症、口服抗凝剂及应用肝素等。③纤溶活性增强，如原发性或继发性纤溶亢进，循环血液中 FDP 增多等。④血液循环中存在病理性抗凝物质，如抗因子Ⅷ或Ⅸ抗体，狼疮样抗凝物质等。

2. 缩短 APTT　主要见于：①DIC 早期、凝血因子活性增强以及促凝物质进入血液等；②血栓前状态及血栓性疾病，如心肌梗死、糖尿病、脑血管疾病等。

3. 监测肝素治疗　APTT 对血浆肝素的浓度很灵敏，目前广泛用于检测肝素治疗的指标。此时，要注意 APTT 测定结果必须与肝素治疗范围的血浆浓度呈线性关系，否则不宜使用。一般在肝素治疗期间，APTT 维持在正常对照的1.5~3.0倍为宜。APTT 还用于临床检测凝血因子替代疗法。

三、凝血酶时间测定(试管法)

【原理】　在血浆中加入标准化的凝血酶溶液后，在凝血酶的作用下，其血浆凝固所需的时间即凝血酶时间(thrombin time,TT)。TT 主要用于检测血浆纤维蛋白原的减少或病理性抗凝物质的增多。

【试剂与器材】

(1) 109 mmol/L 枸橼酸钠溶液。

(2) 凝血酶溶液　有商品试剂盒供应，将高浓度凝血酶用生理盐水稀释5~10倍，以能使正常对照血浆的凝血酶时间在16~18 s 为标准。

(3) 正常对照血浆。

(4) 水浴箱、灭菌注射器、试管、离心机、秒表、碘酊棉球、乙醇棉球。

【操作要点】

1. 血液标本采集与处理方法　同 PT 和 APTT。

2. 预温　取 0.1 mL 对照血浆加入试管中，置于 37 ℃水浴中预温 5 min。

3. 测定　于试管中加入凝血酶 0.1 mL，同时启动秒表记录时间，以出现浑浊的最初凝固为终点，记录血浆凝固时间。重复测定 2~3 次，取其平均值，即正常对照血浆 TT。

4. 测定待测血浆　以同样方法检测待测血浆的 TT(重复测定 2~3 次，取其平均值)。

【方法评价】　手工法操作简便，无需特殊设备。但精密度不及仪器法，难以达到标准化。

【质量控制要点】

(1) 血标本采集、处理要求同 PT 及 APTT。

(2) 采血后应在 1 h 内完成，置冰箱内保存不得超过 4 h。

(3) 凝血酶通常为悬液，用前一定要充分混匀。

(4) 已稀释好的凝血酶溶液不能久置室温下，在 4 ℃环境中可保存 3 天。

(5) 准确观察 TT 终点，要求同 PT 和 APTT。

【参考范围】　16~18 s(超过正常对照 3 s 以上有意义)。

【临床应用】　本试验主要用于筛查病理性抗凝物质过多及纤溶亢进导致的出血性疾病。

1. 肝素及类肝素物质增多　严重肝病、肝移植、恶性肿瘤、系统性红斑狼疮、流行性出血热、过敏性休克等疾病，血中肝素样抗凝物增多，TT 显著延长，但可被甲苯胺蓝纠正。

2. 原发性或继发性纤溶亢进　血浆 FDP>50 mg/L，如 DIC 时，TT 显著延长，但可被硫酸鱼精蛋白所纠正，故 TT 又可作为 DIC 的一项诊断试验。

3. 抗凝及溶栓治疗监测　①普通肝素治疗时，TT 显著延长。当血浆肝素浓度>0.2 IU/mL 时，TT 对肝素剂量反应较为灵敏。②水蛭素治疗时，TT 也可延长。③血栓性疾病溶栓治疗时，血浆 FDP 增高，纤维蛋白原浓度减低，TT 延长。一般 TT 延长在参考范围的1.5~2.5倍时，可达到较好的治疗效果。

4. 反映低纤维蛋白原或异常纤维蛋白原血症　①低纤维蛋白原血症：当血浆纤维蛋白原<0.6 g/L 时，TT 明显延长。TT 延长并不能鉴别异常纤维蛋白原血症或低纤维蛋白原血症。严重肝脏疾病时，纤维蛋白原减少，TT 延长。②异常纤维蛋白原血症：由于纤维蛋白原的分子结构异常，使纤维蛋白肽链释

放、聚合或交联异常,TT 显著延长,其延长幅度可达正常的 2.5 倍以上,甚至血浆完全不凝固。

四、血浆纤维蛋白原含量测定

(一)凝血酶法(Clauss 法)

【原理】 纤维蛋白原与凝血酶作用形成不溶性纤维蛋白,因而血浆在加入凝血酶后即逐渐凝固,凝固时间与血浆中纤维蛋白原的浓度呈负相关。以国际标准品参比血浆制作"凝固时间-纤维蛋白原浓度"标准曲线。测定被检血浆的凝固时间,被检血浆的纤维蛋白原含量即可从标准曲线上查得。

【试剂与器材】

(1)109 mmol/L 枸橼酸钠溶液。

(2)冻干参比血浆。

(3)凝血酶(冻干)。

(4)巴比妥缓冲液(BBS) 取巴比妥钠 5.875 g,氯化钠 7.335 g,溶于 750 mL 蒸馏水中,加入 0.1 mol/L 盐酸 215 mL,调节 pH=7.35,加蒸馏水至 1000 mL。

(5)水浴箱、试管、离心机、秒表、碘酊棉球、乙醇棉球。

【操作要点】

1. 制备标准曲线

(1)用蒸馏水准确复溶纤维蛋白原参比血浆。

(2)用 BBS 将复溶的参比血浆分别按 1∶5、1∶10、1∶15、1∶20、1∶40 稀释,计算出各稀释倍数的纤维蛋白原含量。

(3)取蒸馏水 2 mL,复溶凝血酶。

(4)取不同浓度的参比血浆 0.2 mL 于试管中,置 37 ℃水浴中预温 2 min,再加入已复溶的凝血酶溶液 0.1 mL,立即开启秒表,观察并记录凝固时间。

(5)以同样的方法重复检测 4 次,取其平均值作为凝固时间。

(6)以各稀释倍数的纤维蛋白原浓度为横坐标,凝固时间(s)为纵坐标,在双对数坐标纸上绘出标准曲线。

2. 待测血浆检测

(1)常规静脉采血 1.8 mL,加入含有 109 mmol/L 枸橼酸钠溶液 0.2 mL 的试管中,混匀,3000 r/min 离心 10 min,分离血浆。

(2)将待检血浆用 BBS 做 10 倍稀释。

(3)取已稀释的待测血浆 0.2 mL 于试管中,置 37 ℃水浴中预温 2 min,再加入已复溶的凝血酶 0.1 mL,立即开启秒表,观察并记录凝固时间。

(4)以同样的方法重复检测 1 次,若 2 次结果相差大于 0.5 s,则需要重复一次,取 2 次结果的均值。

(5)根据凝固时间查阅标准曲线,可获得待测血浆的纤维蛋白原含量。

(6)如有凝固时间延长的标本,2 次结果相差很大,可用 1∶5 的稀释血浆进行检测,将检测结果除以 2 再报告。

【质量控制要点】

(1)参比血浆与待测血浆同时检测,以检验结果是否可靠。

(2)每换一批次凝血酶,都应重复制备标准曲线。

(3)凝血酶复溶后,置于 4~6 ℃环境中可保存 2 h,−20 ℃下能保存 1 个月。

(4)稀释过程必须准确。

(5)浓度高于 4.0 g/L 或低于 0.8 g/L 的血浆必须按适当比例进行稀释,并重新测定。

【方法评价】 目前,Clauss 法是检测纤维蛋白原最常用的方法。本试验可采用自动或半自动血凝仪测定,仪器法比手工法精密度高,尤其在纤维蛋白原浓度高时,比手工法准确性更好。本法虽然灵敏且快速,便于操作,但对凝血酶试剂的要求高(能长期保存在玻璃器皿中)。另外,Clauss 法检测需要纤维蛋白原的结构正常,并有一定的含量。低(无)纤维蛋白原血症或异常纤维蛋白原血症时,可考虑采用 ELISA 或 RIA 等方法检测。

【参考范围】 ①成人:2~4 g/L。②新生儿:1.25~3.00 g/L。

(二)热沉淀比浊法

【原理】 血浆经缓冲液稀释后,加热至 56 ℃时,纤维蛋白原凝集而呈现浊度,用比浊法测定其含量。

【试剂与器材】

(1)109 mmol/L 枸橼酸钠溶液。

(2)KH_2PO_4-NaOH 缓冲液(pH 6.3) 取 0.1 mol/L KH_2PO_4 溶液 50 mL,加 0.1 mol/L NaOH 溶液 10.6 mL,混匀,并加蒸馏水至 100 mL。

(3)125 g/L 亚硫酸钠溶液 取 62.5 g 无水亚硫酸钠,加蒸馏水 500 mL,充分溶解。

(4)分光光度计、水浴箱、试管、离心机、灭菌注射器、碘酊棉球、乙醇棉球。

【操作要点】

1. 制备标准曲线

(1)取新鲜混合血浆 1 份,加 19 份 125 g/L 亚硫酸钠溶液,沉淀纤维蛋白原(反复 2 次),最后溶于生理盐水中。

(2)采用双缩脲法测定纤维蛋白原含量。

(3)将纤维蛋白原溶液稀释成 1.0、2.0、4.0、6.0、8.0 g/L,分装 5 支试管,用作不同浓度的纤维蛋白原标准液。

(4)各管取标准液 0.1 mL,加缓冲液 4.0 mL 混合。空白管加蒸馏水 0.1 mL 和缓冲液 4.0 mL 混合。

(5)用分光光度计(波长 405 nm,1 cm 比色杯,空白管调零)测定各标准管的吸光度。

(6)分别以各标准管两次吸光度的差值和相应纤维蛋白原的浓度制备标准曲线,在纤维蛋白原含量 0~8.0 g/L 范围内呈线性关系。

2. 测定待测血浆

(1)常规静脉采血 1.8 mL,加入含有 109 mmol/L 枸橼酸钠溶液 0.2 mL 的试管中,混匀,3000 r/min 离心 10 min,分离血浆。

(2)取 2 支试管,注明测定管和空白管。测定管中加待测血浆 0.1 mL,空白管加蒸馏水 0.1 mL,每管各加缓冲液 4.0 mL 充分混匀,用分光光度计(波长 405 nm,1 cm 比色杯,空白管调零)读出测定管的吸光度。

(3)用分光光度计(波长 405 nm,1 cm 比色杯,空白管调零)读出测定管的吸光度。

(4)将测定管置于 56 ℃水浴中 15 min,取出后冷却至室温,再测其吸光度。

(5)以测定管两次吸光度之差查阅标准曲线,可获得待测血浆的纤维蛋白原含量。

【质量控制要点】

(1)缓冲液 pH 值对试验有影响。pH 值减低,结果增高;pH 值增高,结果减低。

(2)56 ℃水浴时间要准确。

(3)54~58 ℃范围内试验结果稳定。

(4)标本要新鲜,比浊前要充分混匀。

【参考范围】 2.22~4.22 g/L

(三)亚硫酸钠比浊法

【原理】 血浆纤维蛋白原与亚硫酸钠作用生成乳白色浑浊,其浑浊程度与纤维蛋白原含量呈正相关,然后与标准管比浊,测定其含量。

【试剂与器材】

(1)0.1%的肝素溶液。

(2)125 g/L 亚硫酸钠溶液 取 62.5 g 无水亚硫酸钠,加蒸馏水至 500 mL 充分溶解。

（3）纤维蛋白原定值血浆。

（4）分光光度计、试管、离心机、灭菌注射器、碘酊棉球、乙醇棉球。

【操作要点】

1. 制备标准曲线

（1）取纤维蛋白原定值血浆，分别用生理盐水按 1:1、1:2、1:4、1:8 稀释。

（2）取不同稀释度的血浆于测定管和空白管内（每管各为 0.2 mL）。

（3）测定管加 125 g/L 亚硫酸钠溶液 3.8 mL，空白管加生理盐水 3.8 mL，混匀后置室温 8 min。

（4）用分光光度计（波长 520 nm，空白管调零）测定各管的吸光度。

（5）以吸光度为纵坐标，纤维蛋白原含量为横坐标，制作标准曲线。

2. 测定待测血浆

（1）常规静脉采血 1.8 mL，加入含有 109 mmol/L 枸橼酸钠溶液 0.2 mL 的试管中，混匀，3000 r/min 离心 10 min，分离血浆。

（2）各取血浆 0.2 mL，分别加入测定管和空白管内。

（3）测定管加 125 g/L 亚硫酸钠溶液 3.8 mL，空白管加生理盐水 3.8 mL，混匀后置室温 8 min。

（4）用分光光度计（波长 520 nm，空白管调零）测定待测血浆的吸光度。

（5）根据吸光度，查阅标准曲线，获得待测血浆的纤维蛋白原含量。

【质量控制要点】

（1）125 g/L 亚硫酸钠溶液要用无水硫酸钠配制，且需要 6 个月配制 1 次，夏季应将溶液置冰箱保存。

（2）比浊前要充分混匀。

（3）冬季温度低时，应置 37 ℃ 水浴中，以免影响纤维蛋白原与亚硫酸钠作用。

（4）分离血浆时离心速度要高，以免细胞、蛋白质的影响。

（四）纤维蛋白原含量测定的方法评价

纤维蛋白原含量测定手工法以 Clauss 法为首选，本法又称为凝血酶衍生法。某些型号的自动血凝仪，可在 TT 测定的同时，报告纤维蛋白原。其他方法目前应用较少。

【参考范围】 2~4 g/L。

【临床应用】 纤维蛋白原含量测定主要用于出血性疾病或血栓形成性疾病的诊断，以及溶栓治疗的监测。

1. 纤维蛋白原增高 纤维蛋白原是急性时相反应蛋白，其增高往往是机体一种非特异反应，也是红细胞沉降率增快、促进缗钱状形成的主要血浆因素。在组织坏死和炎症时，纤维蛋白原在 24 h 内可增高数倍。妊娠和使用雌激素时，纤维蛋白原可增高。纤维蛋白原水平超过参考值上限是冠状动脉粥样硬化性心脏病和脑血管病发病的独立危险因素之一。纤维蛋白原水平增高还见于糖尿病、恶性肿瘤等。

2. 纤维蛋白原降低 晚期肝硬化、DIC、大量应用雄激素、肝素和纤维蛋白聚合抑制时可导致纤维蛋白原继发性降低。还可见于原发性纤维蛋白减少或结构异常患者。

3. 溶栓治疗检测 纤维蛋白原测定可用于溶栓治疗（如用尿激酶、组织型纤溶酶原激活物）及蛇毒治疗（如用抗栓酶、去纤酶）的监测。进行溶栓治疗时，纤维蛋白原一般不应低于 1.2~1.5 g/L，若低于 1.0 g/L，有出血的危险。

五、血浆 D-二聚体测定

【原理】

1. 胶乳颗粒浊度免疫分析（latex particle turbidimetric immunoassay，LPTIA） 在经过一定比例稀释的待测血浆中加入包被了 D-二聚体（D-Dimer，DD）单克隆抗体胶乳颗粒悬浮，后者与血浆中 DD 结合后发生凝聚，凝聚的强度与血浆 DD 的含量成正比。根据胶乳颗粒检测 DD 的灵敏度和待测血浆稀释度可进行血浆 DD 半定量，如果用自动凝血仪动态监测乳胶凝聚的强度，结合标准曲线，可准确定量血浆 DD 含量。

2. 胶体金免疫渗透试验(colloid gold immunofiltration assay,CGIFA) 将待测血浆加在一种包被 DD 的单克隆抗体(McAb)过滤膜上,DD 与 McAb 特异结合后滞留在膜上,再加入用胶体金标记的另一种 McAb,形成抗体-抗原-金标抗体复合物紫红色沉淀,其颜色的深浅与血浆 DD 含量呈正比。

3. 酶联免疫吸附试验(ELISA) 一般用双抗体夹心 ELISA 可准确测定血浆 DD 含量。

【试剂与器材】

采用商品试剂盒,组成有:①胶乳试剂 1 瓶;②缓冲液 1 瓶;③阳性对照 1 瓶;④阴性对照 1 瓶;⑤胶乳反应板 1 块。

【操作要点】

(1) 用微量加液器取 20 μL 胶乳试剂,置于胶乳反应板的圆圈内,再加入被检者枸橼酸钠 1:9 抗凝的新鲜血浆 20 μL,用玻璃棒迅速搅匀,轻轻摇动 3～5 min。

(2) 在较强光线下观察结果,出现明显均匀的凝集颗粒者为阳性(D-二聚体含量≥0.5 mg/L),无凝集颗粒者为阴性(D-二聚体含量<0.5 mg/L)。

(3) 如果阳性,再将被检血浆用缓冲液作 1:2、1:4、1:8 倍比稀释,分别进行测定,以发生凝集反应的最高稀释度作为反应终点。

(4) 结果计算:已知本法最大灵敏度为 0.5 mg/L。如被检血浆最高稀释倍数为 1:8,则被检血浆中 D-二聚体含量为 0.5×8=4 mg/L。

【方法评价】 血浆 DD 测定方法较多,常用 LPTIA 进行半定量。LPTIA 是近年来开始应用的简便、快速定量方法,具有与 ELISA 定量相似灵敏度和特异性,已广为临床应用;但由于需要自动凝血仪进行监测,在一般基层实验室尚难普及。虽然 ELISA 可准确定量 DD,但操作步骤多、耗时长,临床较少用。现有荧光底物的快速 ELISA,在 30 min 左右获得结果,可根据需要用于临床检测 DD。血液标本采集后应尽快送检,以免出现假阳性结果。不同测定方法检测血浆 DD 的灵敏度有差别,其参考范围也不同。

【参考范围】 0.02～0.4 mg/L,>0.5 mg/L 有临床意义。

【临床应用】

1. 用于继发性纤溶亢进筛查 DD 是继发性纤溶亢进筛查的重要依据,可作为 DIC 诊断指标之一。继发性纤溶亢进是指由某些原发病引起的局部凝血或 DIC 而出现的病理状态。此时,血浆 DD 显著升高,联合 FDPs 测定更有利于提高继发性纤溶亢进筛查的灵敏度和特异性(>95%以上),尤其是对早期 DIC 诊断更有意义。

而原发性纤溶亢进是指在某些病理状况下,如体外循环、创伤、手术、恶性肿瘤、严重肝脏疾病,纤溶酶原活化剂(如 t-PA)释放入血增多或血液中纤溶抑制物(如 α_2-抗纤溶酶)减少所致的纤溶酶活性显著增加(亢进)。此时 FDPs 增加,但 DD 可能为阴性。

2. 用于判断血栓前状态与血栓性疾病 活动性深静脉血栓形成与肺栓塞时,血浆 DD 显著升高。由于血浆 DD 具有较高的阴性预测值,当临床怀疑有深静脉血栓形成与肺血栓时,若 DD<0.5 mg/L,发生急性或活动性血栓形成的可能性较小。如果患者已有明显的血栓症状与体征时,DD 仍<0.5 mg/L,应考虑患者有无纤溶活性低下的可能,如纤溶酶原激活物抑制剂(PAI)增多。已经机化的陈旧性静脉血栓,血浆 DD 可以不增高。动脉血栓性疾病,如冠心病、动脉硬化,甚至急性心肌梗死,血浆 DD 增高一般不如静脉血栓显著。

3. 用于溶栓治疗监测 深静脉血栓的溶栓治疗有效后,血浆 DD 在溶栓后的两天内增高,其增高幅度可达溶栓前的 2～3 倍。急性脑梗死溶栓治疗有效后,血浆 DD 在 4～6 h 升高至溶栓前的 2～3 倍,FDPs 升高 10～13 倍,以后逐渐下降;到第七天时,DD 一般已低于溶栓前的水平,但 FDPs 仍比溶栓前高 5 倍左右,可见 DD 监测溶栓治疗比 FDPs 更有意义。

六、自动血凝仪检测原理

(一)凝固法

凝固法通过检测血浆在凝血激活剂作用下的一系列物理量(光、电、机械运动等)的变化,再由计算机分析所得数据并将之换算成最终结果,故也称生物物理法。按具体检测手段可分为电流法、超声分析法、光学法和磁珠法四种,国内血凝仪以后两种方法最为常用。

1. 光学法　光学法是根据血浆凝固过程中浊度的变化导致光强度变化来确定检测终点,故又称比浊法。光学法血凝仪的试剂用量只有手工测量的一半。当向样品中加入凝血激活剂后,随着样品中纤维蛋白凝块的形成,样品的光强度逐步增加,仪器把这种光学变化描绘成凝固曲线,当样品完全凝固以后,光的强度不再变化。通常把凝固的起始点作为0,凝固终点作为100%,把50%作为凝固时间。光探测器接收这一光信号的变化,将其转化为电信号,经过放大再被传送到监测器上进行处理,描出凝固曲线。

根据不同的光学测定原理,又可分为散射比浊法和透射比浊法两类。①散射比浊法:该法光源和样本与接收器成90°,当向样品中加入凝血激活剂后,随样品中纤维蛋白凝块的增加,样品的散射光强度逐步增加,仪器把这种光学变化描绘成凝固曲线。②透射比浊法:该方法的光路同一般的比色法一样成直线排列——来自光源的光线经过处理后变成平行光,透过待测样品后照射到光电管变成电信号,经过放大后在监测器处理。当向样品中加入凝血激活剂后,开始的吸光度非常弱,随着反应管中纤维蛋白凝块的形成,标本吸光度也逐渐增强,当凝块完全形成后,吸光度趋于恒定。血凝仪可以自动描记吸光度的变化并绘制曲线。

2. 磁珠法　现代磁珠法被称为双磁路磁珠法。双磁路磁珠法的测试原理:测试杯的两侧有一组驱动线圈,它们产生恒定的交变电磁场,使测试杯内特制的去磁小钢珠保持等幅振荡运动。凝血激活剂加入后,随着纤维蛋白的产生增多,血浆的黏稠度增加,小钢珠的运动振幅逐渐减弱,仪器根据另一组测量线圈感应到小钢珠运动的变化,当运动幅度衰减到50%时确定凝固终点。

（二）底物显色法

底物显色法是通过测定产色底物的吸光度变化来推测所测物质的含量和活性,故也称生物化学法。其实质是光电比色原理,通过人工合成、与天然凝血因子氨基酸序列相似,并且有特定作用位点的多肽,该作用位点与呈色的化学基团相连。测定时由于凝血因子具有蛋白水解酶的活性,它不仅能作用于天然蛋白质肽链,也能作用于人工合成的肽段底物,从而释放出呈色基团,使溶液呈色。呈色深浅与凝血因子活性成比例关系,故可对凝血因子进行精确定量。目前人工合成的多肽底物有几十种,而最常用的是对硝基苯胺(PNA),呈黄色,可用405 nm波长进行测定。该法灵敏度高、精密度好,易于自动化,为血栓、止血检测开辟了新途径。

（三）超声波法

超声波法是依照凝血过程使血浆的超声波衰减程度判断终点。只能进行半定量,项目少,目前已经较少使用。

（四）免疫学方法

血凝测定的免疫学方法是以纯化的被检物质为抗原,制备相应的抗体,然后利用抗原抗体反应对被检物进行定性或定量测定。常用方法有免疫扩散法、火箭电泳法、双向免疫电泳法、酶标法、免疫比浊法。血凝仪使用免疫比浊法等。

第三节　血栓与止血的动态检验

一、动态血凝检测

血液凝固的过程和纤维蛋白溶解过程都是动态发展的过程,而临床的活化部分凝血活酶时间(APTT)测定是在受检血浆中加入部分活酶试剂,以纤维蛋白形成为终点,记录血浆凝固所需的时间,它检测的只是血浆凝固终点这一单个的信息,不能反映内源凝血系统血液凝固的动态演变过程。1975年,Von Kaulla 等发明的 Sonoclot 分析仪可以提供凝血系统变化的动态指标,全面反映止血过程。Sonoclot

分析仪采用黏弹性的方法对血液样本进行动态监测,可提供全部止血过程的精确资料,检测一系列的凝血性疾病,包括血小板机能失调、凝血因子缺乏、抗凝血作用、高凝倾向及纤溶亢进,预测术后出血,鉴别出血原因,指导治疗,并且具有方便、可靠、迅速等优点。

【原理】 Sonoclot分析仪工作原理:用管形探针悬插入血液标本中,并以低于1 mm的振幅、200 Hz的频率做垂直运动。测量时血液标本保温在37℃,当血液凝集时,血液黏滞度发生变化,探针垂直运动的阻力增大,这种变化被检测电路探知,经处理后最终转变为输出信号,在配套程序中或记录纸上反映出来。主要检测参数:①激活凝血时间(SonAct),从加入血液标本到纤维蛋白开始形成的时间,主要与凝血因子有关,反映内源性凝血系统的状况。近年来又推出玻璃珠诱导的gbACT,其检测灵敏度更高,适用于低浓度水平肝素的监测。②凝血速率(clot rate,CR),凝集曲线的第一个上升部分,反映纤维蛋白形成的速率,间接反映纤维蛋白原的水平。③血小板功能(platelet function,PF),是凝集曲线的第二个上升部分,反映纤维蛋白交联后,血小板牵拉引起的血块收缩。④达到高峰时间(time to peak,TP),从反应开始到凝血曲线达到高峰所需的时间,该高峰由纤维蛋白与血小板相互作用而成,可反映纤维蛋白原水平及血小板的量及功能。

【参考范围】

激活凝血时间(SonAct)85～145 s;凝血速率(CR)15～45 mm/min;血小板功能(PF)15～45 mm/min;达到高峰时间(TP)<15 min。

【临床应用】

1. 鉴别高凝患者　肝、肾功能不良的患者常有血液凝固性增高的倾向,肝移植术后最主要的并发症就是血管内血栓栓塞。Sonoclot分析仪发现高凝状态患者几率达64％～79％,如果与纤维蛋白酶生成试验(TGT)结合起来检出率可达79％～100％。

2. 监测药物对凝血功能的影响　临床上某些预防及治疗用药如阿司匹林类药物对机体凝血功能产生的影响而使其应用可能受限,通过监测,决定是否适于用药物治疗。

3. 监测血小板功能,预测术后出血,指导输血治疗　术后出血是最常见的并发症,一方面因手术止血不完善,另一方面则因机体内部止血功能缺陷,如凝血因子缺乏、血小板数量减少、血小板功能缺陷、纤溶亢进等。Sonoclot分析仪通过对止血系统全过程动态的分析,鉴别出血的原因,预测术后凝血病。

二、血栓弹力图测定

血栓弹力图(thromboela-stogram,TEG)是反映血液凝固动态变化的指标。影响血栓弹力图的因素主要有:红细胞的聚集状态、红细胞的刚性、血凝的速度,纤维蛋白溶解系统活性的高低等。

TEG能完整地监测从凝血开始至血凝块形成及纤维蛋白溶解的全过程,可对凝血因子、纤维蛋白原、血小板聚集功能以及纤维蛋白溶解等方面进行凝血全貌的检测和评估,结果不受肝素类物质的影响。而常规实验室检查凝血酶原时间(PT)、部分凝血酶原时间(PTT)或D-Dimer等只是检查离体血浆和凝血级联反应中一个部分,即内源性或外源性凝血旁路或纤维蛋白溶解部分的情况,是凝血全过程片段地、部分地描记。结果常常受肝素类物质的影响,其方法评价见表4-1。

表4-1　TEG与常规检查的方法评价

项目	TEG	常规检查
操作方便性	简单,易学。一个标本,同种试剂,床边可完成	操作复杂,多种标本,不同试剂,必须在实验室进行
监测范围	凝血与纤溶连续的全过程	凝血或纤溶过程中的一个点或部分时程
血样形式	无须处理,全血、血浆、富血小板血浆均可	需要处理血样,以血浆或特定血样为主
结果	定性伴定量结果,计算机可自动生成多种结果	多为定量结果
报告	有初步诊断功能,提示医生治疗方案	多为数值,没有诊断意见,医生需自行判断结果
时间	15～20 min	每个指标检测时间都不同
参数	为国际标准化参数	多数非国际标准化
DIC诊断	早期、快速,有诊断提示	需要较多实验室指标,诊断需要医生综合判断

血栓弹力图的主要指标有：反应时间(R)、凝固时间(K)、最大幅度(MA)等，详细指标和意义见表4-2。

表 4-2　TEG 的常用检测指标及临床意义

检测指标	临床意义	参考值
R 时间	凝血反应时间	6～8 min
K 时间	血细胞凝集块形成时间	约 4 min
α 角度	血细胞凝集块形成速率	50°～60°
MA	最大振幅	50～60 mm
A60	最大振幅后 60 min 的振幅	MA-5 mm
LY30	MA 后 30 min 振幅减少百分率	＜7.5％
CL30	MA 后 30 min 血凝块溶解剩余百分率	＞85％

【原理】　目前血栓弹力图均用血栓弹力图仪进行检测。弹力图仪的主要部件有自动调节恒温(37℃)的不锈钢盛血杯，插入杯中的不锈钢的小圆柱体及可连接圆柱体的传感器。盛血杯安置在能以4°45′角度来回转动的反应池上，杯壁与圆柱体中间盛放血液。当血液标本呈液态时，杯的来回转动不能带动圆柱体，通过传感器反映到描图纸上的信号是一条直线；当血液开始凝固时，杯与圆柱体之间因纤维蛋白黏附性而产生阻力，杯的转动带动圆柱体同时运动，随着纤维蛋白的增加阻力也不断增大，杯带动圆柱体的运动也随之变化，此信号通过传感器描绘到描图纸上形成特有的血栓弹力图。

【临床应用】

1. 凝血因子与凝血状态分析　判断患者凝血状态。血栓性疾病：R 值、K 值明显缩短，MA 值增大，见于肾病综合征、尿毒症、冠心病、心绞痛、心肌梗死、脑血栓形成，动脉/静脉血栓形成。凝血因子缺乏性疾病：血友病类出血性疾病 R 值、K 值显著延长，MA 值降低。特别对ⅩⅢ因子缺乏症的诊断具有特殊的意义。

2. 血小板数量与质量的定性分析　R 值、K 值明显延长，α 角、MA 值降低，见于原发性和继发性血小板减少症，血小板功能异常性疾病。

3. 诊断弥散性血管内凝血(DIC)、测定纤溶(fibrinolysis)活性　CL30 反映纤溶活动程度和区分 DIC阶段。

4. 监测体外循环、血液含肝素情况。

5. 肝移植术中血凝情况检测。

6. 监测抗血小板药物治疗。

7. 指导成分输血及测试治疗效果。

第四节　血栓与止血检验的质量控制

在血栓与止血检验的全过程中，实验结果会受到诸多因素的影响。质量控制是保证实验结果准确的重要措施。当实验出现意想不到的结果时，应从各方面寻找原因，最后找到问题所在，通过改进措施，得到准确结果。

一、受检者状态的控制

受检者的状态，如生理变化、饮食改变、环境因素、服用药物等引起变化，在采集血液标本时若未注意到，就会对结果做出错误判断。不同的药物和某些生理状况(如妊娠、情绪激动、剧烈运动)会对一些凝血结果造成影响。阿司匹林、潘生丁等药物能抑制血小板聚集；肝素和口服抗凝剂能抑制凝血机能；尿激酶(UK)和链激酶(SK)等可促进纤溶功能；口服避孕药会使血小板黏附功能、血小板聚集功能、纤维蛋白原、凝血酶原以及凝血因子Ⅶ、Ⅷ、Ⅸ、Ⅻ因子活性明显升高；剧烈运动和月经期纤溶活性明显升高；高脂肪食物造成血脂升高,可抑制纤溶活性;吸烟可使血小板聚集性明显升高;饮酒可抑制血小板聚集性;剧烈运动或输注肾上腺素时,Ⅷ因子活性会快速上升。

二、标本的采集

1. 确认患者的信息,真空负压管上应注明患者的姓名,同时核对检验申请单,避免张冠李戴。

2. 受检者必须在休息和平静状态下采血,对于观察疗效和预防临床出血患者的监测最好在同一条件下采血。

3. 采集血液必须用硅化玻璃注射器或真空负压管,避免凝血因子激活,最好使用双筒注射器采血,禁用血气用注射器。

4. 针头尽量选择大号针头。

5. 压脉带不应扎得过紧,最好不要超过 1 min。

6. 采血人员应技术熟练,"一针见血",以防组织损伤,由于外源性凝血因子进入针管会使凝血因子激活,可造成 PT 和 APTT 时间缩短。采血时,拉针的速度要慢并且均匀,使血液平稳地进入注射器,防止气泡产生。气泡的产生可使纤维蛋白原、因子 V 和因子Ⅷ变性。

7. 迅速将血液与抗凝剂轻轻的颠倒混匀,避免用力振荡而破坏凝血蛋白。

8. 采集后的血液应放在加塞子的试管内,因为未加塞子的试管会使血液中的 CO_2 丢失,PH 值升高,使 PT 和 APTT 时间延长。

9. 分离血浆时用塑料吸头移取,并盛放在塑料管内。因玻璃表面能激活凝血过程,从而使凝血时间缩短。

三、标本的制备

1. 采血之后血液在室温放置时间不能超过 2 h。

2. 全血贮存于 4~10 ℃不超过 2 h,最好在 1 h 内分离血浆,−20 ℃可保存 2 周,−80 ℃可保存 18 个月,冷冻血浆中的凝血因子在越低温度下越稳定。

3. 如果检测冷冻血浆,必须在 37 ℃水浴中快速溶解,溶解过的血浆不能再次冷冻。冷冻血浆融化时,不能在室温中让其自然融化,这样会使纤维蛋白原析出和凝血因子消耗。

4. 溶血标本可造成 PT 和 APTT 轻微缩短。

5. 血浆制备,血液标本应在 2000~2500 g 离心 10~15 min。

四、抗凝剂

1. 标本应采集在含有枸橼酸钠(109 mmol/L)抗凝剂的试管内,抗凝剂与血的比例应为 1∶9,混匀要充分。

2. 应准确把握抗凝剂的浓度。

3. 当 HCT>0.55 或 HCT<0.25 时,务必用 MacGann 推荐的公式计算抗凝剂的用量,抗凝剂的用量(mL)=0.00185×全血量(mL)×〔1−HCT(%)〕,否则结果不可信,HCT 低可使 PT 和 APTT 凝固时间缩短,HCT 高可使 PT 和 APTT 凝固时间延长。

4. 如果自配抗凝剂,枸橼酸钠应为基准试剂或分析纯试剂。

5. 抗凝剂+抗聚剂:通常选用 CTAD 液,成分:枸橼酸钠 0.11 mol/L,茶碱 15 mmol/L,腺苷 3.7 mmol/L,潘生丁 0.198 mmol/L。优点:采血后血小板很少活化,且保存时间可超过 15 h。

6. 抗凝剂+抗纤溶剂:在溶栓治疗的实验室监测中,若用常用抗凝剂会使纤溶系统持续激活,可使纤维蛋白原及其降解产物(FDP)的定量比出现差异。应该使用"抗凝剂+抗纤溶剂"的抗凝剂,抗纤溶剂可选用抑肽酶,它可以抑制激肽释放酶、胰蛋白酶、糜蛋白酶、凝血因子和纤溶活性,能精确测定纤维蛋白原,但会引起凝血酶时间的延长。

五、试剂

1. 蒸馏水:使用重蒸水比用去离子水好,蒸馏水的 PH 值为 6.0~7.0。水质不能有浑浊,应无菌、无

Ca^{2+}、无致热源。

2. 有保护剂、抗生素、抗体或其他添加剂的水不能用于溶解试剂。

3. 复溶后的试剂,不用时应加盖子,贮存于 2~8 ℃,APTT 和 Fg 均不要冷冻保存。冬天运输时,注意防冻。

4. 稀释倍数要准确,并标明复溶或开瓶时间。复溶后在冰箱中贮存时间不能过长,国产试剂最长 7 天。复溶试剂需用几天的,不应在预温槽中放置时间过长,最好取出部分试剂,剩余试剂立即放回冰箱内冷藏。

5. 试剂与质控品均应在有效期内使用。

6. 溶解试剂时不能剧烈振摇,防止产生气溶胶。

六、操作

1. 检查所有试剂和缓冲液是否有沉淀、污染等问题,发现异常情况应及时更换。

2. 更换不同厂家或同一厂家不同批号的试剂时,使用之前必须重新进行定标,这一点必须切记!

3. 检查孵育或温度设置是否正常。

4. 血浆标本和试剂在 37 ℃预温时间均不应超过 10 min,否则会使凝固时间延长。

5. 在操作时,血浆和试剂均应预温,若预温时间不足可导致凝固时间延长。因此在操作时,应仔细阅读试剂盒使用说明书。

6. 每次测定之前,第一管最好放上参比血浆或质控血浆,以确保检测结果的准确性。

7. 最佳激活时间,指试剂与血浆标本相互作用的时间,目的是使凝血标准激活,APTT 在操作时,血浆与试剂应先预温后再加 $CaCl_2$,不然凝固时间延长。

8. 每一样本需做双份测定,其重复性应在 1 s 以内,否则需重新测定。

9. 在测试时,标本中如出现凝块,无论该凝块多么小,均影响试验结果。

10. 加样要准确,不能有气泡产生。

七、仪器使用

1. 大多数血凝仪开机 20 min 才能达到平衡,检测室的温度应保持在(37±1)℃。由于凝血试验属于酶促反应,最适温度为 37 ℃,温度过高可导致凝固时间缩短,温度过低可导致凝固时间延长。

2. 仪器不同,采用的方法不同,测定结果有差异。

3. 每台仪器上使用的凝血活酶试剂都应有特定的 ISI 值,而不应使用厂商标定的 ISI 值。重新标定 ISI 值的做法是购买标定 INR 的冻干血浆,然后在自己所用的仪器上再标定凝血活酶试剂的 ISI 值,这样才能使患者 INR 的结果具有可比性和可信性。

4. 采用光学法测量血凝时,若存在溶血、黄疸和乳糜血会影响实验结果。而采用磁珠法测量时可避免上述因素的影响。

5. 在测量 FIB 时,应使用 Clauss 法,不应使用凝血酶原时间(PT)衍生纤维蛋白原的方法。

6. 使用新鲜混合血浆校正仪器时,其定值要直接或间接溯源至国际标准。

7. 仪器的质量 准确度:PT、APTT,均值±15%;FIB,均值±25%。精密度:批内,PT<2%,APTT<3%,FIB<5%;批间,PT<3%,APTT<3%,FIB<7%;日间,PT<4%,APTT<5%,FIB<7%。

8. 保持机械和光学部件清洁,确保仪器处于良好的运行状态。

9. 仪器的安装环境 应防热、防尘、防震、防腐蚀、防潮湿和远离磁场,相对湿度<80%,最适温度 15~30 ℃,电压 220±10 V。因为这些因素均能影响仪器的运行状态或影响仪器的光学信号而影响测定。

10. 仪器的调试与校正 与仪器匹配的校正液、合理的校正点及校正参数,校正后的参数不能随意更改。在仪器投入使用前搬动、更换部件维修、质控漂移找不出别的原因时,应及时校正仪器,这样才能确保仪器的准确性,检测结果才能得到保证。

11. 参数的设置要准确、合理。如试剂量、样本量、孵育时间、激活时间、反应温度,这些都会影响结果的准确性。

12. 正确地保养和维修仪器　定时测试和校正仪器。温度、波长,特别是对光源灯要定期检查、校正,避免因光源灯光学性能衰减对测定的影响。

八、仪器法所用器材

1. 试验时应使用清洁的、刻度合适的样品分配器和一次性枪头。
2. 各种用品均应使用硅化玻璃器皿或塑料制品,以免激活凝血过程,从而使许多试验结果受影响。
3. 使用的磁珠不能有油腻和磁性。
4. 磁珠应使用厂家规定型号的珠子,珠子直径大小不同,可导致错误的结果。
5. 反应杯必须清洁,无任何损坏,正确放置。

九、质控品

1. 质控品用来监测试剂质量及检测仪器的准确性,而不能用来控制样本的采集、处理和贮存。
2. 建立实验室自己的质控范围,要求测定质控血浆 20 次,计算均值、标准差和变异系数。

十、参考范围

1. 凝血试验并没有正常区间,如果要判断一个 PT 或 APTT 是否正常,要求与"正常对照"值做比较,大于或小于"正常对照"某个数值才算异常。

2. 制备正常对照血浆:要求 30 份以上健康、年龄在 18~55 岁间的男女个体,且剔除服药者,须在平静、休息状态下抽血。标本离心取出血浆后混匀,分装小瓶,冷冻于 -80 ℃备用或冷冻干燥。每个工作日,取一份对照血浆,重复测定 3 次,取平均值,作为当天正常对照值。报告结果时,应附当天正常对照值。

3. 建立参考范围　用于建立参考范围标本来源同正常对照血浆。应特别注意的是,建立的参考范围只能适用于同一批次试剂,同一批正常人血浆,同一仪器检测的结果。如果更换试剂批次,则应另外建立参考范围。

综上所述,影响血栓与止血的检测因素很多,不仅检验人员要了解,而且医生、护理人员均应了解。检验人员在检测的全过程中,每个环节都必须倍加注意,才能保证检测结果的准确性和可靠性。

(宋晓光)

第五节　血液流变学检验

1951 年,Copley 教授首次提出血液流变学的概念:研究血液及其有形成分的流动性与形变规律的流变叫血液流变学(hemorheology)。它是生物、数学、化学及物理等学科交叉发展的边缘科学,目前研究全血在各切变率下的表现黏度称为宏观流变学,而研究血液有形成分的流变学特性,如红细胞的变形、聚集、表面电荷等,称为血细胞流变学(cellular hemorheology)。近年来,发展到从分子水平研究血液成分的流变特性,如红细胞膜中骨架蛋白、膜磷脂对红细胞流变性的影响,血浆分子成分对血浆黏度的影响等,这些属于分子血液流变学(molecullar hemorheology)。

血液流变学异常可导致血液循环的障碍,在一些疾病的发生、发展中起重要作用;同时某些疾病本身又可引起血液流变学异常,如心脑血管病、糖尿病、血液病等。故血液流变学目前已广泛应用于基础医学、临床医学和预防医学中,对疾病的诊断、病因及发病机制的探讨、医学方案的制订以及在亚健康状态的识别和治疗药物研究等方面有重要作用。

一、血液流变学的基本概念

（一）层流

当不含颗粒成分的单一性流体在管道流动时，液体呈同心圆柱状多层运动，各层之间相互滑动而不相互混合，因其截面上各液层流速不同，各层的流速与该流层到管轴的距离呈抛物线样分布，液体在管壁处流速为最小，趋近零，越靠近管轴流速越快，在管轴处液体流速最快，这种流动状态称为层流（图 4-5）。

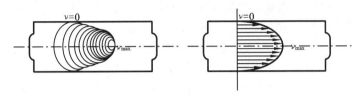

图 4-5 血液在血管中的层流和流速

（二）液体的黏滞性和切应力

由于各层液体流速不同，相邻层面就有相对运动，产生平行—接触面的切向力，运动快的液体层对运动慢的液体层施以拉力，运动慢的液体层对运动快的液体层施以阻力，这一对大小相等方向相反的切向力相互作用便产生了液体的内摩擦力，通常称为液体的黏性力。液体具有黏性力的特性称为液体的黏性或黏滞性。若血液流层的平行接触面积为 S，接触面上所受的切向力为 F，那么，作用于单位面积上的驱动各层产生切线方向形变的切向力，就称为切应力（shear stress，τ），单位为毫帕。公式为

$$\tau = F/S$$

（三）切变率

液体分层流动时，在切应力作用下，液层之间有一速度梯度，在某一时刻两流层间流动距离差与两流层间的距离之比称为切应变或切变应力。切应变随液体流动时间的延长而成比例的增加，这一随时间变化的切应变称为切变率（shear rate），用 γ 表示。一般来讲，切变率高，液体流速快；反之，液体流速慢。在同一截面上，管轴线上的流速最大，但切变率最小；距离轴线越远，流速越小，而切变率越大；在管壁处，流速趋于零，而切变率趋于无限大。

（四）牛顿黏滞定律及黏度

某些液体流动时，切应力（τ）与切变率（γ）之比为一常数，即 $\eta = \tau/\gamma$，此即牛顿黏滞定律。该常数（η）的大小由液体的性质所决定，被称为液体的动力黏性系数（或动力黏度），简称黏度（viscosity）。黏度是量度流体黏性大小的物理量。

在国际单位制（SI）中，切应力的单位为牛顿/米^2，称为帕斯卡（Pascal，Pa）；切变率单位为秒$^{-1}$（s^{-1}），黏度 η 单位为帕斯卡·秒，简称帕·秒（Pa·s）。

（五）牛顿液体和非牛顿液体

在一定温度下，某些液体的黏度值不随切变率变化而变化，这类流体称为牛顿流体，如水、血浆和血清等，其切应力与切变率的关系曲线（即流动曲线）为一条通过原点的直线。对于牛顿流体，η 为绝对黏度常数，即剪切力/剪切率＝恒定值。

还有一些液体，在一定温度下，其黏度值是随切变率的变化而变化的，这类流体称为非牛顿流体，即剪切力/剪切率≠恒定值，如全血、高分子溶液等。非牛顿流体的 η 不为常数，用 η_a 表示，称为表观黏度。非牛顿流体包括两大类，一类是 η_a 随 γ 的增加而减少，血液即属此类；另一类液体其 η_a 随 γ 的增加而增加。

二、血液在血管中的流动形式

血液在血管内流动时呈层流状态：越靠近血管中心（管轴）的部位流速越快，而切变率较小；距中心越远则流速越慢，而切变率越大，在血管壁上的血液流速趋近于零；并且表现出明显的趋轴性，越接近血管

轴心血细胞越密集,越接近管壁血细胞越稀少,该现象称为轴流。轴流可以最大限度地减少血细胞与血管内皮细胞之间的接触机会,从而减少血细胞的黏附、聚集和沉积的概率。

三、血液的流变特性

（一）基本概念

1. 血液黏度　全血为非牛顿流体,全血黏度与血细胞比容和血浆成分有着密切的关系。当血细胞比容为 0 时,即为血浆,是牛顿流体,当血细胞比容大于 0.1 时,血液的非牛顿流体的特性明显。随着切变率减少而黏度增高,血细胞比容越高,黏度越大,非牛顿特性越显著;相反,牛顿流体特性明显。血细胞比容一般为 0.45,当切变率>200/s 时,可将血液近似看作是牛顿流体。血浆为牛顿流体,血浆黏度与血浆组成有关,尤其受纤维蛋白原影响较大。血浆黏度比血清黏度约高 20%。

描述血液黏度的基本概念有:①表观黏度:是指非牛顿流体在某一切变率时所测得的黏度。通常所说的血液黏度,指的就是血液的表观黏度。②相对黏度:全血黏度与血浆黏度的比值。③还原黏度:指每单位血细胞比容变化引起的全血黏度增加。计算还原黏度可将血液黏度都校正到相同血细胞比容的条件下,便于比较。若全血黏度和全血还原黏度都高,说明血液的黏度大,且与红细胞自身的流变性质有关。若全血黏度高而全血还原黏度正常,是因为血细胞比容增高而引起血液黏度增大,但红细胞自身流变性质无异常。若全血黏度正常而全血还原黏度高,是因为血细胞比容低,但红细胞自身流变性质异常。④比黏度:指全血黏度与水黏度的比值。

2. 血液黏弹性　血液与其他生物体液一样具有黏弹性。黏弹性(viscoelasticity)是血液所兼有的流体黏性和固体弹性的特征,当切变率小于 0.1/s 时,血液中将形成红细胞的聚集体,呈三维网状结构。因此,除黏性外,还表现出弹性。

3. 红细胞聚集和屈服应力　在静止状态下红细胞在血浆中聚集并形成疏松的空间结构,这种空间结构有一定强度,当施加的切应力较小时,其结构发生改变,使得流体变形,但不能流动。只有当切应力达到一定程度时,血液才会流动。这种能引起血液流动的最小切应力即血液的屈服应力。

4. 血液触变性(thixotropy)　意味着血液的流变特性是随时间的变化而变化,与红细胞在流动中所发生的分散与聚集有关。血液在流动时,除了要消耗克服摩擦阻力所做的功外,还必须提供促使红细胞缗钱状结构分离的能量,但随着缗钱状连接的逐步分离,提供的能量也逐渐减少,故在维持一定的流动切变率下,其切应力随时间而减少。当切变率在 0.1~0.5/s 范围内,切变率恒定时,血液黏度随着时间的延长而减低。如果时间足够长,黏度值不再随时间而改变,其值仅仅取决于切变率的大小。

5. 红细胞变形性　红细胞具有良好的变形性,当红细胞变形性降低时,会使全血黏度尤其是高切变率下的全血黏度升高,影响微循环血流和红细胞寿命。

（二）血液的流变特性

1. 全血是非牛顿流体,血浆是牛顿流体。

2. 全血有屈服应力。

3. 当切变率足够大(>200/s)时,全血黏度逐渐降低并趋于一渐近值,全血的流变特性趋向于牛顿流体。因此,在大血管中全血可看作是牛顿液体。

4. 当血细胞比容在 0.1~0.8 之间时,全血黏度与血细胞比容呈正相关。

5. 血浆黏度主要取决于纤维蛋白原浓度。

6. 红细胞聚集性、变形性,以及血液 pH 值、渗透压等对血液流变特性有很大影响。

四、血液流变学常用检验项目

血液流变学测定的参数有很多,全血黏度、血浆黏度、血细胞比容、血沉方程 K 值测定、红细胞聚集指数、红细胞变形性、红细胞电泳、红细胞刚性指数等,本节将对临床常用的检验项目作一介绍。

（一）全血黏度测定

全血黏度是反映血液流变特性的最基本、最重要的参数。它是血浆黏度、血细胞比容、红细胞变形性和聚集能力、血小板和白细胞流变特性的综合表现,是血液随不同流动状况(切变率)及其他条件而表现出的黏度,切变率低时血黏度高,随切变率的逐渐升高黏度逐渐下降,最后趋向一个平稳的数值。测定液体黏度的仪器分两类,即毛细管式黏度计和旋转式黏度计。常用的是旋转式黏度计,又分为锥板式、圆筒式等形式。

1. 毛细管式黏度计检测法

【原理】 不同黏度的流体流过相同的管道时所用的时间是不一样的,流体的黏度越大,所用的时间越长。根据 Poiseuille(泊肃叶)定律,如果控制相同的毛细管内半径、长度、两端压力之差和体积,则流体黏度与流过一定管径的毛细管所需的时间成正比。测量时,让已知黏度液体和标本,在一定的压力驱动下,分别流过一定管径的毛细管,分别测量其所需的时间。设已知液体黏度为 η_0,流过时间为 t_0;待测标本黏度为 η,流过时间为 t,则受检标本黏度为

$$\eta = t/t_0 \times \eta_0$$

【材料与试剂】 肝素或 EDTA 抗凝全血标本,毛细管式黏度计,温浴缸,计时装置。

【操作要点】

(1) 由受试者静脉取血,每毫升血液以肝素 10~20 U 或乙二胺四乙酸二钾 1.5~2.2 mg 抗凝。

(2) 将试样置于水浴中,恒温 5 min,混匀后加入贮液池,同时按下测量钮开始计时。

(3) 按(2)中操作测量生理盐水流过时间。

(4) 按公式计算每个平均切变率下的血流表观黏度。

(5) 压积是影响黏度的重要因素,为便于分析测量结果,可以微量毛细管法测量血细胞比容。

2. 旋转式黏度计检测法

【原理】 在两个共轴双圆桶或者是圆锥平板或者是圆锥和圆锥,这种等测量体的间隙当中,放入一定量的被检血液,其中一个测量体静旋着,另一个以一定的速度来旋转,由于这个血液摩擦力的作用,旋转的测量体带动了静旋的那个测量体旋转一个角度,我们根据这一个角度旋转的多少来计算出全血的黏度。利用公式 $\eta = K \cdot M/N$ 计算被测液体黏度。式中 K 为仪器常数,M 为力矩,N 为转速。

【材料与试剂】 肝素或 EDTA 抗凝全血,旋转式黏度计如圆筒式黏度计和锥板式黏度计。

【操作要点】

(1) 打开仪器预热,使恒温系统达到测试温度。

(2) 将试样在测试温度下恒温 5 min 后,充分混匀,加入试样杯。

(3) 按"测量"键,切变率按由高至低的顺序进行测量。为了避免血细胞下沉,选择切变率档次不宜过多,每档停留时间不宜太长。

(4) 每个试样测量后应将试样杯清洗擦干。

【报告方式】 全血黏度:全切△.△△mPa·s。全血黏度:中切△.△△mPa·s。全血黏度:低切△.△△mPa·s。

【方法评价】

1. 毛细管黏度计检测法 优点:①测定非牛顿流体黏度结果可靠,更适宜测定血浆、血清黏度。②操作简便、成本低廉、曾被广泛使用(目前仍有使用)。缺点:①由于毛细管两端的压力差较大,切变率较高,难以反映血液等牛顿流体的黏度特性。②毛细管内非牛顿流体各层的切变率不同,黏度也不同,不能直接测定在一定切变率下牛顿流体的表观黏度。③血液在毛细管内流动过程中,前面的凸液面和后面的凹液面均会由于表面张力的作用,产生与运动方向相反的阻力,影响测定结果(故以采用较大口径的毛细管较好)。④在低切变率范围内,由于血细胞自动沉降,影响测定精确性。

2. 旋转式黏度计检测法 优点为:旋转式黏度计能在不同角速度下提供所需的切变率,在被测流体中各流层的切变率是一致的,可使液体在切变率一致的条件下做单纯的定常流动,克服了毛细管式黏度计在这方面的缺点;尤其锥板式黏度计临床应用更为广泛。

【质量控制要点】

1. 标本采集 抗凝合格的血液标本是试验结果准确性的首要保证。

(1) 用具所用注射器、试管等采血用具应清洁干燥,否则易导致标本溶血。

（2）时间：一般空腹 12 h 以上早晨安静状态下采血，急重患者非空腹时应注明餐后时间。

（3）采血取坐位、肘静脉采血。最好用 7 号以上针头，以避免针头过细破坏红细胞（溶血），并避免产生气泡。压脉带压迫时间应尽可能短（防止血液浓缩），当针头进入血管后立即松开压脉带，应在压脉带松开 5 s 后开始采血，抽血负压不宜过大。传统的采血方法，在血液放置过程中，pH 值和细胞电荷会发生改变影响血液黏度。真空采血法克服了以上不足。

（4）抗凝采用肝素（20U/mL 血）或 EDTA-K_2（1.5 mg/mL 血），以肝素最常用，对红细胞的大小、形状及血液黏度无影响。使用固体或高浓度液体抗凝剂，以减少对血液的稀释。

（5）混匀：血液与抗凝剂应立即充分混匀，避免血液凝固，勿剧烈振动，以免溶血。

2. 标本保存　采血后在室温下静置 20 min 再进行测定为宜，置密封容器内室温保存最长不超过 4 h，存放时间过长会引起结果偏高。检测前不要打开试管盖（塞），以防止血液 PO_2、PCO_2、HCO_3 和 pH 值等的变化而影响血液的流变性。不宜在冰箱内保存。在 4 ℃ 条件下，血样测定可延至 12 h 内完成。血液不可冷冻保存，以免红细胞破裂。

3. 测定温度　一般控制在（37±0.5）℃。

4. 混匀血样　静置的血液中红细胞聚集可能引起血浆和细胞聚集的分离，并加速红细胞沉降，因此在进行黏度测定前的即刻应将血样充分混匀。

5. 控制计量精度　应严格控制样品计量精度。样品移入时避免产生气泡。

6. 仪器清洗　防止残留物对下一个样品测量结果产生影响，须注意清洗。

7. 其他　①血细胞：红细胞、白细胞及血小板的数量与性质；②血浆中各种大分子的组成及含量；③血液内在的理化条件（pH 值、渗透压及温度）；④操作及仪器的结构、材料及流场切变率等。

【参考范围】　不同地区和实验室应具有自己的参考值。旋转式黏度计检测法：

男：$230s^{-1}$ 时为（4.53±0.46）mPa•s，$11.5s^{-1}$ 时为（9.31±1.48）mPa•s。

女：$230s^{-1}$ 时为（4.22±0.41）mPa•s，$11.5s^{-1}$ 时为（8.37±1.22）mPa•s。

【临床应用】　全血黏度的测定能为临床许多疾病，尤其是血栓前及血栓性疾病的诊断、治疗、预防等提供重要依据。血液黏度增高会引起血流阻力增加，使血流速度减慢，最后导致血流停滞，直接影响脏器的血液供应，从而导致疾病。

血液黏度增高见于：冠心病、心肌梗死、高血压病、脑血栓形成、高脂血症、糖尿病、恶性肿瘤、肺源性心脏病、真性红细胞增多症、遗传性球形细胞增多症、多发性骨髓瘤、原发性巨球蛋白血症、妊娠高血压综合征等。

血液黏度降低主要见于：各种原因所致贫血、出血性疾病和低蛋白血症。

（二）血浆黏度测定

血浆黏度为全血黏度的 1/8～1/4，是反映血液流动性的指标之一。血浆黏度主要由血浆中大分子物质所决定，包括蛋白质和脂类，其中以结构不对称并形成网状结构能力大的纤维蛋白原影响最大，它可使红细胞相互聚集形成缗钱状，是影响红细胞聚集的指标之一；其次是球蛋白分子，还有脂类等。血浆黏度增加导致血流不畅，甚至阻断，可反映淤血的存在。

【原理】　同全血黏度测定中的毛细管式黏度计测定方法。

【材料与试剂】　肝素或 EDTA 抗凝血浆、毛细管式黏度计、温浴缸、计时装置。

【操作要点】　先把抗凝全血 1600 r/min 离心 10 min 分离血浆，其余同全血黏度测定中的毛细管式黏度计测定方法。

【报告方式】　△.△△mPa•s。

【方法评价】　同全血黏度测定中的毛细管式黏度计测定方法。

【质量控制要点】

1. 检测前禁止服用抗凝药物，如阿司匹林等。

2. 标本采集与抗凝见全血黏度测定的质量控制要点。

3. 测定温度一般控制在 37±0.5 ℃。血浆黏度随温度增高而降低。

4. 血浆黏度随血容量减少而增高;反之降低。

【参考范围】 男性:0.85~1.99 mPa·s。女性:0.82~1.84 mPa·s。

【临床应用】 血浆为牛顿流体,血浆黏度升高可以引起全血黏度升高,但不成正比关系。因为血浆不仅以其固有黏度影响全血黏度,更重要的是其蛋白桥连作用造成红细胞的聚集。升高可见于:原发性高球蛋白血症,如巨球蛋白血症、多发性骨髓瘤;继发性高球蛋白血症,如风湿病、类风湿关节炎、慢性活动性肝炎、系统性红斑狼疮;高脂血症、糖尿病、恶性肿瘤等。

(三)血沉方程 K 值测定

红细胞聚集性是指当血液的切变力降低到一定程度,红细胞互相叠连形成所谓"缗钱状"聚集物的能力。它是反映红细胞聚集性及程度的一个客观指标,增高表示聚集性增强,全血黏度增高。

红细胞聚集性增加,导致血液黏度增加,血流阻力增大,组织血液灌注不足,造成缺血、缺氧和酸中毒。临床常用的红细胞聚集性指标为:血沉方程 K 值和红细胞聚集指数。

【原理】 将抗凝血置于特制的血沉管中,观察红细胞在一定时间内沉降的距离,称为红细胞沉降率(erythrocyte sedimentation rate,ESR)。它在一定程度上反映了红细胞的聚集性,但受血细胞比容、血浆黏度、红细胞表面电荷等多种因素影响,而血沉方程 K 值不受血细胞比容影响,能更好地反映红细胞聚集程度。血沉方程 K 值为

$$K = ESR/[-(1-H+\ln H)]$$

式中:H 为血细胞比容,ln 为自然对数,只要知道血沉和血细胞比容值就可以计算血沉方程 K 值。实验表明,ESR 值随血细胞比容有明显改变,但血沉方程 K 值变动不大。血沉 K 值越大,表明红细胞聚集性越强。

血沉测定有多种方法,魏氏法(Westergren 法)、温氏法(wintrobe 法)、潘氏法等。近年还设计了专用于血沉测定的自动仪器,一种是魏氏法自动血沉仪,基本原理同常规操作法相同;另一种是新型全自动血沉测定仪:使用波长 950 nm 的红外线对毛细管血沉检测管内的血液吸光度进行检测,得出被检标本的沉降曲线。ICSH 和 WHO 推荐魏氏法,详细测定方法见第二章第一节红细胞沉降率测定。

【参考范围】 血沉方程 K 值:53±20。

【临床应用】 K 值增大意味着红细胞聚集性增高,主要见于各种炎症、组织创伤与坏死、恶性肿瘤、各种原因导致的高球蛋白血症、糖尿病、高血压、心肌梗死、外周血管疾病、动脉或静脉血栓等疾病。血沉与血沉方程 K 值的关系见表 4-3。

表 4-3 血沉与血沉方程 K 值对红细胞聚集性的影响

ESR	ESR-K	红细胞聚集性
正常	正常	正常
正常	增高	增高
增高	正常	正常
增高	增高	明显增高

(四)红细胞聚集指数测定

红细胞聚集指数(AI)是反映红细胞聚集程度的一个指标,增高表明聚集性越高,血液表观黏度越高。同类型指标见血沉方程 K 值检测。

【原理】 血液在静置或缓慢流动时,红细胞出现聚集状态,这种低切变率下的红细胞聚集使血液黏度升高,其升高程度与红细胞聚集性呈正相关。

【材料与试剂】 同全血黏度测定和血浆黏度测定。

【操作要点】

1. 同全血黏度测定和血浆黏度测定。

2. 计算方法

(1)低切变率血液的相对黏度(全血黏度与血浆黏度之比),作为红细胞聚集指数。相对黏度越大,红

细胞聚集性越强。

（2）低切变率时红细胞聚集体大量形成，并构成网状结构，这时的全血表观黏度很高。高切变率时红细胞解聚，黏度降低，两者的比值即为红细胞聚集指数。AI值越高表示红细胞的聚集性越强。

【报告方式】 AI＝△.△△。

【方法评价】 同全血黏度测定和血浆黏度测定。

【质量控制要点】 同全血黏度测定和血浆黏度测定。

【参考范围】 3.19～6.04，不同实验室可有不同的参考值。

【临床应用】 同血沉方程 K 值测定。

（五）红细胞变形性测定

红细胞变形性是指红细胞在血液流动中的变形能力，也就是红细胞在外力作用下改变其形状的特性。红细胞的变形性在适当的切变率下，即使血细胞比容达到了95％到99％，血液仍然能保持在流动状态。红细胞的变形使血液在高切变率下的黏度降低，因此，高切变率下的血液黏度能间接地反映出红细胞的变形性。

它是影响血液表观黏度和体内微循环有效灌注的重要因素之一，同时又是红细胞寿命的重要决定因素。目前红细胞变形性测定方法很多，基本上可分为二大类：第一类利用红细胞悬浮液，间接地估计比较红细胞群体的平均变形性大小，如黏性检测法、反向旋转流变仪测定法、微孔滤过法、激光衍射法等；第二类是利用单个红细胞测定其变形能力和细胞膜的力学特征，如底面附差法、微吸管法、电子自旋共振频谱法等。国内应用最广的是黏性测定法和微孔筛滤法。

1. 黏性检测法

【原理】 在相同的血细胞比容（HCT）、介质黏度和切变率下，表观黏度越低者红细胞的变形性越强。因此，测定高切变率下血液的表观黏度及相应的血浆黏度和 HCT，可间接估计红细胞变形性。

公式为：$TK=(\eta_r^{0.4}-1)/(\eta_r^{0.4}HCT)$。

式中：η_r 为高切变率下的相对黏度（全血黏度与血浆黏度比值），HCT 为血细胞比容。TK 值越大表示红细胞变形性越差，反之，变形性越好。

【材料与试剂】 见全血黏度测定、血浆黏度测定、血细胞比容测定法。

【操作要点】 见全血黏度测定、血浆黏度测定、血细胞比容测定法。采用上述公式计算得出。

2. 微孔滤过法

【原理】 在一定的负压（或正压）作用下，测定一定容积的红细胞悬液中的红细胞通过一定孔径（3 μm 或 5 μm）的滤膜上微孔的能力，其能力越强，变形性越好。可用滤过指数（IF）表示红细胞的变形性，$IF=(t_1/t_2-1)\times100 \cdot HCT^{-1}$。式中 t_1、t_2 分别为红细胞悬液和悬浮介质通过滤膜所需要时间。IF 越大，红细胞变形能力越差。

【材料与试剂】 EDTA 抗凝血、滤过仪、滤膜、悬浮介质（采用等渗的 PBS 和 Tris-HCl 缓冲液（pH＝7.4）均可。使用前以 G2 滤器过滤，以去除其中的微粒）。

【操作要点】

（1）将血样于 2000 r/min 离心 10 min，弃去血浆及血浆黄层，以悬浮介质洗涤 3 次，每次洗后于 2000 r/min 离心 5 min，弃去上清液。

（2）取压紧的红细胞 1∶9(V/V)加到悬浮介质中配成血细胞比容 10％的红细胞悬浮液备用。

（3）在加试样前使贮气瓶内保持 1 或 2kPa 负压。分别吸取悬浮介质或红细胞悬浮液加入到带刻度的样品池内，分别测定在负压作用下流过滤膜的时间 t_2、t_1，按公式计算红细胞滤过指数 IF。

【报告方式】 △.△△。

【方法评价】

1. 黏性检测法 此法与血液黏度测定共用设备，可同时获取血液流动和红细胞变形性双重信息，但不能直接观察红细胞个体的变形性。

2. 微孔滤过法 此法装置简单，且能模拟红细胞通过微血管的情况，研究单个红细胞或细胞膜的力学性质。

【质量控制要点】

1. 黏性检测法 参见全血黏度测定。

2. 微孔滤过法 ①滤过仪的滤膜质量(如膜孔的大小、分布均匀度等)应符合要求,应一次性使用。②由于肝素抗凝剂容易引起血小板聚集,故宜用 EDTA 盐抗凝。③红细胞悬液浓度可影响 IF 值,一般选择浓度 10％左右。④白细胞易堵塞滤孔,因此红细胞悬液中残存的白细胞数应尽量少。⑤测定温度应控制在 37 ℃。

【参考范围】 黏性检测法:180s⁻¹时 TK 值＜1.00。微孔滤过法:0.63～1.04。

【临床应用】 红细胞变形性减低常见于:溶血性贫血、心肌梗死、高脂血症、高血压、糖尿病、恶性肿瘤、脑血栓等。

1. 急性心肌梗死患者红细胞变形能力下降,第 1～3 天变化明显。

2. 脑血栓形成患者红细胞变形明显低于健康者。糖尿病患者也有类似改变,有血管并发症者更差。

3. 高脂血症使红细胞膜中胆固醇含量升高,膜面积增加,红细胞变成棘状,变形性降低。

4. 多发性动脉硬化、慢性肾衰竭、雷诺病、高血压病、肿瘤均可使红细胞变形能力降低,吸烟也降低红细胞的变形能力。

（六）血液流变学测定的其他指标

1. 红细胞电泳时间和电泳率 红细胞表面带有负电荷使它们之间有种排斥力而彼此不相互聚集,在电场中向正极移动。如果红细胞聚集在一起,其泳动速度会减慢。此二者是用来观察红细胞表面负电荷多少的客观指标,也是反映红细胞聚集的指标。

2. 红细胞刚性指数 正常情况下,血液中红细胞的数量及质量保持相对稳定。无论何种原因造成的红细胞生成和破坏的失常,都会引起红细胞在数量和质量上的改变,从而导致疾病的发生。红细胞刚性指数越大,表明红细胞变形性越小,是高切变率下血液黏度高的原因之一。

3. 卡松黏度 全血表观黏度所能降低的极限值,与红细胞变形性相关。

4. 血液屈服力又称为卡松屈服力,与红细胞聚集性相关。

五、血液流变学检验的质量控制

（一）分析前质量控制

1. 人员培训 操作人员应经过上岗前培训,充分了解所用仪器的构造、原理、操作规程、注意事项、简单维修和故障排除方法等。

2. 仪器的选择 选择旋转式黏度计(切变率应满足 1～200/s 的技术要求),或切变率可调的毛细管黏度计。血浆黏度的测定宜选用毛细管黏度计。毛细管黏度计的毛细管部分应由玻璃制成,内腔光滑均匀圆直,毛细管内径应大于 0.3 mm,管长、管径之比大于 200。

3. 标准化 仪器的质量仪器的标准化是临床血液流变学检测规范化的首要条件。①灵敏度:旋转式黏度计在低切变率下,能够反映出同一血样的两份血细胞比容差为 1％的血液的表观黏度差异;在高切变率下,则能够反映出血细胞比容差为 2％的血液的表观黏度差异。测量血浆黏度的毛细管应当至少分辨出浓度差为 1％的蔗糖溶液的黏度。②精密度:采用一份血细胞比容正常(40％～50％)的血液,在不同切变率下各测定 10 次全血表观黏度,计算各切变率下的变异系数(CV),要求低切变率时变异系数小于5％,高切变率时变异系数小于 2％。仪器要定期进行性能检查。

4. 仪器的校正 可采用标准黏度液(标准油)标定血液黏度仪。在切变率 1～200 s⁻¹ 范围内分别用低标准油(约 2 mPa. s)和高标准油(约 20 mPa. s)测定其黏度值,各测定 5 次以上,要求测定值与真值的相对偏差不大于 3％。标准油应保存在 4 ℃环境中,有效期为 1 年左右。仪器要定期标定。

5. 受检者的准备 血液黏度有生理性的节律变化,一般在上午 11 时和晚上 20 时血液黏度最高,故采血时间应避开节律高峰时间。妇女抽血应避开月经期。采血前 3 天停用具有溶栓抗凝作用的药物、降脂药物等,若服用不能停服的药物,在结果分析时应考虑到其对结果的影响。检测前一天晚餐低脂饮食,戒烟酒。避免大量汗液流失导致血液浓缩。

6. 血样的采集、抗凝与保存 见血液黏度测定部分。

（二）分析中质量控制

1. 工作温度　黏度计具有恒温控制系统,血液黏度测定一般控制在 $37\pm0.5\ ℃$,最好在 $37\pm0.1\ ℃$。测定前把血样及黏度计样品杯都预热到工作温度。某些病理情况,如雷诺病,可能需要测定较低温度的血液黏度。报告结果时须注明工作温度。

2. 切变率的选择　血液黏度测定通常是在 $1\sim200\ s^{-1}$ 切变率范围内,应包括高切变率、中切变率、低切变率下的血液表观黏度值,至少要包括高、低两个切变率下的黏度值。黏度测定时应先测定高切变率下的黏度,再测定低切变率下的黏度。

3. 读数　在恒温条件下,高切变率下测定与时间关系不大。但在起始,读数可能略有变动,因为黏度计的各个部分有一个温度平衡过程。当得到稳定读数后,尽快测定低切变率下的黏度。低切变率下因红细胞聚集沉降,读数随时间延长而下降,应采用峰值处的读数。

4. 建立适当的参考值　血液黏度由血液的内在因素和测定条件所决定,因此,血液黏度的参考值随黏度计类型、测定方法、实验条件和地区的差异而不尽相同。在仪器经过校准、检验人员操作熟悉规范后,应制定不同地区和实验室不同的参考值。

5. 加强室内质控工作　严格遵守操作规程,每日测定质控物。必要时还要积极参加室间质量评价工作。

（三）分析后质量控制

1. 检验人员分析指标间的关系　血液黏度和其他血液流变学指标有一定的相关关系,检验人员要结合其他指标进行初步分析,发现异常应进行复检。

2. 测定结果的追溯性和可比性　血液黏度的影响因素较多,对测定结果的临床应用需要多方面的信息资料。申请者应了解受检者的性别、年龄、职业、民族、生物规律、生理变化、饮食习惯、疾病诊断、接受治疗和用药情况等,检验报告单还应填写采血时间、空腹时间、采血部位与方法、测定完成时间、工作条件(包括温度、切变率)等。以上内容应适当存档以便追溯。

3. 加强与医生联系　极端异常结果须与医生及时联系,应及时复查,做出合理解释。实验人员应虚心向医生征求意见,不断改进检验质量。

由于血液流变学检查受到的干扰因素多,进一步推动方法学的规范化和标准化、加强试验的全面质量控制非常重要。

（董素芳）

思考题

1. 血小板的功能有哪些?
2. 简述正常凝血机制(用图表表示)。
3. 受创伤时,受损部位如何进行止血?
4. 简述溶血对 PT、APTT 测定结果的影响。
5. 为什么 PT、APTT 和 PLT 可以作为出血倾向的筛选试验?
6. 止凝血标本为什么首选枸橼酸钠抗凝?
7. 什么是层流、黏度、牛顿流体、非牛顿流体?
8. 简述血液在血管中的流动形式及血液的流变特性。
9. 影响血液黏度的基本因素有哪些?
10. 全血黏度的测定方法有哪些? 原理是什么? 有何临床意义?
11. 血沉与血沉方程 K 值是什么关系? 血沉方程 K 值的临床意义是什么?
12. 如何进行分析前质量控制?

（宋晓光、董素芳）

第二篇

血型与输血一般检验

Linchuang Jianyan Jichu

第五章 血型鉴定与交叉配血

血型(blood group)是人类血液各成分抗原类别和遗传特征的表达。根据血液中抗原成分的不同,血型系统可分为红细胞血型抗原、白细胞血型抗原、血小板血型抗原以及其他血型抗原。目前已发现的血型系统中,红细胞血型系统是发现最早、最具有临床意义的血型系统。主要包括 ABO 和 Rh 血型系统。

血型检验不仅应用于临床输血,还与器官移植、新生儿溶血病诊断、法医鉴定、考古等研究密切相关,对疾病的诊断、预防和治疗都有着重要意义。

 ## 第一节 ABO 血型系统

ABO 血型系统是人类最先发现的血型系统,于 1900 年由 Karl Landsteiner 报道。ABO 血型在人类血型系统中的抗原性最强,与临床输血关系最为密切。之后,又连续发现了 Rh、MNS、Lewis、Duffy、Kidd 等红细胞血型。

一、ABO 血型系统分类和命名

1. 传统分类和命名 最初是根据红细胞及血清中的 A、B 抗原及抗体命名。ABO 血型系统的分型是由红细胞抗原和血清抗体共同决定的。根据红细胞上是否存在 A、B、O 抗原,血清中是否存在抗 A、抗 B 抗体,ABO 血型系统可分为 A、B、O 及 AB 四种血型,见表 5-1。

表 5-1 ABO 血型系统分类

血型	红细胞表面抗原	血清中抗体
A	A	抗 B
B	B	抗 A
AB	A、B	—
O	—	抗 A 和抗 B

注:"—"为无。

2. 器官组织血型分类 根据红细胞抗原生物化学性质,人红细胞血型抗原表位分为糖分子和多肽两类。其中 ABO 血型以糖分子为表位,它们不仅分布在人红细胞和其他血细胞表面,而且更广泛分布于除中枢神经细胞外的人体各种组织细胞、体液及分泌液,甚至还广泛存在于自然界各种细菌、真菌、植物和动物细胞表面,因此又称为组织血型。而其他血型如 Rh、Kell、Kidd、Duffy 等,是以多肽为抗原表位,抗原分子为蛋白、糖蛋白或脂蛋白。由于这些血型抗原绝大多数只分布在人类红细胞或骨髓造血干细胞来源的血细胞膜上,因此又称之为器官血型。

3. 国际输血协会(ISBT)分类和命名 20 世纪 80 年代,国际输血协会红细胞表面抗原命名专业组开始对人红细胞血型分类、命名进行了统一和规范,根据红细胞血型抗原的生化特性、遗传学特性、血清学表现等特点将所发现的人类红细胞血型分为血型系统、血型集合、高频抗原组和低频抗原组。

(1)血型系统:指由单一基因位点或多个紧密连锁的基因位点上的等位基因编码的一个或多个抗原组成。已检出的红细胞血型系统 30 多个(ABO、MNS、P、Rh 等),表达近 300 个抗原(表 5-2)。随着新抗原的发现及对已存在抗原的进一步认识,血型抗原的数量、分类也会发生变化。

表 5-2 红细胞血型系统

名称（传统）	名称（ISBT）	数字（ISBT）	抗原数目/个	基因名称	染色体位置	CD
ABO	ABO	001	4	ABO	9q34.2	
MNS	MNS	002	46	GYPA,GYPB,GYPE	4q31.21	CD235
P1PK	P1PK	003	1	A4GALT	22q13.2	
Rh	RH	004	50	RHD,RHCE	1p36.11	CD240
Lutheran	LU	005	18	LU	19q13.32	CD239
Kell	KEL	006	31	KEL	7q34	CD238
Lewis	LE	007	6	FUT3	19p13.3	
Duffy	FY	008	6	DARC	1q23.2	CD234
Kidd	JK	009	3	SLC14A1	18q12.3	
Diego	DI	010	21	SLC4A1	17q21.31	CD233
Yt	YT	011	2	ACHE	7q22.1	
Xg	XG	012	2	XG,MIC2	Xp22.33	CD99
Scianna	SC	013	7	ERMAP	1p34.2	
Dombrock	DO	014	6	ART4	12p12.3	CD297
Colton	CO	015	3	AQP1	7p14.3	
Landsteiner-Wiener	LW	016	3	ICAM4	19p13.2	CD242
Chido/Rodgers	CH/RG	017	9	C4A,C4B	6p21.3	
H	H	018	1	FUT1	19q13.33	CD173
Kx	XK	019	1	XK	Xp21.1	
Gerbich	GE	020	8	GYPC	2q14.3	CD236
Cromer	CROM	021	15	CD55	1q32.2	CD55
Knops	KN	022	9	CR1	1q32.2	CD35
Indian	IN	023	4	CD44	11p13	CD44
Ok	OK	024	1	BSG	19p13.3	CD147
Raph	RAPH	025	1	CD151	11p15.5	CD151
John Milton Hagen	JMH	026	5	SEMA7A	15p24.1	CD108
I	I	027	1	GCNT2	6p24.2	
Globoside	GLOB	028	1	B3GALT3	3q26.1	
Gill	GIL	029	1	AQP3	9p13.3	
Rh-associated glycoprotein	RHAG	030	3	RHAG	6p21-qter	CD241

（2）血型集合（blood collection）：指在血清学、生物化学、遗传学特征方面有相关性，但达不到血型系统命名标准且与血型系统无关的血型抗原。已检出的血型集合包括 Cost、Ii、Er 等共 6 个，含 12 个抗原。

（3）高频、低频抗原组：指尚不能归为血型系统和血型集合的抗原。根据一般人群中出现频率分为低频抗原组 700 系列（含 18 个抗原）和高频抗原组 901 系列（含 8 个抗原）。低频率抗原在一般人群中出现的频率小于 1%，而高频率抗原出现的频率大于 99%。

（4）命名和表述：1996 年，ISBT 发表由该命名专业组确定的红细胞血型抗原、表型、基因和基因型命名和记述方法:①6 位数字和字母/数字命名法。6 位数字的前 3 位数字表示某一血型系统(001～030)、血型集合(205～212)或血型系列(700 低频抗原,901 高频抗原),后 3 位数字表示抗原的特异性,如 001001、001002、001003、分别表示为 ABO 血型 A、B 及 AB 抗原。前者适于计算机语言,后者更适于一般阅读、书写和印刷。②字母/数字法。血型系统符号用 2～4 个大写字母表示,血型抗原用字母加数值表示。但因抗原 3 位数字长,用起来不方便,故规定去掉抗原编码的"零"。如 RH 表示 Rh 血型系统,RH1 表示 Rh 血型系统 D 抗原;KEL 表示 Kell 血型系统,KEL1 表示 Kell 血型系统的 K 抗原,KEL2 表示 Kell 血型系统的 k 抗原;FY 表示 Duffy 血型系统等。

由于 ABO 红细胞血型系统和抗原系统的命名及表述已广为人知并成为习惯,因此 ISBT 规定,已有的血型命名不改变,新发现的抗原必须按"字母＋数字"符号系统标记。

二、ABO 血型的基因遗传及抗原表达

(一) ABO 血型的基因遗传

Bernstein 在 1924 年提出,ABO 血型基因遗传为常染色体显性遗传,基因以相等的频率遗传给子代。ABO 血型的遗传基因位于第九号染色体的长臂 3 区 4 带,该位点有 A、B、O 三个等位基因。其中 A 和 B 基因为显性基因,O 基因为隐性基因或称为无效基因。父母双方各遗传给子代一个基因,则 ABO 血型系统有 6 种基因型、4 种表现型,见表 5-3。由于血型表达了抗原、抗体的遗传特性,故根据父母的血型可以推测子代的血型,见表 5-4。另外在人类 19 号染色体还存在 H 基因,基因型为 HH 和 Hh。H 基因的遗传与 ABO 基因无关,但直接影响着 ABO 血型抗原的表达。

表 5-3 ABO 血型系统的基因型与表现型

基因型	表现型
OO	O
AO,AA	A
BO,BB	B
AB	AB

表 5-4 ABO 血型系统的遗传

父母表现型	父母基因型	子女可能的表现型和(基因型)
A×O	AA×OO	A
	AO×OO	A(AO)、O(OO)
A×A	AO×AO	A(AA、AO)、O(OO)
	AO×AA	A(AA、AO)
	AA×AA	A(AA)
A×AB	AA×AB	AB(AB)、A(AA)
	AO×AB	AB(AB)、A(AO)、B(BO)
B×O	BB×OO	B(BO)
	BO×OO	B(BO)、O(OO)
B×B	BO×BO	B(BB、BO)、O(OO)
	BO×BB	B(BB、BO)
	BB×BB	B(BB)
B×AB	BB×AB	AB(AB)、B(BB)
	BO×AB	AB(AB)、B(BB、BO)、A(AO)
AB×O	AB×OO	A(AO)、B(BO)
O×O	OO×OO	O(OO)

（二）ABO血型系统抗原的性质及结构

ABO血型抗原的化学结构是糖蛋白或糖脂，其血清学特异性取决于糖链末端3个糖基的结构，分别由A、B、O及H基因编码控制。ABO抗原决定簇的前身物质是红细胞膜上4个糖的低聚糖链，在各基因产生的糖基转移酶的作用下形成相应的抗原物质。

1. H抗原　H位点的H基因可编码形成岩藻糖转移酶，将一个岩藻糖接于ABO抗原的前身物质半乳糖上，形成H抗原。H抗原是形成A、B抗原的结构基础。

2. A抗原　基因A编码形成N-乙酰半乳糖胺基转移酶，将一个N-乙酰半乳糖胺连接到H抗原的D-半乳糖结构上，形成A抗原。

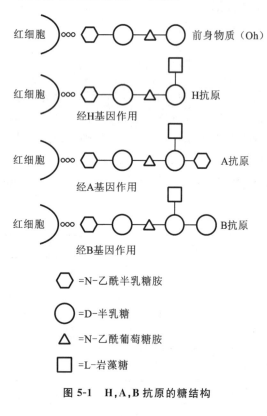

=N-乙酰半乳糖胺

=D-半乳糖

=N-乙酰葡萄糖胺

=L-岩藻糖

图5-1　H，A，B抗原的糖结构

3. B抗原　基因B编码形成半乳糖基转移酶，将一个D-半乳糖连接到H抗原的D-半乳糖结构上，形成B抗原（图5-1）。

（三）ABO血型系统抗原的产生及存在部位

孕育37天的胎儿体内就可以产生A、B、H抗原，5～6周胎儿血液中的红细胞已可测出A、B、H抗原，但出生时抗原发育尚未成熟，其抗原性仅为成人的20%，随年龄增长不断增强，5～10岁达到高峰，其抗原性质和类型一般终身不变，但到老年时抗原性有所下降。

A、B、H抗原主要存在于红细胞膜上，同时也分布在白细胞、血小板和其他组织细胞（除中枢神经细胞外）上。组织细胞合成并分泌的可溶性A、B、H血型抗原多为半抗原，称为血型物质，它与机体血型抗原是一致的，其广泛存在于血液、体液和分泌物中（脑脊液除外），以唾液中含量最多，其次是血清、胃液、精液、羊水、汗液、尿液、泪液、胆汁、乳汁和腹水。血型物质存在的意义有：①辅助鉴定ABO血型；②中和ABO血型系统中的"天然抗体"，有助于鉴别抗体性质；③检查羊水中血型物质，预测胎儿ABO血型；④不同血型混合血浆因血型物质相互中和血型抗体，可不考虑血型问题。

三、ABO血型系统抗体

（一）ABO血型抗体的产生

ABO系统的抗体在出生后3～6个月才开始出现，青春期达高峰。每个人产生抗体的功能可持续终身，但成人后其效价随年龄增长而逐渐降低。新生儿检测血型因其抗原位点少、抗体效价低，所产生的凝集反应不明显而易造成误定型。新生儿血清中检测出的抗体常是来自母体的IgG，偶尔也有胎儿自身产生的IgM。

（二）ABO血型抗体的分类与性质

ABO血型系统抗体按其产生原因可分为天然抗体和免疫性抗体。天然抗体主要是由自然界中与A、B抗原类似的物质刺激产生或者本身就存在于体内，以IgM为主，大多为完全抗体。免疫性抗体主要由母婴血型不合的妊娠及血型不合的输血产生，以IgG为主，多为不完全抗体。两种血型抗体可同时存在于体内，主要区别见表5-5。

表5-5　IgM和IgG抗体的特性及区别

	IgM	IgG
抗原刺激	无可察觉	有（妊娠、输血）

续表

	IgM	IgG
分子质量	100 万	16 万
耐热性	不耐热(冷抗体)	耐热(温抗体)
与红细胞反应最适温度	0～25 ℃	37 ℃
被血型物质中和	能	不能
溶血素效价	较低	较高
能否通过胎盘	不能	能
与红细胞反应介质	在盐水介质中可发生凝集	在酶或蛋白等介质中发生凝集
与巯基乙醇或二硫苏糖醇的反应	灭活	不被灭活

(三)ABO 血型抗体的临床意义

ABO 不相容的输血可以产生严重的溶血性输血反应,一般为急性血管内溶血反应,严重时引起弥散性血管内凝血(DIC)、急性肾衰竭甚至死亡。ABO 抗体可引起新生儿溶血病,在器官移植、造血干细胞移植等方面都有重要意义。

四、ABO 血型系统的亚型

亚型(subgroup)是指虽属同一血型抗原,但抗原结构和性质或抗原位点数有一定差异的血型。ABO 血型系统中以 A 亚型最常见,主要有 A_1、A_2亚型,占 A 型血的 99.9%,其次是 A_3、Abantu、Abend、Ael、Ax 和 Am。A_1、A_2亚型也导致 AB 血型的 A_1B、A_2B 亚型。我国 A、AB 血型者中以 A_1、A_1B 亚型为主,A_2、A_2B 亚型在 A 与 AB 型中仅占 1%。B 亚型较少见,有 B_3、Bx 和 Bm,但抗原性弱,临床意义不大。ABO 亚型抗原、抗体及抗原与抗血清反应见表 5-6。

表 5-6 ABO 亚型抗原、抗体及抗原与抗血清的反应

血型	红细胞表面抗原	血清中抗体	与抗血清的反应				
			抗 A	抗 B	抗 A_1	抗 AB	抗 H
A_1	A1、H 和 A	抗 B	+	−	+	+	+
A_2	A 和 H	抗 B 和抗 A_1(1%～8%)	+	−	−	+	+
A_1B	A_1、A、B 和 H	无	+	+	+	+	+
A_2B	A、B 和 H	抗 A_1(25%)	+	+	−	+	+
B	B 和 H	抗 A,抗 A_1(少见)	−	+	−	+	+
O	H	抗 A,抗 B 和(或)抗 AB、抗 A_1(少见)	−	−	−	−	+

亚型鉴定的目的是防止错误鉴定血型,避免输血反应,主要意义有:①A_1 与 A_2 之间的输血可能引起输血反应;②亚型抗原性弱,如抗 A、抗 B 标准血清效价低时,易漏检或误定型。因此在鉴定血型时,除用标准抗 A、抗 B 血清外,还应加用 O 型血清(抗 A 效价比抗 B 效价高),O 型血清能检出因抗 A 血清效价低未检出的 A 抗原,可以防止因抗 A 血清效价低时将 A_x 型误定为 O 型。或者用反向定型来避免误定型,当正反定型结果不一致,反定型未检出红细胞缺乏抗原的相应抗体时,应查找原因,避免亚型的误定型。

五、孟买血型

孟买血型因为在印度孟买发现而命名。其基因型为 hh,表现型为 Oh,由于没有 H 基因,而 H 基因又为无效基因,不能合成 H 物质,因此其红细胞和体液中无 H、A 和 B 抗原,但血清中含有抗 A、抗 B 和高效价的抗 H 抗体。所以除与 AB 型红细胞发生反应外,还可与 O 型红细胞凝集,此血型人如需输血,只能输 Oh 同型血。

六、ABO 血型鉴定

ABO 血型鉴定主要是利用抗原抗体之间的反应来完成的,包括正向定型和反向定型,二者结果一致,方可发报告。正向定型:用已知的特异性抗 A、抗 B 和抗 A+B(O 型血清)标准血清检查待检红细胞的未知抗原。反向定型:用已知 A 型红细胞和 B 型红细胞检查待检标本血清中的未知抗体。正、反向血型鉴定结果判断见表 5-7。

表 5-7　ABO 血型正向、反向鉴定结果判断

正向定型			反向定型			血型判定
抗 A	抗 B	抗 AB	A 型红细胞	B 型红细胞	O 型红细胞	
+	−	+	−	+	−	A 型
−	+	+	+	−	−	B 型
+	+	+	−	−	−	AB 型
−	−	−	+	+	−	O 型

注:"+"为凝集,"−"为不凝集。

(一)ABO 血型盐水正向定型法

【原理】　用已知的标准抗 A、抗 B、抗 AB 血清与被检红细胞在生理盐水介质中反应,根据红细胞的凝集反应判定 ABO 血型。

【试剂】
(1) 标准抗 A、抗 B 及抗 AB 血清(市售)。
(2) 无菌生理盐水。

【器材】　小试管、滴管、离心机、记号笔、显微镜、玻片或白瓷板。

【操作要点】

1. 玻片法
(1) 标本采集:外周血或抗凝血。
(2) 制备 5% 被检红细胞生理盐水悬液:将抗凝血标本 3000 r/min 离心 3 min,取压积红细胞 25 μL 或全血 50 μL 加入 500 μL 生理盐水中。
(3) 标记玻片或白瓷板:取洁净的载玻片或白瓷板 1 块,画出方格,分别标记抗 A、抗 B 和抗 AB 三种标识。
(4) 加标准血清:在玻片或白瓷板已标记的区域内分别滴加抗 A、抗 B 和抗 AB 血清各 1 滴。
(5) 加被检红细胞悬液:在含上述血清的区域中分别滴加被检者 5% 红细胞生理盐水悬液各 1 滴,轻微晃动玻片或白瓷板,使血清与红细胞充分混匀,室温放置 15~30 min。
(6) 观察结果:先轻轻摇动玻片,肉眼观察有无颗粒状凝集及凝集程度,再用低倍镜观察,判定阴性、阳性和阳性程度。

凝集结果判断标准:①凝集判断标准:红细胞呈均匀分布,无凝集颗粒,低倍镜下红细胞分散存在,无凝集现象为阴性;红细胞出现凝集为阳性。②凝集强弱程度判断标准:在低倍镜下按表 5-8 分级判断凝集程度。出现混合凝集外观时,要注意是否有 A、B 亚型的可能。

表 5-8　红细胞凝集现象及结果判断

现象	结果判断
呈一片或几片凝块,仅有少数单个游离红细胞	++++
呈数个大颗粒状凝块,有少数单个游离红细胞	+++
数个小凝集颗粒和一部分微细凝集颗粒,游离红细胞约占 1/2	++

续表

现象	结果判断
肉眼可见许多细纱状凝集颗粒,周围有很多的游离红细胞,在镜下观察,每个凝集团有5～8个红细胞凝集	＋
镜下可见数个红细胞凝集在一起,周围有很多的游离红细胞	±
镜下可见极少数红细胞凝集,而大多数红细胞仍呈分散分布,混合凝集外观	(mixed field)MF
镜下未见红细胞凝集,红细胞均匀分布	—

(7)血型判断:同表 5-7。

2.试管法

(1)标本准备:同玻片法。

(2)标记试管:取小试管 3 支,分别标记抗 A、抗 B 和抗 AB 及样本号。

(3)加标准抗血清:分别加入抗 A、抗 B 和抗 AB 标准血清各 1 滴于相应标记的试管中。

(4)加入红细胞悬液:分别加入被检者 5％红细胞生理盐水悬液 1 滴于各试管中混匀,立即以 1000 r/min 离心 1 min。

(5)观察结果:先观察上层液有无溶血现象,再斜持试管轻轻摇动或轻轻弹动,使管底的红细胞慢慢浮起,肉眼观察有无凝集,再用低倍镜观察凝集强弱程度,如轻微凝集或不见凝集,需低倍镜观察。

(6)结果判断:①凝集判断标准:完全凝集的管:上层液体清亮、无色,底部有红细胞凝块,管底细胞呈花边状,轻弹试管凝块不散开。完全不凝的管:上层液体清亮、无色,血细胞均匀地沉到管底,边缘整齐,用手指轻弹试管,红细胞像一缕烟似的立即上升,随即成为均匀的红色悬液。②凝集强弱程度:判断标准与玻片法一致。

(7)血型判断:同表 6-6。

【报告方式】 ABO 血型:＊型(盐水介质正向定型法)。

(二)ABO 血型凝胶微柱正向定型法

【原理】 凝胶具有分子筛效应和亲合效应。通过调节凝胶的浓度来控制凝胶间隙的大小,使其间隙只能允许游离的红细胞通过。凝胶微柱中含有抗 A、抗 B 标准血清,加入待检红细胞,其抗原便与凝胶微柱中的相应抗体结合,经低速离心后,发生凝集的红细胞便悬浮在凝胶上层,而未被抗体结合的红细胞则沉于凝胶底部。

【试剂】 无菌生理盐水,ABO 血型检测凝胶微柱卡。

【器材】 专用离心机,试管,微量加样枪,吸头,记号笔。

【操作要点】

1.标本采集:待测标本为外周血或抗凝血。

2.制备 5％被检红细胞生理盐水悬液:将抗凝血标本 3000 r/min 离心 3 min。取压积红细胞 25 μL 或全血 50 μL 加入 500 μL 生理盐水中。

3.标记血型卡:在血型卡上注明样本号、患者姓名等。

4.加样:取 10 μL 5％待检红细胞加入相应抗 A、抗 B 和阳性对照凝胶管中。将血型卡放入专用离心机,1000 r/min 离心 10 min。

5.判断结果:凝集的红细胞悬浮在凝胶上层,而未被抗体结合的红细胞则沉于凝胶底部。红细胞出现凝集,则表明被检红细胞上有与血型标准血清相对应的抗原,见表 5-6。

6.凝集强度判断:见表 5-9。

表 5-9 ABO 血型凝胶微柱正向定型法凝集强度判断

现象	结果判断
凝胶柱的下部和底部没有游离红细胞	＋＋＋＋

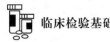

续表

现象	结果判断
凝胶柱的底部有极少量红细胞	+++
凝胶柱底部明显有红细胞	++
整个凝胶柱的下部较为浑浊	+
凝集柱底部聚集所有的红细胞	—
凝胶柱底部有大部分红细胞沉积	混合凝集
凝胶柱上清液呈透明红色	溶血反应

【报告方式】 ABO血型：＊型（凝胶微柱正向定型法）。

（三）ABO血型盐水反向定型法

【原理】 用已知的标准A、B红细胞与被检血清在生理盐水介质中反应,如果发生肉眼可见的凝集现象,则表明被检血清含有与标准红细胞相对应的抗体,从而鉴定被检血清的ABO血型。玻片法不适用于反定型。

【试剂】 标准A、B红细胞,无菌生理盐水。

【器材】 小试管、吸管、离心机、记号笔、显微镜、玻片。

【操作要点】

1. 标本准备:同上。

2. 标记试管:取小试管2支,分别标记A、B及样本号。

3. 加入待检标本:分别加入待检标本血清或血浆各1滴于相应的试管中。

4. 加入标准红细胞:按标记向各试管中加入A、B型标准红细胞悬液1滴,混匀后立即以1000 r/min离心1 min。

5. 观察结果:先观察上层液有无溶血现象,再斜持试管轻轻摇动或轻轻弹动,肉眼观察有无凝集。若有,则再用低倍镜观察凝集强弱程度,见表5-7。

6. 判断结果:见表5-6。

【报告方式】 ABO血型：＊型（盐水反向定型法）。

（四）ABO血型凝胶微柱反向定型法

与正向定型法基本相同,区别是用标准A、B红细胞鉴别待测血清中的抗体。

（五）方法评价

1. 盐水凝集法 此法简便、经济、快速,不需要特殊仪器,是目前临床常用方法。①玻片法:操作简单,不需要离心,适于大规模血型普查,但反应时间长,有时容易忽略较弱的凝集而导致定型错误。玻片法不适于反定型,因为若被检查血清抗体效价低时不易与红细胞凝集。②试管法:通过离心加速抗原抗体反应,所需时间短,适用于急诊定型。离心能增强凝集,可发现亚型或较弱抗原抗体反应,结果判断可靠,为常规检查方法。

2. 凝胶微柱法 本法操作标准化,标本定量加样,结果特异性好、准确性高、灵敏度高。操作方法可采用手工、半自动及全自动操作,尤其是自动化操作,可减少人为误差,也便于临床输血工作计算机管理,是临床实验室血型检验的发展方向。不足之处是需要特殊试剂和专用离心机,检测成本较高。

（六）质量控制要点

1. 保证标准血清质量 目前用于ABO血型鉴定的抗A、抗B标准血清来源有两种途径,一是从健康人的血清中获得,二是生物工程获得的单克隆抗体。不同来源的抗血清质量必须符合下列要求:

（1）人血清ABO血型抗体:①高度特异性,只能与相应的红细胞发生凝集反应;②高效性,抗A效价不低于1∶128,抗B效价不低于1∶64;③高亲和力,15 s内即出现凝集,3 min时凝块直径>1 mm^2;④无冷凝集素;⑤无菌;⑥已灭活补体。

（2）ABO 血型单克隆抗体：①特异性，抗 A 抗体只凝集含 A 抗原红细胞，包括 A_1、A_2、A_1B、A_2B；抗 B 抗体，只凝集含 B 抗原红细胞，包括 B 和 AB；②效价，我国标准抗 A_1、抗 B 均为≥1∶128；③亲和性，我国的标准是抗 A 对 A_1、A_2、A_2B 开始出现凝集时间分别是 15 s、30 s 和 45 s；抗 B 对 B 型红细胞开始出现凝集的时间为 15 s；④稳定性，单克隆抗体一般没有人血清抗体稳定，故应认真筛选单抗和选择合适的稳定剂；⑤无菌；⑥已灭活补体。

2. 保证器材干燥清洁、防止溶血 为避免交叉污染，试管、滴管、加样头均一次性使用。

3. 保证标本质量 标本应新鲜，防止红细胞凝集、溶血或污染。血浆中的成分可影响鉴定结果，测定前应用生理盐水多次洗涤红细胞，并稀释为 5% 洗涤红细胞。

4. 严格执行操作规程 操作时应先加血清，后加红细胞悬液，以便核实是否漏加样本。加样时注意血清与红细胞悬液的比例、滴管口的宽度、试剂滴加的前后角度一致。反应温度、时间及离心条件均应符合要求。

5. 控制玻片法正向定型的观察时间 反应时间不能小于 10 min，否则弱凝集不易观察，导致结果错误。

6. 正反向定型结果不一致 要查找原因，结果一致时才能发报告。

7. 血型鉴定失误的非技术因素

（1）被检血清：①婴儿及老年人血清中 ABO 抗体效价较低，反向定型时可出现不凝集或弱凝集。因此出生 6 个月内的婴儿不宜做反向定型。②血清中存在冷凝集素使红细胞凝集，干扰血型鉴定。③疾病影响，如丙种球蛋白缺乏症患者，血清中缺乏应有的抗 A、抗 B 而不出现凝集或弱凝集。④某些肝病和多发性骨髓瘤患者，血清球蛋白增高可引起假凝集。

（2）受检者红细胞：①红细胞上 T 抗原被激活，与各型血清中正常存在的抗 T 抗体发生凝集反应。②肠道细菌感染产生类 B 抗原物质吸附于红细胞表面，与抗 B 血清产生假性凝集。③婴幼儿、老年人、亚型红细胞上抗原位点过少或抗原性弱，某些疾病如白血病或恶性肿瘤，红细胞抗原减弱甚至消失。要结合反向定型结果判断血型。

（七）临床应用

1. 输血前的筛查 血型鉴定是实施输血治疗的首要步骤，输血前必须准确鉴定供血者与受血者的血型，选择 ABO 同型的血源，进行交叉配血后主次侧相合时才能输血。

2. 器官移植前的筛查 ABO 抗原是一种强移植抗原，受者与供者必须 ABO 血型相合才能移植，血型不符极易引起急性排斥反应导致移植失败。

3. 预防新生儿溶血病（Hemolytic disease of newborn，HDN） 母子 ABO 血型不合可引起新生儿溶血病，主要通过血型血清学检查来诊断。

4. 其他 ABO 血型检查还可用于亲子鉴定、法医学鉴定以及某些疾病相关的调查等。

第二节 Rh 血型系统

Rh 血型系统是红细胞血型中最复杂的一个系统，其重要性仅次于 ABO 血型系统。1940 年 Landsteiner 和 Wiener 用恒河猴（Rhesus Monkey）的红细胞免疫家兔得到的抗血清，能与 85% 白种人的红细胞发生凝集反应，认为呈阳性反应的人红细胞含有与恒河猴红细胞相同的抗原，因此取 Rhesus 的前两个字母"Rh"作为该抗原的名称。

一、Rh 血型系统的命名和遗传

Rh 血型命名有 3 种方法，即 Fisher-Race 命名法、Wiener 命名法（Rh-hr 命名）和 Rosenfield 的数字命名法。国际输血协会（ISBT）红细胞抗原命名专业组以 Rosenfield 的命名法为基础，规范了 Rh 血型的字母/数字表示方式。

Fisher-Race 命名法又称 CDE 命名法,简单易懂,临床最为常用。此法认为 Rh 遗传基因位于第 1 号染色体短臂上,Rh 基因是连锁基因,即每条染色体上有 3 个相互连锁的基因位点,顺序为 CDE。每一位点有 1 对等位基因,即 D 与 d、C 与 c、E 与 e。3 个连锁基因以一种复合体的形式遗传,例如基因型 Cde/cDE 的人以 Cde 或 cDE 复合体传给子代。3 个连锁基因可以有 8 种基因组合和 36 种遗传型。

ISBT 命名法(数字命名法)Rh 系统血型名称仍为 Rh,其系统符号头二字母改用大写 RH,系统代号是 004,系统内抗原数字分别为:D 为 001,C 为 002,E 为 003,c 为 004,e 为 005……如 D 血型抗原表述为 Rh₁ 或 004001。

二、Rh 血型系统抗原

目前已发现 40 多种 Rh 抗原,但与人类关系最为密切的有 D、E、C、c、e 5 种,按其抗原性强弱依次为 D、E、C、c、e,其中 D 最先发现,且抗原性最强,临床意义最大。Rh 血型抗原强度仅次于 ABO 血型系统抗原。临床上将含 D 抗原的红细胞称为 Rh 阳性,不含 D 抗原的红细胞称为 Rh 阴性,但从血清学角度看,Rh 阴性只有一种,即 ccdee。据调查,我国汉族人中 Rh 阴性率小于 1%,少数民族 Rh 阴性为 4.97%。

三、Rh 血型系统抗体

Rh 抗体中,极少数是天然抗体,如抗 E、抗 Cᵂ,绝大多数抗体是通过输血或妊娠产生的免疫性抗体,这些抗体主要为 IgG,但在免疫应答早期也有部分 IgM。Rh 血型抗体主要有 5 种,即抗 D、抗 E、抗 C、抗 c、抗 e,其中最常见的是抗 D,其余 4 种依次为抗 E、抗 c、抗 C、抗 e。Rh 血型抗体引起的新生儿溶血病要比 ABO 血型引起的溶血病严重。

四、Rh 血型鉴定

Rh 血型系统中有许多种抗原,其中 D 抗原性最强,在临床 Rh 血型检测时,主要检测 D 抗原。鉴定 Rh 血型有人源盐水介质抗 D 试验、抗球蛋白试验、微柱凝胶试验、酶介质法、低离子强度盐水凝集试验、凝聚胺试验等方法。

（一）人源盐水介质抗 D 试验

【原理】 采用二硫苏糖醇等化学变性剂,处理来自人源的 IgG 类抗 D 血清,使 IgG 抗 D 转变成类似大分子的"IgM"抗 D 或单克隆的 IgM 抗 D,在盐水介质中能与红细胞 D 抗原发生肉眼可见的凝集反应。如出现凝集者为 Rh 血型阳性,反之为阴性。可用于 Rh 血型系统 D 抗原的快速检测。

【试剂】 人源盐水介质抗 D 血清、5%Rh 阳性对照红细胞。

【器材】 试管、吸管、离心机、记号笔。

【操作要点】

1. 标本采集 同上。

2. 标记试管 取小试管 2 支,分别标记待测和对照。

3. 加标准抗血清 分别加入抗 D 标准血清 1 滴于相应标记的试管中。

4. 加入红细胞悬液 分别向上述试管中加入被检者 5%红细胞悬液和 5%Rh 阳性对照红细胞悬液各 1 滴,混匀,立即以 1000 r/min 离心 1 min。

5. 观察结果 同 ABO 血型盐水正向定型法观察结果,溶血和凝集均视为阳性结果。

【报告方式】 Rh 血型:阳性。或 Rh 血型:阴性。

（二）抗球蛋白试验(Coombs test)

【原理】 在盐水介质中不完全抗体只能与有相应抗原的红细胞结合,不产生凝集,结合后的红细胞称致敏红细胞。加入抗球蛋白抗体后,抗球蛋白抗体与致敏红细胞表面的球蛋白相互发生特异性凝集反应。抗球蛋白试验又分为直接抗球蛋白试验(direct antiglobulin test,DAT)和间接抗球蛋白试验(indirect antiglobulin test,IAT)。DAT 是直接检测红细胞上有无不完全抗体吸附的试验。IAT 是检测被检者血清有无不完全抗体,需通过体外致敏红细胞,再检测红细胞上有无不完全抗体吸附的试验。Rh

血型鉴定使用的是间接抗球蛋白试验。

【试剂】 抗人球蛋白血清、IgG 抗 D 血清、D 型和 d 型标准红细胞、灭菌生理盐水。

【器材】 离心机、水浴箱、小试管、滴管等。

【操作要点】

1. 标本采集 待测标本为外周血或抗凝血。

2. 制备红细胞悬液 分别用 10 倍量的生理盐水,将受检红细胞连同 D 型和 d 型标准红细胞洗涤 1 次,弃上清液后再用生理盐水制成 5% 红细胞悬液。

3. 加样 另备 3 支小试管,分别标记为受检者及阳性、阴性对照,按表 5-10 操作。

表 5-10 间接抗球蛋白试验 Rh 血型鉴定操作及结果判断

	受检者	D 阳性对照	D 阴性对照(d)	Rh 血型判定
受检红细胞悬液(滴)	1			
D 型红细胞悬液(滴)		1		
d 型红细胞悬液(滴)			1	
IgG 抗 D 血清(滴)	2	2	2	
37 ℃水浴箱孵育 45 min,生理盐水洗涤至少 3 次,保留压积红细胞				
抗人球蛋白血清(滴)	1～2	1～2	1～2	
1000 r/min 离心 1 min,肉眼或显微镜下观察结果				
观察结果	凝集	凝集	无凝集	阳性或 Rh⁺
	无凝集	凝集	无凝集	阴性或 Rh⁻

【报告方式】 Rh 血型:阳性。或 Rh 血型:阴性。

（三）微柱凝胶试验

微柱凝胶试验(microtubes gel test,MGT)是近些年进入国内实验室并用于交叉配血的新方法。在国外一些国家已成为常规的红细胞血型血清学检测技术。而凝聚胺用于不完全抗体的测定与鉴定以及交叉配血等血清学试验也已在国内迅速开展。该方法简便、耗时短、结果明显。

原理同 ABO 血型鉴定。相应凝胶微柱中含有抗 D 标准血清,待检红细胞抗原与相应抗体结合,经低速离心后,凝集红细胞悬浮在凝胶柱上部,而未被抗体结合的红细胞则沉于凝胶底部。具体内容参见 ABO 血型鉴定。

（四）酶介质法

木瓜酶或菠萝酶可以破坏红细胞表面的唾液酸,降低其表面电荷,从而减少红细胞之间的排斥力,使红细胞容易聚集,同时酶还可以部分地改变红细胞膜结构,使某些隐蔽抗原得以暴露,利于相应的不完全抗体与红细胞的结合,可以促进 Rh 血型系统的抗原与抗体反应,使红细胞发生凝集。此方法简便、快速、灵敏,但是准确性和稳定性相对较差。

（五）低离子强度盐水凝集试验(low ionic strength solution test,LISS)

降低介质离子强度可减少细胞外围的阳离子,从而促进带正电荷的 IgG 与带负电荷的红细胞发生反应,增加红细胞凝集强度。当离子强度从 0.17 降至 0.03 时,可以提高抗 D 与 D 抗原阳性红细胞的结合率,提高反应灵敏度。

（六）凝聚胺试验(polybrene test)

凝聚胺是一种高价阳离子季胺盐多聚物,溶解后产生正电荷,可中和红细胞表面带负电荷的唾液酸,减少细胞间的排斥力,使红细胞发生非特异凝集。低离子强度溶液也能降低红细胞的 Zeta 电位,可进一步增加抗原抗体间的吸引力。IgG 抗 D 在凝聚胺的作用下与红细胞 D 抗原发生紧密结合,此时加入枸橼酸盐解聚液以消除聚凝胺的正电荷,IgG 抗 D 抗体与红细胞 D 抗原形成的特异性凝集不会散开。如红细胞上不存在 D 抗原,加入解聚液可使非特异性凝集消失。本法的特点是快速、灵敏,多用于临床交叉配血,尤其是提高了 Rh 血型系统中抗原抗体反应的强度,灵敏度更高。

【方法评价】

Rh 血型鉴定方法评价见表 5-11。

表 5-11　Rh 血型鉴定方法评价

方法	优点	缺点
人源盐水介质抗 D 试验	简单、快速、特异性强、敏感、准确可靠,试剂保存时间长	试剂较贵
抗球蛋白试验	结果准确可靠,为检查不完全抗体最可靠方法	操作较复杂,费时、试剂较贵
微柱凝胶试验	准确、敏感、定量、可自动化检测	试剂较贵,需专用离心机
酶介质法	直接法简便、经济、快速。间接法比直接法敏感,既可鉴定抗原,也可检查抗体	直接法降低试验敏感性。间接法费时,酶介质法的准确性和稳定性相对较差
低离子强度盐水试验	缩短反应时间,提高灵敏度	
凝聚胺试验	快速、灵敏、准确可靠	操作要求较高

【质量控制要点】

1. 应使用新鲜采集的标本,被检者红细胞用盐水洗涤干净。避免血清蛋白中和抗球蛋白而出现假阴性。

2. 遵守操作规程,严格控制反应温度、反应时间及离心条件等实验要求。严格设定对照系统,包括阴性、阳性对照、试剂对照等。

3. 观察结果时,因 Rh 血型的抗原、抗体凝集反应凝块较脆弱,应轻轻弹动试管,不可用力摇动,结果可疑时,应用显微镜观察。

4. 疑似 D" 抗原时,应用不同批号、不同厂家抗 D 血清检测,最好采用间接抗球蛋白试验检测。

【临床应用】

1. 输血前检查　为了保证输血安全,根据《临床输血技术规范》要求输血前应常规做 Rh 血型鉴定,以防止由于 Rh 血型抗体引起的溶血性输血反应。正常人血清中一般不存在 Rh 抗体,故在第一次输血时不会发生 Rh 血型不合所致输血反应。Rh 血型阴性的受血者在第二次接受 Rh 阳性的血液时即可出现溶血性输血反应。若将含 Rh 抗体的血液输给一个 Rh 阳性的人,也可以致敏受血者的红细胞而发生溶血。

2. 新生儿溶血病诊断　有助于母婴 Rh 血型不合所致新生儿溶血病的诊断。由于 IgG 类的 Rh 血型抗体可通过胎盘,从而破坏胎儿含有相应抗原的红细胞,引起严重的新生儿溶血病。

3. 协助治疗　当试验证实有少量 Rh 血型阳性的红细胞进入 Rh 血型阴性受血者的血液循环时,可用大剂量 Rh 免疫球蛋白来防止 Rh 阳性红细胞的免疫作用。

 # 第三节　交叉配血试验

交叉配血试验(cross matching test)指将供血者的红细胞、血清分别与受血者的血清、红细胞混合反应,观察有无凝集或溶血现象产生的试验。包括主侧和次侧配合试验:主侧试验是检测受血者血清与供血者红细胞的反应;而次侧试验则是观察受血者红细胞和供血者血清的反应。通过试验可检测受血者和供血者血液中是否存在不相配合的抗原和抗体成分。常用的交叉配血试验有盐水介质配血法、聚凝胺介质配血法和凝胶微柱配血法。此外,还有酶介质配血法、抗球蛋白配血法、低离子强度盐水配血法。

一、盐水介质配血法

【原理】　天然 IgM 类血型抗体与对应红细胞抗原相遇,在室温下的盐水介质中出现凝集反应。通过离心,观察受血者血浆与供血者红细胞以及受血者红细胞与供血者血浆之间有无凝集现象,判断供血、受血者之间有无 ABO 血型不合的情况。该法可以检查出临床上最重要的 ABO 血型不配合性。

【试剂与器材】 小试管、离心机、显微镜、记号笔、生理盐水、一次性滴管。

【操作要点】

1. 标本采集 ①静脉抗凝血 3 mL，抗凝剂可用 EDTA 盐、ACD 或 CPD 保养液；②静脉非抗凝血。

(1) 受血者标本准备：离心分离血浆，取血浆于干净试管中，标记为 PS(受血者血浆，patient serum)。洗涤红细胞，制备 5%红细胞生理盐水悬液，标记为 PC(受血者红细胞，patient cell)。

(2) 供血者标本准备：离心分离血浆，取血浆与干净试管中，标记为 DS(供血者血浆，donor serum)。洗涤红细胞，制备 5%红细胞生理盐水悬液，标记为 DC(供血者红细胞，donor cell)。

2. 标记 另取小试管 2 支，分别标明主侧配血管和次侧配血管。

3. 加样 在主侧配血管中分别加 PS 和 DC 各 1 滴，在次侧配血管分别加 DS 和 PC 各 1 滴，混匀，3400 r/min 离心 15 s。

4. 观察结果 先观察试管上层液有无溶血，再斜持试管轻轻摇动或轻轻弹动，观察管底反应物有无凝集(必要时用显微镜观察)，同表 5-7。

5. 判断结果 ABO 同型配血，主侧、次侧均无溶血及凝集，则血型相合，可以输血；主、次侧任何一管发生溶血或凝集，则不能输血，应查找原因。

【报告方式】

盐水介质配血法交叉配血结果：供血者与受血者交叉配血主、次侧皆_____溶血_____凝集。

二、聚凝胺介质配血法

【原理】 聚凝胺分子是带有高价阳离子的多聚季铵盐，溶解后带有很多正电荷，可以中和红细胞表面负电荷，使红细胞发生可逆性凝集。低离子强度溶液也能降低红细胞的 Zeta 电位，可进一步增加抗原抗体间的吸引力。当血清中存在 IgM 或 IgG 类血型抗体时，在凝聚胺的作用下与红细胞 D 抗原紧密结合，发生不可逆性凝集。枸橼酸盐解聚液可消除聚凝胺的正电荷，使非特异性凝集消失。但血清中如存在 IgM 或 IgG 类血型抗体，则加入解聚液也不能解除红细胞的特异性凝集。

【试剂】 聚凝胺试剂盒，包括：

(1) 低离子强度溶液(Low ion strength solution，LISS)。

(2) 聚凝胺液(polybrene)。

(3) 解聚液(resupension solution)。

【器材】 小试管、离心机、记号笔、显微镜、一次性滴管、微量加样器、枪头等。

【操作要点】

1. 标本采集 同盐水介质配血法。

2. 加样 取小试管 2 支，分别标明主、次，即主侧配血管和次侧配血管。在主侧配血管中分别加 PS 和 DC 各 1 滴，在次侧配血管中分别加 DS 和 PC 各 1 滴，混匀。

3. 离心 在上述已加好反应物的试管中各加入 LISS 液 0.7 mL，混匀后再加聚凝胺 2 滴，混匀，15 s 后以 1000 r/min 离心 15 s，弃上清液，轻轻摇动试管观察管底红细胞凝集情况，若各试管中的反应物全部出现凝集，说明试剂有效。如无凝集，需重做。

4. 加解聚液 向各管中分别加入解聚液 2 滴，混匀 1 min 后以 1000 r/min 离心 10 s。

5. 观察结果 先看上层液有无溶血现象，再斜持试管轻摇或轻轻弹动，先用肉眼观察后，在低倍镜下观察有无凝集。

6. 判断结果 同盐水介质法交叉配血试验。

【报告方式】

聚凝胺介质配血法交叉配血试验结果：供血者与受血者交叉配血主、次侧皆_____溶血_____凝集。

三、凝胶微柱配血法

【原理】 原理同 ABO 血型鉴定，相应凝胶微柱中含有抗人球蛋白，主侧和次侧红细胞与血清孵育，低速离心后,凝集红细胞悬浮在凝胶中,未凝集的红细胞则沉于凝胶底部。试验在透明塑胶管的凝胶中进行。可用肉眼观察结果,也可用血型分析仪进行判读(自动配血仪配血法)。红细胞凝集后留在微柱表面为阳性,红细胞沉到微柱底部为阴性。

【试剂与器材】 交叉配血凝胶卡、专用离心机、孵育器、微量加样枪、吸嘴、试管、记号笔。

【操作要点】

1. 标本采集 同盐水介质配血法。

2. 标记配血卡 主侧、次侧(即主侧配血管和次侧配血管),包括样本号、患者姓名。

3. 加样 在主侧配血管中分别加 PS 50 μL 和 DC 10 μL,在次侧配血管中分别加 DS 50 μL 和 PC 10 μL,放入孵育器孵育 15 min。

4. 离心 然后将配血卡放入专用离心机,离心 10 min(设定时间)。

5. 观察结果 先观察凝胶管上层液有无溶血,再观察凝胶管有无凝集,凝集的红细胞悬浮在凝胶上层,而未凝集的红细胞则沉于凝胶底部。

6. 判断结果 凝胶管上层液无溶血或红细胞沉积在凝胶底部,则血型相合,可以输血;凝胶管上层液有溶血或红细胞悬浮在凝胶管上层,则不能输血,应查找原因。

【报告方式】

凝胶微柱配血法交叉配血试验结果:供血者与受血者交叉配血主、次侧皆_____溶血_____凝集。

四、交叉配血试验的方法评价

交叉配血试验方法评价见表5-12。

表 5-12 交叉配血试验方法评价

配血方法	优点	缺点	应用
盐水介质配血法	简单、快速,不需要特殊仪器和试剂	仅用于检查 IgM 血型抗体是否相配,不能检出不相配的 IgG 血型抗体	ABO 血型交叉配血最常用方法,适用于无输血史或妊娠史的患者
酶介质配血法	简便、经济、灵敏	准确性和稳定性相对较差	可做配血筛查试验,主要检测 Rh 系统不相合的免疫性抗体,适用于有输血史或妊娠史的患者
抗球蛋白配血法	灵敏、结果准确,检查不完全抗体最可靠方法	操作复杂、费时、试剂较贵,敏感性受到一定限制	多次输血者且有输血反应史和原因不明流产史或有 HDN 病史的妇女可采用
凝聚胺介质配血法	快速、灵敏,结果准确可靠、应用广泛	需要特殊试剂	能检出完全抗体和不完全抗体,适用于各类患者配血,目前常用
凝胶微柱配血法	项目齐全,客观,灵敏、特异、重复性好,检测结果可保存,可自动化操作	需特殊试剂、器材,成本较高	根据凝胶性质不同可检查完全抗体和不完全抗体,是发展方向

五、交叉配血试验的质量控制

交叉配血试验的质量控制要点如下。

1. 严格查对制度 仔细核对配血标本上的标签和申请单的内容,防止张冠李戴。

2. 配血标本符合要求 标本最好新鲜,应在输血前在 72 h 内抽取。

3. 红细胞要用生理盐水洗涤干净,防止血浆中血型物质中和抗体。

4. 严格遵守操作规程,红细胞浓度、血清加样量比例要适当。反应温度、时间、离心条件等条件要严格控制。

5. 同型配血主、次任何一侧出现溶血现象,实质是阳性结果,为配血不合。

6. 盐水配血阴性但有反复输血史或妊娠史的受血者,应加用酶介质配血法、抗球蛋白配血法等能检测不完全抗体的方法进行交叉配血。

7. 受血者在 48 h 内输入 2 L 以上的血,需多个供血者,此时供血者之间也应进行交叉配血,以防止供血者之间血型不合及不完全抗体的存在,保证输血安全。

8. 发血前认真核对血制品和交叉配血报告,查对无误后,取血者签字后方可发放。

9. 配血后,应将患者和供血者的全部标本置冰箱内保存,保存至血液输完后至少 7 天,以备复查。

六、交叉配血试验的临床应用

1. 交叉配血试验可进一步验证受血者与供血者血型鉴定是否正确,以避免血型鉴定错误而导致的输血后溶血反应。

2. 交叉配血试验能发现 ABO 血型系统不规则抗体。

3. 发现 ABO 血型以外的配血不合或发现其他血型抗体。虽然 ABO 血型相同,但 Rh 或其他血型不同,同样引起严重溶血性输血反应。

 # 第四节 红细胞其他血型系统

目前已知人类红细胞血型有 24 个系统,已检出 400 多种抗原,ISBT 红细胞表面抗原命名专业组确认了 200 余种。红细胞其他血型系统的临床意义重要性不如 ABO 和 Rh 系统,但其引起输血反应及新生儿溶血病的报道逐渐增多,常见的有下列几种血型系统。

一、MNS 血型系统

MNS 血型是第二个被发现的人类血型,ISBT 命名为 MNS,02;目前已确定的抗原有 46 个。该系统包括二组抗原,其中一组为 M 和 N;另一组为 Ss 和 U。该系统的抗体有抗 M、抗 N、抗 S 和抗 s,MN 抗原性较弱,由输血引起的免疫性抗体较少见。抗 S、抗 s 临床意义较抗 M、抗 N 重要,偶尔可引起溶血性输血反应和新生儿溶血病。

MNS 血型鉴定可采用盐水介质配血法或抗球蛋白配血法检测。由于蛋白水解酶能破坏 M、N 抗原,故不宜采用酶介质配血法。

二、P 血型系统

P 血型系统是 1927 年由 Landsteiner 等人发现的第三个人类血型,该血型系统在人红细胞上可能存在 5 种表型,为 P_1、P_2、P_1^K、P_2^K 和 P,其中以 P_1、P_2 为主,其他 3 种少见,与其相关的抗体有抗 P_1、抗 PP_1P^K 和抗 P 抗体。多数 P_2 型人血清中有天然产生的 IgM 型 P_1 抗体,效价较低,一般不引起溶血性输血反应和新生儿溶血病。其中最少见的 P 表型红细胞缺乏所有可以检出的 P 系统抗原,可以产生抗 PP_1P^K,能与所有相应的抗原反应,引起溶血性输血反应和新生儿溶血病。

三、Kell 血型系统

Kell 血型系统是 1946 年被 Coombs 发现的,并用抗球蛋白方法检出的第一个血型抗体,在输血上的重要性仅次于 ABO 及 Rh 血型系统。其抗原系统比较复杂,主要抗原为 K 和 k,在欧美国家 Kell 和 ABO 及 Rh 并列为三大血型系统。我国汉族人几乎都是 kk,K 抗原出现的频率为 0.0017,新疆维吾尔族人为 0.0359,因此在我国由 Kell 血型系统引起的溶血性输血反应和新生儿溶血病少见。

Kell 血型系统的抗原性很强,K 抗原的免疫原性大约是 D 抗原的 10%。抗 K 多为 IgG,是次于 Rh 血型系统的抗体,可通过胎盘,引起新生儿溶血病,也可以引起溶血性输血反应,在输血中有重要意义。

第五节 白细胞血型与血小板血型

一、白细胞血型系统

人类白细胞上有三类抗原,即红细胞血型抗原、白细胞特有抗原、人类白细胞抗原(human leucocyte antigen,HLA)。随着对 HLA 研究的深入,发现 HLA 在机体免疫应答、移植学、输血医学、人种学、法医学、临床医学、社会医学均有重要意义。本节重点介绍 HLA。

(一) HLA

HLA 是糖蛋白抗原,又被称为组织相容性抗原、移植性抗原、组织抗原,该抗原是由一系列紧密连锁的基因编码所组成的具有高度多态性的复合体。这些基因被称为组织相容性复合物(major histocompatibility complex,MHC),也称 HLA 基因,定位在第 6 号染色体短臂上,至少含 4 个与移植有关的基因区,即 HLA-A、HLA-B、HLA-C 和 HLA-D,大多分布在细胞表面,也可出现在体液中。前 3 个基因区基因编码的抗原称 Ⅰ 类抗原,其分布广泛,见于所有有核细胞表面,淋巴细胞上密度最高。HLA-D 又分为 HLA-DR、HLA-DQ、HLA-DP 亚区,这些基因编码的抗原称 Ⅱ 类抗原,主要分布在树突状细胞、单核细胞、一些吞噬细胞、激活的 T 淋巴细胞和 B 淋巴细胞等。Ⅰ 类抗原与免疫排斥反应有关,对 Tc 淋巴细胞杀伤功能有抑制作用,是组织排异反应的主要抗原。Ⅱ 类抗原参与免疫应答和免疫调节。HLA 不是白细胞所特有,在其他组织细胞上也存在,是最强的同种抗原。HLA 是调控人体特异性免疫应答和决定疾病易感性个体差异的主要基因系统,在破坏外来抗原方面有重要作用。它是由父母遗传的人体生物学"身份证",能识别自身并通过免疫反应排除"非己",从而保持个体完整性。HLA 能决定造血干细胞移植的成败与否,因而造血干细胞移植要求捐献者和接受移植者进行 HLA 配型。

(二) HLA 抗体

HLA 具有遗传多态性,由复杂球蛋白构成,含有许多抗原位点,可刺激机体产生不同的同种抗体,HLA 抗体大部分是 IgG,少数是 IgM。在临床上,HLA 抗体多由输血、妊娠和器官移植等过程产生。

(三) HLA 分型方法

1. 淋巴细胞毒试验(lymphocytotoxicity test,LCT)　LCT 是 HLA 抗体分型常用方法,可检测受者体内有无针对供者的 HLA 抗体或供者体内有无针对受者的 HLA 抗体。其原理是淋巴细胞膜上的 HLA 与相应抗体结合后,在补体的协同作用下,引起细胞膜损伤,增加了膜的通透性,表现为细胞溶解破裂,从而使染料如伊红等进入死细胞而着色,细胞肿胀,折光性下降。在显微镜下观察着色细胞的百分数,如死细胞(即着色细胞)比例高于 20% 为阳性反应,进而判断淋巴细胞表面是否存在相应抗原。进行 Ⅰ 类抗原分型时可用 T 淋巴细胞或周围血淋巴细胞。进行 Ⅱ 类抗原分型时需用 B 淋巴细胞,由于 B 细胞分离方法及补体毒性各不相同,Ⅱ 类抗原分型比 Ⅰ 类抗原分型更困难。该法易受淋巴细胞特性、补体特性等影响。

2. 混合淋巴细胞培养试验(mixed lymphocyte culture,MLC)　MLC 是用细胞学方法检测 HLA 分型的方法,常用于器官移植前的组织配型。原理是将两个不同遗传型个体的等量淋巴细胞一起在体外培养 3~5 天,两者细胞表面抗原暴露,如果 HLA-DR 及 HLA-DQ 抗原相同,体外培养的淋巴细胞无反应;如果这两个抗原不完全相同,双方不同的组织相容性抗原能刺激对方,引起淋巴细胞转化,DNA 合成量增高,形成淋巴母细胞。DNA 合成量和淋巴细胞转化率的增加与两者之间组织相容性抗原的差异大小呈正比关系。无淋巴细胞转化增殖表明两者相容,可作为器官移植时选择供体细胞的依据。

3. 分子生物学技术　目前 HLA 分型的分子生物学技术主要分为:①以 PCR 为基础的基因分型的方法;②以测序为基础的基因分型的方法;③其他分型方法,如流式细胞术等。测序方法结果准确,但成本昂贵和操作繁琐,因此,目前我国大多数实验室选择 PCR 作为 HLA 分型的检测手段。

（四）HLA 检测的临床意义

1. 器官移植　HLA 配型相合能提高移植的存活率。与 HLA 关系最密切的器官移植是骨髓移植，供者和受者 HLA 相合程度越高，移植存活率越大。

2. 输血　HLA 抗体可以引起非溶血性输血反应，输血时使用 HLA 同型血液制品能提高疗效，同时避免 HLA 引起的输血反应。因此反复输血的患者，在无法保证 HLA 配型相合的情况下，可将白细胞过滤去除淋巴细胞后输注。

3. 亲子鉴定　血型作为遗传标记可以用于鉴定亲子关系，HLA 系统具有高度的遗传多态性，在亲子鉴定时比红细胞血型更可靠。

4. 疾病的诊断　经过多年研究，发现一些疾病与 HLA 关联，例如 HLA-B27 与强直性脊柱炎关联，约 91% 的强直性脊柱炎患者有 HLA-B27，而正常人带有 HLA-B27 者为 7%，因此 HLA-B27 的检测对强直性脊柱炎的诊断有辅助意义。

5. 骨髓库与脐血库　无论是建立骨髓库还是脐血库，都必须对供者血液/脐血进行 HLA 分型，以便为受者提供 HLA 型别相合的供体，保证骨髓或脐血移植成功。

二、血小板血型系统

血小板血型抗原有两大类：一类是血小板非特异性抗原，与其他血细胞或组织所共有，这些抗原与红细胞 ABO 血型系统以及 HLA 有关；另一类是指存在于血小板膜糖蛋白上的特异性抗原，表现血小板独特的遗传多态性，只存在于血小板。

血小板非特异性抗原主要是红细胞 ABO 血型系统及 HLA。血小板表面存在与 ABO 血型系统相同的血型，虽然其抗原位点比红细胞少，但为了保证血小板输注疗效，需选择 ABO 血型同型血小板。已有研究证明，血小板膜上存在 HLA-A、HLA-B，由于 HLA 抗原性较强，多次输注血小板后可产生 HLA 抗体，导致血小板输注无效。有条件应选择 HLA 配型相合的供血者，提高血小板输注效率。

血小板特异性抗原，按 ISBT 的命名，在此系统前冠以人类血小板抗原 HPA（human platelet antigen），至今被确认的 HPA 有 5 个血型系统 10 个抗原，正式命名为 HPA-1（ZW 系统）、HPA-2（KO 系统）、HPA-3、HPA-4 和 HPA-5。

血小板抗体包括同种抗体和自身抗体。同种抗体由多次输血、输入血小板及妊娠等原因导致体内产生，多为 IgG 型。它可使输入的血小板存活时间缩短及造成血小板减少性紫癜等。血小板自身抗体多见于原发性血小板减少性紫癜，也多为 IgG 型。血小板自身抗体可与自身或同种血小板结合，导致血小板破坏、输注无效或输血后血小板减少性紫癜。

第六节　新生儿溶血病的实验室诊断

一、发病机制和临床表现

新生儿溶血病从广义上说包括母婴血型不合、细胞葡萄糖-5-磷酸脱氢酶缺陷或遗传性球形红细胞增多症等引起的溶血症，临床上以母婴血型不合引起最为常见。

由母婴血型不合引起的胎儿或新生儿免疫性溶血（hemolytic disease of the foetus and newborn）而导致的贫血，称为新生儿免疫溶血性疾病（hemolytic disease of the newborn，HDN）。

（一）发病机制

HDN 是发生在胎儿或新生儿时期的疾病，主要原因为母婴血型不合时，在妊娠后期由于胎盘局部破裂，使得母婴之间出现少量的红细胞交换，胎儿红细胞进入母体的数量远多于母亲红细胞进入胎儿体内的数量。因此，当少量胎儿红细胞进入母体时，即可刺激母体产生相应的 IgG 抗体。IgG 类抗体能通过胎盘进入胎儿体内，破坏胎儿红细胞，使胎儿产生不同程度的新生儿黄疸、贫血、水肿、肝脾肿大等溶血病的症状,严重者可致胎儿死亡。如果胎儿存活,出生后新生儿体内来自母体的抗体还可能继续造成新生儿溶血,严重时可发展为核黄疸甚至死亡。在我国的 HDN 中,绝大多数为 ABO 血型系统血型不合所引起,其次是 Rh 血型系统引起。其他如 Kell、Duffy、Kidd 等系统虽有报道,但极为少见。

1. ABO 血型不合溶血病　新生儿 ABO 血型不合溶血病远较 Rh 溶血病多见,但溶血情况较 Rh 血型不合溶血病情要轻,发生胎儿水肿者少见。ABO 溶血病 90% 以上发生于 O 型母亲孕了 A 型或 B 型的胎儿。A 型胎儿比 B 型胎儿更常见,因为通常母体血液内免疫性抗 A 的凝集效价比抗 B 要高。

2. Rh 血型不合溶血病　Rh 血型不合溶血病,是 Rh 阳性的胎儿红细胞上 D 抗原进入母体,刺激 Rh 阴性母体产生免疫性抗 D,此抗体可以自由通过胎盘进入胎儿体内,导致新生儿溶血性疾病。临床表现依据母亲的妊娠次数、免疫性抗 D 的凝集效价不同而不同。通常第一胎不会受到影响,一般在第二胎发生,因 Rh 阴性的母亲孕育了 Rh 阳性的胎儿引起。第一胎在分娩时,胎儿一定数量的 Rh 抗原阳性红细胞进入母体,即可刺激母体产生抗 Rh 的抗体。此抗体可以通过胎盘进入胎儿体内,与胎儿红细胞表面抗原结合引起溶血。第一胎因产生抗 Rh 抗体很少,母体处于免疫阶段,故极少发生溶血,但当第二次妊娠后,再次受到 Rh 阳性抗原的刺激,产生的抗体增多而引起严重的 HDN,故 Rh 所致新生儿溶血多发生在第二胎,胎次越多,病情越重。倘若孕妇在孕前就曾有过输入 Rh 阳性血液史或第一胎妊娠前有流产史者,则第一胎也可发病。

（二）临床表现

1. ABO 血型不合溶血病　病情大多较轻,黄疸多发生在胎儿出生后 48 h 内出现,少数重症可在 24 h 内出现。主要判定指标:①血清胆红素在 255～340 μmol/L(超过 340 μmol/L 时要警惕核黄疸);②贫血;③肝脾肿大,偶见胎儿水肿。

2. Rh 血型不合溶血病症状　①胎儿水肿,主要见于病情严重者。②黄疸,在出生后 24 h 内,(4～5 h)开始出现并迅速加重,3～4 天达高峰,血清胆红素常超过 340 μmmol/L。③贫血,脐血血红蛋白检查:轻度>140 g/L,中度 80～140 g/L,重度<80 g/L。④肝脾肿大,由于贫血使器官组织缺氧,导致代偿性肝脾肿大。⑤出血倾向,见于重症 Rh 母婴血型不合溶血,少数患儿可发生 DIC。

二、实验室检查

（一）产前检查

产前实验室检查的目的是预测孕妇是否有胎儿患 HDN 的危险性,一旦证实,在妊娠期间就应该定期做过筛试验,判断疾病的程度,进行预防性干预,以确定最佳分娩时间,并加强对可能受累的新生儿的关注。

实验室检查主要包括 ABO 定型、Rh 定型及母体内免疫性抗体筛选等试验,如果在妊娠 32 周仍未发现问题,不必再做血清学检查;如果发现了可以引起 HDN 的不规则抗体,应每个月做 1 次抗体效价检测,前后两次效价相比升高超过 4 倍时有意义。常用的产前实验室检查项目如下。

1. 血型鉴定　血型鉴定包括夫妇的 ABO、Rh 血型鉴定,以确定夫妇血型是否配合。夫妇 ABO 血型是否相符合的判断见表 5-13。

表 5-13　判定夫妇 ABO 血型是否配合

妻子血型	丈夫配合血型	丈夫不配合血型
O	O	A、B、AB
A	O、A	B、AB
B	O、B	A、AB
AB	O、A、B、AB	—

ABO 血型不合的新生儿溶血病几乎都发生在 O 型母亲和 A 型新生儿或 B 型新生儿,这与 O 型母亲血中是否含有 IgG 抗 A、抗 B 有关。A 型胎儿红细胞上的 A 位点(抗原决定簇)较 B 型胎儿的 B 位点多,抗原性较强,故发生 ABO-HDN 的 A 型较 B 型多。如果夫妇 ABO 不配合,需做进一步检查。

Rh-HDN 多发于母亲为 Rh 阴性,父亲为 Rh 阳性,如果母亲曾经有怀孕史、流产史或输血史,第一胎就需做检查。

2. 检测抗体 检查母亲血清中有无免疫性 IgG 抗体,并做效价检测。ABO-HDN 由于免疫性 IgG 抗 A(B)引起,所以夫妇 ABO 血型不配合时,应检测母亲血清中有无 IgG 性质的抗体并测定其效价,即可预测 ABO-HDN 是否发生,若 IgG 抗 A(B)≥1:64,患儿发生 ABO-HDN 的可能性增大。

人血清中的抗 A、抗 B 有可能是 IgM 和 IgG 的混合物,当 IgM 抗 A、抗 B 效价等于或大于 IgG 抗 A、抗 B 时,IgG 抗 A(抗 B)抗体被其掩盖。在测定 IgG 抗 A(抗 B)时,必须先除去天然的 IgM 抗 A(抗 B)的干扰。

3. IgG 抗 A(B)效价检测(间接抗球蛋白法)。

(二)产后患儿血标本检查

1. ABO-HDN 患儿的检查 诊断新生儿 ABO-HDN 的依据是患儿红细胞是否被来自母亲的免疫性 IgG 抗 A(B)抗体致敏。实验室检查主要包括以下 3 项。

(1)直接抗球蛋白试验。

(2)红细胞抗体放散试验:ABO-HDN 抗体放散试验用加热放散法,将致敏患儿的红细胞上的抗体解离下来,释放到放散液中,然后再检测放散液中的免疫性 IgG 抗 A(抗 B)。放散液加经酶处理的 A、B、O 红细胞做间接抗球蛋白试验,只有当放散液中检出的抗体与胎儿红细胞的抗原相吻合时,才能证明新生儿患有 ABO-HDN 溶血病。本法敏感性高,准确性好,即使直接抗球蛋白试验阴性的患儿,一旦出现阳性结果即可确诊,本法主要用于 ABO 系统抗体引起的新生儿溶血病。

(3)游离抗体试验:检测新生儿血清中的血型抗体,新生儿血清中的 IgG 抗 A(B)抗体来自母亲,如果在新生儿血清中检出的抗体与其本身的红细胞抗原发生反应,游离抗体实验为阳性。如有与其红细胞不配合的 IgG 抗 A(B)抗体时,应将其血清与 A、B、O 红细胞进行间接抗球蛋白试验加以证实。

2. Rh-HDN 患儿的检查

(1)直接抗球蛋白试验:Rh 新生儿溶血病患儿红细胞被来自母亲的 IgG 抗体(主要为抗 D)致敏。直接抗球蛋白试验结果显示,红细胞凝集较强,一般≥2+,直接抗球蛋白试验凝集程度强弱可作为区别 ABO 或 Rh 溶血的主要标志。

(2)红细胞抗体放散试验:Rh-HDN 抗体放散试验常用乙醚放散法,是因为 Rh 抗体与新生儿红细胞亲和力强,用热放散效果不佳。一般认为当直接抗球蛋白凝集试验结果≥2+ 时,释放试验改用乙醚放散液。乙醚放散主要用于红细胞上各种 IgG 抗体的放散。

(3)游离抗体试验:Rh 溶血病的游离抗体试验最好用母亲的血清代替患儿血清与一组谱细胞起反应(A、B、O、AB 各型红细胞悬液),因为患儿血清中的抗体均来自母亲,而母亲血清抗体效价高,血清量多,可以得到更清楚的结果。使用母亲血清时,只有检出 IgG 类血型抗体(Rh-HDN 为抗 D),而且该抗体能够与患儿红细胞反应,才能判断为阳性。该试验只能确定患儿血清中可能有 IgG 类血型抗体,确诊仍要考虑直接抗球蛋白试验和释放试验。

(三)IgG(抗 A、抗 B、抗 D)效价检测

【原理】 待检血清中的抗 A(B,D)有可能是 IgG 和 IgM 的混合物,而 IgM 可干扰 IgG(抗 A、抗 B、抗 D)的效价检测,需先用二硫基乙醇(2-Me)或二硫苏糖醇(DTT)处理血清,破坏 IgM 抗体,使其灭活。然后将待检血清进行倍比稀释,加入相对应(同型)的红细胞,观察反应结果。如果血清中存在 IgG(抗 A、抗 B、抗 D)可使红细胞致敏,加入抗人球蛋白血清,与红细胞上的不完全抗体 IgG 抗 D、抗 A、抗 B 结合,可出现肉眼可见的凝集现象。以出现明显凝集的最高稀释度即为该血清中 IgG 抗 A、抗 B、抗 D 存在。

【试剂】 0.1 mmol/L 巯基乙醇(2-Me)、抗球蛋白血清、生理盐水、5%同型红细胞。

【器材】 离心机、PE 反应板、37 ℃水浴箱、试管、吸管。

【操作要点】

1. 取小试管 1 支,加待检血清 0.2 mL 及 0.1 mmol/L 2-Me 应用液 0.2 mL。混合后将试管口盖紧,置 37 ℃水浴 1 h。

2. 取小试管 10 支,每管各加生理盐水 0.2 mL;第 1 管加入 2-Me 处理血清 0.2 mL,混合后吸出 0.2 mL,移入第 2 管内,混合后向后依次按上法作倍比稀释至第 10 管(吸出 0.2 mL 丢弃),每管内留有 1∶2、1∶4······1∶1024 不同稀释度的血清 0.2 mL。

3. 每管各加 5%A(B)型红细胞盐水悬液 0.2 mL,置 37 ℃水浴 60 min。

4. 轻轻摇动试管,观察反应结果。如前几管有红细胞凝集,为高效价 IgG 抗 A 抗体引起。

5. 其余红细胞不凝集的试管,红细胞用生理盐水洗涤 3 次后,除去上清液,制成压积红细胞。

6. 每管各加生理盐水 2 滴混匀。每管各取 1 滴,分别移至另备的一排小试管中,再各加抗人球蛋白血清 1 滴。

7. 混合后,以 1000 r/min 离心 1 min。

8. 轻轻摇动试管,观察反应结果。红细胞凝集的最高稀释度的倒数即为 IgG 抗 A、抗 B、抗 D 的凝集效价。

【报告方式】 分别报告 IgG 抗 A、抗 B、抗 D 凝集效价:

1∶XX(报告结果应再加一个稀释度,因 2-Me 灭活血清已 1∶2 稀释)。

【参考范围】 <1∶64。

【临床应用】 检查母体血清中有否针对胎儿红细胞抗原的 IgG 抗 A 或抗 B 抗体,当母亲血清中 IgG 抗 A(B)效价>1∶64 时,患儿发生 ABO 新生儿溶血病的可能性增大。

（四）直接抗球蛋白试验

【原理】 患者体内若有与红细胞抗原不相合的不完全抗体存在,可与红细胞结合形成抗原抗体复合物。但因不完全抗体分子小,不能有效地连接红细胞,仅使红细胞处于致敏状态。加入抗人球蛋白血清,与红细胞上吸附的不完全抗体结合,在致敏红细胞之间搭桥,出现肉眼可见的凝集。这种直接检测红细胞上有无免疫性抗体吸附的试验称为直接抗球蛋白试验(DAT)。

【试剂】 抗球蛋白试剂,5%阴、阳性对照红细胞。

【器材】 离心机、37 ℃水浴箱、小试管、吸管、显微镜。

【操作要点】

1. 制备 5%红细胞生理盐水悬液 采集静脉抗凝血 取被检者抗凝血少许,用生理盐水常规洗涤 3 次,弃上清液后用滤纸吸去管口残液。按 1 滴压积红细胞加入 19 滴生理盐水的比例配制 5% 的红细胞生理盐水悬液。

2. 取小试管 3 支,分别标记待测管、阳性对照管、阴性对照管,操作步骤见下表 5-14。

表 5-14 直接抗球蛋白试验各管加样

标本及试剂	待测管	阳性对照管	阴性对照管
5%待检红细胞悬液	1 滴	—	—
5%阳性对照红细胞悬液	—	1 滴	—
5%阴性对照红细胞悬液	—	—	1 滴
抗人球蛋白试剂	1 滴	1 滴	1 滴

3. 混匀 1 min 后,以 1000 r/min 离心 1 min。

4. 观察结果 取出试管轻轻摇动,观察管底红细胞的凝集情况。先看阴性和阳性对照管。阴性对照无凝集,阳性对照出现 3+~4+凝集。测定管凝集为阳性。遇肉眼难辨的弱凝集,可用低倍显微镜观察。

【报告方式】 直接抗球蛋白试验:阳性或阴性。

【参考范围】 阴性。

【临床应用】 直接抗人球蛋白试验阳性见于新生儿溶血病、溶血性输血反应、自身免疫性溶血性贫血。新生儿溶血病时,如果患儿红细胞已被 IgG 抗 A(B)所致敏,直接抗球蛋白试验应为阳性结果,但由于 ABO-HDN 患儿红细胞上抗体往往结合得很少,使直接抗球蛋白试验常常得到阴性结果。因此 ABO-HDN 直接抗球蛋白试验结果,只起参考作用,而 ABO 系统以外的溶血病直接抗球蛋白试验结果则对诊断起决定作用。

思考题

1. ABO 血型系统四种主型的红细胞和血清分别含有哪种血型抗原和血型抗体？
2. Rh 血型系统有几种血型抗原？不同地域的分布有何特征？
3. ABO 血型天然抗体和免疫性抗体理化特性有何区别？
4. ABO 血型鉴定正向定型法，反向定型法的原理与结果如何判定？
5. 交叉配血的方法选择、实验原理及同型交叉配血与异型交叉配血结果有何不同？
6. ABO 血型的基因型与表现型，父母血型与子女血型有何遗传规律？
7. 名词解释：血型，血型物质，天然抗体，免疫性抗体，交叉配血。

(黄燕妮)

第六章　临床输血

第一节　血液制品及保存方法

一、血液制品

输血在临床上已成为必不可少的治疗手段,但输血并非绝对安全,可能发生多种不良反应及疾病传播。输血时,应严格掌握适应证,全面了解患者的病情,根据需要选择血液制品,以达到高效、安全、经济的目的。临床常用的输血方式及血液制品有全血输注、成分血输注、辐照血液及自身血液输注等。

(一)全血输注

全血输注(whole blood transfusion)指血液全部成分的输注,包括血细胞、血浆、抗凝剂及保存液。全血又分新鲜全血和保存全血。

1. 新鲜全血(fresh whole blood)　一般认为采血 6 h 内的全血称新鲜全血。适应证:遗传性和获得性凝血因子缺乏症,重症血小板减少,血小板功能缺陷症,再生障碍性贫血和 DIC。但是实际工作中由于血液复检的需要,很难有真正意义的新鲜全血。

2. 保存全血(preservation of whole blood)　常用的是 ACD 或 CPD 保存液保存的全血。适应证:急性大出血,包括手术、创伤、消化道、呼吸道、泌尿生殖道和产妇出血等。

输全血的缺点:①容易引起同种免疫不良反应,如全血中含有血小板与白细胞,可使受血者产生抗体,再次输血时易发生非溶血性发热输血反应及血小板输注无效。②引起循环血量超负荷,发生急性肺水肿或心衰,尤其是血容量正常的老人和儿童。随着输血观念的转变,成分输血已成为趋势,人们对全血输注的弊端认识日益加深。

(二)成分输血

成分输血(component blood transfusion)是指用物理或化学方法将血液中各种有效成分分离,分别制成纯度高或浓度高的制剂,然后根据患者的病情,补充患者所需血液成分的输血方法。成分输血是现代输血的方向,目前成分输血应用比率被用来衡量一个国家、一个地区、一个医院掌握与运用现代医学技术水平的标准。

成分输血的优点:①疗效高:根据患者需要输注提纯、浓缩的血制品。②安全:血液成分复杂,有多种抗原系统,再加上血浆中的各种抗体,输全血更容易引起各种不良反应。限制不必要的血液成分输入有利于降低免疫反应的发生率。③合理:将全血分离制成不同的细胞、血浆及血浆蛋白成分,供不同目的的应用,合理使用有限的血液。④经济:根据需要进行输注,既可节省血液,又可减少患者的经济负担。

常见的成分输血类型如下。

1. 红细胞输注　红细胞成分经全血离心分出血浆制备而成。由于其浓度和加工制备的方法不同,可制成多种红细胞制剂,实际上临床约 80% 以上的输血患者仅需要补充红细胞。将不同红细胞制剂输注给患者即红细胞输注(erythrocytes transfusion)。

(1)浓缩红细胞(concentrated erythrocytes):也称为压积红细胞,是将采集的全血在全封闭的条件下离心、分离大部分血浆后剩余部分所制成的红细胞成分血。其血细胞比容为 70%±5%。输注方法一般是直接输注,若血细胞比容过高,输血速度慢,可加入适量的生理盐水后输注。适应证:临床上可用于各种急性失血的输血,高钾血症,心、肾、肝功能不全的患者,可以减轻患者代谢负担。

(2)悬浮红细胞:又称添加液红细胞,适量的红细胞保养液加入制备浓缩红细胞中,是目前临床应用最广泛的一种红细胞制品,因其添加了红细胞保养液,其血细胞比容更低,输注时较通畅,一般不需输注前另加生理盐水稀释。适应证:①严重外伤出血、创伤性内脏破裂出血、术中及术后大出血,消化道大出血、支气管扩张严重咯血、宫外孕破裂腹腔内出血、产后大出血的患者;②血容量正常的慢性贫血患者;③儿童慢性贫血患者;④心、肾、肝功能不全患者。

(3)去白细胞的红细胞:全血或浓缩红细胞通过白细胞过滤器过滤,除去约99%的白细胞而制成。除去白细胞可减少由白细胞引起的输血不良反应和输血相关疾病的传播。适应证:预防 HLA 同种免疫、亲白细胞病毒(如 CMV、HLTV)感染,非溶血性发热反应等输血不良反应。

(4)洗涤红细胞(washed erythrocytes):将已移去大部分血浆的浓缩红细胞,用生理盐水等渗溶液反复洗涤3次或用自动连续离心法,尽可能地移去血液内的白细胞、血小板、残余血浆、细胞碎屑、代谢产物及抗凝剂等,再用生理盐水或红细胞添加液将洗涤后的红细胞比容调节为 0.70,配成红细胞悬液。适用证:血浆蛋白过敏的患者;自身免疫性溶血性贫血的患者;阵发性睡眠性血红蛋白尿的患者;高钾血症及肝肾功能障碍患者等。

(5)冰冻红细胞(frozen erythrocytes):采用特定的方法将自采集日期6天内全血或悬浮红细胞中的红细胞分离出,并将一定浓度和容量的甘油与其混合后,使用速冻设备进行速冻或直接置于−65 ℃以下的条件下保存的红细胞成分血,称为冰冻红细胞。长期保存后,仍有比较高的代谢及存活能力。使用时先在 37~45 ℃水浴箱内融化,再洗涤去甘油,用生理盐水制成红细胞悬浮液。适应证:目前主要用于稀有血型红细胞的长期保存。

(6)辐照红细胞(irradiative erythrocytes):用 25~30 Gy 的 γ 射线照射的方法将混在红细胞中有免疫活性的淋巴细胞杀灭,防止输血相关性移植物抗宿主病(TA-GVHD)。适应证:适用于免疫缺乏或免疫抑制患者。

(7)年轻红细胞:主要由全血中新生的红细胞(包括网织红细胞)组成,目前多用血细胞分离机采集。输注年轻红细胞可延长输血间隔,减少输血次数。适应证:主要用于严重联合免疫缺陷、器官移植(特别是造血干细胞移植)、化疗或放疗引起免疫抑制、新生儿输血、宫内输血和选择近亲供者血液输血的患者。

2. 粒细胞输注 临床上输注白细胞主要是指粒细胞,它可以通过全血手工离心分离或血细胞分离机制备,主要适用于有严重细菌感染而经抗生素治疗无效者。目前多采用血细胞分离单采制备,其粒细胞获得率高,含淋巴细胞少。手工离心分离粒细胞,含有较多的淋巴细胞,而且一个治疗量需要多人份,容易引起不良反应。

粒细胞输注的不良反应更多,如非溶血性输血发热反应、输血相关性移植物抗宿主病、肺部合并症及病毒感染等。因此应用浓缩粒细胞应十分慎重。

3. 血小板输注 将全血分离制备的血小板制剂输注给患者的输血方法称为血小板输注(platelet transfusion)。血小板制剂主要有以下几种。

(1)富含血小板血浆:大约可获得全血中70%以上血小板。

(2)浓缩血小板:有两种制备方法。一种是用由新鲜全血通过离心分离获得,每单位至少有 $5×10^{10}/L$ 个血小板。另一种方法是用血细胞分离机采集,又分为连续性和非连续性血小板单采。一个供血者可采集一个治疗量(10U)含血小板$≥2.5×10^{11}/L$。

血小板输注,应与 ABO 血型同型输注,输血小板适应证有以下几种。

(1)血小板数减少:①一般血小板小于 $20×10^9/L$,自发出血可能性大,应输注血小板防止出血;②血小板$(20~50)×10^9/L$,有出血倾向时或需要手术时,需输注血小板防止出血;③白血病、再生障碍性贫血及淋巴瘤等血液病,如患者血小板小于 $20×10^9/L$,病情稳定无出血倾向,不必输注血小板。

(2)血小板功能异常:如巨大血小板综合征、血小板无力症、药物或肝肾功能异常引起的血小板功能异常者。

(3)体外循环:体外循环患者的血液通过体外循环机时血小板可能受损,此时如血小板计数结果很低或有出血倾向时应输注血小板。

手工制备的血小板输注量为 2 U/10 kg 体重或 10 U,机采血小板为 1 个治疗量。输入的血小板存活期为 5 天,应 2～3 天输注一次,直至出血停止。血小板输注需与 ABO 血型同型,不需要做交叉配血试验。

4. 血浆及血浆蛋白制剂输注

(1) 血浆:临床使用的血浆分为新鲜冰冻血浆和普通冰冻血浆两种。近年来去病毒血浆已在临床开始应用,减少了因输注血浆引起的血源性传染疾病,是血浆输注的趋势。

① 新鲜冰冻血浆(fresh frozen plasma,FFP):全血采集后最好在 6 h(ACD)或 8 h(CPDA-1)内,但不能超过 18 h 将血浆分离速冻呈固态后并保存于－18 ℃以下即为新鲜冰冻血浆。于－30 ℃进行低温快速冰冻,保存期 1 年。－20 ℃冰冻保存,最多 3 个月。它含有正常人血浆蛋白成分,包括全部的凝血因子,特别是能有效地保存各种不稳定凝血因子(Ⅴ、Ⅷ),但缺乏血小板。

新鲜冰冻血浆应用前,须在 37 ℃恒温水浴中融化,融化过程中应不断轻轻摇动血袋,避免纤维蛋白析出。完全融化的血浆应尽快(2 h 内)输入,否则凝血因子Ⅴ、Ⅷ将失活。融化后的血浆不可在 10 ℃放置超过 2 h,4 ℃不能超过 24 h,更不可再冰冻。

新鲜冰冻血浆适用于:a.一种或多种凝血因子缺乏的疾病;b.大量输血伴有出血倾向者;c.肝功能衰竭伴有出血倾向;d.口服抗凝剂过量引起出血者;e.抗凝血酶Ⅲ缺乏;f.治疗性血浆置换。

② 冰冻血浆(frozen plasma,FP):新鲜冰冻血浆保存期超过 1 年后继续保存,或新鲜冰冻血浆分离出冷沉淀物,或从过有效期的全血分离出的血浆。它含有各种稳定的凝血因子,不稳定的凝血因子(Ⅴ、Ⅷ)含量很少,使用方法和适应证基本上同新鲜冰冻血浆,但要除外缺乏不稳定凝血因子的患者,目前临床已很少使用。

③ 去病毒血浆:目前我国部分地区开始采用亚甲蓝光化学病毒灭活法制备去病毒血浆,亚甲蓝可与病毒的基因组核酸(鸟嘌呤-胞核嘧啶)以及病毒的脂质包膜相结合,在可见光氧化损伤的作用下,使病毒的核酸断裂,包膜破损,能使大多数的脂质包膜病毒和非脂质包膜病毒灭活,尤其对 HBV、HCV、HIV 等病毒灭活效果更为理想。去病毒血浆的临床应用,提高了血浆输注的安全性,减少了传播病毒的风险。

血浆不必做交叉配血试验,其输注量取决于适应证和患者具体情况。一般剂量为 10～15 mL/kg 体重,大多数凝血因子活性达到正常水平的 25% 即能止血。

血浆输注的不良反应:a.传播病毒:目前临床使用的新鲜冰冻血浆大多没有采用病毒灭活措施,因此存在传播病毒的危险;b.同种免疫:血浆中存在少量的白细胞和血小板同种抗原及血浆蛋白,都能产生同种抗体;c.过敏反应:常见荨麻疹和发热反应。

(2) 血浆蛋白制剂:

① 清蛋白制剂(albumin preparation):取自健康人血浆,用低温乙醇分离提取,60 ℃ 10 h 加热灭活病毒制成。在 2～6 ℃保存,有效期为 5 年。

清蛋白制剂主要适用于:①需扩充血容量的患者如休克、外伤。对血容量损失 50%～80% 患者,除输给红细胞外应同时输给清蛋白,使血浆蛋白维持在 52 g/L 以上;②用于清蛋白大量丢失如烧伤、失代偿性肝硬化;③体外循环时,用晶体盐和清蛋白作为泵的底液比全血更安全。清蛋白制剂经去病毒处理,所以无传播病毒的危险,临床使用清蛋白制剂是安全的。

② 免疫球蛋白制剂(immunoglobulin preparation):取自大量供血者的混合血浆或血清,经低温通过冰乙醇或聚乙二醇沉淀、DEAE-sephadex 或离子交换过柱分离精制而成。免疫球蛋白制剂主要有三类:正常免疫球蛋白(丙种球蛋白)、静脉注射免疫球蛋白和特异性免疫球蛋白。

③ 凝血因子制剂:目前凝血因子制剂已广泛用于临床治疗先天性缺乏凝血因子的患者,在制备过程中进行病毒灭活处理,已成为一种安全的血液制品。常见的凝血因子浓缩制剂有下列几种。

a.冷沉淀(cryoprecipitate)物:因冷却而沉淀的物质,是由新鲜冰冻血浆于 4 ℃融化后,通过离心分离获得的低温下不溶解的血浆蛋白组分。－30 ℃下保存,有效期为 6～12 个月。冷沉淀需 ABO 血型同型输注,输注前应在 37 ℃恒温水浴融化。

冷沉淀物中主要含有Ⅷ因子、纤维蛋白原、纤维结合蛋白和少量的其他蛋白质。适用于血友病、血管性假性血友病、先天性或获得性纤维蛋白原缺乏症等。

b. Ⅷ因子浓缩剂：以冷沉淀物为原料，采用层析、分离、纯化获得，也可以用 DNA 重组技术，通过免疫亲和层析纯化制得。Ⅷ因子浓缩剂的优点为已知Ⅷ因子的活性单位，可以准确计算输注剂量。用于甲型血友病(血友病 A)的治疗与预防。

④ 凝血酶原复合物浓缩制剂：由健康人的混合血浆制成的冻干制剂，含有维生素 K 依赖因子(Ⅱ、Ⅶ、Ⅸ、Ⅹ)。用于乙型血友病、各种原因引起的上述凝血因子缺乏、过量口服抗凝剂导致出血的患者治疗。

二、血液制品的保存方法

血液保存的目的是尽可能延长红细胞保存期限，防止血液凝固和红细胞破坏。

(一)血液保存液

血液保存液除必须具备抗凝作用外，还应该具有保护细胞生存能力及功能的作用，目前常用的保存液有 ACD 和 CPD 两大类。

1. ACD 保存液(acid-citrate-dextrose preservation solution)　由枸橼酸、枸橼酸三钠、葡萄糖组成。用于全血抗凝及血液保存。ACD 有 2 种配方 ACD-A(Ⅰ)和 ACD-B(Ⅱ)，常用的是 ACD-A(Ⅰ)。枸橼酸三钠起抗凝作用，葡萄糖为红细胞提供能量。枸橼酸三钠与葡萄糖的混合液通过高压灭菌时葡萄糖会焦化，加入枸橼酸使溶液略为酸化，即可防止葡萄糖焦化。血液与保存液的比例是 4:1。4 ℃条件下，红细胞在 ACD 保存液中只能保存 21 天，存活率为 70%。

2. CPD 保存液(citrate-phosphate-dextose preservation solution)　由枸橼酸盐-磷酸盐-葡萄糖组成。因为 ACD 保存液 pH 值较低，容易引起红细胞破坏，CPD 保存液 pH 值为 5.63，提高保存液 pH 值以防止红细胞破坏，从而使血液有效保存时间提高到 28 天，红细胞存活率为 80%。在 CPD 保存液中加腺嘌呤即为 CPDA-1 保存液(citrate-phosphate-dextose-adenine-1 preservation solution)，使红细胞的保存时间延长到 35 天。目前 CPDA-1 保存液在国内外已广泛采用。

(二)贮存温度与时间

低温可以减慢红细胞糖酵解使葡萄糖不致迅速被消耗，同时还可能将进入血液中的细菌繁殖率减少到最低程度，但冰冻可能导致细胞的溶解，需经特殊处理后再冰冻保存。

1. 全血和各种红细胞制剂　贮存于 2~6 ℃，保存时间根据保存液的不同而定。ACD-A(Ⅰ)号红细胞保存期为 21 天，CPD 为 28 天，CDPA-1 为 35 天，洗涤红细胞为 24 h。

2. 浓缩血小板　保存在 20~24 ℃环境中，在振荡条件下保存，频率为 20~30 次/分，振幅为 4 cm。保存时间视贮存的塑料袋特性而定，如用聚烯烃材料的塑料袋保存时间为 5 天，含有增塑剂的聚氯乙烯塑料袋，可保存 7 天。全血中的血小板 12 h 后丧失大部分活性，24 h 丧失全部活性，故贮存血即使是新鲜血中的血小板也很难达到止血作用。

3. 浓缩粒细胞　保存于 20~24 ℃环境中，最长可贮存 24 h。近年来研究表明，贮存 8 h 后粒细胞已降低了循环和移向感染灶的能力，虽然规定可贮存 24 h，但尽可能采集后立即输用。

4. 新鲜冰冻血浆、冷沉淀物　保存于 -30 ℃环境中，保存期为 1 年。普通冰冻血浆保存于 -30 ℃环境中，保存期为 5 年。

5. 低温冷冻保存红细胞　在聚氯乙烯容器中最终甘油浓度为 40% 的红细胞，可在 -80 ℃温度下贮存，时间为 3 年。甘油浓度为 18% 时，可在液氮(-156 ℃)中贮存，解冻时需快速融化。保存时间可长达 10 年，临用时需除去甘油。但由于造价高昂且去甘油红细胞有效期只允许 24 h，因此主要用于稀有血型血液的贮存。

第二节　血液采集、处理、发放及运输

一、采供血机构的分类及职责

血站是指不以营利为目的,采集、提供临床用血的公益性卫生机构。血站分为一般血站和特殊血站。一般血站包括血液中心、中心血站和中心血库。无偿献血者的招募、血液的采集、制备与供应统一由各级血站负责。特殊血站主要为脐带血造血干细胞库。各医疗机构不得擅自采血。各医院设置的输血科(或血库)的主要职责是根据临床用血需求到血站领取相应血液制品并发放给临床科室,暂时保存血液、进行血液输注前的检查和输血反应后的检查。

二、血液采集与处理

采集血液前应征得献血者的知情同意,并对其进行必要的健康征询、一般检查和血液检测。献血前健康检查结果只用于判断献血者是否适宜献血,不适用于献血者健康状态或疾病的诊断。对经健康检查不适宜献血的献血者,应给予适当解释,并注意保护其个人信息。

1. 采血方法

(1)手工法:该法采得的为全血,可根据需要制备成不同的成分血。一般采用密闭式塑料采血袋,内有血液保存液。仔细检查血袋应无破损,核对献血者体检表、身份证、血型及各类标志,核对无误后即可采血。采血步骤与静脉采血类似。采血结束后,用高频热合器对塑料袋封口,并仔细检查,贴上标签,于血库保存。采血导管内血液用作交叉配血标本。为防止采血过程中部分激活血液凝固系统,所以采血要迅速、血流通畅应一次穿刺成功,在血液采集过程中轻轻摇动血袋,使血液与抗凝剂充分混合,采血所用时间与采血量有关,200～400 mL 一般不超过 2～4 min。

(2)仪器法:主要用于成分采血,如血浆、白细胞、血小板、造血干细胞等的采集。即把全血采出,通过仪器分离出所需要成分,然后把其他成分回输给本人,整个过程在一个封闭的管道中进行,这种技术称为血液成分单采术。

2. 血液保存条件

(1)全血和各种红细胞制剂:贮存于 2～6 ℃,保存时间根据保存液的不同或是否有添加剂而定。ACD-A 红细胞保存期为 21 天,CDPA-1 为 35 天,洗涤红细胞为 24 h。

(2)浓缩血小板:在 20～24 ℃、振荡条件下保存。振荡频率为 60 次/分,振幅为 4 cm。保存时间视其所用的塑料袋特性而定,普通袋 24 h,如用专用塑料袋,可保存 5 天。

(3)浓缩粒细胞:20～24 ℃,最多可贮存 24 h。最好采集后立即输用。

(4)新鲜冰冻血浆、普通冰冻血浆和冷沉淀物:−20 ℃以下,保存期为 1 年。

(5)低温冷冻保存红细胞,加甘油作为低温冷冻保护剂,甘油浓度为 40% 时,可在 −65 ℃以下贮存,解冻时需慢速融化;甘油浓度为 18% 时,可在液氮(−156 ℃)中贮存,解冻时需快速融化。保存时间可长达 10 年,临用时需除去甘油。一般用于稀有血型血液的贮存。

三、血液检验

检测项目主要是血型检测,用 ABO 血型正反向定型及 Rh(D)定型,大样本的血型筛查常用平板法和微板法;血型鉴定用常规试管法。此外,检测项目还有谷丙转氨酶、梅毒螺旋体、乙肝表面抗原、HCV、HIV 标志物等的检测。

四、血液的隔离与放行

血液隔离是指对待检测、制备等尚未被判定合格的血液和不合格的血液进行隔离和管理,防止不合

格血液的误发放。

对于已经符合质量要求的血液,给予解除隔离状态,使其处于可发放状态,即可以发放供临床使用,称为放行。对已经完成逐袋放行的整批血液进行核查,解除其隔离状态,使其转换为已放行(可发放)状态,称为批放行。

五、血液的贮存、发放和运输

采集的全血绝大多数用于制备成分血的起始血液(原料血)。全血采集后应根据制备成分血品种的不同,尽快在合适的温度下保存与运输,并制备为成分血。需要制备浓缩血小板的全血,于室温或 20～24 ℃保存与运输。其他全血在 2～6 ℃条件下贮存,2～10 ℃运输。

血液发放前应检查血液的有效期和外观,主要包括血袋标签、血液颜色、溶血、凝块、絮状物、气泡、血袋渗漏、血袋破损及其他异常,外观异常的血液不得发放。应建立和保存血液发放记录。

血液运输的关键是保持温度和防止剧烈振荡。其中血小板等需在 20～24 ℃条件下存放及运输。全血及所有液态红细胞成分应在 1～10 ℃条件下贮存及运输,经冷冻贮存的血液成分,应在能维持冷冻状态下运输。在整个的血液运输过程中,要确保血液在完整的冷链中运输,使血液从采集直至发放到医院的整个过程中始终处于所要求的温度范围内。应对血液在整个运输过程中的贮存温度进行监控,并建立和保存血液运输记录。

 ## 第三节 自身输血

自身输血(autologous transfusion)是指采集某一个体的血液和(或)血液成分并予以保存,或当其处于出血状态收集其所出血液并作相应处理,在其需要时实施自我回输的一种输血治疗方法,是一种安全、经济、合理、科学和有效的输血方式。近年来,输血不良反应及输血相关传染性疾病日趋增多,自身输血的应用得到推广。

一、自身输血优点

1. 避免了输血传染性疾病如艾滋病、乙型肝炎、丙型肝炎等的交叉感染。

2. 避免由血型抗原、抗体等引起的同种免疫反应,如溶血、发热、过敏、移植物抗宿主反应等。无异体输血配型失误导致输血反应的风险。

3. 自身输血者由于反复自身采血,可刺激红细胞再生。

4. 为无条件供血的地区提供血源。

5. 为稀有血型患者解决了输血困难,扩大血液来源,减少异体血需求量,节约血源。

6. 避免异体血对受血者免疫功能的抑制,降低围手术期感染的发生率。

二、自身输血输注方式

1. 贮存式自身输血 在手术前数周或某些疾病缓解期采集自身血液保存,以备需要时用。适用于稀有血型、配血有困难或曾有过严重输血反应的患者,以及健康人希望预存自身血液以备紧急状况下使用。

2. 稀释式自身输血 即通过人为地降低红细胞和血红蛋白浓度,使手术中实际出血量减少。在手术开始前采集一定量的血液同时输注晶体液或胶体液,使血液稀释,而血容量维持正常,这样手术中丢失的是稀释血液,根据术中失血量和患者情况将自身血回输给患者。

3. 回收式自身输血 用血液回收装置,将患者体腔积血、手术中失血及术后引流血液进行回收、抗凝、滤过、洗涤等处理,然后回输给患者的一种输血方法。将回收的血液通过血液回收装置处理,制成浓缩的红细胞盐水悬液。

第四节　输血反应和输血传播性疾病

一、输血前检查

输血前检查主要有血型鉴定,还有输血传播疾病相应检查,如乙肝表面抗原等。血型鉴定主要是ABO血型(包括正反向定型)和Rh血型鉴定,经鉴定正确无误才可进行交叉配血。交叉配血试验相合,准确无误后才可发血。当有下列情况时:交叉配血不合、有输血史和妊娠史、短期内多次输血者,应按卫生部《临床输血技术规范》要求做抗体筛检试验。

由于目前检测手段的限制,病毒检测存在"窗口期"的干扰,输血可导致一些病毒性疾病的传播,为了减少不必要的医疗纠纷及区分某些病毒性疾病是否与输血有关,许多地方卫生行政部门规定,输血前需进行下列项目的检验:谷丙转氨酶、乙肝表面抗原、抗丙型肝炎抗体、抗艾滋病病毒抗体、梅毒,一旦受血者发生与输血相关的传播性疾病,以便查找受血者感染的原因。

输血科工作人员应做好各种血液制品的入库检查、核对、贮存等工作,凡与输血有关的资料需保存十年。

二、输血不良反应

输血不良反应是指在输血过程中或输血后,受血者发生了原有疾病不能解释的、新的症状和体征。输血不良反应最常见的是输血免疫反应。

1. 输血不良反应分类　输血不良反应按发生的时间分为即发反应和迟发反应;按发病机制分为免疫性和非免疫性两类;按主要症状和体征分类,如发热性非溶血性输血反应、过敏反应、溶血性反应、含铁血黄素沉着症、循环超负荷、电解质紊乱、细菌性输血反应等。输血不良反应分类见表6-1。

表 6-1　输血不良反应分类

即发反应	迟发反应
免疫性反应	
非溶血性发热反应	溶血反应
过敏反应	移植物抗宿主病
溶血反应	输血后紫癜
输血相关的肺损伤	血细胞或血浆蛋白同种异体免疫
非免疫性反应	
细菌污染反应	含铁血黄素沉着症
循环负荷过重	血栓性静脉炎
空气栓塞	输血传播性疾病
出血倾向	
非免疫性溶血反应	
电解质紊乱	
枸橼酸中毒	

2. 输血不良反应的检查　输血反应发生后应停止输血,及时查找原因。首先应核对用血申请单、血袋标签、血型鉴定和交叉配血报告单、输血记录等资料,然后做进一步的实验室检查,如怀疑溶血反应需做下列项目。

(1) 检查受血者、供血者原有血样和新采集的受血者血样 ABO、Rh 血型。

(2) 重做交叉配血试验。

（3）抗体筛选试验。

（4）观察、比较患者输血前和输血后样本的血清或血浆的颜色,测定输血后血浆游离血红蛋白。

（5）做输血前、后的直接抗人球蛋白试验,由于抗体或补体包被的不配合细胞在循环中很快就被破坏,所以样本是在可疑反应发生后几小时抽取的,直接抗球蛋白试验仍可能是阴性。

（6）尿液检查主要是观察颜色及尿隐血试验。

若疑似细菌污染性输血反应,应将剩余供血者的血做细菌培养。所有血液制品的血袋输血后应保存至少一天。

三、输血传播性疾病

输血传播性疾病(transfusional infectious disease,TID)是指供血者血液中的传染性病原体,如细菌、病毒、寄生虫等,通过输注血液或血制品进入受血者体内引起的疾病。由于检测手段的限制如"窗口期",目前仍无法避免输血性传播性疾病。输全血、成分输血或其他血制品,均有传播疾病的危险,常见的有乙肝、丙肝、艾滋病、巨细胞病毒感染、梅毒、疟疾、弓形体病等,其中尤以肝炎、艾滋病危害性最大。

1. 常见输血传播性疾病

（1）病毒性肝炎:主要为乙肝和丙肝,尽管对供血者进行了乙肝和丙肝的筛检,使乙肝和丙肝的传播率明显降低,但因病毒量过低,或抗体尚未形成,检测手段敏感性不高等原因,仍不能避免其发生。凡是由于输注血液制品引起受血者发生肝炎,或者无肝炎的临床症状和体征,但输注后检测为肝炎血清学标志物为阳性者,统称为输血后肝炎。输血后乙型肝炎的发生率为 $0.3\%\sim1.7\%$,占输血后肝炎的 $7\%\sim17\%$ 。由于丙型肝炎病毒的隐匿性较高,在"窗口期"不易检出,故输血后丙型肝炎的发生率远远高于输血后乙型肝炎。

目前我国多采用 ELISA 法检测抗-HCV,而大多数国家,和我国香港地区采用 NAT 技术检测 HCV-核酸,提高了 HCV 检测的灵敏度。

（2）艾滋病(AIDS):因人类免疫缺陷病毒(human immunodeficiency virus,HIV)既可存在血浆中,也存在于细胞中,所以输全血或成分输血均能导致艾滋病毒的传播,血源性传播是 AIDS 的重要途径之一,包括母婴传播、吸毒(公用注射器)、性接触等。

（3）巨细胞病毒(CMV):CMV 以一种或多种形式存在白细胞内成潜伏状态。多发生在免疫功能低下的受血者。如早产儿、先天性免疫缺陷者、器官移植患者等。在库存血内 CMV 存活时间较短,所以输库存血比输新生鲜血传播 CMV 的机会少,所以输库存血或去除白细胞的血液制品可减少巨细胞病毒传播的可能性。

（4）疟疾:输血传播疟疾是因为输注血液中含疟原虫裂殖体或裂殖子而导致受血者感染。输血传播疟疾在临床上少见。排除有疟原虫感染的供血者是最有效的预防措施。有疟疾感染史者不宜作为供血者。

（5）梅毒:供血者患梅毒并处于梅毒螺旋体血症阶段,可以传播梅毒。梅毒螺旋体在体外生活能力低,4 ℃时 48～72 h 或 40 ℃失去传染力,100 ℃立即死亡。近年来由于吸毒、涉外婚姻等原因,我国梅毒发病率有所增加,因此把梅毒血清学的检查作为供血者必要检测项目之一。避免输注新鲜血液,最好 4 ℃冷藏 5 天以上的血液,可以防止或减少梅毒的传播。

（6）其他疾病:当供血者患有 EB 病毒感染、黑热病、丝虫病、回归热及弓形体感染等疾病时,有可能通过输血传播。

2. 影响输血传播病毒性疾病的因素 经输血传播病毒性疾病危险性最大,病毒标志物检测窗口期是目前威胁输血安全的一个重要因素。窗口期是指病毒感染后,病毒出现在血液中直到可以检测出相应病毒标志物前的时期。此期由于病毒量低,机体处于初期免疫阶段,窗口期的病毒标志物检测结果常为阴性,血源为合格,但实际上已被病毒污染。

第五节　临床输血技术进展

　　自从 1900 年 Landsteiner 发现 ABO 血型,1916 年创立血液抗凝保存液以来,输血医学发展很快,特别是近十余年来,由于各种高新技术不断向输血领域渗透,已使临床输血医学发展成为一门独立的学科。输血已成为涉及生物学、细胞学、免疫学、遗传学、临床医学等许多学科的边缘学科,同时,临床输血理念不断更新,输血新技术不断应用于临床。

一、白细胞过滤技术

　　血液中有大量的白细胞,可随同血液制品输注时产生许多有害的副作用。去除血液制品残留的白细胞,能提高血液制品输注的安全性。目前临床广泛使用的白细胞过滤器技术可以除去血液中多余白细胞。去除白细胞主要用于预防以下输血不良反应:①非溶血性输血发热反应。②输血后移植物抗宿主病发生。③某些输血相关病毒的传播。④HLA 同种异体免疫反应。⑤其他:如防止异体免疫反应发生、减少血小板输注无效发生率、减少器官再灌注损伤、延缓器官移植排异反应发生、增强恶性肿瘤治疗的效果等。

二、血液辐照技术

　　输血相关性移植物抗宿主病(transfusion associated graft versus host disease,TA-GVHD)是输血的最严重并发症之一,是指受血者输注含有免疫活性的淋巴细胞(主要是 T 淋巴细胞)的血液或血液成分后发生的一种与骨髓移植引起的抗宿主病类似的临床征候群,死亡率高达 90%~100%。

　　目前已经越来越多地采用血液辐照技术用于骨髓移植后患者的输血以及预防输血相关性移植物抗宿主病(TA-GVHD)的发生。由于异体血液中含有大量的淋巴细胞及 NK 细胞等免疫活性细胞,它们可以发动针对受体靶器官的免疫反应,导致 TA-GVHD 的发生。去除淋巴细胞的方法,包括使用白细胞过滤器并不能将其减少到足以预防 TA-GVHD 的程度。灭活血液制品内淋巴细胞的最常用及有效的方法是射线辐照技术,可阻止淋巴细胞的胚样细胞转变和抑制其分裂活性。TA-GVHD 的易感人群包括:①先天性免疫缺陷、骨髓移植、换血治疗的新生儿和未成熟儿,为高危人群。②恶性肿瘤、白血病、淋巴瘤化疗、放疗或应用免疫抑制剂后免疫功能低下患者,为低危人群。③再生障碍性贫血、心脏和胃肠道手术、大量输血者、纯合子供血者、亲属间输血,特别是直系亲属易发生 TA-GVHD。

　　引起 TA-GVHD 最为常见的是输注新鲜全血、白细胞(粒细胞)、红细胞和血小板,其次是新鲜液体血浆。冰冻血浆、冷沉淀及冻融的红细胞因制备冻融过程中已无完整的淋巴细胞而不会导致 TA-GVHD。目前国际推荐辐照血液是预防 TA-GVHD 的最适宜方法。一般认为在使用前即刻进行辐照,血制品辐照后不宜长期保存(不要超过 3 天)。

三、治疗性血液成分单采和置换术

　　治疗性血液成分单采和置换术(therapeutic blood components exchange,TBCE)是指通过手工或血液单采仪对血液某些成分的采集,对病理性成分的分离、去除,以及对血液正常成分的回输或适当溶液(置换液)的补充,以去除和减少病理性成分对患者的致病作用,同时恢复和调节患者生理功能的治疗措施。主要措施包括:①病理性红细胞单采去除术;②红细胞置换术;③病理性血小板单采去除术;④病理性白细胞单采去除术;⑤周围血造血干细胞移植;⑥血浆置换和血浆淋巴置换。

思考题

1. 何谓成分输血,比较成分输血与输全血的优点和适应证?
2. 血制品有哪些种类,各适用于哪些情况和病证?

3. 血液保养液的成分有哪些？血液保存的条件是什么？血液保存中成分有哪些变化？

4. 经输血引起的传播性疾病有哪些？如何防范经输血引起的疾病？

5. 引起输血不良反应的原因有哪些类型？如何预防输血不良反应？

6. 供血者基本条件及要求是什么？血液检查的项目与标准有哪些？

（黄燕妮）

第三篇

排泄物、分泌物及体液检验

第七章　尿液检验

第一节　尿液标本采集、运送与处理

一、概述

（一）尿液生成过程

1. 肾小球滤过　正常肾小球的基底膜对血浆成分的滤过具有选择性。当血液流经肾小球时,除血细胞、大分子质量蛋白质不能滤出外,血浆中的水分、电解质和小分子的有机物包括小分子蛋白质等,都能由肾小球滤入到肾小囊,形成超滤液,也称原尿。

2. 肾小管和集合管重吸收　正常成年人每天形成的原尿约 180 L,但每天排出的尿液仅 1~2 L,其机制取决于肾小管和集合管的选择性重吸收功能。近球小管是重吸收的主要部位,其中葡萄糖、氨基酸、乳酸、肌酸等全部被重吸收;HCO_3^-、K^+、Na^+ 和水大部分被重吸收;硫酸盐、磷酸盐、尿素、尿酸部分被重吸收;肌酐不被重吸收而完全排出体外。同时由于髓袢的降支对水的重吸收大于对溶质的重吸收,使肾小管内液体的渗透压逐渐升高,形成渗透梯度;髓袢升支不渗透水,而溶质却不断被重吸收,形成逆向渗透梯度,使渗透压降至等渗或低渗,该现象称为"逆流倍增",以此达到尿液的浓缩。

3. 肾小管和集合管分泌与排泄　肾小管能分泌 H^+、K^+ 等,同时重吸收 Na^+,称为 K^+-Na^+ 交换,起排 K^+ 保 Na^+ 作用。肾小管不断产生 NH_3 与 H^+ 结合成 NH_4^+,分泌入管腔以换回 Na^+,这是肾排 H^+ 保 Na^+ 的另一种方式。

（二）尿液的排泄

原尿经肾小管和集合管的重吸收、分泌与浓缩稀释后即形成了终尿,流经肾盂、输尿管到达膀胱并贮存,通过尿道排出体外。正常人每日尿量为 1~2 L,尿液中的成分受饮食、机体代谢、人体内环境及肾处理各种物质的能力等因素影响。尿中含水 96%~97%,成人每日排出总固体的 60 g,其中有机物(尿素、尿酸、葡萄糖、蛋白、激素和酶等)约 35 g,无机物(钠、钾、钙、镁、硫酸盐和磷酸盐等)约 25 g。

排尿过程中,尿中可能混入泌尿、生殖系统各部位的少量分泌物或脱落细胞,如男性精液或女性阴道分泌物。故需要对尿中有形成分进行鉴别,以确定其性质及来源。

（三）尿液检验的临床应用

1. 泌尿系统疾病诊断与疗效观察　泌尿系统发生炎症、结石、肿瘤、血管性病变及肾移植后发生排异反应时,各种病变产物可直接进入尿液,引起尿液成分的变化。如肾病时,尿液中就可能出现蛋白、细胞、管型等病理成分。因此,尿液检验可为泌尿系统疾病的诊断、治疗、监测和预后判断提供有价值的客观指标。

2. 协助诊断其他系统疾病　尿液来自循环血液,其成分与机体代谢有密切关系,任何系统疾病影响血液成分改变时,均可引起尿液成分的变化。如糖尿病时尿糖增高、急性胰腺炎时尿淀粉酶增高、肝胆疾病时尿胆色素异常等。故尿液检验可用于心血管、内分泌、消化、生殖、造血系统等疾病的诊断及鉴别诊断。

3. 安全用药监测及服用违禁药品的筛查　长期大量应用某些肾毒性药物的患者,应在用药前及用药过程中定期进行尿液检测,观察尿液的变化,以确保用药安全。常见的肾毒性药物有:①抗生素类,如庆大霉素、卡那霉素、多粘菌素 B 及磺胺药物等;②抗肿瘤药,如顺铂、亚硝基脲、氨甲蝶呤等;③解热镇痛抗炎药,如非那西丁、阿司匹林等;④某些造影剂;⑤某些中药,如关木通、马兜铃等长期服用也会导致肾损害。尿液检测可用于筛查是否服用违禁药品,在对吸毒人员常规尿检及征兵体检中,需进行尿中海洛因、吗啡、摇头丸等违禁品筛查。

4. 中毒与职业病防护　对从事铅、汞、镉、铋等重金属作业的人员及作业场地附近的居民应定期进行尿液检验,以预防和早期发现肾损害。

5. 人体健康状况评估　尿液检验是一种无创伤性检查,广泛应用于健康普查。通过尿液检验,可筛查出有无泌尿、肝胆系统疾病与糖尿病等,有助于进行早期诊断及疾病预防。

二、尿液标本收集容器及器材准备

1. 收集用容器　用于收集尿液标本的容器,应具有以下特点:①采用不与尿液成分发生反应的惰性环保容器,如可降解的一次性塑料杯;②干燥、清洁、无污染(如消毒剂、清洗剂等);③能容纳 50 mL 以上尿液,圆形、广口,直径大于 4 cm,有较大底部以便平稳放置,有盖可防止倾翻时尿液溢出;④采集计时尿(如 24 h 尿)容器的开口更大,容积至少应达2～3 L,且能避光。

2. 离心管　具有以下特点:①洁净、透明的塑料或玻璃管,有足够的强度,避免离心时破损;②刻度清晰,容积应大于 12 mL;③带密封口装置,便于标本转运,可防止尿液溢出,也有利于防止尿液成分(如尿胆原等)的丢失;④试管底部为尖底,以便浓集沉淀物;⑤最好一次性使用。

3. 特殊容器　如无菌容器,可用于收集进行微生物培养的尿标本。如果标本收集和分析中间超过两小时也建议采用无菌容器。有些特殊检验项目要选用其他容器,如尿含铁血黄素试验标本的采集应使用去铁管。

4. 容器标识　容器周围贴有标签,应标明以下信息:①患者姓名、性别、科别、床号;②采集的日期、时间;③采集方法、尿量、保存条件、送检部门等。标签要贴于容器上,不可贴在盖子上,粘贴牢固且应防潮。

5. 计数板　建议使用标准化的尿沉渣计数板,因为在普通载玻片上随意滴加尿(沉渣)液或加(不加)盖玻片,不能提供标准化的检验结果。

6. 离心机　获取尿沉渣分析时,要求用水平式离心机。离心机工作时,应盖上盖,以保证安全;机内温度应尽可能小于 25 ℃。如相对离心力(RCF)为 400 g,则离心机转速与相对离心力的换算公式:

$$400(\text{RCF},g)=1.118\times(\text{r/min})^2\times R\times10^{-5}$$

$$或 \quad \text{r/min}=[400/(1.118\times R\times10^{-5})]^{1/2}$$

式中:r/min:每分钟转数。R:有效离心半径,cm,指从离心机轴中央到离心管底部的距离。g:相对离心力。

7. 显微镜　尽可能选用光线强度可调的内置光源显微镜,具备 40 倍、10 倍的物镜和 10 倍的目镜。同一实验室如有多台显微镜,各显微镜的物镜及目镜的放大倍数应一致。

8. 尿液分析仪　可使用各类自动、半自动尿液干化学分析仪和尿有形成分分析仪,但仪器必须经权威机构认可。

三、患者准备

1. 清洁标本采集部位　收集尿液前应用肥皂洗手、清洁尿道口及其周围皮肤。

2. 避免月经、阴道分泌物、包皮垢、粪便、清洁剂等各种物质的污染,不能从尿布或便池中采集标本。

3. 使用合格容器,做好受检者信息标识。

4. 若需导尿或采集耻骨上穿刺尿,应由医护人员操作,并告知患者及家属有关注意事项。若采集幼儿尿,一般由儿科医护人员指导,使用小儿尿袋收集。

四、尿液标本类型与采集方法

1. 晨尿(morning urine)　即清晨起床后未进食和做运动前,第 1 次排尿时收集的尿液标本,多用于住院患者。由于晨尿标本在膀胱中停留过夜,其中的成分较为浓缩,血细胞、上皮细胞、病理细胞、管型等有形成分的形态结构保存较为完整,化学成分如 hCG 浓度较高,可用于尿液常规分析、尿沉渣分析、尿hCG 定性或定量检查、尿液红细胞位相检测等。晨尿一般不受饮食或运动等影响,检验结果相对比较稳定,有利于临床判断疾病的进展和疗效。但也有学者提出由于晨尿在膀胱内停留时间较长,偏酸,不利于检出酸性环境中易变的物质,如葡萄糖或硝酸盐,因而建议采集第 2 次晨尿代替首次晨尿,即于首次晨尿后 2~4 h 内、空腹、静息状态下留取的第 2 次尿液进行检验。这种尿液标本可避免因在室温下放置时间过长引起的成分变化。

2. 随机尿(random urine) 即随时留取的尿液标本。这种标本不受时间限制,新鲜易得,最适合于门诊、急诊患者的尿液筛查试验。但此类尿液标本仅反映某一时段的代谢情况,易受多种因素(如运动、饮食、用药、情绪、体位等)的影响,导致某些成分临界浓度的改变和有形成分的漏检,易造成结果假阳性或假阴性,导致临床结果对比性差。

3. 计时尿(timed urine) 根据临床诊断或疾病观察的需要,按特定时间采集标本。

(1) 24 h 尿:患者于上午 8 时排空膀胱,并弃去此次尿液,收集至次日上午 8 时最后一次排出的全部尿液,充分混匀,测量并记录总尿量(体积数),取适量标本送检,一般 50 mL,尿沉渣分析或结核杆菌检查可按要求留取尿沉淀部分送检。

(2) 12 h 尿:即晚上 8 时到次晨 8 时之内的 12 h 全部尿液。患者正常饮食,晚上 8 时排空膀胱的尿液,于容器中加入约 10 mL 甲醛作为防腐剂,再收集以后 12 h 内所有尿液标本。

(3) 3 h 尿:即收集上午 3 h 的尿液标本,一般收集上午 6—9 时的尿液。具体做法:嘱患者于留尿前 1天多进高蛋白质食物,少饮水,使得尿液浓缩呈偏酸性,不含晶型或非晶型盐类。留尿日早晨 8 时排空膀胱的尿液,然后卧床 3 h,至 11 时收集所有尿液标本。

(4) 餐后尿(postprandial urine):通常收集午餐后 2 h 的尿液。这种尿标本有利于检出病理性尿糖、蛋白或尿胆原。因为餐后胃肠道的负载加重,使尿糖、尿蛋白的肾阈值降低。另外,由于餐后肝分泌旺盛,促进胆色素的"肠肝循环";加之餐后机体出现的"碱潮"(atkaline tide)状态,也有利于尿胆原的排出,故有助于对肝胆疾病、肾脏疾病、糖尿病、溶血性疾病等的诊断。

4. 其他尿标本

(1) 中段尿(midstream urine):留尿前先彻底清洗龟头或尿道口,再用 0.1% 清洁液(如新洁尔灭等)消毒,在不间断排尿过程中,弃去前、后时段的尿液,以无菌容器接留中间时段的尿液。中段尿较少受外生殖器和阴道的污染,可用于微生物培养。

(2) 尿三杯试验(three-glass test):一次排尿中,人为地将尿液分三段排出,分别盛放于三个容器中,观察并记录各杯尿外观和显微镜检查结果,即为尿三杯试验。用于协助男性泌尿系统感染的定位。

(3) 导管尿(catheter urine)和耻骨上穿刺尿(suprapubic aspiration urine):患者发生尿潴留或排尿困难时尿标本的采集(2 岁以下小儿慎用),必须采用导尿术或耻骨上穿刺术取尿。采集前必须征得患者或家属的知情同意,由临床医师无菌采集。

(4) 耐受性试验尿(tolerance test urine):经前列腺按摩后排尿收集的尿液标本,通过观察尿液变化了解耐受性。

尿液标本种类、特点及用途见表 7-1。

表 7-1 临床常用尿液标本的种类、特点和用途

标本	特点	用途及评价
晨尿	清晨起床后第 1 次尿标本,浓缩,酸化,有形成分多,hCG 浓度高	有形成分、化学成分的检验
随机尿	任意时间的尿标本,标本易得,新鲜,成分不稳定	门诊、急诊检验
餐后尿	午餐后 2 h 尿标本,尿胆原、尿糖和蛋白质成分高	检验病理性蛋白尿、糖尿和尿胆原

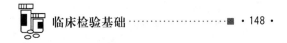
续表

标本	特点	用途及评价
3 h 尿	上午 6—9 时的尿标本	有形成分排泄率检验
12 h 尿	晚 8 时—次晨 8 时尿标本	有形成分计数,如 Addis 计数。采集繁琐、有形成分易于破坏,提倡用 3 h 尿标本
24 h 尿	晚 8 时—次晨 8 时尿标本	化学成分定量:如肌酐、蛋白、微量清蛋白、儿茶酚胺、17-羟皮质类固醇、17-酮类固醇、电解质。还用于尿结核分枝杆菌检查

五、标本运送与贮存

尿液中的化学物质和有形成分不稳定,排出体外后即开始发生理化变化,因此,尿标本一般应在采集后 2 h 内及时送检,最好在 30 min 内完成检验。尿胆红素和尿胆原等化学物质可因光解或氧化而减弱,标本送检时应注意避光。尿液标本如不能及时检验,应适当保存,未适当保存的尿标本室温久置可能发生的变化见表 7-2。

表 7-2 尿标本室温久置可能发生的变化

理化性质	可能的变化	常见原因
颜色变化	变黄	因物质氧化或还原、尿色素原或其他成分分解或改变所致,如胆红素改变为胆绿素、血红蛋白转为高铁血红蛋白、尿胆原转变为尿胆素
透明度	变浑浊	因细菌繁殖、溶质析出如结晶或无定型物质
气味	增加	因细菌繁殖或分解尿素形成氨所致
pH 值	升高	因细菌分解尿素形成氨、CO_2 挥发所致
	减低	细菌或酵母菌分解葡萄糖为代谢性酸性物质所致
红细胞、白细胞、上皮细胞、管型	减少	在碱性和低渗标本中易降解、破坏
蛋白质	增加	细菌增殖
葡萄糖	减少	被标本中的细胞和细菌代谢利用
酮体	升高	因细菌将乙酰乙酸盐代谢成丙酮所致
	减少	因丙酮挥发或被利用所致
尿胆红素和尿胆原	减少	在光照和酸性尿液中不稳定,易被氧化
细菌	增加	大部分肠道细菌 20 min 繁殖一次,可改变尿液中其他成分及增加尿液浊度
硝酸盐	降低	被细菌还原为亚硝酸盐
结晶	增加	尿液久置、冷却可使结晶沉淀,致浊度升高
滴虫	降低	不动或死亡,易被误认为白细胞

标本如不能及时检验或需要另存时,应正确保存,常用的保存方法有低温保存和化学防腐。

1. 低温保存

(1)冷藏:多保存于 2~8 ℃冰箱内,或保存在冰浴中。可抑制微生物生长,维持尿液 pH 值恒定,使尿液有形成分的形态基本不变。但冷藏时间最好不要超过 6 h,因为冷藏时间太久,尿液中有些成分可自然分解、变质等,而且磷酸盐或尿酸盐等易析出结晶沉淀,影响有形成分的镜检。冷藏与防腐剂联用,效果更好。

(2)冰冻:可较好地保存尿中一些酶类、激素等,需先将新鲜尿离心除去有形成分,冰冻保存上清液。

2. 化学防腐 可抑制细菌生长,保持尿液的酸碱性而且不影响化学成分的测定。常用化学防腐剂的种类及作用见表 7-3。

表 7-3　常用化学防腐剂的种类及作用

防腐剂	作用	用量	意义	备注
甲醛（福尔马林）	防腐、固定细胞和管型	5 mL/L尿	尿中有形成分检验	过量可干扰镜检、致尿糖定性假阳性
甲苯	隔离空气,保持化学成分稳定	5 mL/L尿	尿糖、尿蛋白等化学成分测定	
浓盐酸	降低 pH 值,保持激素等物质的稳定	10 mL/L尿	17-KS、17-OHCS、儿茶酚胺等测定	不能用于常规筛查
冰乙酸	降低 pH 值,保持VMA、5-HT 等的稳定	25 mL/L尿	VMA、17-KS、17-OHCS、5-HT 等测定	
麝香草酚	抑制细菌生长,保护有形成分	1 g/L尿	化学成分、尿结核杆菌检查	过量可致尿蛋白定性试验假阳性、干扰胆红素检验
碳酸钠	保护卟啉类化合物	10 g/L尿	卟啉、尿胆原测定	不能用于常规筛查
硼酸	抑制细菌生长	10 g/L尿	蛋白质、尿酸、5-羟吲哚乙酸、羟脯氨酸、皮质醇、雌激素、类固醇等检查	不适用 pH 值检查

六、尿液标本接收和检测后处理

1. 尿液标本接收　为保证检验结果的准确性和重复性,临床实验室应建立标本验收制度和不合格标本拒收制度(见本节尿液标本采集、运送与处理的生物安全与质量控制),并严格执行。

2. 标本检测后处理　检验后的尿液及容器,除特殊标本须继续保存外,其余均要经过严格消毒后才能处理,以防止医源性疾病传播。

(1) 检验后尿液处理:向残留尿液中加入适量 10 g/L 过氧乙酸或 30～50 g/L 漂白粉消毒后,直接排放于下水道。

(2) 检验后容器处理:①消毒后重复使用:对需要重复使用的实验器材和标本盛器,可用 70% 乙醇或 30～50 g/L 漂白粉消毒处理;也可用 10 g/L 次氯酸钠溶液浸泡 2 h,或用 5 g/L 过氧乙酸浸泡 30～60 min,再用清水和蒸馏水冲洗干净,烘干后备用。②消毒后烧毁:使用一次性尿杯或其他耗材者,应先消毒后毁型,再集中焚毁;或送医疗垃圾站统一处理,并做好记录。

七、尿液标本采集、运送与处理的生物安全与质量控制

(一) 标本采集、运送及处理的生物安全

任何尿液标本,都应视为感染物。尿液检验的生物安全包括标本采集、运送、保存及检验过程中的安全。实验室应建立相应的生物安全手册,如果发生尿液的溢洒,应由专业人员或经过正规培训的人员按照安全手册进行消毒和清理。

1. 尿液标本采集过程中皮肤、黏膜被污染或损伤,应立即停止工作,能用消毒液消毒的部位可立即进行消毒,然后用清水或生理盐水冲洗 15～20 min。

2. 尿液标本必须放在防漏的容器中贮存及运输。在尿液运送、保存或检测过程中,如果尿液外溢、溅泼、或器皿打破、洒落于台面或地面时,应按以下步骤处理:①判定污染程度及范围,包括可见污染表面及其周围半径 30 cm 范围。②用纸巾(或其他吸收材料)覆盖溢洒尿液,小心从外围向中心倾倒适量的消毒

灭菌剂,一般使用 1000～2000 mg/L 有效氯溶液,使其与尿液混合并作用一段时间(30～60 min)。③到作用时间后,小心地将吸收了尿液的吸收材料连同尿液收集到专用的收集袋或容器中,并反复用新的吸收材料将剩余尿液吸净。④破碎的玻璃要用镊子或钳子处理。

3. 如果在离心过程中发现或怀疑离心管破裂,应盖上离心机盖,密闭至少 30 min,待气溶胶沉积后方可开盖处理。

(二)尿液标本采集、运送与处理的质量控制

1. 患者状态和待检时间对尿液标本的影响

(1)生理状态:受检者生物学变异直接影响检测结果的准确性,主要包括年龄、性别、妊娠、月经。以上因素并非检验人员所能控制,但应在检查申请单中注明(表 7-4)。

表 7-4　患者生理状态对尿液检测的影响

因素	评价
情绪	精神紧张和情绪激动可以影响神经-内分泌系统,使尿儿茶酚胺增高,严重时可出现生理性蛋白尿
年龄	不同年龄新陈代谢状态不同,检测指标也存在明显差异,因此,应调查和设定不同年龄段参考值,以消除年龄因素对结果的影响。如 50 岁以上的人,肌酐清除率会随肌肉量的减少而降低
性别	尿液有形成分参考值男女不一,如尿白细胞女性参考范围往往比男性高
月经	月经周期影响尿红细胞的检查
妊娠	妊娠期间因 hCG 含量不断变化,在前 7 天往往难以检出,之后开始增高。在妊娠后期,由于产道微生物代谢的污染,使白细胞定性检查出现假阳性

(2)生活习惯:不同生活习惯可影响尿液检验结果见表 7-5。

表 7-5　患者生活习惯对尿液检测的影响

因素	评价
饮食	高蛋白膳食可使血尿素、尿酸增高;高核酸食物(如内脏)可使尿酸明显增加;多食香蕉、菠萝、番茄可增加尿 5-羟吲哚乙酸的排泄,某些患者餐后尿糖会增高
饥饿	长期饥饿可使尿酸增高,酮体增加
运动	运动使人体的生理功能处于一种与静止时完全不同的状态,也会导致体内许多检测指标发生改变。如长途跋涉后尿肌红蛋白可增高
饮酒	长期饮啤酒者尿液中尿酸增高
诊疗	有些诊断和治疗手段也可对检验结果产生影响,如外科手术、肾穿刺或活检可出现一过性血尿

(3)尿液标本保存时间和温度对检验结果的影响:尿标本在室温下长时间存放,会导致尿红细胞、白细胞、管型等有形成分检测结果降低。即使在 4 ℃ 冷藏,红细胞和管型计数结果也会在 4 h 后明显降低;白细胞在 6 h 后明显降低;而细菌数则在 2 h 后明显增加。因此要求采集清晨尿标本,2 h 内完成检测。

(4)物理及化学因素对检验结果的干扰:见表 7-6。

表 7-6　物理及化学因素对检验结果的干扰

项目	假阳性	假阴性
尿蛋白质	碱性尿、季铵盐	本-周蛋白、黏蛋白、大剂量青霉素
尿葡萄糖	过氧化氢	维生素 C(750 mg/L)、乙酰乙酸(400 mg/L)、大剂量青霉素、长期服用左旋多巴、高比重尿(>1.020)
尿胆红素	大剂量氯丙嗪	阳光照射、亚硝酸盐、维生素 C(250 mg/L)
尿胆原	胆红素、酚噻嗪	阳光照射、服用对氨基水杨酸
尿酮体	苯丙酮酸尿、BSP,左旋多巴、头孢类抗生素	因细菌将乙酰乙酸盐代谢成丙酮所致 因丙酮挥发或被利用所致

续表

项目	假阳性	假阴性
红细胞	过氧化氢、肌红蛋白尿、不耐热酶	甲醛、高比重尿(>1.020)、维生素 C(100 mg/L)、高蛋白尿
白细胞	福尔马林、胆红素尿、呋喃妥因	高比重尿(>1.020)、庆大霉素、高浓度草酸
亚硝酸盐	长时间放置被细菌污染	维生素 C

2. 尿液标本采集和运送的质量控制 尿液标本采集及处理属于分析前质量控制。分析前阶段"从临床医师开医嘱起始,按时间顺序的步骤,包括提出检验要求,患者准备,标本采集,运送到实验室并在实验室内传送,至分析检验程序启动止"。此过程任何环节出现差错,均会影响全程质量控制。

(1)尿液采集标准操作规程:临床实验室要制订尿液标本采集的标准操作程序(standard operation program,SOP)的文件,内容包括:患者准备、标本容器、留尿方式和要求、尿量、运送时间地点等。相关标准操作程序文件、标本采集手册等应装订成册下发到各病区、门诊护士站,并组织学习、参照执行。

(2)检验项目选择和申请:①检验项目的选择:根据临床需要及受检者状态正确选择检验项目。②检验申请单填写:检验申请单要有患者的基本信息,包含姓名、性别、年龄、科别、病房、门诊(住院)号、床号、检验目的、临床诊断或疑似诊断、送检日期、医师签字等。纸质检验申请单应由钢笔书写,字迹清楚,检验目的明确,不得涂改,申请医生应正楷签名或盖章。医院信息系统(hospital information system,HIS)的电子检验申请单可以有效地解决手工书写容易出现的问题;检验报告单的激光打印可以有效地防止因申请单污染造成的交叉感染。③标本唯一标识及条码管理系统:患者间标本信息混淆是尿液检验最常见的差错,因此应采用尿液标本的唯一标识原则。该标识除编号外还包括患者姓名等基本信息,通常使用条形码及扫描系统。条形码扫描既可以防止标本差错,又可以保证标本传送过程中的监控和签收责任的落实。

(3)标本采集前患者状态的控制要点:①告知:医护人员(包括实验室工作人员)应了解标本采集前患者状态要求和影响结果的非疾病性因素,并将相关的要求和注意事项以书面、影视等方式告之患者,如细菌培养中段尿,24 h 尿标本采集,要求患者给予配合,使所采集的标本尽可能少受非疾病因素的影响,保证标本能客观真实地反映当前的疾病状态。②控制饮食、用药、活动、情绪、月经等影响。

(4)使用符合要求的容器与器材:尿杯、试管应严格按标准采购,离心管、离心机、检测仪器应符合要求并定期严格校准,器材和仪器本身及工作环境随时保持整洁。

(5)标本采集后运送:应尽量减少运送环节和缩短贮存时间,标本传送应做到专人、专业且有制度约束,才能避免标本传送过程中因客观、主观因素造成检测结果的不准确。轨道传送带或气压管道运送时务必防止尿液产生过多的泡沫,防止因此引起细胞溶解。运送过程中同时要注意生物安全,防止标本漏出或侧翻,污染环境、器材和衣物。

(6)落实标本采集人员职责:①经常向全院医务人员(医生、护士、检验人员)讲解标本采集的重要性及要求,定期了解和检查标本采集和留取情况,发现问题及时纠正。②统一供给采集标本的容器及防腐剂等,并保证在保质期内使用。③建立严格的标本验收制度和不合格标本拒收制度。尿液标本拒收的情况包括:标本标识内容与检验申请单内容不一致、申请单的项目不全、尿标本类型错误、尿量不足、可见的粪便或杂物污染、防腐剂使用不当、容器破损、标本流失等。对不合格标本要及时与送检部门相关人员联系,建议其重新核实或重新收集标本。对难以得到的尿标本或再次采集确有困难,则可与临床协商后"继续"检验,但必须在检验报告上注明标本不合格的原因及"检验结果仅作参考"的说明。

3. 尿液标本处理的质量控制 采集尿液后应立即送检,对于微生物学检查不能立即送检的标本或 2 h 内不能完成检验的标本,应置于 2~8 ℃条件下保存。

总之,只有充分认识到尿液标本的采集、运送和保存是尿液分析前质量控制的重要环节,切实将尿液标本收集和处理进行规范化的管理,严格执行标本接受制度才能获得合格的标本。

(郝 坡)

第二节 尿液理学检验

尿液理学检验一般包括尿外观、气味观察、尿量、尿比重测定、尿液渗透浓度测定和尿液浓缩稀释试验。

一、外观

尿液外观包括颜色和透明度。正常尿液呈淡黄色、清晰透明。尿液的颜色源于尿中的尿色素、尿胆素、尿胆原及卟啉等物质,受饮食、药物、尿量等的影响可有所变化。尿液透明度一般分为清晰透明、轻度浑浊(雾状)、浑浊(云雾状)、明显浑浊4个等级,尿液浑浊度与盐类结晶、酸碱度和温度有关,也与有形成分的种类和数量有关。

尿液的颜色和透明度,是检验者通过肉眼观察和判断的结果,带有一定的主观性和局限性,故尿液颜色和透明度的判断很难统一,因此在临床应用中仅作为参考指标。

【报告方式】 对尿液的实际颜色和透明度进行文字描述,如淡黄色、清晰透明。

【参考范围】 淡黄色、清晰透明。

【临床应用】

1. 生理变化 健康人尿液因含有尿色素、尿胆原、尿胆素及尿卟啉等物质而多呈淡黄色。生理情况下尿液颜色变化较大:①大量饮水、寒冷时尿量增多则颜色淡;饮水少、运动、出汗等时尿量少而颜色深。食用大量胡萝卜、木瓜等可使尿液呈深黄色,食用芦荟则尿液呈红色。②女性月经血的污染也可使尿液呈红色。③药物对尿液颜色也有一定的影响。

2. 病理变化 尿液常见的颜色变化有红色、深黄色、白色等。尿液的颜色和透明度可因生理性或病理性因素的影响而变化(表 7-7)。

表 7-7 尿液颜色变化及原因

外观	原因	备注
无色或淡黄色	稀释尿或正常尿	多尿或随机尿
云雾状	黏液、精子、鳞状上皮细胞	非病理性
	白细胞	感染、炎症
	红细胞	肾小球损害、血管损伤
	移形上皮、肾小管上皮细胞	导尿标本、肾小管坏死
	细菌、真菌	尿道感染、阴道污染物
	结晶	代谢或生理原因
乳白色	大量中性粒细胞	脓尿
	脂质	乳糜尿、脂肪尿
深黄色	浓缩尿	脱水、紧张、运动、首次晨尿
黄色泡沫	胆红素	肝细胞黄疸及阻塞性黄疸尿液
橙黄色-橙色	某些药物	核黄素、呋喃唑酮、维生素 B_2、利福平、黄连素、非那吡啶等
绿色-蓝绿色	假单胞菌、各种药物	感染、抗抑郁药、肌肉松弛剂、吲哚贰等
棕黑色	高铁血红蛋白	陈旧尿、变性血红蛋白
	尿黑酸	黑尿症
	黑色素	黑色素瘤产物
	某些药物	左旋多巴、甲硝唑

续表

外观	原因	备注
粉红色-红色	红细胞（云雾状尿）	肾小球损害、血管损伤
	血红蛋白（透明尿）	血管内溶血
	肌红蛋白（透明尿）	剧烈运动、肌肉损伤
	卟啉	血红素代谢产物
	某些食物、药物	酚红、番泻叶等（碱性尿）、氨基比林、磺胺等（酸性尿）

　　新鲜尿液发生浑浊可由盐类结晶、红细胞、白细胞（脓细胞）、细菌、乳糜等引起。浑浊尿产生的原因及特点见表7-8。

表 7-8　浑浊尿产生的原因及特点

浑浊	原因	特点
灰白色云雾状	盐类结晶（磷酸盐、尿酸盐、碳酸盐结晶）	加热或加热、加碱，浑浊消失
红色云雾状	红细胞	加乙酸溶解
黄色云雾状	白细胞、脓细胞、细菌、黏液、前列腺液	加乙酸不溶解
膜状	蛋白质、红细胞、上皮细胞	有膜状物出现
白色絮状	脓液、坏死组织、黏液丝等	放置后有沉淀物
乳白色浑浊或凝块	乳糜	外观有光泽感，乳糜试验阳性

　　对于浑浊尿的鉴别，显微镜检查是简单而有效的方法，必要时辅以化学检查，可按下列程序进行（图7-1）。

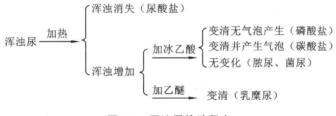

图 7-1　浑浊尿检验程序

二、气味

　　正常尿液的气味来自尿中挥发性的酸或酯类，新鲜尿液具有微弱的特殊酯味，陈旧性尿液因尿素分解可有氨臭味。尿液气味也可受到食物和某些药物的影响，如过多饮酒、进食葱蒜、服用二巯丙醇等药物时，均可使尿中出现相应的特殊气味。尿液标本处置、保存不当也可出现异常气味。

　　若新鲜尿液即有氨臭味，提示有慢性膀胱炎或尿潴留；糖尿病酮症酸中毒时，尿中可发出类似烂苹果气味；泌尿系感染的脓尿或晚期膀胱癌患者的新鲜尿液即呈腐败臭味；苯丙酮尿症患者的尿液有特殊的"老鼠屎"样臭味；有机磷中毒者尿液可有大蒜臭味；泌尿系统肠道瘘时，尿中可有粪臭味。

三、尿量

　　尿量是指24 h排出体外的尿液总量。尿量的多少主要取决于肾小球的滤过率，肾小管重吸收和浓缩与稀释功能。此外，尿量变化还与外界因素如每日饮水量、食物种类、周围环境（气温、湿度）、排汗量、年龄、精神因素、活动量等相关，即使是健康人，24 h尿量变化也较大。成年人昼夜尿量之经为(2～4)∶1。

　　【原理】　使用量筒等刻度容器直接测定尿量，见表7-9。

表 7-9　尿量检测的方法与原理

方法	原理
直接法	将每次排出的全部尿液采集于一个容器内,然后测定尿液总量
累计法	分别测定每次排出的尿液的体积,最后记录尿液总量
计时法	测定每小时排出的尿量或特定时间段内一次排出的尿量,换算成每小时尿量

【方法评价】　直接法准确性较好,但需要加防腐剂。累计法需多次测定,误差较大,易漏测,可影响结果准确性。计时法常用于观察危重患者的排尿量。

【质量控制要点】　尿量测定的容器应有清晰的容积刻度(精确到毫升),读数必须准确,24 h 尿量读数误差不能大于 20 mL;必须采集全部尿液;准确记录时间。

【参考范围】

成年人:1~2 L/24 h,即 1 mL/(h·kg)。

儿童:按体重计算尿量,个体差异较大,为成年人的 3~4 倍。

【临床应用】

1. 多尿(polyuria)　成人 24 h 尿量大于 2.5 L,儿童 24 h 尿量超过 3 L 称为多尿。多尿可分为生理性多尿和病理性多尿。生理性多尿是指当肾脏功能正常时,因外源性或生理性因素所致的多尿,可见于食用含水分较高的食物或水果、过多饮水、过多静脉输注液体、精神紧张或癔症,也可见于服用咖啡因、脱水剂、噻嗪类利尿剂等有利尿作用的药物。病理性多尿常因肾小管重吸收障碍和浓缩功能减退,可见于以下几种情况。

(1) 内分泌系统疾病:如尿崩症、原发性醛固酮增多症、糖尿病等。其中尿崩症因抗利尿激素分泌不足或肾小管上皮细胞对 ADH 的敏感度降低(肾源性尿崩症),从而出现低比重尿(常小于 1.010)。而糖尿病性多尿是因溶质性利尿导致,尿比重较高。

(2) 肾脏疾病:慢性肾炎、慢性肾盂肾炎、肾功能不全、多囊肾、肾小管酸中毒Ⅰ型、急性肾炎多尿期、肾髓质纤维化或萎缩,肾小管破坏致使尿浓缩功能减退,均可导致多尿。其特点为昼夜尿量的比例失常,夜尿增多。

(3) 精神因素:如癔症大量饮水后。

(4) 药物:如噻嗪类、甘露醇、山梨醇等药物治疗后。

2. 少尿(oliguria)　24 h 尿量少于 400 mL 或每小时尿量持续少于 17 mL 称为少尿。生理性少尿见于机体缺水或出汗过多时,在尚未出现脱水的临床症状和体征之前可首先出现尿量的减少。病理性少尿可见于:

(1) 肾前性少尿:①各种原因引起的脱水如严重腹泻、呕吐、大面积烧伤引起的血液浓缩。②大失血、休克、心功能不全等导致的血压下降、肾血流量减少或肾血管栓塞、肾动脉狭窄引起的肾缺血。③重症肝病、低蛋白血症引起的全身水肿、有效血容量减低。④严重创伤、感染等应激状态,可因交感神经兴奋、肾上腺皮质激素和抗利尿激素分泌增加,使肾小管重吸收增强而引起少尿。

(2) 肾性少尿:见于急性肾小球肾炎、肾功能衰竭、肾移植术后急性排异反应等。

(3) 肾后性少尿:见于尿路结石、损伤、肿瘤、尿路先天畸形、机械性下尿路梗阻、膀胱功能障碍及前列腺肥大症等。

3. 无尿(aburia)　24 h 尿量小于 100 mL,或在 24 h 内完全无尿者称为无尿。进一步排不出尿液,称为尿闭,其发生原因与少尿相同。

四、比重

尿比重(urine specific gravity,USG)是指在 4 ℃时尿液与同体积的纯水重量之比,反映了肾浓缩和稀释尿液的能力。尿比重的高低因尿中水分、盐类及有机物的含量与溶解度而异,与尿中溶质(氯化钠等盐类、尿素)的浓度成正比,同时受温度、年龄、饮食和尿量的影响。

（一）比重计（urinometer）法

【原理】 又称浮标法。尿比重与尿中所含溶质的数量、分子质量及分子大小成正比。溶质数量越多、分子质量和大小越大，尿比重越高，对浮标的浮力就越大，浸入尿液中的比重计部分则越小，读数越大；反之，读数越小。同时随温度升高，尿比重降低。

【器材】

1. 比重计1套（图7-2），包括比重计（浮标）一支（标示1.000～1.060刻度及标定温度，国产比重计为20 ℃）和比重筒一个。

2. 尿杯、吸水纸、100 ℃水银温度计、滴管、镊子。

【操作要点】

1. 取新鲜尿液，斜持比重筒，将尿液沿筒壁缓缓倒入，避免激起气泡，若有气泡可用吸水纸吸去。将比重筒垂直竖于水平工作台。

2. 将比重计浮标轻轻放入并加以捻转，使其垂直悬浮于尿中，勿靠近筒壁。

3. 待比重计悬浮稳定后，读取与尿液凹面相切的刻度（图7-2，有的比重计为刻度与液体凸面相切），并记录之。

4. 测量尿液温度，经校正后报告尿液的比重值。

【报告方式】 直接报告校正后的尿比重数值，尿比重：1.0XX。

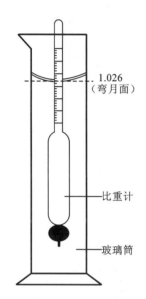

1.026
（弯月面）

比重计

玻璃筒

图7-2 尿比重计及其
观察法示意图

（二）折射仪（refractometer）法

【原理】 折射仪是利用光折射原理简便快速测定物质的折射率（nD）、糖度（Brix）及浓度的光学仪器。光从空气（或其他介质）射入尿液时发生折射，当入射光线的入射角变化时，其折射光线的折射角也随之变化。当入射角最大为90°时，此时的折射光线称为临界光线、折射角称为临界角，此时通过聚焦透镜可观察到被临界光线分开的明、暗（蓝、白）视场。不同溶质含量的尿液其折射率不同，因而其临界折射角也不同，使明、暗分界线出现在刻度尺的不同位置上，从而可以显示不同尿液标本的折射率。折射率的大小与尿液的密度有关，也与入射光的波长及温度有关。尿比重即尿的相对密度，在相同的条件下，尿折射率与尿比重具有相关性。因此可通过检测尿液的折射率而得到尿液的比重值。

目前常用的临床尿比重折射仪有座式、刻度手持式、数字手持式和数字笔式。下面以座式和刻度手持式折射仪为例介绍尿比重的测定。

【器材】 折射仪、尿杯、吸水纸、滴管等。

折射仪型号大体有刻度手持式折射仪和坐式临床折射仪两种。刻度手持式折射仪基本结构见图7-3。座式临床折射仪基本结构见图7-4。

【操作要点】 具体操作方法按仪器使用说明书进行。

1. 手持式折射仪法测定大致步骤

（1）将折光棱镜对准光亮方向，调节目镜视度调节环，直到标线清晰为止。

（2）调整基准：测定前首先使蒸馏水、仪器及待测标本处于相同温度。掀开盖板，取1～2滴蒸馏水滴于折光棱镜上，轻轻合上盖板并对准光源或明亮处，眼睛通过接目镜观察视场，旋转校准螺栓，使镜视场中的明暗分界线与基线重合。

（3）标本测试：掀开盖板，用柔软绒布擦净棱镜表面，取1～2滴待测尿液滴于折光棱镜上，盖上盖板，透过目镜读取明暗分界线的相对刻度，即待测标本测量值。

（4）测量完毕后，用潮湿绒布擦去棱镜表面和盖板上的附着物，干燥后妥善保存。

2. 座式临床折射仪大致测定步骤

（1）零点校准：①向试料室中加入足够的蒸馏水；②试料盖斜面边缘与标本台阶的边缘对齐；③打开左侧开关接通电源；④确认光源罩的光束对准标本盖的斜面中心；⑤调节目镜使刻度清晰；⑥调节右侧分光旋钮使其边界线清晰（其界面边缘既不是绿色也不是紫色）；⑦轻微调节旋转螺丝使边界线重合在测比

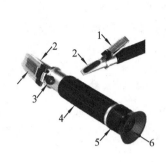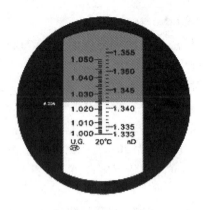

(a) 刻度手持式折射仪　　　　　　　(b) 接目镜视场

图 7-3　刻度手持式折射仪基本结构

（a）：1.盖板　2.折光棱镜　3.校准螺栓　4.光学系统管路(橡胶套)　5.视度调节环　6.接目镜

（b）：左侧为尿比重标度,右侧为屈折指数标度

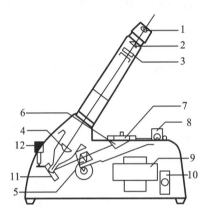

图 7-4　座式临床折射仪构造图

1、2.接目镜　3.刻度镜　4.对物镜　5.Amici 棱镜　6.分光镜　7.试料室

8.光源灯　9.变压器　10.开关　11.反光镜　12.调节螺丝

重 1.000、测血清蛋白 W、测折射率在 1.330 刻线上。

（2）标本测定：①拭干试料室和盖上的蒸馏水;②在试料室内滴入足够的尿液;③按动左侧开关接通电源;④通过接目镜读取数值或查表得出结果。

（三）干化学试带法

【原理】　主要依据多聚电解质离子解离法。干化学试带中含弱酸性(—COOH 基)离子交换剂与尿液中电解质释放出来的阳离子(以 Na^+ 为主)反应置换释放出 H^+,释放出的 H^+ 与酸碱指示剂反应,使酸碱指示剂中的溴麝香草酚蓝产生颜色变化(颜色由绿到黄),尿中电解质浓度越高,颜色变化越明显,测得比重值越高,反之越低。

【操作要点】　按说明书操作。手工操作时,将试带一端浸入尿中,按规定时间取出,与标准比色板颜色对比,记录报告;或使用尿液分析仪,按照仪器说明书进行操作。

（四）尿比重测定的方法评价

1. 比重计法　操作简便,无须特殊设备,但因标本用量大,精密度差,影响因素多。美国国家临床实验室标准化委员会(NCCLS)建议不再使用本法。

2. 折射仪法　标本用量小,操作简便、快速,结果准确可靠,还可测算总固体量,被 NCCLS 推荐为尿比重测定的参考方法。但结果也受蛋白质、葡萄糖的影响。

3. 干化学试带法　简便、快速,但测试范围窄(1.005～1.030),不适于低比重尿的测定。且结果受尿液 pH 值影响,尿 pH＞9.0,测得比重偏低;而 pH＜3.0 则比重值偏高。

4. 不同尿比重测定方法之间结果缺乏可比性,而且均无法克服蛋白质、葡萄糖等大分子物质对测定结果的影响,因此尿比重测定只能粗略地了解肾小管的功能状态,不能确切地反映肾的浓缩稀释功能。

5. 尿比重的测定方法还有称重法、液滴落下法、超声波法、干化学试带法等。其中称重法最为准确,常作为参考方法,但操作繁琐,不适用于临床标本检测;液滴落下法只能在专一型号的自动尿液分析仪上通过滴落或比色法直接测定比重,结果虽然特异,但受实验条件制约;超声波法也需专门仪器测定;干化学试带法简便快速,目前已广泛应用于尿液自动化分析。

（五）尿比重测定的质量控制要点

1. 方法选择　健康体检可采用干化学试带法;评价肾浓缩稀释功能时,最好采用折射仪法。对已发生肾功能不全者,最好测定尿渗量。

2. 标本要求

（1）足量、新鲜:尿量过少（<50 mL）不足以浮起比重计时,应重新留尿测定,否则可因稀释产生系统误差。室温放置时间延长会有细菌生长,分解尿素产氨使 pH 值增高,导致干化学试带法假性增高。

（2）尿中含有形成分时需离心后测定上清液。强酸、强碱尿影响干化学试带法检验结果,检测前应将pH 值调整至 6.0～6.5。

（3）盐类结晶析出影响比重测定:尿酸或其他盐类所致的沉淀可通过水浴（37 ℃）使其溶解,待尿温降至比重计所标温度时即可测定。每次测定完毕要将浮标用纯净水冲洗干净,否则浮标上易有蛋白或盐类附着沉积,影响结果的准确性,需用清洁液洗净后方可使用。

3. 校准仪器（在有效期内使用干化学试带）

（1）比重计校准:在比重计上标明的温度（一般为 20 ℃）下,测蒸馏水的比重应在1.000;8.5 g/L NaCl 溶液的比重为 1.006、50 g/L NaCl 溶液的比重为 1.035,如不符应加相应系数。

（2）折射仪校准:配制系列浓度的 NaCl 溶液,先用蒸馏水按表 7-10 调整折射仪的基准线,再测定NaCl 溶液的比重。

表 7-10　临床折射仪基准线调整

测定项目	基准线调整位置（室温蒸馏水）	相当温度/℃
尿比重	1.000 线	20
折射率	1.3330 线	20
血清蛋白	W 线	17.5

（3）温度补偿:①当标本温度高于比重计规定的温度时,每差 3 ℃应将结果加上0.001,给予粗略校正;反之则需将尿液加温至比重计所标温度方可测定。②手持式折射仪有温度补偿装置,座式临床折射仪用调整基准线的方法来减少温度的影响（表 7-10）。

4. 操作规范　①比重计浮标应垂直放置,不得让标本产生气泡。②折射仪的试料室应清洁,所加尿液不得有气泡,测试完毕后用蒸馏水擦拭干净。③妥善保管尿液干化学试带。

5. 纠正高浓度蛋白质、葡萄糖以及异常 pH 值带来的比重偏差　①每增加 10 g/L 尿蛋白,折射仪法减去 0.005,比重计法需将测定结果减去 0.003,干化学试带法减去 0.006。②每增加 10 g/L 葡萄糖,折射仪法和比重计法均需将测定值减去 0.004。③pH>6.5,试带法检测结果加 0.005;pH>8.0,则将比重结果加 0.010。

6. 质控尿液的应用　用人工质控尿液进行室内质控,并定期参加室间质评。

（六）尿比重参考范围

成人:晨尿大于1.020,随机尿为 1.003～1.030。婴、幼儿尿比重偏低。新生儿:1.002～1.004。

（七）尿比重测定的临床应用

1. 比重增高　①尿少比重增高:见于急性肾炎、肝脏疾病、心力衰竭、周围循环衰竭、高热、脱水或大量排汗等。②尿多比重增高:常见于糖尿病、使用放射造影剂等。

2. 比重降低　尿液比重常小于 1.015 时,称为低渗尿或低比重尿。如尿液比重固定在 1.010±

0.003(与肾小球滤过液比重接近),称为等渗尿或等张尿(isosthenuria),提示肾脏稀释浓缩功能严重损害,可见于急性肾衰竭多尿期、慢性肾衰竭、肾小管间质疾病、急性肾小管坏死等肾实质损伤。尿崩症常出现严重的低比重尿(尿比重<1.003,可低至1.001)。

3. 药物影响　右旋糖酐、造影剂、蔗糖等可引起尿比重增高;氨基糖苷类、锂、甲氧氟烷可使尿比重减低。

五、尿渗量

尿渗量(urine osmolality,Uosm)指尿中全部溶质微粒的总数量,与微粒的种类、大小、电荷无关,反映溶质和水的相对排泄速度。葡萄糖、蛋白质等大分子物质对其影响很小,是反映肾浓缩功能的较好指标。渗量有两种表示方法:质量渗摩尔浓度(Osm/kg)和体积渗摩尔浓度(Osm/L),质量渗摩尔浓度因不受温度影响,较为准确,是常用单位。生物体液的渗量较低,通常用毫渗量(mOsm/kg)来表示。

溶液渗透量的检测方法有冰点下降法、蒸汽压降低法和沸点升高法等。目前多采用冰点下降法测定尿渗量。结合血浆渗量(Posm)可计算出肾的浓缩指数(Uosm/Posm)。

【原理】　溶液的渗透量只与具有渗透活性的粒子数有关,而与分子或粒子的大小及电荷无关。冰点是指溶液处于固态和液态临界状态时的温度。纯水的冰点为 0 ℃,1 mOsm/kg 的水溶液冰点下降1.86 ℃。冰点下降法是利用溶液能使冰点降低的特性,采用冰点渗透压计根据待测尿液冰点下降的程度而测知其渗透量的。

$$\Delta T = 1.86 \times m \quad m = \Delta T / 1.86 \tag{1}$$

式中:ΔT 为冰点降低的度数,m 代表溶质的量(尿渗量 Osm/kg),1.86 为以水作溶剂的非电解质质量摩尔浓度的冰点降低常数,单位是℃。

$$尿渗量(Osm/kg) = Q \times n \times mm \tag{2}$$

式中:Q 为溶质渗透系数,n 为溶质的粒子数,mm 为溶质的质量毫摩尔浓度。

式(1)是冰点下降法测定尿渗量的理论基础,式(2)是标化溶液配制的理论基础。

【器材】　冰点下降渗透压计(freezing-point depression osmometer)。

【操作要点】　按照仪器说明书进行。

一般是先接通标本冷却槽循环水,注入不冻液,调试并保持不冻液在 −8～−7 ℃后测试标本。在测试过程中要保持搅动探针的适当振幅(1～1.5 mm),强振时探针应打到盛标本的试管壁为宜。用纯水校零,以 GR 级 NaCl 12.687 g/kg 溶液标化,准确读数应为 400 mOsm/kg。同时测定标本(尿液和血浆)的质量渗摩尔浓度。

【方法评价】　冰点渗透压计测定的准确性高,不受温度的影响,但主要与溶质的颗粒数量有关。

【报告方式】　尿渗量:×××mOsm/kg。

【质量控制要点】

1. 冰点下降渗透压计的校准　最好用仪器配套的渗透量标准品进行校准。也可用自己配制的 NaCl 标准溶液,NaCl 纯度为 AR 级,称量前于 200 ℃过夜干燥。冷却后称取所需一定量的 NaCl(g)(表 7-11),加到 1 kg 双蒸水中。严格按说明书操作,将仪器标定在标准品±2 mOsm/kg 以内。

表 7-11　尿渗透浓度标化溶液的配制

NaCl/(kg·H₂O)	尿渗量/(mOsm/kg)	冰点下降/℃
3.094	100.0	0.186
15.930	500.0	0.926
32.120	1000.0	1.859
44.980	1400.0	2.601

2. 标本要求

(1) 当标本中含有挥发性物质时,不影响冰点下降渗透压计的测定结果,而蒸汽压渗量计则无法测出这部分物质的渗量。

（2）尿液须离心除去全部不溶性颗粒；标本如不能立即测定，可置于 4 ℃冰箱保存，用前应预温，不可有盐类结晶析出。

（3）盛放标本的容器应清洁，其中如残留前次测定时形成的小冰块或有其他杂质，可发生早冻现象，使测定失败。

（4）加入标本量应准确，标本过少，金属探针振动时易产生气泡，出现早冻；标本过多，仪器冷度不够造成不冻。测定时采用适当的振幅，强振时以探针能打到试管壁为宜。

3. 测定血浆渗量时，要用肝素化血浆，也可以测定血清；不能用草酸钙或枸橼酸钠等作抗凝剂，因为这些抗凝剂具有渗透活性。

【参考范围】
①尿渗量：600～1000 mOsm/kg（相当于 SG 1.015～1.025）。24 h 尿最大范围：40～1400 mOsm/kg。②尿渗量/血浆渗量（浓缩指数）：(3.0～4.5)：1.0。

【临床应用】
1. 评价肾浓缩稀释功能 ①若 Uosm 及 Uosm/Posm 均正常，表明为高渗尿，浓缩稀释功能正常；②若 Uosm/Posm 等于或接近于 1，称等渗尿，为肾浓缩功能接近完全丧失的表现；③Uosm<200 mOsm/kg，Uosm/Posm<1 为低渗尿，提示肾浓缩功能丧失，稀释功能仍存在。等渗尿和低渗尿可见于慢性肾盂肾炎、慢性肾小球肾炎、多囊肾、尿酸性肾病等慢性间质性病变等。

2. 鉴别肾前性和肾性少尿 肾前性少尿，肾小管浓缩功能完好，故尿渗量较高，常大于 450 mOsm/kg；肾小管坏死致肾性少尿时，尿渗量降低，常小于 350 mOsm/kg。

六、浓缩稀释试验

尿浓缩稀释试验，主要用于评价肾的浓缩和稀释功能。与下列因素有关：①肾髓质渗透压梯度形成以及高渗状态；②正常远端小管特别是集合管上皮细胞的功能；③抗利尿激素的作用。在日常或特定的饮食条件下，观察患者尿量和尿比重的变化，用以判断肾浓缩与稀释能力的方法，称为浓缩稀释试验。目前临床常用改良莫氏浓缩稀释试验（Mosenthal test）。

【方法】 受检者于试验前日晚 8 时后禁食，试验当日正常饮食，每餐含水量 500～600 mL，不再另外饮水或其他液体。上午 8 时排空膀胱，于 10 时、12 时，下午 2 时、4 时、6 时、8 时各收集一次尿液，此后至次晨 8 时的夜尿收集在一个容器内，分别测定 7 份标本的尿量和比重。

【方法评价】 本试验无需特殊设备，但需多次采集尿标本，操作繁琐。

【质量控制要点】
1. 每次留尿必须排空，准确测量尿量并记录。
2. 最好采用折射仪法测定尿比重。
3. 夏季夜间留尿需注意防腐，解释实验结果时还应考虑气温的影响。
4. 水肿患者因水、钠潴留，影响结果，不宜做该试验。

【参考范围】 正常成人 24 h 尿量为 1000～2000 mL，昼夜尿量之比为(3～4)：1，12 h 夜尿量<750 mL；尿液最高比重>1.020；最高比重与最低比重之差>0.009。

【临床应用】 尿液浓缩稀释试验是判断远端小管功能的敏感指标。
1. 少尿伴高比重 见于血容量不足引起的肾前性少尿。
2. 多尿、夜尿增多、低比重尿 表示肾小管浓缩功能差，肾小管功能早期受损。见于慢性肾炎晚期、慢性肾衰竭、慢性肾盂肾炎、高血压、糖尿病、肾动脉硬化晚期等。
3. 肾外疾病 如尿崩症、妊娠高血压、严重肝病、Addison 病、低蛋白水肿等也可导致肾浓缩功能降低。

（郝 坡）

第三节 尿液化学检验

尿液常用化学检验包括 pH、蛋白质、葡萄糖、酮体、亚硝酸盐、隐血、胆红素、尿胆原、白细胞酯酶和维生素 C 等项目。其中,尿白细胞酯酶和维生素 C 的测定原理、临床价值在尿液干化学分析仪一节介绍。尿胆红素检测虽不常用,也在本节介绍。

一、pH

肾脏是调节体内酸碱平衡的重要器官,肾小管主要通过分泌 H^+(使尿液呈酸性),同时重吸收 HCO_3^-以维持体内酸碱平衡。尿液酸碱度简称尿酸度,通常用尿液中氢离子浓度的负对数(pH)表示。

(一)精密试纸法

【原理】 pH 精密试纸是多种指示剂混合的试带,灵敏度约为 pH0.05,显色范围为棕红至深黑色,试带显色后与标准色板比较,即可测得尿液 pH 近似值。

【试剂与器材】 洁净试管或尿杯,pH 试纸 1 套(包括试带和标准色板)。

【操作要点】 按说明书操作。将 pH 试纸一端浸入尿液,约 1 s 取出,立即与标准色板比色,读取尿液 pH。

【报告方式】 尿 pH:△.△。

(二)干化学试带法

【原理】 干化学试带的测试模块区含有甲基红(pH 4.6~6.2)和溴麝香草酚蓝(pH 6.0~7.6),两种酸碱指示剂适量配合可测试尿液 pH。

【材料与试剂】 洁净试管或尿杯,多联化学试带与标准色板,或尿液分析仪。

【操作要点】 按说明书操作。手工操作时,将试带一端浸入尿中,按规定时间取出,与标准色板对比,记录报告;或使用尿液分析仪,按照仪器说明书进行操作。

【报告方式】 尿 pH:△.△。

【方法评价】

1. 干化学试带法 检测范围在 pH 5.0~9.0 之间,可目测或用仪器测定,应用广泛。

2. pH 试纸法 pH 精密试纸法优于广泛试纸法,使用方便,但试纸易受潮失效。

3. 其他方法 ①指示剂法:常用的指示剂有溴麝香草酚蓝、石蕊和酚红等,试剂不便于保存及运输,且易受黄疸尿、血尿的干扰而影响结果判断。②pH 计法:精密度及准确性高,但需专用仪器,不适用于临床测定。③滴定法:可测定尿中酸度的总量,进行 pH 动态监测,但方法繁琐,已很少应用。

【质量控制要点】

1. 标本与容器 标本应新鲜,及时测定,长期放置会因细菌生长分解尿素产生氨,使 pH 偏高;或因丧失挥发性酸而影响测定的准确性。容器应清洁,不能被污染。

2. 试纸 要避光、干燥保存,防止被其他化学物质污染。定期用弱酸或弱碱测试试纸灵敏度。在有效期内使用。

3. pH 计 对温度有严格要求,当温度升高时 pH 下降。因此,在使用时首先调整测定时所需的标本温度。某些新型 pH 计可自动对温度进行补偿。

4. 操作 按说明书操作,在规定时间内判断结果。

【参考范围】 随机尿 pH 最大范围在 4.6~8.0 之间;晨尿多数在 5.5~6.5,平均 pH=6.0。

【临床应用】 尿液 pH 检测结果受饮食、运动、生理状况和药物的影响较大。如:①餐后尿 pH 一过性增高。②肉食使尿 pH 降低;素食使尿 pH 增高。③剧烈运动、出汗等,夜间入睡后,体内酸性代谢产物增多,尿 pH 降低。④服用氯化铵等药物尿 pH 降低,应用利尿药及碳酸氢钠等药物尿 pH 增高。排除上述因素后,尿 pH 可作为诊断呼吸性或代谢性酸/碱中毒的重要指标。

1. 尿 pH 降低　见于酸中毒、低血钾性碱中毒(肾小管分泌 H^+ 增强)、慢性肾小球肾炎、痛风、糖尿病、白血病等。

2. 尿 pH 增高　见于碱中毒、肾小管酸中毒(肾小管分泌 H^+ 能力减弱)、泌尿系统感染、严重呕吐(胃酸丢失过多)等。

3. 指导临床用药　通过酸化或碱化尿液,可增加某些盐类物质的排泄率,预防泌尿系统结石,还可帮助集体解毒或药物排泄。

4. 质控指标　尿 pH 本身还可作为其他检查项目的质控指标,pH<3 或 pH>9 均会影响其他检测结果,如蛋白质、比重等。应按规定进行调整。

二、蛋白质

正常情况下,由于肾小球滤过膜的孔径屏障和电荷屏障作用,相对分子质量在 7 万以上的蛋白质(protein,PRO)不能通过肾小球滤过膜;相对分子质量小的蛋白质则可以自由通过滤过膜,但其滤过量低,95% 又在近曲小管中被重吸收。因此,终尿中的蛋白质含量很少,仅为 30～130 mg/24 h,其中 2/3 来自血浆蛋白,相对分子质量在 4.0 万～7.0 万之间,以清蛋白为主,还有少量来自肾小管、尿路及生殖道的分泌性蛋白。随机尿中蛋白质为 0～80 mg/L,尿蛋白定性试验阴性。

当尿液中的蛋白质浓度>150 mg/24 h 或尿中蛋白质浓度>100 mg/L 时,常规化学定性检验呈阳性,称为蛋白尿(proteinuria)。尿蛋白定性检测常用的方法有:加热乙酸法、磺基水杨酸法和干化学试带法。

(一)加热乙酸法

【原理】　加热煮沸可使蛋白质变性凝固(但本周蛋白反而溶解),加稀冰乙酸使尿液 pH 减低并接近蛋白质等电点(pH 4.7),促使变性凝固的蛋白质进一步沉淀(需含有适量无机盐)。加酸还可消除因磷酸盐或碳酸盐析出造成的浑浊。

【试剂与器材】　酒精灯、玻璃试管(12 mm×100 mm)、试管夹、滴管及广泛 pH 试纸。5%冰乙酸溶液:冰乙酸 5 mL,加蒸馏水至 100 mL,密闭保存。

【操作要点】
1. 加尿液　取试管 1 支,加清晰尿液约 5 mL 或至试管高度 2/3 处。
2. 加热　用试管夹夹持试管下端,斜置试管,在酒精灯上加热尿液上 1/3 段,煮沸即止。
3. 观察　轻轻直立试管,在黑色背景下观察煮沸部分有无浑浊。
4. 加酸后再加热　滴加 5%冰乙酸溶液 2～4 滴,再煮沸后立即观察结果。
5. 判断结果　见表 7-12。

表 7-12　加热乙酸法尿蛋白定性结果判断及报告方式

反应现象	报告方式	相对蛋白质含量/(g/L)
清晰透明	—	<0.1
黑色背景下轻微浑浊	±或微量	0.1～0.15
白色浑浊,无颗粒或絮状沉淀	+	0.2～0.5
浑浊,有颗粒	++	0.6～2.0
大量絮状沉淀	+++	2.1～5.0
立即出现凝块并有大量絮状沉淀	++++	>5.0

【报告方式】　尿蛋白定性:阴性或阳性(加热乙酸法),阳性程度:±～++++。

(二)磺基水杨酸法

【原理】　磺基水杨酸(磺柳酸)是一种生物碱。在略低于蛋白质等电点的酸性条件下,磺基水杨酸根阴离子与蛋白质氨基阳离子结合,形成不溶性的蛋白盐而沉淀。沉淀生成的程度可反映蛋白质含量。

【试剂与器材】　玻璃试管(12 mm×100 mm)、滴管、吸管、黑色衬纸及广泛 pH 试纸。200 g/L 磺基水杨酸溶液:20.0 g 磺基水杨酸溶于 100 mL 蒸馏水中。

【操作要点】

1. 加尿液　取试管 2 支,各加清晰尿液 1 mL。

2. 加试剂　于第 1 支试管内滴加磺基水杨酸溶液 2 滴,轻轻混匀;另 1 支试管不加试剂,作空白对照,1 min 时观察结果。

3. 判断结果　见表 7-13。

表 7-13　磺基水杨酸法尿蛋白定性试验结果判断与报告方式

反应现象	报告方式	相当蛋白质含量/(g/L)
清晰透明	—	<0.05
黑色背景下轻微浑浊	极微量	0.05~0.1
不需黑色背景即见轻度浑浊	±	0.1~0.5
白色浑浊,但无颗粒出现	+	0.5~1.0
浑浊并出现颗粒	++	1.0~2.0
明显浑浊呈絮状	+++	2.0~5.0
絮状浑浊,有大凝块	++++	>5.0

【报告方式】　尿蛋白定性:阴性或阳性(磺基水杨酸法)。阳性程度:±~++++。

（三）干化学试带法

【原理】　利用酸碱指示剂的蛋白质误差(protein error)原理(蛋白质误差:用酸碱指示剂检测溶液 pH 时,溶液中如果含有清蛋白,可出现正误差)。模块中主要含有酸碱指示剂—溴酚蓝(pH 阈值为3.0~4.6)、枸橼酸缓冲系统。在 pH3.2 时,模块中的酸碱指示剂(溴酚蓝)产生阴离子,与带阳离子的蛋白质(清蛋白)结合生成复合物,引起指示剂的进一步电离,发生颜色变化,颜色的变化程度与蛋白质含量成正比。

【试剂与器材】　尿液分析仪,三联或多联干化学试带,广泛 pH 试纸(附标准色板)。

【操作要点】

1. 测定尿液 pH,如尿液 pH<3 或 pH>8 应调至 5~6。

2. 按说明书要求操作。将试带浸入待测尿液,取出后吸去多余尿液,与标准色板比色,在规定时间内,按所用试带说明书进行结果判断。以溴酚蓝试带为例:判断结果见表 7-14。或以尿液分析仪比色并打印结果。

表 7-14　溴酚蓝试带法结果判断与报告

试带反应颜色	报告方式	相当蛋白质含量/(g/L)
淡黄色	—	<0.1
淡黄绿色	±	0.1~0.3
黄绿色	+	0.3~1.0
绿色	++	1.0~3.0
灰绿色	+++	3.0~8.0
灰蓝色	++++	>8.0

【报告方式】　尿蛋白定性:阴性或阳性(干化学试带法)。阳性程度:±~++++。

【方法评价】

1. 加热乙酸法　经典方法,操作较繁琐,灵敏度为 150 mg/L。与清蛋白、球蛋白均能发生反应,检测尿蛋白特异性强、干扰因素少,常用作蛋白质定性的确证试验。

2. 磺基水杨酸法　操作简便、快速,灵敏度高(50~100 mg/L)。与清蛋白、球蛋白、本周蛋白等均可发生反应,特别适用于蛋白尿的筛检,被 CLSI 作为干化学试带法检查尿蛋白的参考方法,并推荐为检查尿蛋白的确证试验。但本法干扰因素较多,容易出现假阳性。

3. 干化学试带法　操作最为简便、快速,既可肉眼观察,又可用尿液自动分析仪判断结果。已普遍用于临床,适用于健康普查,尤其是肾脏疾病的筛检。但指示剂仅对清蛋白灵敏,与球蛋白反应很弱,与血红蛋白、肌红蛋白及本周蛋白基本不反应。因此本法不适用于肾脏疾病(尤其是非选择性蛋白尿时)的疗效观察、预后判断及病情轻重的估计。另外,由于该法使用溴酚蓝为指示剂,结果受尿液 pH 影响(见质量控制要点部分)。

已开发出新型的干化学试带,其中一类试带利用考马斯亮蓝等染料结合蛋白质,对清蛋白、球蛋白、本周蛋白等具有同样的灵敏度;另一类试带采用单克隆抗体技术检测尿清蛋白,对其他蛋白质不反应,也不受其他化学成分的干扰。

【质量控制要点】

1. 方法选择　对于进行现场快速检验,或初次就诊的门诊患者,可采用简便的干化学试带法或磺基水杨酸法;但在疾病确诊之后,需要进行疗效观察或预后判断时,则需配合加热乙酸法;尤其是对干化学试带法和磺基水杨酸法所测结果有疑问时,可通过加热乙酸法进行确证试验,必要时需进行尿中总蛋白质定量和特殊蛋白质分析。

2. 干扰因素的控制与分析

(1) pH:尿液偏碱(pH>9)时,干化学试带法可呈假阳性;加热乙酸法和磺基水杨酸法可呈假阴性。尿液偏酸(pH<3)时,干化学试带法、加热乙酸法均呈假阴性。

(2) 尿液离子强度:低离子强度尿液可使加热乙酸法呈假阴性。因此,对于限盐或无盐饮食的患者,需在标本中滴加饱和氯化钠溶液 1～2 滴后再进行检查。

(3) 药物:大剂量青霉素钾盐、磺胺、对氨基水杨酸、含碘造影剂,可使磺基水杨酸法出现假阳性,应用大剂量青霉素钾盐可使干化学试带法呈假阴性。

3. 遵守操作规程

(1) 加热乙酸法:按照加热、加酸、再加热的程序,以避免因盐类析出所致假性浑浊并检出微量蛋白质;加热试管上段的尿液,以便与下段尿液形成对照;再次加热后立即观察并判断结果。

(2) 磺基水杨酸法:准时观察并判断结果,延时观察会使阳性程度增高。尿内含尿酸或尿酸盐过多,可出现假阳性,但反应较为缓慢,15 s 后出现浑浊,由弱渐强;或于加试剂 1 min 后渐呈蛛丝状浑浊,缓慢扩散,覆盖于尿液的表面,加热或加碱可消失。

(3) 干化学试带法:按说明书操作。试带要充分浸湿,但不宜长时间浸泡(按说明书)。时间过短、标本不足、反应不完全可使结果偏低;时间太长使试带上包埋的药物洗脱至尿中,则会导致结果偏低。浑浊尿不影响比色,但尿液颜色异常(如血尿、血红蛋白尿、胆红素尿)可影响结果的肉眼观察(但仪器测定时可得到一定程度的修正)。在规定时间观察结果。保证试剂(带)的质量。不同厂家不同批号的试带显色有差异,故强调使用严格标准化的试带。试带应干燥、避光保存,远离酸性和碱性物质。避免用手触摸试带的试剂垫部分,以防试带污染失效。

4. 质控液的使用　低浓度质控液(蛋白质 1.5 g/L)蛋白定性应为++;高浓度质控液(10 g/L)蛋白定性为++++。

【参考范围】　阴性。

【临床应用】

1. 首先排除生理因素引起的蛋白尿　①功能性蛋白尿:由于发热、剧烈运动、精神紧张等应激状态导致的蛋白尿。多见于青少年,呈一过性,蛋白定性在"+"以下。②体位性蛋白尿:又称直立性蛋白尿,多见于瘦长体型的青少年。受试者在卧床休息时蛋白定性为阴性;而站立活动时因脊柱前突对肾的压迫,则出现蛋白尿,但没有其他自觉症状。该类人群应注意随访。③其他:摄入蛋白质过多者、老年人、妊娠期妇女也可出现生理性蛋白尿。

2. 根据发生机制对病理性蛋白尿进行分类

(1) 肾小球性蛋白尿:某些炎症、免疫和代谢等因素使肾小球滤过膜孔径增加,电荷屏障遭到破坏,血浆的中分子质量及大分子质量的蛋白质出现在原尿中,超过肾小管重吸收能力所致。见于急性肾小球肾炎、肾病综合征等;也可见于糖尿病、高血压、系统性红斑狼疮(SLE)等所致的肾小球病变。根据滤过膜损伤程度及尿蛋白的组分,肾小球性蛋白尿又分为选择性蛋白尿和非选择性蛋白尿(表 7-15)。

表 7-15 选择性蛋白尿和非选择性蛋白尿的鉴别

鉴别点	选择性蛋白尿	非选择性蛋白尿
原因	肾小球损伤较轻,如肾病综合征	肾小球毛细血管壁有严重破裂和损伤,如原发性和继发性肾小球疾病
相对分子质量	4 万~9 万	大相对分子质量、中相对分子质量
蛋白质种类	清蛋白、抗凝血酶、转铁蛋白、糖蛋白、Fc 片段等	IgG、IgA、IgM 和补体 C_3 等
尿蛋白定性	+++~++++	+~++++
尿蛋白定量(g/24 h)	> 3.5 g	0.5~3.0
Ig/Alb 清除率	< 0.1	> 0.5

(2)肾小管性蛋白尿:炎症或中毒引起肾小管对低分子质量蛋白质的重吸收能力降低而导致的蛋白尿。见于肾盂肾炎、间质性肾炎和肾小管酸中毒等;还见于氨基糖苷类抗生素、解热镇痛药、重金属、中药(关木通、马兜铃)等造成肾损害以及肾移植术后发生的排斥反应等。排出的蛋白以 β_2 微球蛋白、溶菌酶等为主。蛋白定性大致为±~+,很少超过++。

(3)混合性蛋白尿:病变同时或相继累及肾小球和肾小管产生的蛋白尿。兼有上述两种蛋白尿的特点。常见于慢性肾炎、慢性肾盂肾炎、高血压、糖尿病、红斑狼疮性肾炎等。

(4)组织性蛋白尿:由肾小管代谢产生、肾组织破坏分解以及由于炎症或药物刺激泌尿系统分泌的蛋白质,进入尿液形成的蛋白尿。以 Tamm-Horsfall(T-H)蛋白为主要成分,是形成管型的基质和结石的核心。常见于尿路感染,蛋白定性多在"±"或"+"之内,很少超过++。

(5)溢出性蛋白尿:循环血浆中异常增多的低分子质量蛋白质经肾小球滤出,超过肾小管的重吸收能力所致的蛋白尿。如血红蛋白尿、肌红蛋白尿、本周蛋白尿等。

(6)偶然性蛋白尿:当尿中混有多量血液、脓液、黏液或生殖系统分泌物,如前列腺液、精液、阴道分泌物等,导致蛋白质定性试验呈阳性。因为肾脏本身没有病变,故也称假性蛋白尿。

3. 根据蛋白尿发生的部位对病理性蛋白尿进行分类 根据病理性蛋白尿发生的部位,分为肾前性、肾性和肾后性蛋白尿。其中:溢出性蛋白尿属于肾前性蛋白尿;肾小球性、肾小管性、混合性及组织性蛋白尿属于肾性蛋白尿;而由于尿中混有血、脓、黏液等所致的偶然性蛋白尿则属于肾后性蛋白尿。

4. 病理性蛋白尿的阳性程度并不完全代表病情的轻重,后者主要取决于泌尿系统所发生的病理损伤的类型;而尿蛋白的种类则在一定程度上能反映疾病的种类及进展情况。限于检查方法的灵敏度,蛋白定性阴性也不能绝对排除泌尿系统的疾病。因此,进行 24 h 尿蛋白定量及分类测定,更有利于早期诊断、疗效观察和预后判断。

三、葡萄糖

生理情况下,葡萄糖可自由滤出肾小球,在肾近曲小管几乎全部被主动重吸收,终尿内葡萄糖<2.8 mmol/24 h,定性试验为阴性。当血浆葡萄糖含量超过肾糖阈(8.88 mmol/L),或肾小管的重吸收能力下降时,尿液葡萄糖即可增加,定性试验阳性,称为糖尿(glucosuria)。

(一)班氏法

【原理】 在高热、碱性溶液中,葡萄糖或其他还原性糖的醛基,能将班氏试剂的蓝色硫酸铜还原为黄色的氢氧化亚铜沉淀,后者在空气中被氧化为红色的氧化亚铜沉淀。

【试剂与器材】 班氏试剂、试管架、大试管、滴管、试管夹、酒精灯。

班氏试剂:

甲液:枸橼酸钠($Na_3C_6H_5O_7 \cdot 2H_2O$)42.5 g,无水碳酸钠 25 g,蒸馏水 700 mL,加热助溶。加入枸橼酸钠是为了防止试剂配制中产生 $Cu(OH)_2$ 沉淀。

乙液:硫酸铜($CuSO_4 \cdot 5H_2O$)10 g,蒸馏水 100 mL,加热助溶。

冷却后,将乙液缓慢加入甲液中,不断混匀,最后补充蒸馏水至 1000 mL。溶液应呈透明蓝色(煮沸后出现沉淀或变色则不能应用)。

【操作要点】

1. 取试管 1 支,加入班氏试剂 1.0 mL,摇动试管,徐徐加热至沸腾,观察试剂有无颜色及性状变化。

2. 若试剂仍为透明蓝色,则向班氏试剂中加离心后的尿液 0.1 mL(约 2 滴),混匀。继续煮沸 1~2 min,或置于沸水浴 5 min,自然冷却后按表 7-16 判断结果。

表 7-16 班氏法葡萄糖定性试验结果判断

反应现象	报告方式	相当葡萄糖含量/(mmol/L)
蓝色不变	-	<5.6
蓝色中略带绿色,但无沉淀	±	5.6~11.2
绿色,伴少许黄绿色沉淀	+	11.2~27.9
较多黄绿色沉淀,以黄为主	++	28~56
土黄色浑浊,有大量沉淀	+++	57~112
大量棕红色或砖红色沉淀	++++	>112

【报告方式】 尿糖定性:阴性或阳性(班氏法)。阳性程度:±~++++。

(二)干化学试带法

【原理】 采用葡萄糖氧化酶法。试带模块内含有葡萄糖氧化酶、过氧化物酶及色原等。尿中葡萄糖在模块内葡萄糖氧化酶催化下,与 O_2 反应生成葡萄糖酸内酯及过氧化氢,后者在过氧化物酶催化下氧化色原(邻联甲苯胺或碘化钾等)而显色,颜色深浅与葡萄糖含量成正比。

【试剂与器材】 单联或多联干化学试带(附标准色板)、尿液分析仪。

【操作要点】 按说明书要求操作并判断结果。以邻联甲苯胺试带法为例,目测结果判断标准见表7-17。

表 7-17 试带法葡萄糖定性试验结果判断

反应现象	报告方式	相当葡萄糖含量/(mmol/L)
蓝色不变	-	<2.2
浅灰色	+	5.5
灰色	++	14
灰蓝色	+++	28
紫蓝色	++++	122

【报告方式】 尿糖定性:阴性或阳性(干化学试带法),阳性程度:±~++++。

【方法评价】

1. 班氏法 稳定,试验要求和成本较低。但灵敏度(5.5 mmol/L)低于干化学试带法。尿中除葡萄糖外,也可出现微量乳糖、半乳糖、果糖、核糖、戊糖、蔗糖等。班氏法可检出上述所有糖类物质,可弥补干化学试带法的不足。但班氏试剂也与其他还原性物质(肌酐、尿酸、维生素 C 等)以及多种药物反应,容易出现假阳性。

2. 干化学试带法 简便、快速、敏感(2.0~5.0 mmol/L),且特异性高,不受其他糖类干扰。本法既可手工操作,也可用于尿自动分析仪。假阳性见于尿液标本容器被漂白粉、次亚氯酸等强氧化性物质和氟化钠污染。本法更易出现假阴性,如:①大剂量输注维生素 C,可对试带中的试剂产生竞争性抑制作用,出现假阴性。②标本久置后葡萄糖被细菌或细胞酶分解。③尿液酮体(>0.4/L)及尿酸盐浓度过高,或含有左旋多巴、水杨酸盐等。

3. 薄层层析法 该法是确证尿糖种类的特异性方法,也是检测和鉴定非葡萄糖的还原性糖的首选方法,但操作繁琐,成本高,多用于研究,不适合常规应用。

【质量控制要点】

1. 容器要清洁,不含氧化性和还原性物质。

2. 标本要及时测定,防止细菌繁殖消耗葡萄糖,造成假阴性。检验糖尿病患者尿液中葡萄糖,应空腹或餐后 2 h 留取尿标本。

3. 排除下列干扰

(1) 药物:①维生素 C 可使班氏法假阳性而干化学试带法结果减低或假阴性。故注射大剂量维生素 C 后 5 h 内不宜做尿糖定性,或先将尿液煮沸几分钟后再进行测定。也可采用含抗维生素 C(如过碘酸盐)试剂的试带进行检测。②高剂量水合氯醛、水杨酸类、链霉素、异烟肼等,可使班氏法呈假阳性反应,应停药 3 天后再行检查。

(2) 大量盐类物质:尿酸盐在班氏法尿糖定性煮沸后也呈浑浊并带绿色,但久置后不会出现黄色沉淀,故必须于冷却后观察结果(或取尿液上清液再做)。铵盐可抑制氧化亚铜沉淀的生成,应加碱煮沸除去。上述物质也可降低干化学试带法的敏感性。

(3) 大量蛋白尿:蛋白质既可影响班氏法铜盐的沉淀,也会降低干化学试带法的敏感性,需用加热乙酸法除去。

(4) 高浓度酮体:可降低试带的敏感性,必要时可用班氏法辅助确证阳性程度。

4. 按要求操作

(1) 班氏法:①试剂与尿液的比例为 10∶1。②煮沸时应不时摇动试管以防爆沸喷出,试管口应朝向无人处。③在酒精灯上加热煮沸时间不少于 1 min。④待冷却后观察结果。

(2) 干化学试带法:操作及结果观察时间要求同尿蛋白定性。

5. 阳性质控液的使用,低浓度质控液(葡萄糖 3 g/L)定性为+,高浓度质控液(15 g/L)定性为+++。

【参考范围】 空腹尿液及餐后 2 h 尿:阴性。

【临床应用】

1. 血糖增高性糖尿 见于:①糖尿病性糖尿,空腹葡萄糖尿阳性是诊断糖尿病的重要依据,也可指导临床医生用药。当患者血糖得到良好控制且无肾损害时,尿糖可暂时转阴。但若并发肾损害使患者肾糖阈升高,将会出现血糖升高与尿糖阳性程度不平行现象。需依据血糖水平及糖耐量检查结果指导用药。②其他内分泌异常,如甲状腺功能亢进(甲状腺素增加)、库欣综合征(糖皮质激素增加)、肢端肥大症(生长激素增加)、嗜铬细胞瘤(肾上腺素、去甲肾上腺素增加)等疾病。③应激状态:颅脑损伤、脑血管意外、突然情绪紧张或激动可呈一过性血糖升高,进而尿糖呈阳性。④饮食因素:一次性摄入大量糖或含糖食物。

2. 血糖正常性糖尿 血糖正常,但肾小管对葡萄糖吸收功能减退,即肾糖阈降低所致的糖尿,也称为肾性糖尿。见于慢性肾小球肾炎、肾病综合征、间质性肾炎、家族性糖尿病及新生儿糖尿病等。妊娠晚期,尿中可出现葡萄糖,与糖尿病鉴别的要点是血糖耐量是否正常。

3. 其他糖尿 尿中除葡萄糖外还可出现乳糖、半乳糖、果糖、戊糖等,除与膳食种类有关外,还可见于哺乳期妇女发生乳糖尿,肝功能障碍可发生果糖尿或半乳糖尿,也可能与某些遗传代谢性疾病有关。

四、酮体

酮体(ketone body,KET)是脂肪代谢的中间产物,由乙酰乙酸、β-羟丁酸和丙酮组成。正常生理情况下,肝脏生成的酮体大部分被其他组织利用,血浆中含量仅为 2.0~4.0 mg/L,其中乙酰乙酸、β-羟丁酸和丙酮分别占 20%、78% 和 2%。因 β-羟丁酸肾阈值较高,丙酮大部分经呼吸道排出,故 24 h 尿中酮体含量仅为乙酰乙酸<25 mg,β-羟丁酸<9 mg,丙酮<3 mg,用常规化学方法测定为阴性。当体内脂肪代谢加速,生成大量酮体,在血中蓄积称为酮血症(ketonemia),从尿中排出形成酮尿(ketonuria)。

1. 改良 Rothera 法

【原理】 又称酮体粉法或粉剂法。在碱性环境中,亚硝基铁氰化钠(硝普钠)与尿中的酮体(乙酰乙酸、丙酮)反应,生成紫红色化合物。

【试剂与器材】 酮体粉试剂、凹玻片或试管、药匙、滴管。

酮体粉试剂:亚硝基铁氰化钠(AR)0.5 g,无水碳酸钠(AR)10 g,硫酸铵(AR)10 g,配制前分别将各种试剂烘干、称量并研磨混匀。密闭存于棕色磨口瓶内,防止受潮。

【操作要点】 于凹玻片的凹孔内(或试管内),加入 1 小勺酮体粉,然后滴加新鲜尿液于酮体粉上,至完全将酮体粉浸湿。观察酮体粉的颜色变化。结果判断见表 7-18。

表 7-18 改良 Rothera 法尿酮体定性检查结果判断

反应现象	结果判断	报告方式
5 min 内无紫色出现	阴性	－
逐渐呈现淡紫色	弱阳性	＋
立即呈现淡紫色而后转为深紫色	阳性	＋＋
立即出现深紫色	强阳性	＋＋＋～＋＋＋＋

2. 干化学试带法

【原理】 试带模块内主要含有亚硝基铁氰化钠,在碱性条件下可与尿液中的乙酰乙酸、丙酮(部分试剂带)起反应,形成紫色化合物。

【试剂与器材】 多联干化学试带及标准色板、尿液分析仪。

【操作要点】 按说明书要求操作并判断结果。不变色为－,棕色为＋,棕红色为＋＋,紫栗色为＋＋＋。

【报告方式】 尿酮体定性:阴性或阳性(干化学试带法),阳性程度:＋～＋＋＋。

【方法评价】

1. 改良 Rothera 法 对乙酰乙酸的灵敏度为 80 mg/L,丙酮为 100 mg/L。操作简便,试剂便于携带。

2. 干化学试带法 原理与 Lange 法相同。有两类试带:一类只与乙酰乙酸反应,与其他酮体成分都不发生反应;另一类与乙酰乙酸和丙酮都起反应,但对乙酰乙酸的灵敏度明显高于丙酮,前者为 50～100 mg/L,而后者仅为 400～700 mg/L。本法敏感、方便、快速,已取代其他方法。

3. Lange 法(朗格法) Lange 法是最初创建的尿酮体定性方法,改良 Rothera 法与干化学试带法均在此基础上建立。本法需在试管中操作,所需试剂(亚硝基铁氰化钠、冰醋酸、氢氧化铵)逐次加入,在试剂与尿液界面处观察反应。对乙酰乙酸的灵敏度为 50 mg/L,对丙酮的灵敏度为 200 mg/L。由于加入了冰乙酸,可防止过量肌酐引起的假阳性。灵敏度高于改良 Rothera 法及干化学试带法,但操作繁琐,试剂不便于携带与保管。

以上三种方法都无法检测 β-羟丁酸。

4. Gerhardt 法 本法也只对乙酰乙酸反应。灵敏度低(250～700 mg/L),较少应用。

【质量控制要点】

1. 试剂(带)应干燥保存,以防受潮失效。

2. 尿液要新鲜,因乙酰乙酸不稳定,丙酮易挥发,陈旧性尿液会出现假阴性。

3. 尿内有大量非晶形尿酸盐时,可出现橙色反应,应离心除去。

4. 粉剂法测定时,需要试剂与尿液接触产热时释放出氨,因此冬季最好放置在 30 ℃左右的水浴中进行。

5. 阳性质控液的使用。低浓度质控液(无丙酮)定性阴性,高浓度质控液(丙酮 1.6 g/L)定性阳性。

【参考范围】 阴性。

【临床应用】 尿酮体检查常被用于糖代谢障碍和脂肪不完全氧化性疾病或状态的辅助诊断。强阳性结果具有医学决定价值,只有约 10％的患者体内仅有 β-羟丁酸而呈阴性反应。尿酮体阳性见于:

1. 糖尿病酮症酸中毒 酮尿是糖尿病性昏迷的前期指标,多伴有高血糖和糖尿。但若患者正在接受双胍类降糖药如盐酸苯双胍等药物治疗会出现血糖、尿糖正常,而尿酮体阳性的情况。应注意在酮血症早期主要为 β-羟丁酸,由于该物质肾阈高,常规的酮体定性方法对此并不敏感,将对病情估计不足,此时最好测定血 D-3 羟丁酸(即 β-羟丁酸),以利于酮症酸中毒的早期诊断;而当酮症酸中毒病情缓解时,β-羟丁酸已转化为乙酰乙酸,又会造成结果偏高,对病情估计过重,出现尿酮体检查结果与病情分离,因此分析结果时应密切结合临床。

2. 其他　如饥饿、过分节食、剧烈呕吐或腹泻、全身麻醉、长时间空腹运动及寒冷刺激等尿酮体也可阳性;妊娠妇女可因严重妊娠反应、剧烈呕吐、重症子痫出现酮尿;酒精性肝炎、肝硬化也可出现酮尿。

五、亚硝酸盐

正常人尿液中含有来自食物或蛋白质正常代谢产生的硝酸盐。当尿中有病原微生物繁殖,并且尿液在膀胱中存留足够长时间的情况下,某些含有硝酸盐还原酶的感染病原菌可将尿中的硝酸盐还原为亚硝酸盐(nitrite,NIT)。最常见的细菌有:大肠埃希菌属、克雷白杆菌属、变形杆菌属、葡萄球菌属等。此外,产气杆菌、铜绿假单胞菌、某些厌氧菌以及真菌也含有硝酸盐还原酶。因此,亚硝酸盐定性试验可作为泌尿系统感染的筛选指标之一。其次来源于体内的一氧化氮(NO)。体液中内皮细胞、巨噬细胞、中性粒细胞等使精氨酸在酶的作用下生成 NO,而 NO 极易在体内有氧条件下,氧化成亚硝酸盐和硝酸盐。

【原理】　Griess 法:尿中亚硝酸盐可与模块中的对氨基苯磺酸(或对氨基苯砷酸)形成重氮盐,后者与 1,2,3,4-四氢并喹啉-3-酚(α-萘胺,或 N-萘基乙二胺)偶联,形成红色偶氮化合物。颜色深浅与尿中亚硝酸盐含量成正比。

【试剂与器材】　多联干化学试带及标准色板、尿液分析仪。

【操作要点】　操作同其他干化学项目测定。判断结果:不变色为阴性,均匀的粉红色为阳性。

【报告方式】　尿亚硝酸盐定性:阴性或阳性。

【方法评价】　本法根据传统的 NIT 测定方法(Griess 法)原理设计,灵敏度为 0.3～0.6 mg/L,使用方便。但 Griess 法容易出现假阴性,如:①大剂量维生素 C 抑制 Griess 反应。②其他药物如利尿剂导致排尿次数增多、抗生素抑制细菌活动等。③高比重尿使反应敏感度降低,饮食中摄入含硝酸盐食物过少也可出现假阴性。

【质量控制要点】

1. 测定新鲜晨尿标本　既可避免污染非感染性细菌出现假阳性,也可保证尿液在膀胱内有足够的存留时间,使特定的致病菌能完成硝酸盐的还原作用。

2. 注意药物影响　如维生素 C、利尿剂和抗生素等所造成的假阳性。

【参考范围】　阴性。

【临床应用】

1. 阳性结果可筛查泌尿系统感染性疾病　NIT 阳性与大肠埃希菌感染的符合率为 80%,与干化学试带法白细胞酯酶分析联合应用,可提高泌尿系统感染的阳性筛检率。

2. 阴性结果并不能完全排除泌尿系统感染　出现尿亚硝酸盐阳性结果须符合以下三个条件:①感染的细菌含有硝酸盐还原酶。②食物中含有适量的硝酸盐。③尿液在膀胱内有足够的停留时间(＞4 h),并排除药物等干扰因素。因此临床诊断需综合多项检查结果。

六、血红蛋白

生理状态下,人血浆中仅有微量的血红蛋白(Hb),与结合珠蛋白(Hp)形成 Hb-Hp 复合物,通过单核巨噬细胞系统代谢,出现于尿中的血红蛋白含量极微,化学定性为阴性。尿中血红蛋白来源有两个:①血管内溶血,游离血红蛋白超过结合珠蛋白的结合能力,则随尿液排出。②肾及上尿路出血,红细胞被挤压或在低渗、高渗、酸性环境中溶血。

尿中血红蛋白含量较少,肉眼观察不出尿液颜色变化,但化学定性为阳性时,称为隐血试验(occult blood test,OBT)或潜血试验阳性。血红蛋白定性方法有干化学试带法、湿化学法和单克隆抗体免疫胶体金法。本章仅介绍干化学试带法。

【原理】 利用血红蛋白的类过氧化物酶作用。干化学试带的血红蛋白测定模块含有色原物质（常用的有邻联甲苯胺、氨基比林、联苯胺等）、过氧化物和表面活性剂。表面活性剂能破坏完整红细胞，使之释放血红蛋白，血红蛋白的血红素中心能催化过氧化物作为电子受体，使色原氧化呈色，其颜色的深浅与血红蛋白含量成正比。通常用 BLD 或 ERY 表示。

【试剂与器材】 干化学试带及标准色板，尿液分析仪。

【操作要点】 同其他干化学项目测定。判断结果：淡黄色为－；浅蓝绿色为＋；蓝绿色为＋＋；蓝色为＋＋＋；深蓝色为＋＋＋＋。

【报告方式】 尿隐血试验（干化学试带法）：阴性或阳性。阳性程度：＋～＋＋＋＋。

【方法评价】

1. 干化学试带法 该法试剂稳定，操作简便、快速，敏感度高（$0.15\sim0.3$ mg/L），目前广泛使用，但受多种因素干扰。

（1）假阴性：①维生素 C 可抑制氧化还原反应，导致假阴性。②浓缩尿、高蛋白尿可降低试带反应的灵敏度。

（2）假阳性：①尿中含对热不稳定酶、尿路感染时细菌产生的过氧化物酶，同干化学试带反应也会出现假阳性，可将尿液煮沸 2 min 使其破坏。②某些氧化药物如漂白粉也可导致假阳性。

（3）该法遇到肌红蛋白尿也呈阳性反应，需加以鉴别。

（4）该法既能检出游离血红蛋白，也使完整红细胞呈阳性反应。因此尿液隐血试验阳性程度与显微镜下红细胞数量不一定成正比。

2. 湿化学法 原理与干化学试带法相同。所用色原物质有邻甲苯胺、邻联甲苯胺、无色孔雀绿、愈创木酯和氨基比林（又称匹拉米洞）等。试剂稳定性差，灵敏度低（如邻甲苯胺法 $0.3\sim0.6$ mg/L），干扰因素同干化学试带法。

3. 单克隆抗体免疫胶体金法 采用抗人血红蛋白单克隆抗体，操作简便，敏感度更高（0.2 μg/mL）。主要优点是特异性强，干扰因素少。但若出血量过大会产生假阴性（需要将标本适当稀释）。

【质量控制要点】

1. 保证试剂质量，如妥善保存试带、注意有效期，湿化学试剂（尤其是 H_2O_2）要新鲜配制等。

2. 尿液新鲜、及时检测。红细胞易于沉淀，测试前需将标本充分混匀。

3. 试带上出现绿色斑点提示为完整红细胞所致，仍以阳性结果报告。

4. 肌红蛋白尿的鉴别方法见肌红蛋白尿检查章节。

【参考范围】 阴性。

【临床应用】

1. 辅助诊断泌尿系统疾病 泌尿系统疾病引起出血都可导致隐血试验阳性。尤其是隐匿性肾炎，当尿中红细胞破坏时，可能表现为红细胞数与隐血试验结果不一致，应注意分析。

2. 辅助诊断血管内溶血 当发生阵发性睡眠性血红蛋白尿、阵发性寒冷性血红蛋白尿、行军性血红蛋白尿、自身免疫性溶血性贫血和输血反应时，均可出现尿隐血试验阳性。

七、白细胞酯酶检测

【原理】 中性粒细胞和巨噬细胞的胞质中含有丰富的酯酶，能水解吲哚酚酯生成吲哚酚和有机酸，吲哚酚与重氮盐反应形成紫色缩合物。干化学试带的白细胞酯酶测定模块含有吲哚酚酯、重氮盐和表面活性剂。与游离的或存在于完整粒细胞中的酯酶均可发生颜色反应，间接提示尿中白细胞数量。

【试剂与器材】 干化学试带及标准色板，尿液分析仪。

【操作要点】 同其他干化学项目测定。判断结果：淡黄色为－；淡红色为＋；红色为＋＋；紫红色为＋＋＋；深紫色为＋＋＋＋。

【报告方式】 尿白细胞：阴性或阳性（干化学试带法）。阳性程度：＋～＋＋＋＋。

【方法评价】

1. 酯酶反应方法简便、快速。由于不同批次的干化学试带敏感度不同，容易使同一标本的检测结果产生系统误差。镜检法则存在操作者之间的技术差异。

2. 由于单核细胞和淋巴细胞胞质中不含酯酶,本试验只可检测粒细胞。

3. 假阴性　见于大剂量使用维生素 C、先锋霉素、庆大霉素等药物,或尿蛋白大于 5 g/L 时。

4. 假阳性　见于检测系统污染甲醛、高胆红素尿,或使用某些药物如呋喃妥因时。

【质量控制要点】

1. 标本必须新鲜、及时测定。

2. 为避免维生素 C、先锋霉素、庆大霉素、呋喃妥因等药物干扰,尽量在用药前留取标本检测。

3. 分析结果时注意高胆红素尿和高蛋白尿的影响。

【参考范围】　阴性。

【临床应用】

1. 阳性结果可用于泌尿、生殖系统感染的筛查

(1) 泌尿系统细菌感染,如急慢性肾盂肾炎、膀胱炎、尿道炎、前列腺炎、肾结核等,中性粒细胞数量不同程度增加,称为脓尿。

(2) 女性阴道炎或宫颈炎、附件炎时可因分泌物进入尿中,使尿液中性粒细胞增多。

(3) 某些急性间质性肾炎患者,或患药物性变态反应、尿道或其他部位的非特异性炎症时,可使嗜酸性粒细胞增加,称为嗜酸性粒细胞尿。

2. 阴性结果也不能排除泌尿系统疾病

(1) 肾移植后如发生排异反应,尿中可出现大量淋巴细胞及单核细胞,白细胞酯酶呈阴性。此时,应以显微镜检查为准。

(2) 药物性急性间质性肾炎及新月形肾小球肾炎,尿液单核细胞增多,酯酶反应也可能为阴性。

八、胆红素

健康状态下,少量衰老红细胞破坏生成的胆红素(bilirubin,BIL)排至肠道后,经肠道菌群还原转变成尿胆原(urobilinogen,URO)或粪胆原,其中大部分随粪便排出体外。少量尿胆原经肠道重吸收参与肠肝循环,被肝细胞摄取转化成结合胆红素再排入肠道。极少量尿胆原进入血液后由尿中排出。在空气中,无色的尿胆原可被氧化为黄色的尿胆素(urobilin)。

健康人血中结合胆红素水平很低,尿中胆红素定性阴性;当血中结合胆红素水平超过肾阈值时,结合胆红素即可从尿液排出,导致尿胆红素定性阳性,称为胆红素尿。尿胆红素测定有氧化法(如 Harrison 法)与偶氮法两大类。

(一) Harrison 法

【原理】　用硫酸钡或磷酸钡吸附尿液中的胆红素并浓缩,胆红素与三价铁(Fe^{3+})反应,被氧化为胆青素、胆绿素和胆黄素的复合物,可显蓝绿色、绿色或黄绿色,呈色快慢、深浅与胆红素含量成正比。

【试剂与器材】　离心机、试管或离心管、5 mL 刻度吸管。试剂包括:

(1) 100 g/L 氯化钡溶液:氯化钡($BaCl_2 \cdot 2H_2O$)10.0 g,溶于 100 mL 蒸馏水中。

(2) Fouchet 试剂:100 g/L $FeCl_3$ 溶液 10 mL,250 g/L 三氯乙酸溶液 90 mL,混合后备用。

【操作要点】

1. 浓缩胆红素　于 10 mL 容量离心管中加入尿液 5 mL,再加 100 g/L 氯化钡溶液2.5 mL(此时出现白色钡盐沉淀),混匀(如果沉淀不多,可滴加硫酸铵试剂 1~2 滴)。离心沉淀 3~5 min,弃去上清液。

2. 加试剂　向沉淀表面加 Fouchet 试剂 2~3 滴,放置片刻,观察沉淀颜色的变化。

3. 判断结果　见表 7-19。

表 7-19　Harrison 法尿胆红素检查结果判断

反应现象	结果判断	报告方式
长时间不变色	阴性	—
沉淀逐渐变为淡绿色	弱阳性	+

续表

反应现象	结果判断	报告方式
沉淀变为绿色	阳性	++
沉淀即刻变为蓝绿色	强阳性	+++

【报告方式】 尿胆红素测定:阴性或阳性(Harrison 法),阳性程度:+~+++。

（二）干化学试带法

【原理】 通常采用偶氮法。胆红素测定模块中含有 2,4-二氯苯胺(或二氯重氮氟化硼酸盐)和强酸介质。结合胆红素在强酸性介质中,与重氮盐发生偶联反应而呈紫红色。

【材料与试剂】 尿液分析仪,单联或多联干化学试带(附标准色板)。

【操作要点】 同其他干化学项目测定。结果可按表 7-20 进行目测判断,或由仪器报告。

表 7-20 干化学试带法胆红素定性检查结果目测判断

颜色反应	结果判断	报告方式	半定量/(mg/L)
不变色	阴性	—	≤1.0
浅棕色	可疑	±	1.5
黄棕色	弱阳性	+	2
红棕色	阳性	++	4
深棕色	强阳性	+++	≥8.0

【报告方式】 尿胆红素测定:阴性或阳性(干化学试带法)。阳性程度:±~+++。

【方法评价】

1. Harrison 法 本法敏感度(0.9 μmol/L 或 0.5 mg/L)和准确性都较高,可作为胆红素定性的确证试验。但操作较为复杂,且受牛黄、熊胆粉和水杨酸类药物干扰,这些药物可与 Fouchet 试剂反应生成紫红色化合物,造成假阳性。

2. 干化学试带法 本法灵敏度为 7~14 μmol/L(或 2~10 mg/L),不及 Harrison 法敏感,因此干化学试带法结果可疑者,最好用 Harrison 法加以验证。干化学试带法操作简便,但大量维生素 C(>0.5 g/L)和亚硝酸盐可抑制偶氮反应,产生假阴性。而大剂量氯丙嗪和高浓度的盐酸苯偶氮吡啶(泌尿道止痛药)的代谢产物,在酸性条件下则使干化学试带法呈假阳性。

【质量控制要点】

1. 检测前 避免服用牛黄、熊胆粉、水杨酸类药物和大剂量注射维生素 C,防止产生假阳性及假阴性。

2. 标本要新鲜、避光,防止胆红素被破坏,造成假阴性。

3. 保证合适的 pH 和硫酸盐浓度 如尿液呈碱性,可减低 Harrison 法胆红素测定的灵敏度,应加冰乙酸调至酸性。加入氯化钡溶液后,如果沉淀不多,可滴加硫酸铵试剂 1~2 滴,以促使沉淀形成,保证胆红素最大限度被吸附。同时要控制 Fouchet 试剂的用量,过多会使胆红素氧化过度,生成胆黄素,而不显绿色,导致假阴性。

4. 试剂新鲜,试带避光、干燥、室温保存。

【参考范围】 阴性。

【临床应用】 尿液胆红素检查结果,通常与尿胆原、粪胆原和血清胆红素测定结果综合判断,用于黄疸的诊断和鉴别诊断。尿液胆红素阳性见于胆汁淤积性黄疸、肝细胞性黄疸,而溶血性黄疸尿液胆红素检查为阴性。另外,Rotor 综合征、Dubin-Johnson 综合征等先天性高胆红素血症,患者也可出现胆红素尿。

九、尿胆原和尿胆素

（一）尿胆原

尿胆原检测通常采用改良 Ehrlich 法和干化学试带法。

1. 改良 Ehrlich 法

【原理】 尿胆原在酸性条件下与对二甲氨基苯甲醛反应,生成樱红色化合物。颜色的深浅可反映尿胆原的含量。

【试剂与器材】 中试管(10 mm×150 mm),白色衬纸,离心机,刻度吸管等。试剂:

(1) Ehrlich 试剂(醛试剂):对二甲氨基苯甲醛 2.0 g,溶于 80 mL 蒸馏水,然后缓慢加入浓盐酸 20 mL,混匀,贮存于棕色瓶备用。

(2) 100 g/L 氯化钡溶液:氯化钡($BaCl_2 \cdot 2H_2O$)10.0 g,溶于 100 mL 蒸馏水中。

(3) 蒸馏水。

【操作要点】

(1) 去除"可疑胆红素":取 4 mL 尿液,加 100 g/L 氯化钡溶液 1 mL,混合后过滤(或离心 2~3 min),取滤液(或上清液)备用。

(2) 加 Ehrlich 试剂:取滤液或上清液 5 mL,按 10∶1 的比例加入 Ehrlich 试剂 0.5 mL,混合,室温下静置 10 min。

(3) 观察结果:立即在白色背景下从管口向管底观察颜色变化。结果判断见表 7-21。

如为阳性,则另取去除胆红素尿液,以蒸馏水分别稀释为 1∶10、1∶20、1∶40、1∶80 和 1∶160,按上述程序(第 2 步和第 3 步)重新检查,以最高稀释倍数者报告。如稀释 1∶160 仍为阳性则不再稀释。

表 7-21 改良 Ehrlich 法尿胆原定性结果判断

颜色反应	结果判断	报告方式
不变色,加温后也无反应	阴性	—
10 min 后呈微红色	弱阳性	＋
10 min 后呈樱红色	阳性	＋＋
立即呈深红色	强阳性	＋＋＋

【报告方式】 尿胆原:阴性或阳性(改良 Ehrlich 法)。阳性程度:＋～＋＋＋或报告阳性稀释度。

2. 干化学试带法

【原理】 试带有两种,一种是以 Ehrlich 反应为基础的试带,另一种是利用尿胆原与重氮化合物的偶联反应,根据产生红色的深浅判断尿胆原含量。

【材料与试剂】 尿液分析仪,干化学试带与标准色板。

【操作】 按说明书操作。

【报告方式】 尿胆原:阴性或阳性(干化学试带法),或报告阳性稀释度。

【方法评价】

(1) 改良 Ehrlich 法:既可用于定性(半定量),也可用于定量,能检测尿胆原缺失。但操作较繁琐,结果易受胆红素、卟胆原以及某些药物的干扰。目前少用。

(2) 干化学试带法:只能用于定性(半定量)检查,多数试带不能检测尿胆原缺失。但该法操作简便,基于偶联反应原理的试带法对尿胆原较为特异,不受能与 Ehrlich 反应的物质的影响。目前常用。

(3) 醛反应法和偶联反应试带法:尿胆原定性结果均受维生素 C 抑制。

【质量控制要点】

(1) 标本采集与送检:尿胆原在午餐后排泄迅速增加(2~4 h 达到最高峰),碱性条件下(pH8.0)排泄率更高。测试前可嘱患者口服少量 $NaHCO_3$ 使尿液碱化,留取午餐后 2~4 h 内的尿液,以冰乙酸先调节尿液 pH 至弱酸性后做尿胆原定性。

(2) 标本要及时测定、避光保存,尿中如含有胆红素应先除去。

(3) 控制假阴性:检查前避免使用维生素 C 类药物,检测时温度不低于 20 ℃。

(4) 鉴别假阳性:吲哚类物质和卟胆原尿也使醛试剂显红色。但由尿胆原产生的樱红色化合物可被三氯甲烷萃取;吲哚类化合物能被正丁醇提取;都不能被提取的物质是卟胆原。醛试剂遇磺胺、PAS 时呈黄色或黄红色浑浊;氯丙嗪使尿液呈紫色反应。

(5) 在规定时间内,依相关标准判读结果。

【参考范围】 阴性或弱阳性(1:20 稀释后阴性)。

【临床应用】

1. 黄疸的鉴别 结合血清胆红素定量及粪便改变进行黄疸鉴别(表 7-22)。

表 7-22 临床常见黄疸的鉴别诊断

标本	指标	正常人	溶血性黄疸	肝细胞性黄疸	胆汁淤积性黄疸
血清	总胆红素	正常	增高	增高	增高
	未结合胆红素	正常	明显增高	中度增高	正常/轻度增高
	结合胆红素	正常	轻度增高/正常	中度增高	明显增高
尿液	颜色	浅黄	深黄	深黄	深黄
	尿胆原	1:20 阴性	强阳性	阳性	阴性
	尿胆素	阴性	阳性	阳性	阴性
	胆红素	阴性	阴性	阳性	强阳性
粪便	颜色	黄褐	加深	变浅/正常	变浅或白陶土色
	粪胆素	正常	增高	减低/正常	减少/消失

2. 反映肝细胞损伤的敏感指标 急性黄疸性肝炎时,尿胆原排泄量首先增加,早于黄疸症状出现。

3. 长时间大剂量应用抗生素可抑制肠道菌群,使尿胆原不能合成,造成尿胆原阴性;而长时间便秘则容易使尿胆原阳性程度增加。

（二）尿胆素测定

尿胆素测定采用饱和乙酸锌法(Schleisinger 法)。

【原理】 在无胆红素的尿标本中加入碘液,使尿中尿胆原氧化成尿胆素,再与试剂中的锌离子作用,形成带绿色荧光的尿胆素-锌复合物。

【试剂与器材】 中号玻璃试管(12mm×100mm)、滴管等。试剂:

(1) 碘溶液:取碘 1 g 及碘化钾 2 g 溶于 100 mL 蒸馏水中。碘化钾溶解后再加碘。

(2) 饱和乙酸锌溶液:称取乙酸锌 10 g,加于 95％乙醇 100 mL 中,用力振荡,如完全溶解则表示不饱和,可再加乙酸锌至不完全溶解为止,置于室温保存。

【操作要点】

1. 将尿胆原转化为尿胆素 在 2.5 mL 尿液中加数滴碘溶液,边滴加边混匀,开始时碘色消失,加到刚显碘的微黄色为止。

2. 加饱和乙酸锌溶液 加入 2.5 mL 饱和乙酸锌溶液,混匀后,以 1500～2000 r/min 离心 1～2 min。在黑色背景、光亮处观察上清液,如出现绿色荧光为阳性,无绿色荧光为阴性。

【报告方式】 尿胆素定性:阴性或阳性。

【方法评价】 本法操作较为复杂,较为敏感(0.05 mg/L)和准确。临床较少用于新鲜尿标本测定。

【质量控制要点】

1. 如遇胆红素尿,应先用氯化钡将其除去。

2. 操作时碘溶液不可过量,以免发生颜色干扰。乙酸锌溶液应达到饱和,否则易出现假阴性。

【参考范围】 阴性。

【临床应用】 同尿胆原测定(表 7-21)。

十、维生素 C 测定

维生素 C 以 L-抗坏血酸(还原型抗坏血酸)和 L-脱氢抗坏血酸(氧化型抗坏血酸)形式存在。日常饮食摄入的维生素 C(75～100 mg/d)50％～70％分解代谢为 CO_2 和草酸,其余随尿排出。

【原理】 干化学试带法维生素 C 的检测采用还原法。根据 Tillman's Reagent 原理,维生素 C 将染料由蓝色还原成红色,其呈色深浅与维生素 C 含量成正比。

【试剂与器材】 干化学试带与标准色板,尿液分析仪。

【操作要点】 按说明书操作。

【报告方式】 维生素 C:阴性或阳性(干化学试带法),或报告阳性稀释度。

【方法评价】

1. 本法只能检测还原型维生素 C,灵敏度(50~100 mg/L),依试带不同而异。

2. 龙胆酸、左旋多巴或尿液 pH>4.0 时的内源性酚及巯基化合物、半胱氨酸和硫代硫酸钠等可使反应产生假阳性。碱性尿液(因维生素 C 易分解)可使反应出现假阴性。

【质量控制要点】

1. 质控尿液的应用 用人工质控尿液进行质控,低浓度质控液维生素 C 为阴性,高浓度质控液维生素 C 为阳性。

2. 干化学试带要妥善保管。

【参考范围】 阴性。

【临床应用】 22.8%的常规尿液标本可以检测出维生素 C。检测维生素 C 并非用于临床诊断,而是用于判断干化学试带法其他检测项目是否受到维生素 C 的影响,以对阴性结果给予正确的分析和评价。维生素 C 浓度增高可对隐血/血红蛋白、胆红素、葡萄糖、亚硝酸盐试带反应产生严重干扰,需加以控制,并综合分析结果(表 7-23)。

表 7-23 维生素 C 对尿液化学检验结果的干扰及控制方法

项目	维生素 C 浓度	干扰程度	干扰原理	控制方法
血红蛋白	≥90 mg/L	假阴性	与试带过氧化氢竞争性反应	1. 大剂量注射维生素 C 后 5 h 内不做相关检测
胆红素	≥250 mg/L	假阴性	与试带重氮盐竞争性反应	2. 选用含过碘酸盐试剂层的干化学
亚硝酸盐	≥250 mg/L	假阴性	先与试带重氮盐产物反应	试带
葡萄糖	≥500 mg/L	假阴性	先与过氧化氢产物反应	3. 用加热法将维生素 C 除去
白细胞酯酶	≥90 mg/L	结果降低	抑制酯酶反应	
尿胆原	≥90 mg/L	结果降低	抑制醛反应和偶氮偶联反应	
比重	≥90 mg/L	结果增高		

(郝 坡)

 # 第四节 尿液有形成分显微镜检查

尿液有形成分是指离体尿液在显微镜下的可见成分,如细胞、管型、结晶和病原体等。通过尿液有形成分的检查,既可以了解泌尿系统各部位的变化,对泌尿系统疾病的定位诊断、鉴别诊断及预后判定等有重要意义,又能够弥补尿液理学、化学等检查不能发现的异常情况而造成的漏诊和误诊。

目前,尿液有形成分检查的方法有传统的显微镜检查法和尿沉渣分析仪法,前者又可根据标本处理的不同分为离心及未离心、染色及未染色以及定量与非定量标本的显微镜检查法;而后者则主要有流式法和数字影像法,一般为定量检测。

一、未离心尿未染色涂片显微镜检查

未离心尿未染色涂片显微镜检查,又称直接涂片法或混匀一滴尿法。

【原理】 取新鲜混匀的尿液 1 滴直接滴于载玻片上,再盖以盖玻片,于显微镜下观察、计数并报告一定区域内的尿液有形成分。

【器材】 载玻片、移液管、18 mm×18 mm 盖玻片、普通光学显微镜。

【操作要点】

1. 制备涂片　用移液管吸取混合均匀的新鲜尿液 1 滴于载玻片上。

2. 显微镜检查　用盖玻片覆盖后进行镜检,注意盖片下不要有气泡出现。先用低倍镜(LP)观察有形成分,至少 20 个视野,注意全面了解标本的基本情况及发现较大的物质和管型,再用高倍镜(HP)观察至少 10 个视野的细胞。

3. 结果报告　管型以低倍镜下至少 20 个视野所见的平均值报告,细胞以高倍镜下至少 10 个视野所见的最低值至最高值的范围报告,尿结晶等以每高倍镜视野所见数换算成半定量的"－～3＋"的方式报告。

二、离心尿未染色涂片显微镜检查

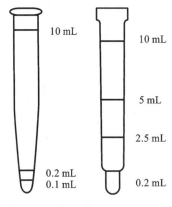

图 7-5　刻度离心管

【原理】　将定量的混匀尿液,以特定条件下离心、浓缩 50 倍,在普通载玻片或定量计数池内计数一定区域的有形成分,以半定量或定量形式报告结果。

【器材】　刻度离心管(图 7-5)、移液管、载玻片及 18 mm×18 mm 盖玻片、水平式离心机、光学显微镜。

【操作要点】

1. 标本离心　吸取混匀尿液 10 mL 于刻度离心管内,以相对离心力(RCF)400 g(水平式离心机,有效离心半径 15 cm,1500 r/min)速度离心 5 min 后,弃上清液,留取管底 0.2 mL 沉渣。

2. 涂制备片　充分混匀尿沉渣,取大约 20 μL 于载玻片上,加盖玻片,或充入标准化定量计数板,进行定量报告(见标准化定量计数板计数)。

3. 镜检及结果报告　同直接涂片法。

三、离心尿染色涂片显微镜检查

（一）Sternheimer-Malbin 染色法(SM 染色法)

【原理】　SM 染色法也称结晶紫-沙黄染色法。其中:结晶紫为醇溶性碱性染料,可使细胞核及其他核酸成分染色;沙黄为醇溶性酸性染料,可着染细胞膜及其他碱性成分。尿液有形成分经上述染料染色后,其结构能清晰显示,可提高检出率。

【试剂和器材】

1. 染液配制

A 液:取结晶紫 3.0 g,草酸铵 0.8 g,溶于 95％乙醇 20.0 mL 中,加蒸馏水 80.0 mL。

B 液:取沙黄 O 0.25 g,溶于 95％乙醇 10.0 mL 中,加蒸馏水 100.0 mL。

SM 应用液的配比和保存:将 A 液与 B 液按照 3∶97 的比例混合,过滤后贮存于棕色试剂瓶内冷藏保存(室温条件下可保存 3 个月)。目前已有商品化复合试剂。

2. 器材　同离心尿未染色涂片显微镜检查法。

【操作要点】　取离心(标准化制备)或非离心标本 4 滴,加染色液 1 滴,混合均匀,约 3 min 后完成染色。再取 1 滴于载玻片上,加盖玻片镜检。或采用定量计数板计数。

【染色结果】　见表 7-24。

（二）Sternheimer 染色法(S 染色法)

【原理】　S 染液由阿利新蓝-派洛宁组成。尿液中的细胞核和管型基质可被阿利新蓝染成蓝色,胞质和核糖核酸被派洛宁染成红色,借此区分细胞结构和管型结构。

【试剂和器材】

1. 染液配制

A 液:2％阿利新蓝 8GX 水溶液。

B 液:1.5%派洛宁水溶液。

A 液和 B 液各自过滤后,以 2∶1 比例混合,置于棕色试剂瓶内可保存 1 月。

2. 器材　同 SM 染色法。

【操作要点】　标本处理、染色步骤及涂片、镜检同 SM 法。室温下染色时间 5~10 min。

【染色结果】　SM 染色法和 S 染色法尿液有形成分染色结果见表 7-24。

表 7-24　SM 染色法和 S 染色法尿液有形成分染色结果

		SM 染色法	S 染色法
红细胞		不着色或为淡紫色	不着色、粉红或红色,低比重尿标本,染色后溶血明显
白细胞		多形核白细胞:胞核深紫红色或橙红色;胞质淡红色或无色颗粒	多形核白细胞:胞核深蓝、淡蓝或无色;胞质红色
		闪光细胞:胞核和胞质无色至淡蓝色;颗粒大而无色,呈布朗运动	
上皮细胞		胞核紫色或深紫色,胞质淡紫色或粉红色	鳞状上皮细胞:胞核蓝色,胞质淡红色至红色,或胞核和胞质均染成紫红色或紫色;其他上皮细胞胞核蓝色,胞质淡红色至红色
管型	透明管型	淡红色或紫色	基质呈淡红色或紫色,同时可见少许红色颗粒
	颗粒管型	淡紫色或紫蓝色	基质呈红色或红紫色,内含粗大或细小的红色颗粒
	细胞管型	深紫色	蓝色基质中见细胞成分
	蜡样管型	紫红色或深紫色	基质为红紫色,轮廓清晰
	脂肪管型	所含脂肪滴不着色	管型中脂肪滴为无色至黄色,基质部分为淡红色

(三)其他方法

除 SM 及 S 染色法外,还有多种染液用于尿液有形成分染色,各自性能见表 7-25。

表 7-25　尿液有形成分各种染色方法及性能比较

方法	性能
SM 染色法	常用,能辨别管型(尤其是透明管型)及红细胞、白细胞、上皮细胞等
S 染色法	常用,能弥补 SM 染色法染色易出现沉淀而出现染色偏深的缺陷
Wright-Giemsa 染色法	有利于鉴别各类血细胞
Papanicolaou 染色法	可观察有形成分的细微结构,利于识别肾上皮细胞及异常上皮细胞,对肿瘤细胞及肾移植排斥反应诊断极具价值
苏丹Ⅲ染色法	对脂肪管型、卵圆形脂肪体染色效果较好
过氧化物酶染色法	可鉴别不典型的红细胞与白细胞,并可鉴别白细胞管型与肾上皮细胞管型
阿利新蓝、中性红等混合染色法	可区分新鲜红细胞、小红细胞、影红细胞、皱缩红细胞等,还可区分上皮细胞和管型的种类
荧光抗体、酶免疫抗体染色法	用于肾活检和鉴别管型内沉积的免疫球蛋白,特异性好、准确度高

四、标准化定量计数板计数

【原理】　取混匀的尿液或离心浓缩 50 倍的尿沉渣 1 滴(15~20 μL)充入尿液标准化沉渣定量计数板。先用低倍镜观察,再用高倍镜观察,计算 1 μL 尿液内的管型和细胞数(结果以"××/μL"表示),而结晶、细菌、寄生虫虫卵以"-"、"+"、"++"、"+++"表示。

【试剂与器材】　尿液标准化沉渣定量计数板,其他器材同非标准化定量计数法。

以 FAST-READ10 尿液标准化沉渣定量计数板(图7-6)为例:该计数板由一种透明硬质塑料制成。其计数区域分为2列共10个彼此独立封闭的计数室(大方格),每个计数室均可用于分析1个标本;每个计数室分为10个中方格,每个中方格边长为1 mm,计数池高度0.1 mm;每个中方格又分为3×3个小方格。

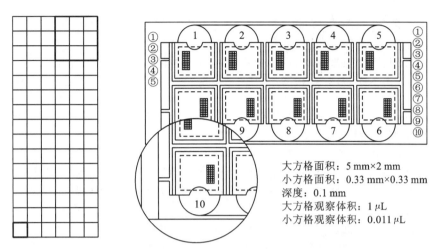

大方格面积: 5 mm×2 mm
小方格面积: 0.33 mm×0.33 mm
深度: 0.1 mm
大方格观察体积: 1 μL
小方格观察体积: 0.011 μL

图 7-6 FAST-READ10 尿液标准化沉渣定量计数板

【操作要点】

1. 根据尿液外观确定是否需要对标本进行离心浓缩:尿液为明显血尿、脓尿或少尿的标本,则采用直接充池计数法;而对尿液外观清晰透明或轻度浑浊的,则按标准化程序对标本进行离心浓缩(同离心尿未染色涂片显微镜检查)。

2. 取混匀的标本或沉淀物1滴,充入标准化尿沉渣定量计数板,沉淀一定时间后,分别计数红细胞、白细胞、各类管型、上皮细胞等的数量。

3. 计算1 μL尿液中所含的有形成分数量。

4. 结果报告。

五、常用尿液有形成分显微镜检查方法的评价

常用尿液有形成分显微镜检查的方法评价见表7-26。

表 7-26 常用尿液有形成分显微镜检查方法及评价

方法	优点	缺点	应用
未离心尿未染色涂片法	简便,对形态影响小	易漏检	适用于明显浑浊的尿液标本,如血尿、脓尿
离心尿未染色涂片法	阳性率高	操作繁琐,不易规范,报告不统一,离心可影响形态,给镜检带来难度或造成漏检	适用于清晰透明或微浑的标本
离心尿染色涂片法	阳性率更高,便于识别有形成分	操作繁琐	主要用于鉴别有形成分及防止漏检
标准化定量计数板计数法	操作及报告标准化	操作繁琐	推荐的标准化方法

六、常用尿液有形成分显微镜检查方法的质量控制要点

常用尿液有形成分显微镜检查方法的质量控制要点见表7-27。

表 7-27　常用尿液有形成分显微镜检查方法质量控制要点

方法	质量控制要点
未离心尿 未染色涂片法	标本新鲜、制作涂片前充分混匀;加盖玻片时防止气泡产生;观察足够视野数
离心尿 未染色涂片法	①标本新鲜、足量(＞10 mL) 离心管:尖底、透明,标有 0.1、0.2……10 mL 的清晰刻度 ②离心机及使用:水平式离心机,RCF 应在 400 g 左右,温度＜25 ℃ ③标本离心后应尽快镜检
尿沉渣 染色计数法	①标本:及时测定。合适 pH 范围在 5.5～8,pH＞8 将使染色过深,需用 6 mol/L 盐酸调节 pH 后再进行染色。或用生理盐水洗涤标本 2～3 次后,再行染色 ②染液用量及染色时间:尿液标本与染液的体积比为 4∶1 或 5∶1。染色时间 SM 法以 3～10 min 为佳,S 染色法以 5～10 min 效果最佳 ③染液保存:贮于凉暗处,如出现颗粒样沉淀物,易造成背景干扰或被误认为结晶成分,需更换染液或将染液过滤后使用 ④异常标本:胆红素可干扰尿有形成分染色,观察时需注意鉴别 ⑤如进行定量计数,计算时应按照染液的稀释比例将结果进行修正
标准化定量 计数板计数法	①标本:新鲜,1 h 内完成测定 ②充池前充分混匀 ③有形成分数量较少时,需将标本离心后计数,反之,可适当缩小计数区域 ④计数过程中,还应注意其他有形成分,如异型细胞、结晶、寄生虫、细菌等情况,必要时报告

【报告方式】

1. 定性或半定量法

细胞:最低个数～最高个数/高倍视野(HP)或平均值/HP。

管型:最低个数～最高个数/低倍视野(LP)或平均值/LP。

结晶、细菌、真菌、原虫、寄生虫虫卵:报告方式见表 7-28。

表 7-28　尿液结晶、细菌、真菌、原虫及寄生虫虫卵报告方式

	报告等级				
	一	±	+	2+	3+
结晶	0		1～4/HP	5～10/HP	＞10/HP
原虫、寄生虫虫卵	0		1/全片～4/HP	5～10/HP	＞10/HP
细菌、真菌	0	散在于数个视野	各视野均可见	量多或团状聚集	无数

2. 定量计数板法　报告尿液中细胞和管型数/μL,尿液结晶、细菌、真菌、寄生虫虫卵等以半定量的形式报告。

【参考范围】　尿液有形成分检查的参考范围见表 7-29。

表 7-29　尿液有形成分检查的参考范围

方法	红细胞	白细胞	透明管型	上皮细胞	细菌/真菌
未离心直接涂片法	0～偶见/HP	0～3/HP	0～偶见/LP	少见	一
离心直接涂片法	0～3/HP	0～5/HP	0～偶见/LP	少见	一
标准化定量计数板 计数法/μL	男:0～4 女:0～9	男:0～5 女:0～12	一	一	一

七、尿液有形成分形态及临床应用

（一）细胞

1. 红细胞　新鲜尿液中的红细胞形态受泌尿系统疾病的影响，准确识别尿液中红细胞形态，有助于鉴别诊断肾小球性血尿与非肾小球性血尿。同时，尿液中红细胞形态又受尿液的渗透压、酸碱度、标本存放时间等因素的影响。

（1）正常红细胞：尿液中未染色红细胞与血液中红细胞形态类似，直径 7~8 μm，无核，呈双凹圆盘状，淡黄色（图 7-7）。①高渗尿液中红细胞因脱水皱缩呈刺球状球体，颜色较深，直径相应缩小，为 6~7 μm（图 7-8）；而在低渗尿液中红细胞则因吸水而胀大，颜色较浅，或脱血红蛋白形成面包圈样，甚至仅见红细胞轮廓，称为影红细胞（ghost erythrocyte）（图 7-9）。②酸性尿液中红细胞形态可保持正常；在碱性尿液中，红细胞边缘可出现不规则样，膜内侧可出现颗粒状，或呈脱血红蛋白样（图 7-10）。

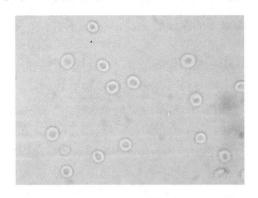

图 7-7　正常红细胞

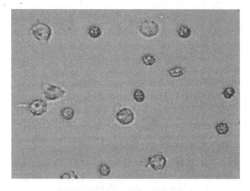

图 7-8　高渗尿液中红细胞

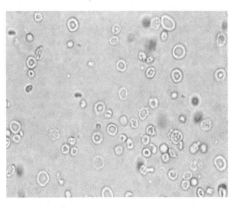

图 7-9　低渗尿液中红细胞

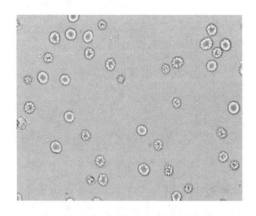

图 7-10　碱性尿液中红细胞

（2）异形红细胞（dysmorphic erythrocyte）：异形红细胞形成与肾小球基底膜损伤相关。红细胞从肾小球毛细血管中通过病变的肾小球基底膜时，受到挤压和损伤，之后在肾小管和集合管内，反复受到尿液渗透压和 pH 的影响，从而出现红细胞形态的明显变化。此种变化多表现为红细胞膜出现棘状突起或出芽样改变（图 7-11），或由于溶血导致红细胞出现多种异常形态（图 7-12）。

（3）血尿分类：进行细胞形态检查，结合其数量改变，可对血尿进行分类。如尿液外观变化不明显，但离心尿液检查时镜下红细胞>3/HP 时，即为镜下血尿（microscopic hematuria）。根据尿液中红细胞形态及数量的变化，将血尿分为三种类型。

①均一性红细胞血尿（isomorphic erythrocyte hematuria）：多为非肾小球性血尿，尿液中红细胞数量增加，大部分红细胞（>70%）为正常红细胞。主要见于肾小球以外病变，如泌尿及生殖系统炎症、肿瘤、结石、结核病、创伤、先天性畸形、肾移植排斥反应、前列腺炎、精囊炎、盆腔炎等。

②非均一性红细胞血尿（dysmorphic erythrocyte hematuria）：多为肾小球性血尿，尿液中红细胞数量少，以异形红细胞（>80%）为主。见于急性或慢性肾小球肾炎、慢性肾盂肾炎、肾病综合征、红斑狼疮性

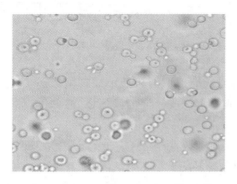
图 7-11　异形红细胞(Ⅰ)

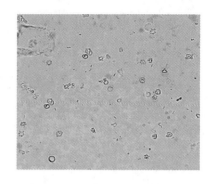
图 7-12　异形红细胞(Ⅱ)

肾炎等。常伴有蛋白尿、肾小管上皮细胞、颗粒管型、红细胞管型等。

③混合性血尿(mixture hematuria):尿中出现均一性和非均一性两种红细胞,提示出血部位既有肾小球源性的,也有非肾小球源性的,称为混合性血尿。引起混合性血尿的疾病较少,IgA 肾病居首位。

2. 白细胞

(1)中性粒细胞:新鲜尿液中出现的白细胞主要是中性粒细胞,其形态与血液中的白细胞形态一致,常分散存在,胞体呈圆形,胞核模糊不清,胞质内颗粒清晰可见(图 7-13)。在低渗尿及碱性尿液中,胞体常胀大,细胞易溶解破坏。在炎症过程中破坏或死亡的中性粒细胞,称为脓细胞(pus cell),一般数量较多,常成团存在,细胞间界限不清,细胞的结构模糊,胞核不清楚,胞质内充满粗大颗粒(图 7-14)。在低渗尿中,中性粒细胞内的颗粒呈布朗运动,在光的折射下,可见灰蓝色发光现象,似星状闪光,故称为闪光细胞(glitter cell),多见于肾盂肾炎活动期或慢性肾盂肾炎急性发作期。

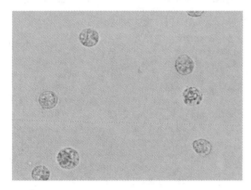
图 7-13　白细胞

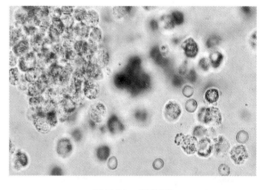
图 7-14　脓细胞

中性粒细胞增加见于:①泌尿系统炎症,特别是细菌性炎症,如急慢性肾盂肾炎、膀胱炎、尿道炎等;②生殖系统炎症,如前列腺炎、阴道炎、宫颈炎。

(2)淋巴细胞和单核细胞增多:多见于泌尿道慢性炎症,肾移植术后发生排斥反应,应用抗生素、抗癌药引起的间质性肾炎和新月体性肾小球肾炎等。

(3)嗜酸性粒细胞增多:常见于某些急性间质性肾炎、药物所致变态反应及过敏性炎症等患者。

3. 吞噬细胞　尿液中吞噬细胞可分为小吞噬细胞和大吞噬细胞两类。小吞噬细胞来自中性粒细胞,体积为白细胞的 2~3 倍,主要吞噬细菌等微小物质;大吞噬细胞来自组织细胞,体积为白细胞的 3~6 倍,呈圆形或椭圆形,其边缘多不整齐,有时可见伪足样突起,核呈肾形或类圆形,稍偏位,胞质内可见较多的吞噬物,有红细胞、白细胞、脂肪滴、颗粒状物质甚至其他小吞噬细胞等(图 7-15)。

尿液中吞噬细胞出现提示泌尿系急性炎症,如急性肾盂肾炎、膀胱炎、尿道炎等,常伴有白细胞和细菌增多。

4. 上皮细胞

(1)鳞状上皮细胞(squamous epithelial cell):尿路上皮细胞中体积最大的细胞,多呈不规则形,多边多角,边缘常有卷折;细胞核较小,呈圆形或卵圆形,是尿路上皮细胞中核最小者,完全角化者核更小或无核(图 7-16)。

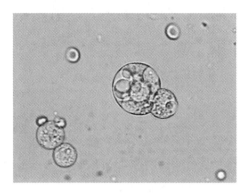

图 7-15 吞噬细胞

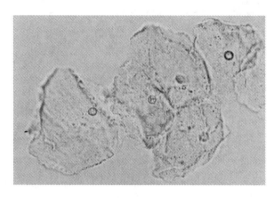

图 7-16 鳞状上皮细胞

正常男性尿中鳞状上皮细胞较少,成年女性尿中略多,女性尿中鳞状上皮细胞的数量高于男性 5 倍以上。鳞状上皮细胞单纯出现一般无病理意义,当大量出现并伴有白细胞数量增加时,提示泌尿系统有炎性病变。

(2)移行上皮细胞(transitional epithelium):由于来源于不同的部位,移行上皮细胞的形态随脱落时器官缩张状态的差异而变化,通常分为三种类型。

①表层移行上皮细胞:亦称大圆上皮细胞,如在器官充盈时脱落,则胞体较大,多呈不规则圆形,为白细胞的 4~6 倍,核较小,多居中;如在器官收缩时脱落,则胞体较小,形态较圆,为白细胞的 2~3 倍,核较前者略大,多居中(图 7-17)。正常尿液中可少量出现表层移行上皮细胞,如大量或成片脱落并伴有白细胞增多,多见于膀胱炎。

②中层移行上皮细胞:体积大小不一,常呈梨形、纺锤形或蝌蚪形,又称尾形上皮细胞。长 20~40 μm,核较大,呈圆形或椭圆形,常偏于细胞一侧(图 7-18)。这种细胞多来自肾盂,故又称为肾盂上皮细胞。有时亦可来自输尿管和膀胱颈部。在上述部位有炎症时,可成片脱落,出现在尿中。脱落增多,多提示肾盂肾炎。

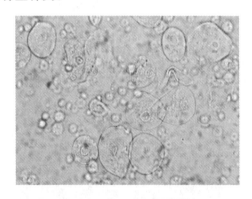

图 7-17 表层移行上皮细胞

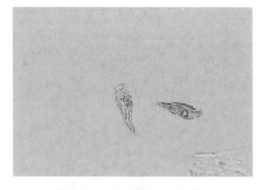

图 7-18 中层移行上皮细胞

③底层移行上皮细胞:位于移行上皮底层或深层,形态较圆,体积较小,直径是白细胞的 2~3 倍,故又称为小圆上皮细胞(图 7-19,彩图 49)。底层移行上皮细胞较多或成片脱落,表明从肾盂到尿道有炎症或坏死性病变。底层移行上皮细胞过多出现提示炎症发展较为严重。

(3)肾小管上皮细胞(renal tubular epithelium):肾小管立方上皮脱落的细胞,在尿液中容易变形,有小圆形或不规则形,也有呈多边形,直径是白细胞的 1.5~2 倍,单个核,核较大且明显,多呈圆形,胞质中有时可见小空泡,含有不规则的颗粒(图 7-20,彩图 50),有时出现数量不等的含铁血黄素颗粒或脂肪小滴,甚至覆盖在核上,看不清核,此时称为复粒细胞(图 7-21,彩图 51)。肾小管上皮细胞与底层移行上皮细胞的形态和大小相似,在未能确切鉴别的情况下,曾被统称为小圆上皮细胞。要注意鉴别两者的不同,一般胞体略大、形态呈规则圆形或椭圆形、核较小、胞质量较多的多为底层移行上皮细胞,而胞体略小,形态多不规则、核较大而明显、胞质量较少的多为肾小管上皮细胞。当然,最好用染色法来鉴别。

正常尿液中不会出现或者偶见肾小管上皮细胞,当肾小管上皮细胞增多时则表示肾小管出现病变。

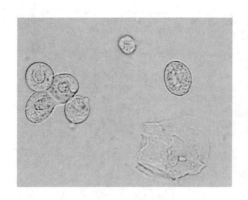

图 7-19 底层移行上皮细胞

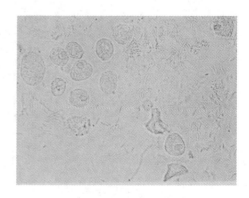

图 7-20 肾小管上皮细胞

急性肾小球肾炎时,尿中出现较多的肾小管上皮细胞;大量或成堆出现时,表示肾小管有坏死性病变;在慢性肾炎、肾脏慢性充血、充血性肾梗阻或血红蛋白沉着时,肾小管上皮细胞会出现含铁血黄素颗粒;在某些慢性疾病,如慢性肾炎、肾梗死时,肾小管上皮细胞发生脂肪变性后,会出现脂肪颗粒细胞。

（二）管型

管型(cast)是蛋白质、细胞及其崩解产物在肾小管、集合管内凝固而形成的圆柱形蛋白聚体。

1. 管型形成的条件　①原尿中有清蛋白、T-H 蛋白,这是构成管型的基质和首要条件,其中 T-H 蛋白最容易形成管型的核心。②肾小管有使尿液浓缩和酸化的能力。浓缩可增高蛋白质及盐类的浓度,而酸化则可促进蛋白质的析出、凝聚。③有可供交替使用的肾单位,发生病变的肾小管尿液淤滞,使析出的蛋白质及细胞等成分聚集形成管型,当相应肾单位恢复功能后,管型即可经尿液排出体外。

2. 管型的种类、形态及临床意义

（1）透明管型(hyaline cast):由 T-H 蛋白及少量的清蛋白共同构成,也是各种管型的基本结构。透明管型多数较窄而短,无色、半透明、表面光滑、折光性较差,镜下观察时应在弱光下条件下,否则易漏检（图 7-22,彩图 52）。根据透明管型是否含有可见的内含物又可分为两种:①单纯性透明管型,即不含有颗粒、细胞等内含物。②复合性透明管型,含有少量的细胞或颗粒。

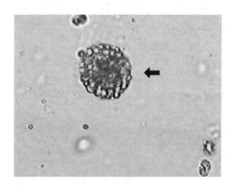

图 7-21 复粒细胞

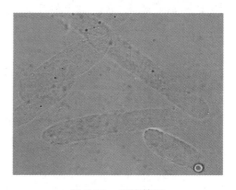

图 7-22 透明管型

正常人晨尿中可偶见透明管型,老年人尿中透明管型易见,剧烈运动、发热、心功能不全时透明管型可略增多。明显增多则见于肾实质病变,如急慢性肾小球肾炎、急性肾盂肾炎、肾病综合征、肾动脉硬化和肾淀粉样变性等。

（2）细胞管型(cellular cast):指脱落的细胞黏附或包容于透明管型之中而形成的管型。一般细胞堆积量占整个管型的1/3 以上时,可称为某种细胞管型。

1）红细胞管型(red cell cast):微带黄褐色,管型内容物以红细胞为主体,可见到完整清晰、形态正常或异常的红细胞个体,有时红细胞互相粘连而界限不清,有时甚至残缺不全,在管型边缘可见完整的红细胞,有时仅可见影红细胞或破碎的红细胞（图 7-23）。

正常人尿中无红细胞管型。出现则提示肾单位有出血性病变,如急性肾小球肾炎、慢性肾小球肾炎急性发作、肾出血、急性肾小管坏死、狼疮性肾炎、肾梗死、肾静脉血栓形成等。

2）白细胞管型（white cell cast）：管型内容物以白细胞为主，一般多为中性粒细胞。管型内的白细胞多为圆形，有时成团重叠，有时因破坏呈残破状（图 7-24）。未染色白细胞管型易与肾小管上皮细胞管型相混淆，可通过加酸或过氧化物酶染色（POX）来鉴别。加酸可显示细胞核形，过氧化物酶染色在白细胞为阳性，在肾小管上皮细胞则为阴性，从而区分白细胞与肾小管上皮细胞管型。

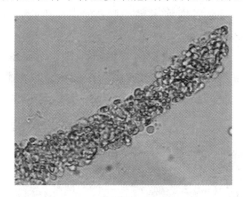

图 7-23 红细胞管型

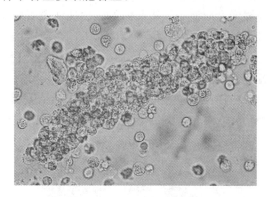

图 7-24 白细胞管型

正常人尿中无白细胞管型。出现则提示肾脏有化脓性或细菌性感染，如急性肾盂肾炎、间质性肾炎、狼疮性肾炎等。

3）肾小管上皮细胞管型（renal epithelial cast）：也称肾上皮细胞管型。管型内容物主要为肾小管上皮细胞，细胞大小不等、核形模糊，有时呈浅黄色（图 7-25，彩图 53）。未染色情况下很难和白细胞管型相区分。典型的肾上皮细胞管型内的上皮细胞呈瓦片状排列。

正常人尿中无上皮细胞管型。出现则表示肾小管上皮细胞有脱落，见于急性肾小管坏死、毒素反应、重金属或化学品中毒、高热、子痫、肾移植后排斥反应期、肾淀粉样变性等。

当两种以上的细胞出现在同一管型内时，称为复合细胞管型。

（3）颗粒管型（granular cast）：管型内容物为大小不等的颗粒状物质，含量超过管型容积的 1/3 以上时，称为颗粒管型（图 7-26）。颗粒管型的颗粒来自于崩解变性的细胞残渣、血浆蛋白及其他物质。颗粒管型一般较透明管型短而宽大，不染色标本呈淡黄褐色或棕黑色。根据颗粒的粗细不同颗粒管型还可以分为粗颗粒管型和细颗粒管型，粗颗粒管型中常充满粗大颗粒，多呈暗褐色；细颗粒管型含许多细沙样颗粒，不透明，呈灰色或微黄色。

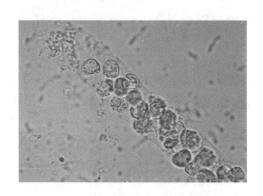

图 7-25 肾小管上皮细胞管型

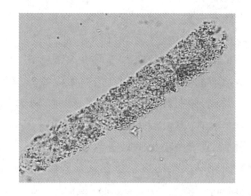

图 7-26 颗粒管型

正常人尿中无颗粒管型。但在剧烈运动、高热、脱水等情况下偶见颗粒管型。颗粒管型出现与增加提示肾脏有实质性病变，多与透明管型同时出现，如急慢性肾小球肾炎、肾病综合征、肾小管硬化症、药物中毒等。

（4）蜡样管型（waxy cast）：外形类似透明管型，略有弯曲或扭曲，多数短而较粗，两端常不整齐，呈蜡烛样浅灰色或淡黄色，质地厚、折光性强、易折断，边缘常有切迹（图 7-27）。在低渗溶液、水和不同 pH 介质内均不易溶解。

正常人尿中无蜡样管型。尿中出现蜡样管型则提示病情严重、肾小管严重坏死或肾单位慢性损害，预后不良。多见于慢性肾小球肾炎晚期、慢性肾衰竭、肾功能不全、肾移植慢性排斥反应等。

（5）脂肪管型（fatty cast）：管型内容物为脂肪滴，且脂肪滴占管型容积的1/3以上时，称为脂肪管型。管型内可见大小不等、折光性很强的脂肪滴（彩图54）。脂肪管型是由肾小管上皮细胞脂肪变性、崩解，大量脂肪滴进入管型内而形成的。

健康人尿液中无脂肪管型。出现则提示肾小管损伤、肾小管上皮细胞发生了脂肪变性，可见于亚急性肾小球肾炎、慢性肾小球肾炎、中毒性肾病，尤以肾病综合征多见。

（6）宽大管型（broad cast）：也称之为肾衰竭管型（renal failure cast）或宽幅管型。因其宽大而得名，其宽度是一般管型的2~6倍，可达50 μm以上。来自于破损扩张的肾小管或集合管，多数由宽大的颗粒管型或蜡样管型演变而来。宽大管型具有所有管型的特征，既宽又长，不规则、易折断，有时呈扭曲样。宽大管型内可包容细胞、颗粒等成分，也可形成蜡样（图7-28）。

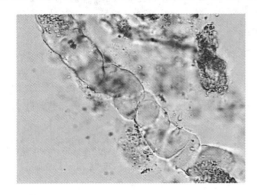

图7-27 蜡样管型

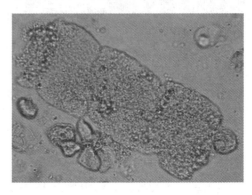

图7-28 宽大管型

正常人尿液中无宽大管型。出现则提示肾脏病变严重，急性肾衰竭多尿早期可出现大量宽大管型，慢性肾炎晚期出现宽大管型则提示预后不良。

（7）其他管型：①细菌管型（bacterial cast），管型中充满细菌，常见于肾脏化脓性感染。②结晶管型（crystal cast），也称盐类管型，其管型基质中含有尿酸盐、草酸盐、磷酸盐、药物等化学结晶体。此类管型的形成与尿液的pH、结晶饱和度、胶体物质的浓度等因素有关。③血液管型（blood cast），血液进入肾小管后，血液中的各种成分同时包含在管型中，以红细胞和红细胞碎片为主。见于肾脏出血性疾病，如急性出血性肾炎、骨折；挤压伤、大面积烧伤患者。④血红蛋白管型（hemoglobin cast），管型内充满血红蛋白，其来源有两种：一是红细胞管型、血液管型中红细胞完全溶解，血红蛋白均质化；二是溶血性输血反应或自身原因引起的血管内溶血。⑤肌红蛋白管型（myoglobin cast），由于肌肉组织损伤、大面积烧伤等，产生大量的肌红蛋白，肌红蛋白进入肾小管，并形成肌红蛋白管型，不染色状态下呈均匀的橘红色，可见于异型输血的溶血反应、血红蛋白尿症等。⑥胆红素管型（bilirubin cast），管型中充满金黄色的非晶体形胆红素颗粒，尿胆红素实验常呈强阳性，同时伴有亮氨酸和酪氨酸结晶。多见于严重的梗阻性黄疸患者。⑦血小板管型（platelet cast），管型内有多量的血小板，在普通光学显微镜下似颗粒管型，需用相差显微镜鉴别，管型内血小板多具有明显的折光性，血小板管型可见于DIC患者尿中。⑧蛋白管型（protein cast），管型内充满凝集的血浆蛋白或细胞破碎形成的颗粒物质。经研究证明，管型内的这些凝集物或颗粒为清蛋白、IgG、IgA、IgM、C3、纤维蛋白原、结合珠蛋白、转铁蛋白等。骨髓瘤患者尿中可出现与蜡样管型类似的本周蛋白管型。

（8）类管型相似物：①黏液丝（mucous strand），为长线条形，边缘不清，末端尖细卷曲，大小不等，可见于正常尿中，尤以女性尿液中较多；如大量出现则表示尿路受刺激或有炎症反应。②假管型（pseudos cast），为非晶形尿酸盐、磷酸盐等形成的圆柱体，外形与管型类似，但无管型的基质，边缘不整、两端破碎，其颗粒粗细不均、色泽发暗，加热或加酸后即消失。③衣物中的丝、毛、麻等各种纤维脱落物（彩图55），污染尿液，也容易被误认为管型，但此类物质一般边缘不整齐，也无特征性内容物，相对比较容易识别。④类管型，又称圆柱体，其形态与透明管型相似，但一端尖细，有时扭曲或弯曲，如螺旋状（图7-29），常伴透明管型同时出现。见于急性肾炎、肾血液循环障碍或肾受刺激的患者。

（三）结晶

1. 生理性结晶 生理性结晶多来自食物和机体的正常代谢，一般无病理意义。

（1）草酸钙结晶（calcium oxalate crystal）：多为无色、方形、折光性强的八面体，有两条明显、高亮的对角线互相交叉（图7-30），有时呈菱形、哑铃形、椭圆形或小圆形等多种形态。当新鲜尿中有红细胞同时伴随大量此种结晶时，若患者同时有肾或膀胱刺激症状，多为肾或膀胱结石的征兆。

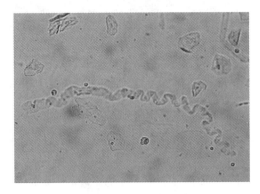

图 7-29 类管型

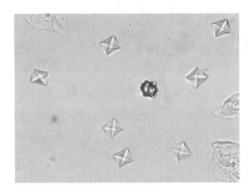

图 7-30 草酸钙结晶

（2）尿酸结晶（uric acid crystal）：出现在酸性尿中，是核蛋白中嘌呤代谢的产物。尿酸结晶在尿液中呈黄色、暗棕色，其大小不一，可见多种结晶形态，如三棱形、斜方形、哑铃形、菱形、蝴蝶形、花瓣形及不规则形等（图7-31）。多食动物内脏可使尿中尿酸增高，一般无临床意义。但在痛风、白血病、淋巴瘤、儿童急性发热、慢性间质性肾炎时，大量的尿酸沉积在肾小管或其间质内，引起高尿酸肾病或尿酸结石，从而引起肾小管阻塞及肾小管间质性病变。

（3）非晶形尿酸盐（non-crystal urate）：主要是尿酸钠、钾、钙、镁的混合物，呈黄色，为颗粒状非晶形沉淀物。在淡色尿液中无色，但在低温、浓缩或者酸性较强的尿液中容易析出。

（4）马尿酸结晶（hippuric acid crystal）：此结晶是人和草食性动物尿液中的正常成分，其形态与结晶形成速度有关，有针状、板状、斜方柱状或三棱状（图7-32）。尿液中一般少见，无临床意义。

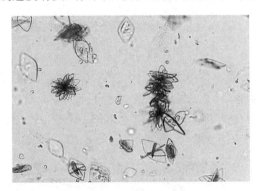

图 7-31 尿酸结晶

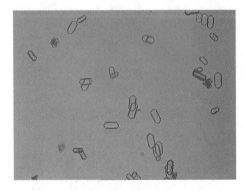

图 7-32 马尿酸结晶

（5）磷酸盐结晶（phosphatic crystals）：包括非晶形磷酸盐、磷酸铵镁、磷酸钙等，为尿液的正常成分。①非晶形磷酸盐：呈灰白色颗粒状，常见于碱性和中性尿中，无临床意义。②磷酸铵镁结晶：无色，有很强的折光性，呈方柱状、屋顶状、信封状或羽毛状（图7-33），在慢性尿路感染者尿中易发现，可导致尿路阻塞，引起尿路结石。③磷酸钙结晶：为无色至灰白色，多呈不定形片状、柱状、三棱形等，排列成星状或束状，常浮在尿液表面。长期在尿液中见到大量的磷酸钙结晶，应考虑是否有甲亢、肾小管酸中毒、长期卧床骨质脱钙等情况。

（6）尿酸铵结晶：为黄色不透明的晶体，其典型形态为树根状或棘球状（图7-34），是碱性尿中唯一出现的尿酸盐结晶。如新鲜尿中出现大量的尿酸铵结晶，提示膀胱有细菌性感染。

（7）碳酸钙结晶：为无色的小球形、哑铃形或非晶形颗粒状晶体，常与磷酸盐同时存在，一般无临床意义。

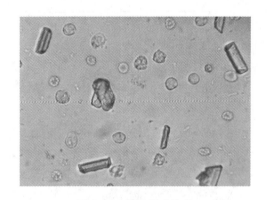

图 7-33　磷酸铵镁结晶

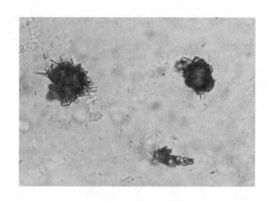

图 7-34　尿酸铵结晶

（8）硫酸钙结晶：为无色细长的针状或棱柱状晶体，可单独出现，也可聚集成放射状排列，硫酸钙结晶非常罕见，一般无临床意义。

2．病理性结晶

（1）胆红素结晶：呈成束的针状或小块状，为黄红色（图 7-35），可氧化为非晶体色素颗粒，见于各种黄疸患者，如黄疸性肝炎、溶血性黄疸、肝癌、肝硬化和有机磷中毒等。

（2）胱氨酸结晶：为无色六边形薄片状结晶，边缘清晰，折光性强（图 7-36），正常尿液中少见，大量出现提示有肾或膀胱结石的可能。

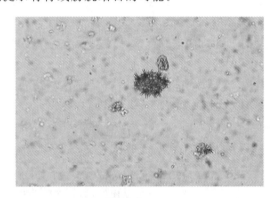

图 7-35　胆红素结晶

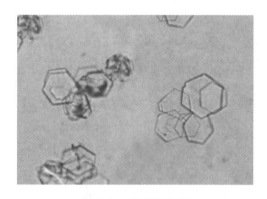

图 7-36　胱氨酸结晶

（3）亮氨酸结晶和酪氨酸结晶：亮氨酸结晶呈黄色或褐色的小球形或油滴状，表面可见同心圆或密集的辐射状条纹，折光性强（图 7-37）。酪氨酸结晶为细针状结晶，成束、成团或呈羽毛状，略带黑色（图 7-38）。亮氨酸结晶和酪氨酸结晶均为蛋白质分解产物，这两种结晶常可以同时出现，见于严重肝病及组织大量坏死性疾病，如急性重型肝炎、急性磷中毒、糖尿病昏迷、白血病、伤寒等。

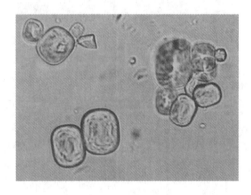

图 7-37　亮氨酸结晶

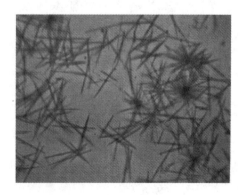

图 7-38　酪氨酸结晶

（4）胆固醇结晶：多为缺角的长方形或方形，无色透明的薄片状结晶（图 7-39），常浮于尿液表面。常见于膀胱炎或肾盂肾炎。

（5）含铁血黄素颗粒：巨噬细胞吞噬红细胞后形成的一种黄褐色的小色素颗粒，存在于细胞内，可用含铁血黄素定性实验(普鲁士蓝反应)进行鉴别(图7-40)。当体内红细胞大量溶血时,各组织中均可有含铁血黄素沉积,沉积在肾组织时,即可在尿中见到,是血管内溶血的指征。

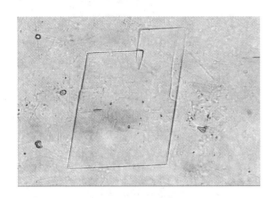

图7-39 胆固醇结晶

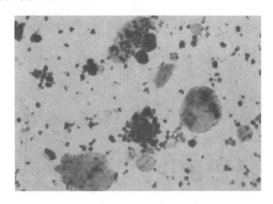

图7-40 含铁血黄素颗粒

3. 药物性结晶

(1)磺胺类药物结晶:某些磺胺类药物在体内乙酰化率较高,如患者服用后饮水较少同时在尿液偏酸的情况下,易析出结晶,引起血尿、肾损伤甚至尿闭。①乙酰基磺胺嘧啶结晶:为棕黄色不对称的麦秆束状或球状结晶(图7-41)。②磺胺甲噁唑结晶:为无色透明或微黄色,长方形或正方形的六面体结晶,似厚玻璃块,边缘有折光阴影,散在或集束呈"X"、"＋"等形状排列。③乙酰基磺胺嘧啶结晶:无色透明,形态不规则,多呈花瓣状或菱形,有时呈花簇样。

(2)解热镇痛药:如服用阿司匹林等含磺基水杨酸类的药物,尿中可能出现双折射斜方形或放射性结晶。

(3)放射造影剂:如使用碘泛影剂、尿路造影剂,尿中可出现束状、球状、多形性结晶。

(四)其他有形成分

1. 细菌 尿液中的细菌既有革兰阴性杆菌,又有革兰阳性球菌,以大肠埃希菌、葡萄球菌、链球菌、变形杆菌等多见(图7-42)。健康人尿中细菌$<10^4$/mL,无临床意义。如革兰阳性球菌$\geqslant10^4$/mL或革兰阴性杆菌$\geqslant10^5$/mL,则有诊断价值。膀胱炎、肾盂肾炎以革兰阴性杆菌为主要致病菌,常伴有白细胞、上皮细胞增加。尿液常规检查中发现的细菌,并不能根据简单的形态学特点进行确认,最终结果应以细菌培养鉴定结果为准。

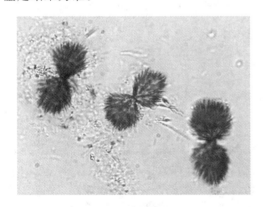

图7-41 磺胺类药物结晶

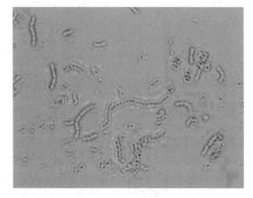

图7-42 菌尿

2. 真菌 尿中检出的真菌多为白色假丝酵母菌,可检出芽生孢子和假菌丝(图7-43)。

3. 寄生虫及虫卵 ①阴道毛滴虫(图7-44):主要出现在女性尿液中,也可出现于男性尿液,引起尿路感染。②乳糜尿中可能检出微丝蚴。③若尿液被粪便污染,则可能检出肠道寄生虫及虫卵,如溶组织内阿米巴、蛔虫卵、蓝氏贾地鞭毛虫等。④血吸虫卵可直接由膀胱壁黏膜进入尿液。

4. 精子 多见于男性遗精尿或性交后两性尿液中(图7-45)。

5. 其他 尿液标本可因污染带入植物细胞、花粉、淀粉颗粒(图7-46)、脂肪滴(图7-47)、螨虫、大分生

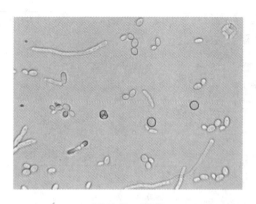

图 7-43　真菌

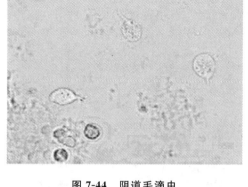

图 7-44　阴道毛滴虫

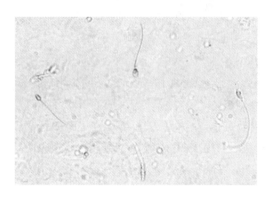

图 7-45　精子

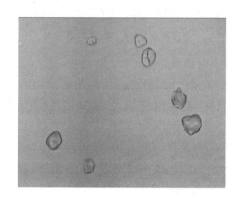

图 7-46　淀粉颗粒

图 7-47　脂肪滴

孢子等。

八、1 h 尿液有形成分计数

【原理】　准确采集 3 h 计时尿,混匀尿液后取一定量尿液离心,弃上清液后混匀沉渣,再将其充入改良牛鲍氏计数池内,计数一定区域内的细胞数和管型数,然后换算成 1 h 尿液中的细胞数量和管型数量。

【试剂与器材】　量筒、刻度离心管、移液管、水平式离心机、改良牛鲍氏计数板及盖玻片、普通光学显微镜。

【操作要点】

1. 嘱受检者先排空膀胱,再收集此后 3 h 的全部尿液于干燥清洁的容器内,送检。

2. 准确测定 3 h 尿量,充分混匀。

3. 取混匀尿液 10 mL 于刻度离心管内,以相对离心力(RCF)400 g(水平式离心机,有效离心半径 15 cm,1500 r/min)速度离心 5 min,弃上清液,然后混匀留下 1 mL 沉淀物。

4. 吸取混匀的尿沉渣一滴,充入改良牛鲍氏计数池。

5. 低倍镜计数 20 个大方格的管型数,高倍镜计数 10 个大方格中的各种细胞数。

6. 结果计算 按照下列公式计算 1 h 细胞(管型)排泄率。

$$1 \text{ h} 细胞数 = 10 个大方格细胞总数 \times (1000/10) \times (3 \text{ h} 尿总量(mL)/3)$$

$$1 \text{ h} 管型数 = (20 个大方格细胞总数/2) \times (1000/10) \times (3 \text{ h} 尿总量(mL)/3$$

式中:1000 为 μL 换算成 mL 的系数;10 为尿液浓缩倍数。

【方法评价】 本法不限饮食(但不能大量饮水),留取尿液标本的时间短,不用对尿液标本进行防腐处理,同时对其中的有形成分影响小,适用于门诊和住院患者的连续检查。

【质量控制要点】

1. 尿液标本应新鲜,pH 值应在 6.0 以下,若为碱性尿,红细胞和管型易破坏。

2. 若尿液中磷酸盐较多,可加 1% 乙酸 1~2 滴,使其溶解,但加酸不可过量,否则其中的红细胞和管型易破坏;当尿液中含大量尿酸盐时,可加温至 37 ℃ 使其溶解,方便观察。

3. 尿液标本的比重最好在 1.026 以上,如小于 1.016,则为低渗尿,细胞易破坏。

【报告方式】

红细胞:×万/h。白细胞:×万/h。管型:××××/h。

【参考范围】

1. 红细胞 男性<3 万/h 女性<4 万/h。

2. 白细胞 男性<7 万/h 女性<14 万/h。

3. 管型 <3400/h。

【临床应用】

1. 急性肾炎患者红细胞增加。

2. 肾盂肾炎患者白细胞可明显增加。

(胡　荣)

第五节　尿液一般检验的质量控制

一、尿液分析前质量控制

1. 标本采集前的准备 为保证检测结果的可靠性,必须在尿液标本采集前就加以重视,各实验室应建立及建全尿液检验的各种质量控制规定、程序及标准文件。①制定尿液标本采集前质量控制流程。②实验室及相关医护工作人员共同制定规范科学的标本采集操作规程,并经严格培训,能知晓其相关内容(特别是生理、病理状态和可能干扰检验结果的食物及药物)。③建立及实施标本采集前的"患者告知程序",患者及其家属在标本采集前应知晓并做好准备。

2. 标本采集

(1) 医护人员对患者留尿进行必要的指导,务必取得合格的标本:①采集时间要避开某些药物浓度的高峰期,或要求医护人员注明留尿时间。②标本采集前应避免月经血、粪便、前列腺液、白带等的污染。③一般检查留取随机尿液标本 30~50 mL,以晨尿为佳。④尿糖、尿蛋白、17-羟酮类固醇等定量分析,多用 24 h 尿液标本。尿糖检查应注明进餐后留尿时间。⑤其他特殊检查应按照要求留取标本。

(2) 提供合格的容器:①容器要清洁、干燥,最好一次性使用,有较大开口、有盖,容量不小于 50 mL。②无表面活性剂、消毒剂以及药物等干扰成分。③便于做标记。

(3) 做好标记:标本容器必须要标记患者相应的信息,如姓名、病区、床号、标本采集时间等。标签应贴在容器上,不可贴在盖上。

(4) 送检单上应注明留尿时间及送检时间。

3. 建立并执行严格的标本接收制度　采用唯一标记识别原则。实验室工作人员在接收标本时,必须检查标本容器是否合乎要求,标记内容是否与化验单信息一致,标本是否存在污染以及留尿到接收标本的时间是否过长等。标本滞留时间超过 2 h 应拒收。

4. 标本的保存　从尿液排出到检验应在 2 h 内完成,一般应在 2 h 内完成检验,避免使用防腐剂。如不能及时检测,则宜置于 2～8 ℃条件卜保存,但不能超过 6 h;否则应根据检测项目特点,采用相应的防腐剂防腐。

二、尿液分析中质量控制

分析中阶段是从标本合格验收到分析检测完毕的阶段,其质量控制包括制定完善的检验程序、建立稳定可靠的检测系统、实施室内质控及室间质评程序。

(一)程序文件的制定

尿液检验应根据检验目的制定科学、合理、实用的操作规程,如尿干化学分析仪操作规程、尿沉渣分析仪操作规程、尿有形成分显微镜检查操作程序等,并严格按照操作规程进行尿液检验,保证操作的规范化、标准化,确保实验结果的准确可靠,这是尿液检验质量控制的核心工作之一。

(二)检测系统的建立与维护

一个完整的检测系统包括:检测仪器、检测方法、检验试剂、校准物、参考范围、检验人员素质、危机报告值等。

1. 材料与设备的要求　尿试条的质量是当前国内影响尿液分析质量的最大问题,是保证干化学法检查准确的关键。原则上应提倡使用随机的原装试条,且试条应室温、防潮、避光保存。如用其他厂家的产品,则必须严格鉴定并确认仪器与试条的匹配性。新购置的尿干化学分析仪必须有严格的鉴定和验收程序,使用过程中仪器必须做好定期维护。由于尿液的干化学检查只是过筛实验,这就要求检测方法具有高灵敏度,尽量减少假阴性的检测结果。

2. 正确认识尿液干化学分析　近年来尿液干化学检查在临床的普及,对健康人群普查和患者初筛方面有了一定的临床价值,但是某些临床医师和检验人员对其检验原理、方法学局限性认识不足,影响了临床诊断。实际工作中应注意:①尿干化学检查只是半定量检查,其在准确性、精确性和方法学等方面均存在一定的不足,因此,只能用作患者的初筛,不能作为确诊的依据。②同一试条不同检测模块其方法学存在差异,其灵敏度和特异性不同,因此,其临床应用价值亦不同。检测蛋白的模块灵敏度较高,但只能检测清蛋白,适用于以清蛋白为主的早期肾病尿液标本,不能反映以球蛋白增高为主的晚期肾病尿液标本;葡萄糖检测模块较班氏法灵敏度高且特异性好,明显优于班氏湿化学法;亚硝酸盐检测模块干扰因素太多,阳性结果和阴性结果均不能明确诊断,最好和白细胞检测模块的结果联合分析,以帮助泌尿系统感染的诊断;尿比重检测模块灵敏度较差,只能用于体检,不能用于判断肾功能的变化;酮体检测模块仅对乙酰乙酸敏感,对丙酮敏感性较差,而对 β-羟丁酸不反应,而由于疾病不同,病程不同,标本收集后存放的时间不同,以上三种酮体在尿液标本中的含量也不同,因此,应根据病情及其他的检测资料综合分析,才能得出正确的检测结果。

3. 规范尿沉渣显微镜检查　尿沉渣显微镜检查(简称尿镜检)已有 100 多年的历史,由于其在临床医学中的实用性和重要性,至今仍然是临床检验中最常用的实验之一。

尿镜检是尿常规检验的核心。如:尿中红细胞增高可提示肾脏或泌尿系统多种疾病,红细胞形态有助于鉴别血尿来源;闪光细胞则是肾盂肾炎的指征;酵母菌如多次出现在糖尿病患者尿中提示可能存在尿道念珠菌感染;管型的鉴别有助于肾病的鉴别诊断和预后分析(如宽大管型提示疾病到了终末期);病理性结晶出现也有重要的诊断价值,亮氨酸、酪氨酸结晶可出现在严重的肝病患者尿中,大量的尿酸结晶可见于高热、痛风或白血病患者尿中。这些临床诊断依据是任何化学分析方法都无可比拟的。但要想获得上述有临床诊断价值的资料,就必须实行规范化、标准化的尿镜检。

4. 质量控制

(1)干化学法检测质量控制:每日干化学分析前,先按照质量控制程序进行仪器试剂的质量检查,并记录质控结果。

（2）尿沉渣分析仪：不同原理仪器质控方法可不同，应根据仪器附带的技术标准和使用说明书进行质控工作。

（三）各项记录

标本的验收、不合格标本的处理、标本收集送检、实验及发出报告的时间、患者服用可能干扰实验的药物、室内及室间评价结果、仪器的维护与维修、试纸条批间差异等都应记录和保存，且记录本上应有相应的管理及测试人员的签名，一旦出现问题，便于及时查找原因及追究责任。

三、尿液分析后质量控制

由于尿液检验的干扰因素很多，大部分临床医生由于其专业的局限性，不知道检测结果还存在假阴性、假阳性等问题，有时甚至因为一个检测结果而引起误诊，所以，尿液分析后的质量控制是必不可少的。

（一）检验结果的确认

在实际工作中，由于尿液检验仪器的识别能力和干扰因素的影响，检验结果只能起一个过筛作用，因此，在日常工作中审核工作不仅必要而且重要。审核工作主要关注以下几点。

1. 检验报告单书写的规范性　检验结果的报告格式应符合医学行业专业术语的要求，且清晰易懂，文字表达准确无误。

2. 检验报告单的内容　检验项目是否与临床医师申请的一致；检验报告是否存在缺项、漏项；当检测结果可疑时，应结合病情综合判断，必要时可与临床联系并进一步检测；对可能存在的假阴性、假阳性结果进行综合分析，必要时作出适当的提示。

3. 检查结果是否需要进一步做尿镜检　尿液常规分析，如无全部镜检的应制定尿镜检的筛选标准。根据筛选原则，当出现镜检结果与尿干化学分析仪和尿沉渣分析仪检测红、白细胞结果不相符时，应以镜检结果为最终结果。

（二）尿液检验结果警告值或危急值的处理

为满足临床需要，实验室应与相关的临床医师商讨，确定重要指标及其警告值或危急值范围。当关键指标的尿液检查结果处于确定的警告值或危急值时，应及时通知有关的医师并进行记录。记录中应包含日期、时间、实验室负责人、通知的人员及检验结果等。

（三）检验后尿液标本的处理

尿液标本，原则上都应视为感染物。检验后的尿液标本，除特殊标本需继续保存外，一般常规不需要保存。因此，检验后的尿液标本不能随意排放、丢弃，而应该按照有关规定进行消毒处理后再行排放；对需要重复使用的标本容器，则应消毒处理后洗净干燥备用；对一次性尿杯，则应消毒后毁形，最后烧毁。

（胡　荣）

第六节　尿液化学其他检验

一、尿液本周蛋白检测

本周蛋白（Bence Jones protein，BJP）又称凝溶蛋白，是免疫球蛋白轻链（L 链），能自由通过肾小球滤过膜，血中浓度增高超过肾近曲小管重吸收阈值时，可从尿中排出，形成本周蛋白尿。此蛋白于 1848 年由 Bence Jones 首先在多发性骨髓瘤患者的尿液中发现并报道。尿中排出的 BJP 通常是二聚体，相对分子质量为 4.6 万。BJP 在 pH4.5～5.5 条件下，加热至 40～60 ℃（通常为 56 ℃）时沉淀，继续加热至 90～100 ℃时沉淀溶解，而温度下降到 56 ℃时恢复凝固，因此而命名。利用抗 κ 轻链抗体和抗 λ 轻链抗体可将 BJP 进一步分型。乙酸纤维膜电泳可呈"M"带,位于 α_2 和 γ 区带之间,多数位于 β 和 γ 区带之间。

(一)热沉淀法(凝溶法)

【原理】 依据 BJP 的凝溶特性设计 BJP 在一定 pH 条件下加热至 $40\sim60$ ℃有沉淀发生,继续加热至 $90\sim100$ ℃时沉淀消失,当温度恢复为 $40\sim60$ ℃时又变浑浊。

【试剂与器材】

1. 200 g/L 磺基水杨酸。

2. 2 mol/L 乙酸缓冲液(pH4.8~5.0):乙酸钠 17.5 g,冰乙酸 4.1 mL。加蒸馏水至 100 mL。

3. 试管(15 mm×150 mm)2 只、10 mL 刻度吸管、漏斗、滤纸、定时钟、离心机、水箱等。

【操作要点】

1. 标本处理 尿液离心取上清液,磺基水杨酸法蛋白定性阳性者继续下列操作。

2. 加入反应液 取测定管和对照管各 1 只,分别加入尿样 4.0 mL。测定管中加 2.0 mol/L 乙酸缓冲液 1.0 mL,混匀。按每 10 mL 尿液 1 g 的比例加入氯化钠,观察有无沉淀,若有(为黏蛋白),过滤除去。

3. 加热观察 将测定管置于 56 ℃水浴 15 min,观察有无沉淀,如有则将试管置于沸水浴中加热 3 min,反应液由浑浊变清或沉淀减少者可判断为 BJP 阳性;若浑浊加重则需进行以下验证。

4. 冷却观察 将煮沸的尿液趁热立即过滤,然后观察滤液在自然降温过程中的变化。如降至 56 ℃左右时滤液又变为浑浊,则证明为 BJP 阳性(再降温冷却浑浊也不消失)。

(二)对甲苯磺酸法

【原理】 对甲苯磺酸能沉淀相对分子质量较小的本周蛋白,而对相对分子质量较大的清蛋白和球蛋白不起反应。

【试剂与器材】

1. 120 g/L 对甲苯磺酸溶液:对甲苯磺酸 12 g 溶于 100 mL 冰乙酸中。

2. 冰乙酸。

3. 试管(15 mm×150 mm)、刻度吸管、离心机等。

【操作要点】

1. 加标本 在测定管和对照管中各加离心后的澄清尿液 1 mL。

2. 加试剂 在测定管中加 120 g/L 对甲苯磺酸溶液 0.5 mL,在对照管中加冰乙酸 0.5 mL,混匀,静置 5 min。

3. 观察结果 ①BJP 阳性:测定管浑浊加重或沉淀,对照管清晰透明或轻度浑浊。②BJP 阴性:测定管清晰透明或与对照管相似。

【报告方式】 本周蛋白尿定性:阳性或阴性。

【方法评价】

1. 热沉淀法 本法特异性较高,无需特殊仪器及试剂,但操作费时,敏感度低(一般需尿中 BJP 大于 0.3 g/L,甚至高达 2 g/L 时才能检出)。有 BJP 尿的患者往往有不同程度肾小球损伤,因而可伴随有其他加热后呈不可逆凝固的蛋白,判断较困难,需过滤观察。此法曾作为 BJP 尿检查的基本方法,目前已不常用。

2. 对甲苯磺酸法 本法操作简便,灵敏度较热沉淀法高(BJP 在 3 mg/L 以上即可检出);但球蛋白＞5 g/L 时可出现假阳性,在慢性肾炎伴肾小管功能障碍时也可出现假阳性(可能是低相对分子质量球蛋白进入尿中所致)。本法仅作为 BJP 的过筛试验。

3. 电泳法

(1)区带电泳法:灵敏度高,对 BJP 的检出率可达 97%,但肌红蛋白、溶菌酶、转铁蛋白或多量细菌的沉淀物也可于电泳时出现类似于 M 的区带,仍需加以鉴别。

(2)免疫电泳法及免疫固定电泳法:免疫电泳法简单易行,样品用量少,分辨率高。免疫固定电泳法与免疫电泳法的区别是将抗血清直接加于电泳后蛋白质区带表面,抗原与相应抗体发生反应,形成的复合物嵌于固相支持物中。该法用特异抗体鉴别区带电泳分离的蛋白,比区带电泳和免疫电泳更敏感。

4. 免疫速率散射比浊法　在抗原抗体反应的最高峰测定其复合物形成量，并可区分轻链的类型，定量检测 κ、λ 链，该法测试速度快、灵敏度高、精确度高、稳定性好，可自动化操作。

【质量控制要点】

1. 标本要新鲜　清蛋白、球蛋白分解变性可导致热沉淀法假阳性；标本被细菌污染可使 BJP 凝溶特性消失致假阴性。浑浊尿液应在离心后取上清尿液做试验。热沉淀法在过滤时要迅速，并保持高温，不时振荡，以防止 BJP 夹杂于其他沉淀的蛋白中被过滤掉造成假阴性；尿中 BJP 含量过高时加热至煮沸也不易全部溶解，会误认为假阴性，故需做阴性对照或将标本稀释。

2. 严格控制 pH　热沉淀法最适 pH＝4.5～5.5，pH＜4.0 时，分子聚合受到抑制而致假阴性。

3. 必要时进行确证试验　对甲苯磺酸沉淀法，如尿中出现其他球蛋白（大于 5.0 g/L）可出现假阳性，需进行确证试验。

4. 电泳法或免疫法测定时注意抗原抗体比例　必要时进行标本稀释或浓缩。

【参考范围】　阴性。

【临床应用】

1. 辅助诊断　浆细胞病中，50%～70%的多发性骨髓瘤及约 15%的巨球蛋白血症出现 BJP 尿，为其诊断的重要依据之一。另外，在 μ 重链病、慢性淋巴细胞性白血病、淋巴肉瘤及肾淀粉样变等也可出现 BJP 尿。患者长期使用某些药物如利福平类抗结核药时，也可出现 BJP 尿。

2. 预后观察　BJP 从肾排出时，可在近曲小管及其周围沉积，逐渐阻碍近曲小管的重吸收功能，进而累及肾小球使肾功能严重受损。因此，当尿中排出大量 BJP，同时伴有清蛋白和其他球蛋白时，提示易发生肾功能不全。尿中仅排出少量的 BJP 而没有其他蛋白时，发生肾功能不全者较少见。

3. 指导临床治疗　当肾功能正常时，尿中 BJP 含量的变化基本上反映全身骨髓瘤细胞数的动态改变，因此 BJP 定量检查对骨髓瘤病程观察和化疗效果判断有一定意义。

二、尿液肌红蛋白检测

肌红蛋白（myoglobin，Mb）是与血红蛋白（Hb）相似的水溶性蛋白，相对分子质量为 1.6 万～1.8 万，每个肌红蛋白分子由一条肽链和一个亚铁血红素组成，与氧可逆性结合为肌肉组织供能。存在于骨骼肌、心肌和平滑肌中，其中骨骼肌和心肌中含量最丰富。临床用于 Mb 尿的检查方法有：化学法、分光光度法和单克隆抗体免疫法，本章主要介绍 80%饱和硫酸铵法。

【原理】　根据 Mb 与 Hb 的区别特性将 Hb 沉淀后进行隐血试验。Mb 与 Hb 基本结构相似，也具有类过氧化物酶的活性。但 Mb 可溶解于 80%饱和硫酸铵溶液中，而 Hb 和其他蛋白质在该溶液中则发生沉淀。

【试剂与器材】

1. 硫酸铵　用化学纯制品。

2. 10 g/L 邻甲联苯胺溶液　取邻甲联苯胺 1 g，溶于冰乙酸和无水乙醇各 50 mL 的混合液体中，置于棕色瓶，于冰箱内保存。

3. 过氧化氢乙酸溶液　3%过氧化氢 2 份，冰乙酸 1 份。

4. 离心机、试管。

【操作要点】

1. 初试　依次加入新鲜尿液 4 滴、邻甲联苯胺溶液 2 滴，混合后，加入过氧化氢乙酸溶液 3 滴，如有蓝色或蓝绿色出现，表示尿中有 Mb 和（或）Hb 存在，继续以下实验。

2. 加试剂　于另一试管中加入新鲜尿液 5 mL，缓慢加入硫酸铵 2.8 g（溶解后达 80%饱和），同时轻微振荡使溶解。静置 5 min 后，离心沉淀。

3. 观察判断　初步观察上清液的颜色变化，并进一步用上清液重复做隐血试验（步骤 1），如阳性，表示 Mb 阳性。

【报告方式】　肌红蛋白尿定性：阳性或阴性。

【方法评价】

1. 80%饱和硫酸铵法　此检查比较方便，临床上常作为 Mb 尿检查的过筛试验，但敏感性不高。

2. 分光光度法(光谱法)　氧合 Hb 和 Mb 的吸收峰很接近,实际应用比较困难。可利用 Hb 和 Mb 的一氧化碳结合物各自吸收峰不同将二者区别开。此法不够敏感。

3. 单克隆抗体免疫法　是最为敏感、特异的方法,如胶体金免疫渗滤试验和 ELISA 法。既可作为确证试验又可进行尿中 Mb 半定量或定量分析,尤其对急性心肌梗死的 Mb 尿检查具有重要临床价值。

【质量控制要点】

1. 及时完成检测　氧合 Mb 久置后被还原,在硫酸铵溶解试验时被沉淀而出现假阴性。低温碱性条件(pH8~9,4 ℃)下可稳定 1 周。

2. 防止 Mb 沉淀　应缓慢加入硫酸铵,同时轻微振荡使溶解,勿使局部浓度过高,以免将 Mb 沉淀(Mb 可被 100％饱和硫酸铵所沉淀),而引起假阴性。

3. 保证 Hb 完全沉淀　试验前可用氢氧化钠溶液将尿液 pH 值调至 7.0~7.5。

【参考范围】　定性为阴性,定量<4 mg/L。

【临床应用】　正常血浆中 Mb 含量甚微,肌肉组织受损时 Mb 大量释放入血,因相对分子质量小而迅速经过肾小球滤过而在尿中出现,称为肌红蛋白尿。其外观呈粉红色、棕色或深褐色,镜检无红细胞,但隐血试验阳性。肌红蛋白尿检测用于以下情况。

1. 诊断肌肉创伤　如挤压综合征、子弹伤、严重烧伤等。

2. 早期发现肌肉缺血、缺氧　急性心肌梗死患者尿液中 Mb 通常不增高或稍微增高;各种中毒、全身感染、恶性高热和低钾血症导致全身性缺氧与微循环障碍时,也会出现不同程度的肌红蛋白尿。

3. 筛查其他病变　如阵发性肌红蛋白尿和原发性骨骼肌病变(多发性肌炎、皮肌炎、肌营养不良)等。"行军性"肌红蛋白尿多发生于非习惯性过度运动后。

三、尿液微量蛋白质测定

(一)尿液微量清蛋白测定

清蛋白(albumin,Alb)是血浆蛋白的主要成分,相对分子质量 66458。正常情况下清蛋白不容易从肾小球滤过,滤过的少量清蛋白又由近曲肾小管几乎全部被重吸收,尿中含量极微(为 5~30 mg/24 h)。在肾小球病变早期,尿中清蛋白含量超过正常水平,但如果低于常规蛋白定性方法的检测限,此时称微量清蛋白尿(microalbuminuria,MAU),其概念主要用于区别常规蛋白定性方法能检查出的临床蛋白尿。只有通过更为敏感的方法才可检测到尿中微量清蛋白(microalbumin,mAlb)含量的变化。

【标本】　由于方法不同可留取晨尿、随机尿或 24 h 尿。留取 24 h 尿时容器加盖,4 ℃存放,必要时加防腐剂。

【测定方法及评价】

1. 化学定量法　操作简单,试剂易得,但敏感度及特异性均较差,线性范围窄,目前已少用。

2. 放射免疫法(RIA)　受实验室条件限制,且有放射污染。

3. 酶联免疫法(ELISA)　灵敏度高、特异性强,无放射污染。

4. 免疫比浊法　操作简便,敏感度及特异性完全可以同放射免疫法相媲美。但受尿中其他浑浊性杂质的干扰。而且当清蛋白浓度超过抗血清中的抗体浓度时不易得到可靠结果。

由于检测方法较多,所用尿标本类型分晨尿、随机尿和 24 h 尿等,报告方式也尚未统一。①晨尿法:报告每升尿排出量(mg/L)。②定时留尿法:计算单位时间内的排泄率(μg/min 或 mg/24 h),推荐以 24 h 尿清蛋白总量,即尿清蛋白排泄率(urinary albumin excretion rate,UAE)表示。③随机尿法:采用随机尿测定 mAlb,同时测定尿肌酐,用肌酐比值报告排出率(mg/mmolCr 或 mg/gCr)。基本反映了患者在生理状态下肾脏排出尿蛋白的情况,剔除了晨尿所致的尿液浓缩因素,并可进行快速测定。

【质量控制要点】

1. 检测前　①注意非特异性浊度的控制,标本需离心,以除去尿中有形成分及不溶性杂质;容器及所用实验器材要清洁干燥;抗血清宜在 4 ℃ 保存,防止被其他杂质污染,更不可反复冻融。②剧烈运动后尿中清蛋白排出量可增高,宜收集清晨或安静状态下的尿液。

2. 检测中 ①注意抗原抗体的比例,检查前最好先进行蛋白定性或半定量,或利用仪器的自检功能,对蛋白含量较高者给予适当稀释。②严格控制反应时间。③注意试剂在有效期内使用,每次更换试剂后应重新制作标准曲线。

【参考范围】

晨尿 (6.5±5.1) mg/L。

随机尿 (1.27±0.78) mg/mmolCr 或(11.21±6.93) mg/gCr。

【临床应用】

1. 早期肾损害的筛检 糖尿病、高血压、重金属及药物中毒性肾病早期肾损伤等,尿清蛋白排泄率增加,定期监测有助于早期发现亚临床的肾脏损害。

2. 过敏性紫癜的肾功能监测 有77%过敏性紫癜患者会并发肾脏病变,早期尿中出现清蛋白增加。这有利于指导临床防止肾损害发生。

3. 肥胖、高脂血症、吸烟、剧烈运动与饮酒也可致微量清蛋白尿 在溢出性蛋白尿,由于蛋白质的竞争性重吸收,肾小管不能完成对原尿中清蛋白的几乎全部重吸收,可出现微量清蛋白尿。

(二) 尿液 α1-微球蛋白测定

α1-微球蛋白(α1-microglobulin,α1-MG)是肝细胞和淋巴细胞产生的相对分子质量为 26 000~33 000 的糖蛋白。主要由肝细胞和淋巴细胞合成,广泛存在于人体各种体液中,在正常人血浆中含量恒定。血浆中 α1-MG 有两种存在形式:结合型 α1-MG(主要与 IgA 结合,少部分与清蛋白结合)和游离型 α1-MG。结合型 α1-MG 不能通过肾小球滤过膜,游离型 α1-MG 能自由通过肾小球滤过膜,但绝大部分在近曲小管上皮细胞重吸收并分解代谢,故正常情况下尿液中 α1-MG 含量甚微。

【测定方法与评价】 主要用免疫法,与清蛋白测定方法大致相同。报告 α1-MG 浓度或排泄率。测定血清及尿液中 α1-MG,可分别反映肾小球及肾小管的早期损害,较为敏感。

【质量控制要点】

1. 标本及时测定。

2. 试剂要妥善保管,每批测定应带一份合格的质控样品。

【参考范围】 α1-MG<15 mg/24 h;α1-MG 排泄率<10 mg/gCr。

【临床应用】

1. 早期发现近端肾小管功能损害 近端肾小管损害早期即可表现为尿 α1-MG 增高,较为敏感。与早期开展的 β2-微球蛋白测定相比,α1-MG 不受恶性肿瘤影响,标本测定不受尿 pH 影响,结果更为可靠。

2. 评估肾小球滤过功能 血 α1-MG 升高,提示肾小球滤过功能下降。并且,血 α1-MG 和尿 α1-MG 都升高反映肾小球滤过功能和肾小管重吸收功能都受损。

四、尿液含铁血黄素检测

尿含铁血黄素为含有铁质的暗黄色不稳定的铁蛋白聚合体。血管内溶血时,血浆游离血红蛋白超过肾阈值时,血红蛋白通过肾小球排出后大部分随尿排出产生血红蛋白尿,其中一部分被肾小管上皮细胞摄取,并在细胞内分解出血红素,血红素进一步分解为原卟啉及铁。如分解的铁超过肾小管上皮细胞的输送能力,则以含铁血黄素形式沉积在上皮细胞内。沉积于近端肾小管上皮细胞内的含铁血黄素对上皮细胞有损伤作用,使肾小管上皮细胞死亡脱落;衰老的肾小管上皮细胞也可自行脱落。当肾小管上皮细胞脱落时,则含铁血黄素随之进入尿液,称含铁血黄素尿。可用普鲁士蓝反应检出。

【原理】 普鲁士蓝反应检查含铁血黄素中的高铁离子,在酸性环境中与亚铁氰化物作用,产生蓝色的亚铁氰化铁沉淀,用显微镜观察为蓝色闪光颗粒。

【试剂与器材】

1. 20 g/L 亚铁氰化钾水溶液 亚铁氰化钾 20 g,溶解于 1000 mL 蒸馏水中。

2. 3%盐酸。

3. 器材 显微镜,离心机,试管,载玻片。

【操作要点】

1. 离心　取混匀的新鲜尿液 10 mL,以 2000 r/min 离心 5 min,弃去上清液。

2. 染色　在沉渣中加入新鲜配制的 20 g/L 亚铁氰化钾水溶液及 3％盐酸各 2 mL,混匀,室温静置 10 min。

3. 离心　以 2000 r/min 再离心 5 min,弃去上清液。

4. 观察　取沉淀物涂片,加盖玻片后,先用低倍镜观察,再用高倍镜观察(必要时用油镜)。如有分散或成堆的 $1\sim3\ \mu m$ 大小蓝色闪光颗粒,即为阳性。如在肾小管上皮细胞内则更为可靠(有时也可在管型内见到这种颗粒)。

【报告方式】　尿含铁血黄素检查:阳性或阴性。

【方法评价】　普鲁士蓝反应为常用的尿含铁血黄素检查方法,操作简便。但可能因含铁血黄素颗粒太小,用普通光学显微镜无法看到,易判为(假)阴性。故阴性结果也不能完全排除血管内溶血。本实验也可将尿沉渣涂片后待干,按骨髓片铁染色法加入酸性亚铁氰化钾溶液染色,但不常用。

【质量控制要点】

1. 所用试剂、器材及标本不能有铁质污染,否则易出现假阳性。试剂一定要在使用当天新鲜配制,以免失效,出现假阴性。

2. 采用晨尿标本以保证阳性检出率。必要时可多次检查。

3. 同时做阴性对照,如亚铁氰化钾与盐酸混合后即出现深蓝色,提示试剂已污染,不可再用。

【参考范围】　阴性。

【临床应用】

1. 筛查慢性血管内溶血　阵发性睡眠性血红蛋白尿(PNH)、阵发性寒冷性血红蛋白尿等,因血管内溶血反复发作,该试验阳性率较高。急性血管内溶血初期如溶血性输血反应,虽有血红蛋白尿,但因血红蛋白尚未被肾小管上皮细胞摄取,还未形成含铁血黄素,此试验可呈阴性。但有时血红蛋白含量少,隐血试验阴性而本试验阳性。

2. 鉴别血管内、血管外溶血　血管外溶血尿液含铁血黄素阴性。

五、乳糜尿检验

尿中混入淋巴液后呈乳白色稀牛奶状,称乳糜尿(chyluria),如含有血液,呈粉红色,称为乳糜血尿。若合并泌尿道感染,则可出现乳糜脓尿。原因是由肠道吸收的脂肪皂化后形成的乳糜样液体,不能沿正常的淋巴道引流至血液,而是逆流至泌尿系统的淋巴管中,使该处淋巴管产生高压、曲张、破裂(因肾淋巴管最脆弱),导致乳糜液进入尿液中,表现为轻度乳白、轻微浑浊或乳酪样。

【原理】　乳糜尿中含有体积较小的脂肪颗粒,显微镜下不容易鉴别,可利用脂肪能溶解于乙醚的特性将其提取出来,再用苏丹Ⅲ染色,脂肪颗粒被染成橘红色大小不等的脂肪滴。

【试剂与器材】

1. 苏丹Ⅲ染液　称 1 g 苏丹Ⅲ,溶于 100 mL 95％乙醇内。

2. 乙醚。

3. 15 mm×150 mm 离心管 1 支,蒸发皿 1 个,水浴箱 1 个,滴管 1 支,试管架,载玻片,显微镜,粗天平,细玻棒 1 根。

【操作要点】

1. 乙醚萃取　取尿液 10 mL,放于试管中,加乙醚 5 mL,试管加塞后,充分振摇。

2. 标本分离　将试管直立于试管架上静置数分钟,待醚层分离,尿液变清或浑浊度较前明显减低,可能为乳糜尿。

3. 蒸发干燥　吸取醚层,放于蒸发皿内,置于水浴(50～700 ℃)蒸发至干,若蒸发皿内有油状沉渣可能为脂肪。

4. 染色及观察　于蒸发皿残渣上,加入苏丹Ⅲ染液数滴,用玻棒搅匀后,滴管吸出,置于载玻片上,在显微镜下观察。

【结果判断】 镜下如见大小不等的油珠状橘红色小体,为阳性。否则为阴性。

【报告方式】 阳性或阴性。

【方法评价】 本法操作简单,灵敏度与准确性均较直接用尿液染色法高。

【质量控制要点】

1. 乳糜尿、过多的盐类结晶尿、脓尿在外观上容易混淆。可用鉴别浑浊尿的方法鉴别。

2. 离心沉淀可鉴别乳糜尿和脓尿,乳糜尿不分层,脓尿离心后上层液体可清晰。

3. 定性检查阳性,注意镜检查微丝蚴。

【参考范围】 阴性。

【临床应用】

1. 判断丝虫病等引起的淋巴管阻塞 乳糜尿多为间歇性,可间歇数周、数月或数年发作一次,个别病例可呈持续阳性。

2. 其他 腹腔内肿瘤、结核病、胸腹部创伤或手术,先天性淋巴管畸形及肾盂肾炎等均可引起乳糜尿。

六、尿液 hCG 测定

人绒毛膜促性腺激素(human chorionic gonadotropin,hCG)是由胎盘的滋养层细胞分泌的一种糖蛋白,它是由 α-和 β-二聚体的糖蛋白组成。人绒毛膜促性腺激素由合体滋养细胞合成。相对分子质量为 36700 的糖蛋白激素,α 亚基与垂体分泌的 FSH(卵泡刺激素)、LH(黄体生成素)和 TSH(促甲状腺激素)等基本相似,而 β 亚基的结构各不相同,故检测 hCG 的 β 亚基具有特异性。hCG 主要存在于孕妇的血液、尿液、羊水、初乳和胎儿的体内,主要用于早期妊娠的诊断及滋养层细胞肿瘤的诊断和疗效观察。

1. 乳胶凝集抑制试验(latex agglutination inhibition test,LAT) 以 hCG 作为抗原注入兔子体内,使其产生相应抗体,当这种抗体与 hCG 抗原相遇时发生免疫反应,但此反应不能为肉眼所见。利用化学方法将 hCG 抗原交联在聚苯乙烯胶乳颗粒上,制成 hCG 胶乳抗原,此胶乳抗原与 hCG 抗体结合后,产生肉眼可见的胶乳颗粒状凝集。此法操作简便、价格便宜、快速、试剂易得。但因灵敏度低、特异性不高而趋于淘汰。

2. 单克隆双抗体酶联免疫法 首先将 β-hCG 单抗包被聚乙烯酶标板小孔底部,加入被检尿液(或 hCG 标准品),被检样品中 hCG 抗原与包被在小孔底部的抗体结合,再加入特异性酶标 β-hCG 抗体,形成抗体-抗原-酶抗体复合物。洗去过量的未结合酶标抗体,加入酶作用底物及显色剂显色,颜色的深浅与被检尿液中 hCG 的含量成正比。此法灵敏度高(20～50 IU/L),可定量,临床常用,适合批量检测。不足的是操作较复杂,所需时间较长。

3. 放射免疫法 用闪烁计数器测定,灵敏度可达低于 2 IU/L,如果用于血清中 hCG 含量的测定,其结果比尿液标本更准确、更稳定。由于放射免疫测定需采取放射性核素标记,且放射性核素易污染环境,所需时间长(2 h),因此本法一般只用于研究工作,临床不常用。

4. 单克隆抗体胶体金标记免疫层析法

【原理】 在试带(纤维素膜)的特定位置,分别包被羊抗鼠 IgG 抗体、羊抗人 IgG 抗体,呈上下两条线;另外试带上还均匀分布胶体金标记的人 β-hCG 单抗、胶体金标记的鼠 IgG 抗原。检测时将试带浸入被检尿液中,然后迅速取出,由于层析作用,尿中 hCG 抗原先与胶体金标记的人 β-hCG 单抗结合,移行至特定位置的羊抗人 IgG 抗体检测线时,形成金标鼠抗人 β-hCG 抗体-hCG 抗原-羊抗人 IgG 抗体的双抗体夹心复合物,试带即显一条红色线为阳性;同时金标鼠 IgG 抗原随尿上行至羊抗鼠 IgG 抗体质控线时,形成抗原抗体复合物,试带也显一条红色线,为阴性对照线或质控线(即一条红色线为阴性,两条红色线为阳性)。

市售金标早孕检测试剂盒有薄膜渗滤法(呈现两个红色斑点)和试带法(呈现两条红线)。方法操作简便。具体操作方法详见试剂盒说明书。

【结果判断】 阳性反应:质控点(线)和测定点(线)均呈红色。

阴性反应:仅质控点(线)呈红色。

若质控点(线)不显示红色,则表示试剂失效。

【报告方式】 阳性或阴性。

【方法评价】 本法操作简单快速、特异性强、灵敏度高,可半定量,在受精后7~10天即可作出诊断,故临床应用广泛。

【质量控制要点】

1. 标本要新鲜,留尿前不要大量饮水以免稀释,最好为晨尿。

2. 试剂盒应存放于干燥阴凉处。

【参考范围】 阴性。

【临床应用】

1. 早期妊娠诊断 在受孕1周后血清中的hCG大约在50 IU/L,7~14天尿液当中可测出,妊娠后的22~24天尿中超过1000 IU/L,60~70天达到8000~320000 IU/L,以后逐渐降低,120天以后至分娩维持在5000~20000 IU/L之间,产后5~6天消失。血清中的hCG略高于尿液。单克隆双抗体免疫法和胶体金标记法,在受精卵着床后7~10天即能测出,胶乳凝集抑制试验一般在停经后35~40天出现阳性。

2. 滋养层细胞肿瘤诊断及预后判断 葡萄胎、恶性葡萄胎、绒毛膜上皮癌和男性患睾丸畸胎瘤的尿液中,hCG含量较正常妊娠孕妇明显增高,葡萄胎1:200稀释阳性,绒毛膜上皮癌1:500稀释仍呈阳性反应,故可用胶乳凝集抑制稀释试验加以鉴别诊断。滋养层细胞瘤患者术后3周,hCG应低于50 IU/L,8~12周转阴,如仍呈阳性反应,提示可能有残存瘤组织,具有潜在复发的可能。另外血清hCG测定可用于了解胎盘功能。

3. 协助诊断异位妊娠及流产 异位妊娠也称"宫外孕",在宫外孕流产或破裂前,hCG约60%为阳性,宫外孕流产或破裂后大部分转阴,此方法有助于和急腹症相鉴别。不完全流产患者的子宫内尚有胎盘组织残留,妊娠试验仍可为阳性。完全流产或死胎,由阳性转为阴性。在保胎治疗中,尿中hCG不断下降,则表示保胎无效,反之,则表示保胎成功。

4. 其他 脑垂体疾病、甲状腺功能亢进、子宫内膜增生、宫颈癌、卵巢囊肿等尿液hCG也可以出现阳性反应。

七、尿液苯丙酮酸测定

【原理】 尿中的苯丙酮酸在酸性条件下与三氯化铁作用,生成Fe^{3+}和苯丙酮酸烯醇基的蓝绿色螯合物,磷酸盐对本实验有干扰,应先将其变成磷酸铵镁沉淀后除去。

【试剂与器材】

1. 100 g/L三氯化铁溶液 称取三氯化铁10 g,加入蒸馏水至100 mL。

2. 磷酸盐沉淀剂 氧化镁2.2 g、氯化铵1.4 g、280 g/L氢氧化铵液2.0 mL,加水至100 mL。

3. 器材 离心机或滤纸,试管。

【操作要点】

1. 加液过滤 尿液4 mL加磷酸盐沉淀剂1 mL,混匀,静置3 min,如出现沉淀,可用滤纸或离心机除去。

2. 加试剂 滤液中加入浓盐酸2~3滴和100 g/L三氯化铁溶液2~3滴,每加1滴立即观察颜色变化。

3. 观察结果 如尿液显蓝绿色并持续2~4 min,即为阳性。如绿色很快消失,提示可能有尿黑酸,可报告苯丙酮酸阴性。

【报告方式】 尿苯丙酮酸检查:阳性或阴性。

【方法评价】 苯丙酮酸筛查常使用三氯化铁定性法,该法的检测下线为>50 mg/L,由于苯丙酮酸尿白天排出的苯丙酮酸量为100~300 mg/L,故此法易检出。三氯化铁可与许多物质产生颜色反应,例如对羟基苯丙酮酸、尿黑酸、咪唑、黄尿酸、胆红素等均可呈现不同程度的绿色,因而使方法的特异性降低。如需进一步的确证,可采用层析法或色谱法。

【质量控制要点】

1. 尿标本一定要新鲜,尿中如果含酚类药物(如水杨酸制剂)及氯丙嗪,也可与氯化铁结合显色,试验前应停用此类药物。胆红素也可造成假阳性。

2. 用2,4-二硝基苯肼溶液(与赖氏法测定转氨酶试剂同)试验,试剂与尿液等量混合,如显黄色浑浊为苯丙酮酸阳性。本法灵敏度为200 mg/L。

3. 小儿出生6周内不易查出,故建议出生6周后再检查此项目。

【参考范围】 阴性。

【临床应用】 阳性结果见于大多数苯丙酮尿症患者,但有1/4~1/2病例可能会漏检。

（秦为娜）

思考题

1. 临床常用尿标本有哪几种? 分别适用于什么项目的检测?

2. 尿标本未经防腐处理放置过久,可发生什么改变? 对结果有什么影响?

3. 一份尿标本外观呈红色,常见的有哪些原因? 如何初步鉴别?

4. 尿比重与尿渗量检测有何异同? 如何评价肾的浓缩稀释功能?

5. 请简述几个用于肾脏疾病早期诊断的指标,并说明理由。

6. 血尿、血红蛋白尿和肌红蛋白尿的鉴别方法分别是什么?

7. 一患者曾有寄生虫感染史,尿液外观浑浊,将尿液加热、加酸、加碱处理后浑浊未消失,该患者尿液浑浊的原因是什么? 简述其检测方法。

8. 请简述胶体金法检测尿hCG的原理及其临床意义。

9. 简述测定尿苯丙酮酸的注意事项。

10. 尿液有形成分的检查内容是什么? 有哪些检查方法。

11. 一份含有大量尿酸盐的尿标本,其理学检查结果如何?

12. 简述不离心法和离心法尿液有形成分检查方法各有何优缺点。

13. 简述均一性和非均一性血尿红细胞的形态特点及临床意义。

14. 简述闪光细胞和脓细胞的概念和临床意义。

15. 简述管型形成的条件。

16. 简述蛋白尿种类及其定性检查方法的原理和方法评价。

17. 肾小球和肾小管早期损害的检验项目是什么?

（郝坡 胡荣 秦为娜）

第八章　尿液分析仪检验

第一节　尿液干化学分析仪检验

1956 年,美国 Alfred Free 博士发明了 clinistix paper,即尿糖试纸(以葡萄糖氧化酶法为基础检测葡萄糖),开创了尿液干化学分析的新纪元——"浸入即读"。尿液干化学试带检测法操作方便、结果准确、检测迅速;检测结果既可目测,也可通过仪器自动化分析。随着高新技术不断地大量应用,尿液分析从半自动化操作发展到全自动智能化操作,检测项目由单项发展到多项自由组合,检测速度也得到显著提高。

一、尿液干化学分析仪的类型

尿液干化学分析仪诞生于 1956 年,最早的尿液试带仅有一个检测项目即尿液葡萄糖检测,采用了葡萄糖氧化酶法,使尿液样品检出的敏感性和特异性大幅度提高,具有快速、便捷等优点。1957 年利用"蛋白质误差"原理推出了单项尿蛋白测定试带,1958 年推出测定尿葡萄糖和尿蛋白的二联试带,1959 年推出测定尿 pH、尿葡萄糖和尿蛋白的三联试带,目前已发展为八联、九联、十联、十一联、十二联试带。试带基本结构如表 8-1 及图 8-1 所示。

表 8-1　尿液干化学多联试带结构的主要作用

膜结构	主要作用
尼龙膜层	防止大分子物质对反应的污染,起保护作用
支持层	由不受液体浸润的塑料片制成,起支持作用
吸水层	使尿液快速均匀渗入,并抑制相邻反应区的相互干扰
绒制层	包括试剂层和碘酸盐层。试剂层含相应反应组分,与尿液中相应化学成分起反应,发生化学变化。碘酸盐层可阻止维生素 C 等物质的干扰

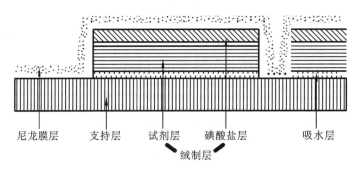

图 8-1　尿液干化学多联试带结构示意图

1. 按干化学试带检测项目分类　分为:①八项尿液干化学分析仪:检测项目包括 pH、蛋白质(PRO)、葡萄糖(GLU)、酮体(KET)、胆红素(BIL)、尿胆原(URO)、亚硝酸盐(NIT)、隐血(BLD)。②九项尿液干化学分析仪:以上八项加白细胞(LEU)。③十项尿液干化学分析仪:以上九项加尿比重(SG)。④十一项尿液干化学分析仪:以上十项加维生素 C(VitC),临床应用广泛。⑤十二项尿液干化学分析仪:以上十一项加颜色或浊度或微量清蛋白肌酐。此项目前临床应用不多。

2. 按仪器的自动化程度分类 主要体现在加样模式的区别,分为:①全自动尿液干化学分析仪:自动加样、自动取用试带、自动清洗并自动排放废液及使用后的试带。②半自动尿液干化学分析仪:手工加样、手工摆放试带。

二、尿液干化学分析仪的主要部件构造与工作原理

尿液干化学分析仪由微型计算机控制,主要由机械系统、光学系统和电路系统三部分组成。检测原理如图 8-2 所示。

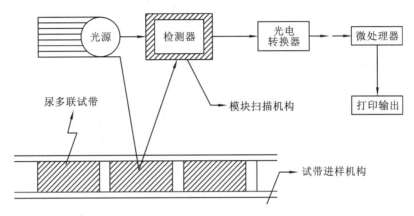

图 8-2 尿液干化学分析仪检测原理示意图

1. 机械系统 机械系统的主要功能是将与标本反应后的干化学试带和(或)待检标本传送到检测区,待检测后再将干化学试带和(或)待检标本传送到废物瓶。不同类型及品牌的仪器采取不同的机械装置,如机械臂、齿轮、传送带、吸样针、标本混匀器等。

(1) 全自动尿液干化学分析仪:机械系统复杂,主要也有两类:一类是浸式加样,首先由机械手或滚轮等传送装置取出干化学试带后,将干化学试带浸入尿液中(需保证尿液量足够浸没干化学试带的所有反应模块),再进入光学系统进行检测;另一类是点式加样,首先由加样装置(吸样针)吸取尿液标本,待机械手等传送装置将干化学试带送入测量系统后,将尿液加到干化学试带上的每个反应模块,然后进入光学系统进行检测,此类分析仪所需尿液量少,除了能自动将检测完毕的干化学试带送到废物盒外,还具有自动清洗系统,可保持检测区清洁,减少携带污染。由于仪器自动加样,减少了工作人员与尿标本的接触,在提高工作效率的同时降低了操作人员的生物危险性。

(2) 半自动尿液干化学分析仪:机械系统简单,主要有两类:一类是干化学试带架式,将手工加样后的干化学试带放置于干化学试带的固定沟槽中,然后仪器移动沟槽将干化学试带置于光学系统下方或移动光学系统至干化学试带上方进行检测,检测后沟槽或光学系统自动回位,此类尿液干化学分析仪测试速度缓慢;另一类是干化学试带传送带式,将手工加样后的干化学试带放入干化学试带架内,机械手等传送装置将干化学试带传送到光学系统进行检测,检测完毕后自行送到废物盒,测试速度较快。

2. 光学系统 光学系统即仪器的光学检测系统,通常包括光源、单色处理器、光电转换器三部分。仪器光源发出的光线照射到干化学试带反应区模块的表面产生反射光,反射光的强度与各个项目所反映的颜色成正比,经单色处理器处理后,不同强度的反射光再经光电转换器转换为电信号进行处理。常见的有以下 3 种。

(1) 发光二极管系统:采用可发射特定波长的发光二极管作为检测光源(LED 光源),两个检测头上均有 3 个不同波长的光电二极管,检测头上分别有红、橙、绿三种单色光源(波长 660 nm、620 nm、555 nm),光束以 60°角照射在干化学试带模块的反应区上,作为光电转换器的光电二极管垂直位于干化学试带模块的反应区的上方,在进行光照射的同时也接收反射光。

(2) 滤光片分光系统:采用球面积分仪双波长反射式光度计测定干化学试带模块上的颜色变化。与尿液反应后的干化学试带放入仪器的比色槽内,干化学试带模块被光源(卤素灯)照射,其反射光被球面积分仪接收,实现光电转换。

（3）电荷耦合器件(charge coupled device,CCD)系统：采用电荷耦合器件作为光学元件进行光电转换。先把反射光分为红绿蓝(波长：610 nm、540 nm、460 nm)3 种颜色，再将每种颜色分为 2592 个灰度等级，这样整个反射光分共可分为 7776 个灰度等级，进而确定灰度等级，精确分辨颜色由浅到深的微小变化，判断干化学试带模块反应的强弱。

3. 电路系统　包括：电流/电压转换器(I/V 转换器)、中央处理器(CPU)、显示器、打印机、操作面板等。尿液干化学分析仪先将光学系统测得的光信号经电流/电压转换器转换后得到电信号放大，再经模/数转换后送中央处理器处理，最后计算出检测结果，并将结果输出到显示屏并打印。其中，中央处理器除了负责检测数据的处理，还承担控制整个机械、光学系统的运作，并还可连接软件如 LIS 系统、HIS 系统等，从而实现其他多种功能。

三、检测项目与干化学反应原理

临床上尿液干化学分析仪根据采用的干化学试带的不同，检测项目也不同，常见有八项、十项、十一项、十二项组合等。尿液常用干化学法检测原理、反应现象及检测范围见表 8-2。

表 8-2　尿液常用干化学法检测原理、反应现象及检测范围

项目	缩写	反应原理	试带颜色变化	检测范围
酸碱度	pH	溴甲酚蓝指示剂法	黄色～蓝色 或因试带而异	4.5～9.0 或因试带而异
比重	SG	多聚电解质置换＋ 酸碱指示剂法	绿色～黄色 或因试带而异	1.005～1.030 或因试带而异
蛋白质	PRO	蛋白质误差＋ 溴酚蓝指示剂法	浅黄色～绿色或蓝色 或因试带而异	0～20 g/L 或因试带而异
葡萄糖	GLU	葡萄糖氧化酶法	黄色～蓝色或红色 或因试带而异	0～56 mmol/L 或因试带而异
酮体	KET	Rother 反应-亚硝基 铁氰化钠法	黄色～紫色 或因试带而异	5～150 mg/dL 或因试带而异
胆红素	BIL	偶氮反应法	黄色～棕色 或因试带而异	0～100 μmol/L 或因试带而异
尿胆原	URO	醛反应法	黄色～红色 或因试带而异	3.4～135 μmol/L 或因试带而异
亚硝酸盐	NIT	亚硝酸盐还原法	浅黄色～紫红色 或因试带而异	0.08～0.5 mg/dL 或因试带而异
隐血	BLD	血红蛋白类过氧化酶法	蓝色～绿色 或因试带而异	0～200 个/μL 或因试带而异
白细胞	LEU	酯酶法	黄色～紫色 或因试带而异	0～500 个/μL 或因试带而异
维生素 C	VitC	还原法	粉红～无色 或因试带而异	0～5.7 mmol/L 或因试带而异

四、仪器的使用方法

工作人员上岗操作前必须经过培训，熟练掌握仪器的工作原理、操作规程、校正及保养要求。

1. 标本准备

（1）参照《全国临床检验操作规程》(第 4 版)，尿常规检测标本留取方式可以采用清晨第一次尿液或

随机尿液,必要时需取清晨第二次尿液,留于洁净容器中,要求2h内完成检测。

(2)留取尿液时使用干净的留取容器,需使用未经离心分离且充分搅拌的新鲜尿液。特别是隐血、亚硝酸盐、白细胞会随尿液的放置而发生变化,可能会影响判断结果。采尿后如1h内不检查,需立刻冷藏,再次检查前,需将标本放置于室温平衡后进行。

(3)尿标本在贮存和检测过程中尽量避开光线,防止胆红素、尿胆原等受到破坏。

(4)尽量不使用已添加防腐剂的尿液。

(5)如尿中待测成分浓度超过仪器检测范围,检测结果将不可信。

(6)亚硝酸盐检查最好使用清晨第一次尿液或膀胱内贮留了至少4h的尿液。

(7)尿胆原的尿排泄量在日间变动比较显著,一般认为下午2点至4点的排泄量最多,如需重点监测尿胆原,最好使用这个时间内的尿液。

2. 实验器材准备

(1)一次性尿杯、试管、乳胶手套、试管架。

(2)仪器配套的干化学试带。

(3)配套清洗液。

3. 开机前准备 首先使用随机附带的校准条对光路进行校准,具体步骤可参照仪器配套的校准流程文件。

4. 开机 ①确认实验室环境温度、湿度达到要求。②检查打印纸,确认安装正确,确认清洗液已经装好,确认废液筒清空,确认干化学试纸添加,废纸盒清空等。③打开机器:打开设备电源,进入待机状态,注意查看并核对屏幕显示的日期、出厂设置的检测开始编号及试纸条的种类。

5. 开始临床标本检测前进行质控测试 ①质控要求:每个工作日应做一次室内质控。②尿液质控品由有生产资质的公司生产,批号在有效期内。③按质控品说明书要求稀释样品,按标本测试程序操作。④记录测试结果,填写质控表格。⑤按质控品定值核对测试结果,如结果与定值相差＋＋或以上,或阴性、阳性相反视为失控。⑥填写失控报告,分析失控原因,如质控品、实验室内温度、试带反应时间及仪器校准等影响因素。⑦质控合格准予进入临床标本检测。

6. 检测标本 将标本放入仪器标本接收部位进行检测。

7. 清洗 在每日标本结束后执行一次仪器清洗。

8. 关机程序 点击关机按钮执行关机程序。

9. 每日检测完毕后,清洁仪器表面。

10. 清除废试带槽内试带、废液桶等。

11. 关闭电源。

五、仪器的安装与保养

1. 仪器安装 在安装尿液干化学分析仪前,认真查阅仪器安装说明书,仔细阅读尿液干化学分析仪操作手册,对仪器安装所需的实验室环境及电源等条件进行全面了解,按要求安装。

2. 仪器保养 严格按照尿液干化学分析仪操作说明的保养要求进行日保养、周保养以及月保养。新仪器安装后或每次大维修之后,必须对尿液干化学分析仪及干化学试带的准确性进行测试、评价、校准,避免出现误差,以保证检验质量。

尿液干化学分析仪日常维护保养:①使用尿液干化学分析仪之前,应仔细阅读说明书及尿液干化学试带说明书,按照标准操作程序(SOP)进行操作。②每天开机前,要对仪器进行全面检查,确认无误方可开机。当天测定完毕,要对仪器进行全面清理、保养,使用无腐蚀性的中性清洗剂将仪器表面擦拭干净;忌用无机溶剂清洗传送带,以免清洗液污染仪器内部。如仪器使用一次性的干化学试带托盘,则应及时更换,每日清理废物装置。③尿液干化学分析仪由专人负责,建立专用的仪器登记本,每日对仪器的操作、出现的故障,以及维护、维修等情况进行登记。

六、仪器的性能评价、结果评价与质量控制

1. 性能评价 尿液干化学分析仪具有标本用量少、快速、简便、一次检测多个项目、重复性好、检测准

确性高、符合临床要求等优点,适用于大批量普查,目前已成为各级医院常规应用的检验仪器,但它也有一定的局限性:①试带在设计上难以兼顾临床上病理有形成分的检出,如:结晶、管型、黏液丝、上皮细胞、单核细胞、淋巴细胞等,容易造成疾病的漏诊或病情判断失误。②尿液干化学试带的反应原理与湿化学法、沉渣仪分析法、显微镜检法存在差异,彼此之间缺乏可比性。③尿液干化学分析法干扰因素多,多个项目易出现假阴性或假阳性,因此,尿液干化学分析仪检测项目作为过筛试验,适合于临床常见疾病的筛查。④由于不同厂家干化学试带成分不同,检测特异性和灵敏度也不同,检查结果可能存在差异,不同仪器或干化学试带得出的结果应比对后再进行综合分析。

2. 结果评价　具体评价指标及方法见表8-3。

表 8-3　尿液干化学分析仪检测指标的结果评价

结果	临床应用	假阳性	假阴性
酸碱度 (pH)	评价机体的酸碱代谢;评估 pH 对干化学试带其他模块反应结果的影响程度	尿液不新鲜、细菌繁殖产碱等	浸入尿液时间过长、pH 降低
比重 (SG)	估计肾脏的浓缩稀释功能	尿蛋白、糖尿、强酸性尿	尿素>10 g/L、强碱性尿
隐血 (BLD)	健康体检,筛查泌尿系统疾病;血管内溶血等疾病的检测	肌红蛋白、菌尿、氧化剂、易热性触酶	大剂量维生素 C(>100 mg/L)、甲醛、高比重尿
白细胞 (LEU)	亚硝酸盐联合检测用于泌尿系统感染的监测	甲醛、毛滴虫、氧化剂、高浓度胆红素、呋喃妥因	蛋白质、维生素 C、葡萄糖、头孢氨苄、淋巴细胞、单核细胞
蛋白质 (PRO)	健康体检,筛检,肾病患者的疗效观察	奎宁、嘧啶、聚乙烯、吡咯酮、氯己定、磷酸盐、季铵类消毒剂、尿液 pH>8.0	大量青霉素尿、高盐、球蛋白、本周蛋白等非电解质蛋白,尿液 pH<3.0
葡萄糖 (GLU)	健康体检,血糖增高性疾病的疗效观察	容器被氧化剂污染	大剂量维生素 C(>500 mg/L)、尿酮体(>0.4 g/L)、高比重尿、氟化钠、细菌污染
尿胆原 (URO)	健康体检,筛检早期黄疸患者;黄疸的鉴别;评价肝脏功能	吲哚、吩噻嗪类、维生素 K、磺胺类药物	亚硝酸盐、光照、重氮药物、对氨基水杨酸
胆红素 (BIL)	同 URO	吩噻嗪类或吩嗪类药物	维生素 C(>500 mg/L)、亚硝酸盐、光照
酮体 (KET)	监测酮症尤其是糖尿病酮症酸中毒	酞、苯丙酮、左旋多巴代谢物	试带潮解、陈旧尿液
亚硝酸盐 (NIT)	菌尿的筛检	陈旧尿液、亚硝酸盐或偶氮剂污染、含硝酸盐丰富的食物	尿胆原、尿液 pH<6.0、维生素 C、尿量过多、食物含硝酸盐过低、尿液在膀胱中贮存少于 4 h
维生素 C (VitC)	评估维生素 C 对 GLU、BLD、BIL、NIT 检测结果的影响	尿液中出现其他强还原性物质	尿液中出现其他强氧化性物质

3. 质量控制要点　为保证尿液干化学分析仪检验结果的准确性,在分析前、分析中、分析后各个环节,应有针对性地进行管理,加强质量控制。

(1) 分析前的质量控制:①尿液标本的采集时间和方法:履行患者告知制度和对护士上岗前培训制度,让患者(针对门诊病患)及护士(针对病房护士)对采样要求有充分清晰的认识,如影响尿液化学检验的饮食、用药及标本采集方法（中段尿、随机尿、晨尿等）对检验结果的影响等。②建立并执行有效的标本标识与识别、验收制度。③标本采集后应尽快送检，2 h 内完成检验，否则需将标本进行冷藏保存。④使用与尿液干化学分析仪配套的试带，每次取用后应立即密封保存，防止干化学试带受潮变质影响检测。⑤保证仪器的各项指标处于在控状态。

（2）分析中的质量控制：应严格按尿液干化学分析仪标准化操作规程进行操作。

（3）分析后的质量控制：①参考范围的建立：每个实验室应建立自己的参考范围，参考范围应该覆盖地区 95％以上的健康人群。②检查结果的分析：干化学法只是半定量或定性试验，因此应结合临床情况进行综合判断；干化学检测受多种因素的影响，在分析结果时应注意排除检测结果的假阳性或假阴性；尿液干化学检查结果与镜检结果不一致的原因分析：干化学法是依据尿液干化学试带各模块化学反应后的显色变化，间接判断得出结果的；显微镜法则是直接观察并计数细胞等有形成分。由于两者检测原理不同，标本在存放过程中某些成分发生改变等影响因素，会导致临床工作中检测结果不一致（表 8-4）。③患者信息核对、报告单书写与发放：在签发检验报告时要注意规范、清晰。④定期参加室间质量评价：要求至少每半年参加一次省级或国家级质评机构的室间质量评价。出现失控，应有详细的失控报告记录，内容包括失控情况描述、原因分析、纠正措施、纠正结果等并由相关实验室负责人签字，确保该仪器所有操作人员知晓失控情况及处理结果，所有质控结果及失控报告记录至少保存 2 年。

表 8-4　干化学法与显微镜法的不相符情况与原因

参数	干化学法	显微镜法	原因
红细胞	＋	－	尿液放置时间过长，红细胞被破坏，释放出血红蛋白，尿液中含易热性触酶，菌尿，尿液中含强氧化剂，肌红蛋白尿（将尿液煮沸冷却后再检测可以排除酶的影响）
红细胞	－	＋	红细胞不易破坏，甲醛，高比重尿，维生素 C（>100 mg/L），试带失效时
白细胞	＋	－	尿液久置导致白细胞破坏，甲醛，毛滴虫，氧化剂，高浓度胆红素，呋喃妥因
白细胞	－	＋	肾移植排斥反应，淋巴细胞、单核细胞增加（干化学法检测的是中性粒细胞酯酶，与淋巴细胞及单核细胞不反应），蛋白质，维生素 C，葡萄糖，头孢氨苄

（曾镇桦）

第二节　自动尿液有形成分分析仪检验

尿液有形成分分析包括有形成分计数和形态学分析两方面，由于尿液中的有形成分种类众多、形态各异、易破坏或发生改变，给传统的显微镜检查方法的准确性和精密度带来一定影响。尿液有形成分分析自动化技术的开发起步较晚，1988 年美国研制生产了世界上第一台高速摄影机式尿液有形成分自动分析仪。1990 年日本与美国合作，生产出改进后的尿液有形成分自动分析仪。1995 年日本将流式细胞术和电阻抗技术相结合，研制生产出新一代全自动尿液有形成分分析仪。该仪器检测快速、操作方便，可同时给出尿液有形成分的定量结果和红细胞、白细胞、上皮细胞散射光分布直方图，便于协助临床人员诊治疾病并能满足科研工作的需要。1998 年美国研制出一种基于尿液有形成分显微镜检查的自动进样装置，随后推出了尿液有形成分定量分析工作站。2000 年前后，我国也开发生产出自动染色尿液有形成分分析仪，实现了尿液有形成分检验过程中的自动吸样、准确定量、自动染色等功能，同时配合计算机的图像处理功能，综合干化学分析仪的分析数据，可得出客观、全面、准确的尿液有形成分分析结果。目前应用于临床的尿液有形成分分析仪，主要有流式细胞仪法和图像识别法等类型。

尿液有形成分分析技术按照检测原理不同可以分为三种类型：流式尿液有形成分分析系统、流动型数字图像法有形成分分析系统、静止型数字图像法有形成分分析系统。

一、流式尿液有形成分分析系统

(一)仪器主要部件构造与工作原理

1. 主要部件构造　包括光学检测系统、液压系统、电阻抗检测系统和电子系统。

(1)光学检测系统:由氩激光(波长 488 nm)、激光反射系统、流动池、前向光采集器和前向光检测器组成。激光作为光源用于流式细胞分析系统,它被双色反射镜反射,然后被聚光镜收集形成散束点,这种散束点是椭圆的并且聚集于流动池的中央。从氩激光发出的激光束被光束塞封闭。样品到流动池,每个细胞被激光光束照射,产生前向闪射光和前向荧光的光信号。当无用的偏向光被带小孔的面板排除后,双色过滤器区分出前向散射光和前向荧光。散射光信号被光电二极管转变为电信号,输送给微处理器。根据 Mie 光散射定律,在分析尿液标本时,由于细胞的种类不同和分布不均,光的反射和散射主要取决于细胞表面,因此散射光强度主要取决于细胞的大小,所以可以从散射光强度得出测定细胞大小的数据。荧光通过滤光片滤过一定波长的荧光后,输送到光电倍增管,将光信号放大再转变成电信号,然后输送到微处理器。

(2)液压(鞘液流动)系统:反应池染色标本随着真空作用吸入到鞘液流动池。为了使尿液细胞进入流动池不凝固成团,而是一个一个地通过加压的鞘液输送到流动池,使染色的样品通过流动池的中央。鞘液形成一股液涡流,使尿液细胞排成单个的纵列。这两种液体不相混合,这就保证尿液细胞永远在鞘液中心通过。鞘液流动机制提高了细胞计数的准确性和重复性,防止了错误的脉冲,减少了流动池被尿液标本污染的可能。

(3)电阻抗检测系统:该系统包括测定细胞体积的电阻抗系统和测定尿液电导率的传导系统。电阻抗测定原理同电阻抗法血细胞分析仪测定。电阻抗检测系统的另一功能是采用电极法测量尿液电导率。样品进入流动池之前,在样品两侧各有一个传导性感受器,它接收尿液样品中的电导率电信号,并将电信号放大并直接送到微处理器。稀释的标本传导性在它被吸入流动池之前进行测定。这种传导性与临床使用的渗透量密切相关。

(4)电子系统:从样品细胞中得到的前向散射光很强,并不需要极敏感光检测,光电二极管能够将光信号转变成电信号。但从样品细胞中得到的前向荧光很弱,因此需要使用极敏感的光电倍增管。电子能够被外加电压促进,导致许多激发电子放大。这种放大的前向荧光转变成电信号。从样品中得到的电阻抗信号和传导信号被感受器接收后,直接放大输送给微处理器。以上所有这些信号通过波形处理器整理,再输给处理器汇总,得出每种细胞的直方图和散射图,通过计算得出每微升各种细胞的数量和细胞形态。

2. 仪器的工作原理　应用流式细胞术和电阻抗检测相结合的原理(图 8-3)。定量吸入的尿液标本经稀释、加温和染色后,依靠液压作用喷射入鞘液流动池。在此过程中标本会被一种无粒子的鞘液包围,使有形成分以单个纵列的形式通过流动池氩激光检测区。单个有形成分被氩激光光束照射后,产生不同程度的荧光强度,荧光强度与有形成分和染料的结合程度成正比。仪器将捕捉到的荧光信号(表 8-5)转换为电信号,并对其进行分析,综合识别和计算得到相应细胞的大小、长度、体积和染色质长度等信息,形成红细胞、白细胞、细菌、管型等有形成分定量报告,并绘制出直方图和散点图。

表 8-5　全自动尿液有形成分分析仪检测的信号与意义

信号	意义
荧光强度(FI)	反映细胞的结构,如细胞膜、核膜、线粒体和核酸
前向荧光脉冲宽度(Flw)	反映细胞染色质的长度
前向散射光强度(Fsc)	反映细胞的大小(横截面积)
前向散射光脉冲宽度(Fscw)	反映细胞的长度
电阻抗	主要与细胞体积成正比

流式细胞式全自动尿沉渣分析仪使用两种荧光染料:一种为菲啶(phenantridine)染料,另一种为羧花

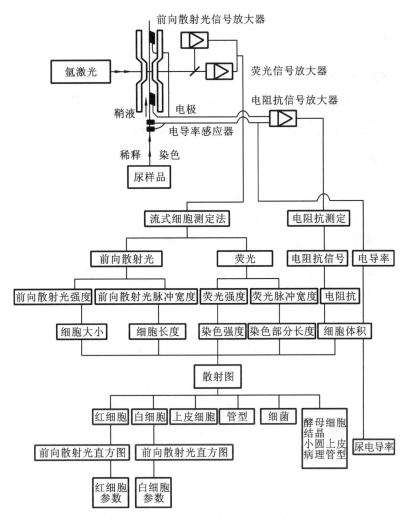

图 8-3 流式细胞式尿沉渣分析仪测定原理图

青(carbocyanine)染料(表 8-6)。这些染料具有下列特性:①反应快速;②背景荧光低;③从细胞发生的荧光与染料和细胞的结合程度成比例。

表 8-6 菲啶和羧花青特点和应用

染料	作用	应用
菲啶	细胞核酸成分染色,在波长 480 nm 时激发产生 610 nm 的橙黄色光波	区别有核的细胞和无核的细胞,如白细胞与红细胞、病理管型与透明管型等
羧花青	穿透能力较强,与细胞质膜(细胞膜、核膜和线粒体)的脂层成分发生结合,在波长 460 nm 时激发产生 505 nm 的绿色光波	区别细胞的大小,如红细胞与白细胞,上皮细胞与白细胞等

(二)主要检测指标与临床意义

流式尿液有形成分分析仪可定量报告红细胞、白细胞、上皮细胞、管型、细菌、电导率,还可以对某些成分进行提示性报告和给出定量结果,如病理管型、小圆上皮细胞、类酵母细胞、结晶、精子等。

1. 红细胞(RBC) 由于红细胞在尿液中大约是 8.0 μm,没有细胞核和线粒体,所以 FI 很弱,红细胞在尿液标本中大小不均,且部分溶解成小红细胞碎片,或者在肾脏疾病时排出的红细胞也大小不等,因此,红细胞 Fsc 差异较大。一般来说,FI 极低和 Fsc 大小不等为红细胞。见于 FI-Fsc 散点图的左上方,呈狭长形(图 8-4)。

该仪器除给出尿红细胞定量参数(每微升的细胞数和每高倍镜视野的平均细胞数)外,还可报告尿红细胞其他参数,如:均一性红细胞(isomorphic RBC)和非均一性红细胞(dysmorphic RBC)的百分比;非溶

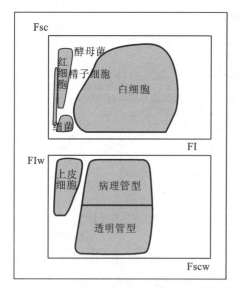 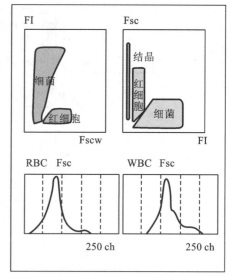

图 8-4　UF-100 测定结果散点图和散射直方图

血性红细胞数量(non-lysed RBC#)和非溶血性红细胞百分比(non-lysed RBC%);平均红细胞前向荧光强度(RBC-MFI)、平均红细胞前向散射光强度(RBC-MFsc)和红细胞荧光强度分布宽度(RBC-FI-DWSD)。在这里介绍两个概念:

(1) RBC-P70Fsc:在红细胞的 Fsc 直方图上,以红细胞体积的 70% 分位数作为红细胞的体积指标,表示红细胞大小:正常红细胞>100ch,小红细胞<80ch。

(2) 红细胞大小分布宽度(RBC-Fsc-DW):在红细胞的 Fsc 分布图上,红细胞分布直方图峰高 60% 之处的宽度就是 RBC-Fsc-DW。

红细胞主要群体的大小(以研究参数 RBC-P70Fsc 来表示)和红细胞大小分布宽度(以研究参数 RBC-Fsc-DW 来表示),用于判断红细胞来源信息,并显示出来,红细胞形态学报警信息所提示的临床意义见表8-7。这种分类方法可以将均一性的 RBC 归为非肾性血尿;非均一性的 RBC 归为肾性血尿。

表 8-7　红细胞报警信息种类及相关意义

红细胞报警信息	临床意义
dysmorphic(非均一性)	红细胞 Fsc 直方图显示小红细胞的特征,提示红细胞可能来源于肾小球
isomorphic(均一性)	红细胞 Fsc 直方图显示正红细胞的特征,提示红细胞可能不是来源于肾小球
mixed(混合性)	红细胞 Fsc 直方图显示两种来源的出血或因中等大小而不能判断来源

2. 白细胞(WBC)　白细胞在尿液的分布直径大约为 10 μm,比红细胞稍大,Fsc 比红细胞稍大一些,但白细胞含有核而红细胞无细胞核,因此有高强度的 FI,就能将白细胞和红细胞区别开来,白细胞出现在FI-Fsc 散射图的正中央。仪器除给出白细胞定量参数外,还可测出尿液中白细胞的平均白细胞前向散射强度(WBC-MFI)。存活的白细胞呈现出 Fsc 强和 FI 弱的特点,而受损或死亡的白细胞表现为 Fsc 弱和FI 强。

因此,通过 WBC-MFI 可初步区别急性和慢性泌尿系统感染。急性泌尿系统感染 WBC>60/μL,且白细胞的 Fsc 强而 FI 弱;慢性泌尿系统感染 WBC>10/μL,且白细胞的 Fsc 弱而 FI 强(彩图 56)。

3. 上皮细胞(epithelium,epithelial cell,EC)　上皮细胞由泌尿道上皮细胞脱落而来,种类较多,大小不等。因此上皮细胞体大、散射光强度强,都含有细胞核、线粒体等,FI 也比较强。一般来说,大的鳞状上皮细胞和移形上皮细胞分布在 Fsc-FIw 散射图的左上角。仪器除可给出上皮细胞数量参数外,还标出小圆上皮细胞,并定量显示。临床应用参考尿液有形成分显微镜检查部分。

4. 管型　管型种类较多,且形态各不相同,仪器不能完全区分开这些管型的类型,只能检测出透明管型和标出病理管型的存在。

透明管型由于胞体大和不含有内含物,有极高的 Fscw 和微弱的 FIw,出现在 Fscw-FIw 散射图的中下区域,而病理管型(包括细胞管型)由于体积与透明管型相等,但含有内含物(如线粒体、细胞核等),所以有极高的 Fscw 和 FIw,出现在 Fscw-FIw 散射图上的中上区域,借助于 FIw,即可区分出透明管型和病理管型。当仪器标明有病理管型时,由于仪器只能起过筛作用,不能完全判定就是病理管型,需通过离心显微镜检查以确认管型类型。不同的管型具有不同的临床意义,详见尿液有形成分显微镜检查部分。

5. 细菌(bacteria,BACT) 细菌由于体积小,并含有核酸,所以 Fsc 要比红细胞和白细胞弱,但 FI 要比红细胞强,又比白细胞弱,因此,细菌分布在 FI-Fsc 散射图红细胞和白细胞之间的下方区域和 Fscw-FI 散射图右方。

仪器一般可以检测出所有的细菌。细菌检查主要用于泌尿系统细菌感染的诊断。

6. 酵母细胞(yeast liked cell,YLC)和精子细胞(sperm cell) 出现在 FI-Fsc 散射图中。由于二者均含有核酸 DNA,FI 很高,繁殖过程中的酵母细胞和精原细胞 FI 更强。这些成分的 Fsc 与红、白细胞差不多,所以酵母细胞散射图分布在红、白细胞之间的区域。由于酵母细胞的 Fscw 小于精子细胞的 Fscw,据此可将酵母细胞和精子细胞区别开来。但在低浓度时,精子细胞和酵母细胞的区分有一定的难度;在高浓度时,部分酵母细胞对红细胞计数有交叉影响。

7. 结晶 出现在 FI-Fsc 散射图红细胞区域。在染色过程中不着色,FI 较红细胞低;由于结晶的多样性,所以其 Fsc 分布很宽。如草酸盐在散射图上分布接近 Fsc 轴;尿酸盐的荧光分布区域和红细胞重复在一起,因结晶的中心分布不稳定,能够和红细胞区分开来。当尿酸盐浓度增高时,部分结晶会对红细胞计数产生影响,或附着于黏液丝被仪器误报为管型。因此,当仪器对酵母细胞、精子细胞和结晶有标记时,都应用离心显微镜检查,才能真正地区分。

大部分盐类结晶一般无临床意义,但应结合具体情况进行报告;相反,某些药物结晶要慎重鉴别,其中磺胺类药物结晶的检出对临床用药监护有极其重要的意义。

8. 电导率 尿液电导率与渗透量有密切的关系。电导率代表溶液中溶质的质点电荷,与质点的种类、大小无关,而渗透量代表溶液中溶质的质点(渗透活力粒子)数量,与质点的种类、大小及所带的电荷无关,所以电导率与渗透量又有差异。如溶液中含有葡萄糖,由于葡萄糖是无机物,它没有电荷,与电导率无关,但与渗透量有关。

尿液电导率的测定,对糖尿病、尿崩症的鉴别诊断、治疗都具有十分重要的意义;通过对尿液电导率的监控,可以预防某些结石疾病的发生,有利于结石疾病的治疗。

（三）仪器的使用方法

使用仪器前应仔细阅读厂家提供的操作指南,并按仪器的操作指南进行操作,严格执行其提供的质量控制的措施,并对仪器进行校准。

每天在开机之前,操作者要对仪器的试剂、打印机、配件、取样器和废液装置等的状态进行全面检查,确认无误后方可开机。开机时仪器依次进行自检、自动冲液并检查本底;通过后,再进行质控检查。质控通过后,可以开始样品测试。测试可采用自动或手工两种方式。常规检测操作如下:

1. 标本准备 将收集在杯中的尿液(尿液放置时间长请先混匀)倒入洁净的试管中(标本量约 5 mL)。

2. 输入 对应标本的患者信息。

3. 摆放标本 将处理好的尿液标本放入专用试管架,检查标本号是否与尿液干化学分析仪标本编号一致。

4. 启动仪器检测 按下全自动功能键,仪器开始吸样,自动进入一系列操作。

5. 冲洗仪器 检测结束,仪器自动冲洗掉废液。

6. 标本审核 结果确认后,选择单个审核或批量审核,审核已完成的标本。

7. 打印报告 按单个打印或连续打印对已审核的结果进行打印。

8. 关机 检测全部结束后,按操作规程关机,并记录仪器工作状态;签名并记录时间。

平时要保持仪器的清洁,才能维持其良好的运行。要用新鲜的尿液,尽量在 2 h 内完成操作,操作中遇到下列情况应禁止上机测试:①尿液标本血细胞数超过仪器检测线性范围,会影响下一个标本的测定结果。②尿液标本使用了有颜色的防腐剂或荧光素,可降低分析结果的可信性。③尿液标本中有较大颗粒的污染物,可引起仪器阻塞。

（四）仪器的安装、管理与保养

1. **仪器安装**　安装前,应该对仪器的安装指南和仪器安装所需的条件作全面了解,仔细阅读分析仪操作手册。仪器应该由公司的技术人员进行安装,以免失误导致不必要的损失。为了保证实验的准确度,仪器安装所需的条件要求如下。

（1）室内清洁、通风,最好有空调装置(温度应在 10~30 ℃,相对湿度应小于或等于 80％),避免阳光直射。

（2）实验台稳定、水平,最好使用水泥台;远离高频电磁波干扰源、热源及有煤气产生的地方。

（3）有足够空间、便于操作。仪器两侧至少有 0.5 m 空间,以方便维护和保养;仪器后面最少有 0.2 m 空间,以方便热气的排放。

（4）要求仪器接地良好,电源电压稳定。

2. **仪器管理**　由于全自动尿液有形成分分析仪是一种精密的电子仪器,必须精心管理,严格遵守操作程序,否则会扰乱仪器的正常工作,影响实验结果。

（1）操作尿液分析仪之前,应仔细阅读分析仪使用说明书及尿试剂带说明书;每台仪器应建立操作程序,并按其进行操作。

（2）对尿液分析仪要有专人负责,建立专用的仪器登记本,对每天仪器操作的情况、出现的问题,以及维护、维修情况逐项登记。

（3）每天开机测定前,要对仪器进行全面检查(各种装置及废液装置、打印纸情况,以及仪器是否需要校正等),确认无误后才能正式工作。测定完毕,要对仪器进行全面清理、保养。

3. **仪器保养**　仪器保养必须按规程做。

（1）每日保养:由于全自动尿沉渣分析仪的许多功能都是自动设置的,只需按照操作程序就可执行。每天工作完毕,应做如下工作:仪器表面应用清水或中性清洗剂擦拭干净;废液装置,每日用完后倒净,并用水清洗干净;每连续使用关机之前 24 h 应用清洗剂清洗仪器。清洗剂为 5％过滤次氯酸钠溶液,它是一种强碱性溶液,使用时必须小心;应检查仪器真空泵中蓄水池内的液体水平,如果有液体存在,应排空。

（2）每月保养:为了保证实验的准确度,仪器在每月工作之后或在连续进行超过规定测试循环之后,应清洗标本转动阀和漂洗池。清洗最好由该公司的专业人员进行。由于该仪器是测试尿液的仪器,标本转动阀和漂洗池对人类来说是有生物危害的,因此在清洗过程中要戴手套。

（3）每年保养:全自动尿沉渣分析仪是精密的电子仪器,必须定期检查光学系统,以保证仪器的准确性。根据仪器生产厂商的要求,每年要对仪器的激光设备进行检查。

（五）仪器的性能评价、结果评价与质量控制

1. **性能评价**　干化学法与显微镜法相比各有明显的优势,但也存在不足,故全自动尿液分析液还不能完全取代显微镜。流式尿液有形成分分析仪的优、缺点如下。

优点:无需离心尿液,可自动进样;所需标本量少,每小时检测的标本数量大,且检测速度快,一次检测可报告多个参数,并可定量;采集的信息量大,每份标本技术的细胞数量明显高于显微镜检查;方法程序统一,易于标准化和质量控制,重复性好,无污染。

缺点:假阳性率高;不能鉴别异常细胞;大量细菌、酵母可干扰计数,容易漏检影红细胞,不能明确病理管型的分类。

2. **结果评价**

（1）红细胞:对鉴别血尿的来源具有重要价值。非均一性红细胞可作为肾小球性血尿可靠的诊断依据。但也受某些因素影响:结晶、真菌、细菌等增多时,其参数结果与红细胞参数相重叠,可误计为红细胞,以草酸钙结晶最常见;如果血尿同时存在菌尿、尿渗量≤700 mmol/kg H_2O、pH≥7.0 或放置时间过长,则均一性红细胞有可能向非均一性红细胞转变。非均一性红细胞增高时应采用显微镜复检和综合

分析。

（2）白细胞与细菌：泌尿系统感染时，尿液中除了白细胞增多外，常同时存在大量细菌。白细胞、细菌组合检查对泌尿系统感染的诊断具有重要意义。存活的白细胞呈现出 Fsc 强和 FI 弱的特点，而受损或死亡的白细胞表现为 Fsc 弱和 FI 强。因此，通过 WBC-MFI 可了解尿液白细胞的状态。影响因素有：大量上皮细胞、真菌、滴虫、脂肪滴等，可使尿液白细胞计数不同程度增高，这时需用显微镜复检。注意，仪器可定量报告细菌数量，但不能鉴别细菌种类，如果需要进一步明确感染何种细菌，还需做细菌培养和鉴定。

（3）上皮细胞：尿液有形成分分析仪可定量报告上皮细胞，并标记是否含有小圆上皮细胞。小圆上皮细胞是指细胞大小与白细胞相似或比白细胞略大，形态较圆的上皮细胞，包括肾小管上皮细胞、中层和底层移形上皮细胞。但这些细胞散射光程度、荧光强度及电阻的信号变化较大，仪器不能完全区分出是哪一类细胞，因此当仪器标出这类细胞的细胞数达到一定程度时，还需通过离心染色显微镜检查才能得出准确的结果。

（4）管型：健康人尿液中可见极少量的透明管型，但由于管型的种类较多，且形态特点各不相同，仪器只能区分出透明管型和有内容物的管型，或称为"病理管型"。当仪器出现病理管型时，需用显微镜进一步复检以准确分类。导致管型假性增多的原因：黏液丝、棉毛、麻纤维等被误判为管型；白细胞团、结晶过多导致的假阳性；有些管型短而小，易被仪器漏检，产生假阴性。

（5）结晶：具有形态多变性。如尿酸结晶可出现 10 余种不同类型的形态，且大小相差悬殊，人工显微镜辨认尚需丰富经验，必要时需要辅助相差显微镜、偏振光显微镜或化学鉴别等技术手段。非晶形磷酸盐结晶、非晶形尿酸盐结晶等会导致尿液浑浊，仪器无法识别，需用显微镜复检。

（6）其他：当仪器提示有酵母细胞、精子细胞时，均应该离心镜检。电导率反映尿液中粒子的电荷，如尿液中电导率长期偏高，表明尿液中存在大量易形成结石的电解质，应警惕发生结石的可能。

3. 质量控制要点　为保证尿液有形成分的仪器检测质量，需要建立一套完整的管理措施。尿液有形成分检测的质量控制需要患者、临床各科医护人员和实验室的紧密配合，实施分析前、分析中和分析后全程的质量控制。

（1）分析前：认真检查仪器工作状态，设置参数，不能随意进行仪器校准。通过质控分析排除来自仪器、试剂、标本的错误。当仪器失控时，无技术条件的实验室应及时联系厂方，协助进行仪器调整与质控参数的校准，包括：①正确收集标本。②容器合格。③标记清楚，如患者姓名、特定编号（或住院患者的病区、床号）、标本收集时间。④不合格尿标本应拒收。⑤标本检测前要充分混匀，并仔细核对标本信息。⑥标明用药情况，如使用磺胺类药物治疗，应特别注意尿液有形成分中的红细胞和结晶。

（2）分析中：确保标本在留取后 2 h 内完成检测。如果标本收集后 2 h 内无法完成分析，可置于 2～8 ℃冷藏，但 6 h 内应完成检验。严格按照厂家要求标准化操作仪器，并定期做质控。当计数、分类、电导率异常，仪器出现复查信号时，提示结果可信度低。在定性检测参数提示结晶、真菌、小圆上皮细胞、病理管型、精子存在时，其结果未必完全正确，常存在一些干扰物质。通过手工复查，可验证结果，并可发现可能干扰检测的因素。

（3）分析后：检验结果报告之前，除了注意报告的文字书写或计算机录入有无错误外，更应分析结果之间的关联性，并注意临床诊断和检验结果的符合性，如有明显矛盾或与最近一次检测结果有较大差异，如尿隐血试验与镜检红细胞、尿亚硝酸盐试验与尿蛋白和镜检白细胞、尿蛋白与镜检管型、红细胞和白细胞等，应及时复查和分析。必要时联系临床医师共同探讨可能的原因。审核全部检测结果，确认无误后签名，发出报告。

二、流动型数字图像法有形成分分析系统

1. 仪器构造　流动型数字图像法有形成分分析系统由四个模块构成。

（1）流动式显微成像模块：采用鞘流技术，被测样品进入系统后在流动的过程中，应用全自动智能显微镜摄像镜头（CCD）高速拍摄有形成分照片。

（2）计算机分析处理模块：用于对图像结果的分析、处理、显示、贮存和管理，包括电脑主机、显示器、

键盘和鼠标。

（3）自动进样模块：配备有自动进样装置，在标本架上可同时容纳多个专用试管架。

（4）干化学系统模块：根据用户要求，可以接受其他类型的干化学分析系统结果等功能。

2. 工作原理　采用流动式显微镜系统，尿液标本采用层流平板流式细胞术，标本在上下两层鞘液的包裹下以单层细胞颗粒的厚度进入流式细胞池，此过程会通过固定在薄层鞘流板一侧的显微镜物镜镜头，CCD 数字照相机位于显微镜目镜后面，而闪光灯在流式细胞池另一侧，为图像拍摄提供光源支持。根据鞘流原理任何粒子通过时，都会以最大面积直接面对镜头的观测，在进行高速拍摄照片后，图片结果以数字化信息传输到计算机分析处理模块，粒子识别软件对每张照片中的颗粒图片进行分割，每个粒子根据其颗粒的大小、性状、质地、对比度的特征分析，转化成数值，以定量形式报告结果。iQ-200 尿液有形成分分析仪工作原理见图 8-5。

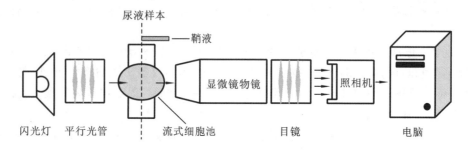

图 8-5　iQ-200 尿液有形成分分析仪工作原理图

粒子识别软件对照片进行分隔并将粒子特征转化为数值后，再将这个数值与数据库里面保存的颗粒特征数据进行对比。神经网络是一种模仿动物神经网络行为特征进行分布式并行信息处理的算法数学模型。计算机系统可通过神经网络对颗粒进行自动识别和分类，目前可以将颗粒自动划分为 12 个类别，并可进一步扩展分为 27 个亚分类。这种分类方法能较准确地区分出细胞的形态且重复性好、灵敏度较高、线性误差小。

分析流程见图 8-6，分析后的尿液标本进入废液容器，可人工辅助判断。

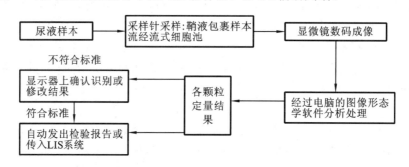

图 8-6　iQ-200 尿液有形成分分析仪检测流程图

尿液有形成分结果用定量方式报告，用每微升含量的方式表示，也可以换算成传统的每高倍镜/低倍镜视野表达方式报告。

仪器主要检测指标与流式法相同。性能与下面的静止型数字图像法有形成分分析系统相似。①优点：无污染、检测速度快；标准化程度高、人为干涉性少；简便、可定性定量分析，结果准确，具有质控和数据管理能力等。②缺点：含杂质多的标本可导致图像模糊，难以辨认，假阳性率高；有些结晶和真菌容易误判为红细胞；非鳞状上皮细胞、病理管型等仍需显微镜检查确认。

三、静止型数字图像法有形成分分析系统

1. 仪器主要部件构造

（1）内置数码照相机的显微镜系统：用以拍摄沉淀的有形成分照片，由传统光学显微镜与数码摄像头连接一体组成。可选配相差显微镜，用以提高对异常有形成分的辨别分析能力。显微镜系统中的一个重

要部件是固定在显微镜台上的流动计数池,由经过高温、高压处理的光洁度极高的单块光学玻璃和合金铝质底座构成,其尺寸与标准显微镜载玻片相同。

(2)加样器和冲洗系统:完成样品的自动传送和定位,对尿量符合要求的标本进行条码扫描,进一步区分标本。完成试管中标本的混匀、吸出并输送到显微镜上的计数池中;选择使用染色液;对完成样品检测的管道和计数池进行排空和清洗;选择性地对需要稀释的标本进行稀释。

(3)计算机图像显示处理系统:可分析、处理和贮存图片信息,形成最终报告结果。

2.工作原理 与人工显微镜镜检原理基本相似,都是直观地观察有形成分的形态。采用医学图像信息扫描技术与智能分析技术的原理,将尿液标本注入专用计数板上,经一定时间静止沉淀后,启动数码拍摄装置自动搜集具有临床意义的数字化图像,并传输到智能化图像处理终端进行处理,整理成报告。可以通过计算机对每个标本的贮存图像重新进行人工判定,可任意选取可以的成分进行人工复查,对误判的部分予以纠正。

以 AVE-76 系列尿液有形成分分析仪为代表,单通道分析流程如下(图 8-7)。

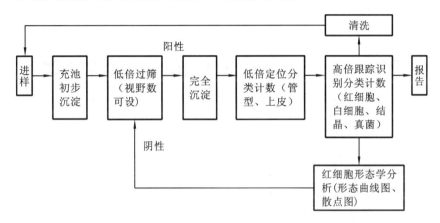

图 8-7 AVE-76 系列尿液有形成分分析仪单通道分析流程图

具有很多自动化尿液有形成分分析仪的优点,如检测时标本不需要离心、无污染、检测指标多、检测速度快,重复性好等。但也需要显微镜辅助辨认某些成分。

此类设备国内最早在 2001 年推出,随着技术的不断发展和改进,功能液更加完善,如具有低倍阴性过筛、低倍定位和高倍跟踪识别功能,也可以与全自动干化学分析仪组成尿液分析流水线。

(董素芳)

思考题

1. 尿液湿化学法与干化学法中测定比重、蛋白质、葡萄糖、胆红素、红细胞和白细胞的各自优缺点有哪些?
2. 维生素 C 对尿液干化学检查项目的影响有哪些?
3. 什么情况下干化学法检查结果必须与显微镜检查对照?
4. 病理情况下常见的尿沉渣有哪些类型,各有何临床意义?
5. 简述尿液有形成分分析仪类型及原理。
6. 如何实现尿液检查的标准化、规范化?

(曾镇桦 董素芳)

第九章　粪　便　检　验

粪便是食物在消化系统内被消化吸收后产生的代谢产物,主要由水、食物残渣、消化道分泌物、大量细菌、食物分解产物等组成。当消化系统发生病变时,粪便的组成及性质就会发生改变。临床上粪便常规是指粪便的一般性状检查和直接涂片镜检,主要用于协助诊断消化道有无炎症、出血、寄生虫感染及恶性肿瘤;分析有无致病原菌及肠道菌群失调;判断胃肠道及通向肠道的肝、胆、胰等器官是否有功能障碍。

 ## 第一节　粪便标本采集、运送与处理

一、标本采集

粪便标本采集通常采用自然排出,如无粪便排出而又必须检查的,可用直肠指诊或采便管采集标本。为了保证检查结果的准确性,粪便标本采集及送检应注意以下几个方面。

1. 标本收集容器应选择干燥、清洁、无消毒剂、无吸水性的有盖容器,最好使用一次性的有盖塑料盒。做细菌检查时,应收集于无菌容器内。

2. 送检的粪便标本应是新鲜的,含有黏液或脓血等病理成分;如外观无异常,应在表面及内部进行多点取材;其量一般为 5 g 或稀便 2 mL。如要孵化血吸虫毛蚴,最好留全份粪便;检查蛲虫卵,可用浸泡生理盐水的棉签或透明膜拭子于晚 12 时或清晨排便前,自肛门周围皱襞处拭取粪便标本。

3. 粪便标本应立即送检,并在采集后 1 h 内检查完毕,否则会因 pH 及消化酶等的影响,导致有形成分的破裂及病原菌的死亡。寒冷季节检查阿米巴滋养体时,应注意保温。

4. 做化学法隐血试验时,患者应于试验前 3 天禁食肉类、动物血、肝脏及含有叶绿素的蔬菜等食物,禁服含铁剂及维生素 C 的药品。

二、标本处理

1. 目前临床上使用的容器一般为一次性采便盒,其材料为纸质或塑料,应在检查完后将标本及容器一起烧毁。

2. 如果容器为搪瓷、玻璃等可重复使用的,用 5% 过氧乙酸或 5% 甲酚皂等消毒液浸泡 24 h,将消毒液弃去,再煮沸 30 min 后用流水冲洗干净,干燥后备用。

3. 检验过程中使用的载玻片一般都可以进行重复使用,对载玻片的处理与需要重复使用的容器是一样的。

 ## 第二节　粪便一般检验

粪便一般检验在临床上又称为粪便常规检查,主要是通过肉眼对粪便外观进行观察及应用显微镜镜下观察有形成分,对相关疾病作出初步的诊断。

一、外观观察

正常成人粪便含有粪胆素,呈棕黄色或黄色,为柱状;婴儿粪便含有胆绿素,呈黄绿色或金黄色,为糊状。在饮食、药物及病理情况下,粪便的颜色及性状会发生改变。颜色报告根据观察所见,如黄色、灰白色、绿色等。性状报告为软、硬、泡沫样、稀汁样、黏液血样等。见表9-1及表9-2。

表 9-1　粪便颜色变化临床意义

颜色	临床意义
黄褐色	正常成人粪便
黄绿色或金黄色	正常婴儿粪便
淡黄色	乳儿便,服用山道年、大黄等
绿色	乳儿肠炎,食用大量绿色蔬菜、甘汞等
白色或灰白色	服用钡剂后、肠道梗阻、进食大量脂肪、服用大量金霉素等
红色	直肠癌、肛裂、痔疮出血等,或食用番茄、西瓜等
果酱色	阿米巴痢疾、肠套叠,或食用大量咖啡、可可、巧克力等
黑色或柏油色	上消化道出血、溃疡病出血、食管静脉曲张破裂及消化道肿瘤,服用铁剂、活性炭等药物,或进食动物血及肝脏后

表 9-2　粪便性状变化临床意义

性状	临床意义
黏液便	正常混合少量黏液,不易见到。若混合大量黏液,则为异常。黏液混匀于粪便中,见于小肠病变;黏液较集中,见于大肠病变;黏液附着于粪便表面,见于直肠炎
脓血便	各类肠炎、细菌性痢疾、阿米巴痢疾、急性血吸虫病、结肠癌、肠结核等
鲜血便	结肠癌、直肠息肉、肛裂及痔疮等
溏便	消化不良、慢性胃炎、胃窦潴留
胨状便	肠易激综合征、过敏性肠炎及慢性菌痢
稀糊样便	各种感染或非感染性腹泻
米泔样便	重症霍乱、副霍乱
白陶土样便	阻塞性黄疸,钡剂造影术后
球形硬便	习惯性便秘

二、显微镜检验

【试剂与器材】

1. 生理盐水。

2. 载玻片、竹签。

3. 生物显微镜。

【操作要点】

1. 于清洁载玻片上滴加1~2滴等渗盐水。等渗盐水要新鲜,避免试剂被杂菌污染。

2. 用竹签挑取少许粪便,与盐水混合均匀并制成薄片,薄片厚薄要保证均匀,应能以透视纸上字迹为宜,加盖玻片。挑取的粪便应为带脓、血、黏液部分,若为成形粪便,应多点挑取粪便。

3. 涂片制备完后,先用低倍镜观察全片,主要检查有无虫卵、原虫、滋养体和包囊等异常成分。再用高倍镜观察细胞等病理成分,至少观察10个视野。观察方式都应按"城垛式"顺序进行,以防漏检。

【报告方式】　虫卵的报告方式,未找到者注明"未找到虫卵",找到一种报告一种,找到几种报告几种,并在该虫卵后面注明数量若干,以低倍视野计算,如果低倍视野下虫卵辨认不清,应用高倍镜进行辨认。细胞的报告方式,以 10 个高倍视野检出细胞数的均值或最低最高值报告(表 9-3)。

表 9-3 粪便涂片镜检时细胞成分的报告方式

10 个高倍视野(HP 中某种细胞所见情况)	报告方式(某种细胞数/HP)
10 个高倍视野中只看到 1 个	偶见
10 个高倍视野中有时不见,最多在一个视野见到 2~3 个	0~3/HP
10 个高倍视野中每视野最少见 5 个,多则 10 个	5~10/HP
10 个高倍视野中每视野都在 10 个以上	多数
10 个高倍视野中细胞均匀分布满视野,难以计数	满视野

【临床应用】

(一)粪便细胞

1. 白细胞 粪便中白细胞主要为中性粒细胞。常见粪便中的中性粒细胞有两种形态:一为形态完整,与血液中的粒细胞无差别;二是在病理情况下,中性粒细胞发生退变,呈灰白色,胞体胀大、坏死,结构不完整,胞质中充满细小颗粒,核不清楚,又称为脓细胞,镜下常成堆出现。

正常粪便中无或偶见白细胞。肠道有炎症时,白细胞数量会增多,并且其量多少与炎症轻重及部位有关。肠道上部炎症,如小肠炎症,白细胞数量一般少于 15/HP,均匀混合于粪便中,细胞退变严重,难以辨认。肠道下部炎症,如细菌性痢疾、溃疡性结肠炎,白细胞会大量增多,并见成堆的脓细胞,集中于粪便表面的黏液或脓血中。在肠易激综合征、过敏性肠炎、肠道寄生虫病(钩虫病及阿米巴痢疾)的粪便中可检出嗜酸性粒细胞,并常伴有夏科-雷登结晶。

2. 红细胞 粪便中红细胞在镜下呈草绿色、略有折光性的圆盘状,可受周围的渗透压及 pH 的影响而发生形态变化,呈皱缩状或破裂。

正常粪便中无红细胞。上消化道出血时,红细胞在胃肠道的消化作用下发生溶解破坏,镜下看不到红细胞,可通过隐血试验证实。下消化道炎症、出血、肿瘤等病理情况下,镜下可检出数量不等的红细胞。特别是下消化道炎症,红细胞和白细胞常同时存在,如阿米巴痢疾和细菌性痢疾,但两者存在差异:阿米巴痢疾时,红细胞量多于白细胞,成堆出现,并有残碎现象;细菌性痢疾时,白细胞多于红细胞,红细胞分散存在,形态多正常。

3. 上皮细胞 粪便中的上皮细胞主要为肠黏膜上皮细胞,整个小肠和大肠黏膜的上皮细胞均为柱状上皮细胞;细胞形态呈卵圆形或短柱状,两端钝圆,细胞较厚,结构模糊。生理情况下,少量脱落的肠上皮细胞大多被破坏,粪便中不易检出。当肠道发生炎症,如霍乱、副霍乱、坏死性肠炎等时,粪便中肠上皮细胞增多可见。假膜性肠炎时,粪便的黏膜块中可见数量较多的肠黏膜柱状上皮细胞,多与白细胞共同存在。

4. 吞噬细胞 粪便中的吞噬细胞来源于血循环中的单核细胞,是由单核细胞吞噬较大的异物后形成的。吞噬细胞较中性粒细胞大,常在 20 μL 以上,呈圆形、卵圆形或不规则形。细胞核 1~2 个,形态多不规则,常偏于一侧。细胞质常有伪足状突起,内常吞噬有颗粒或细胞碎屑等异物(图 9-1)。正常粪便无吞噬细胞,急性细菌性痢疾、出血性肠炎的粪便中吞噬细胞常伴随着脓细胞出现,溃疡性肠炎也偶见吞噬细胞。

(二)粪便结晶

正常粪便中可见多种少量结晶,如磷酸盐、草酸钙、碳酸盐结晶等,一般无临床意义。夏科-雷登结晶和血红素结晶(血晶)的出现具有临床意义。夏科-雷登结晶为无色或浅黄色、透明、两端尖长、具有折光性的菱形结晶,大小不一,是嗜酸性粒细胞破裂后嗜酸性颗粒相互融合形成的(图 9-2)。阿米巴痢疾及过敏性肠炎的粪便中可见夏科-雷登结晶与嗜酸性粒细胞同时存在。血红素结晶为棕黄色或红色斜方形结晶,见于胃肠道出血后的粪便内。

(三)食物残渣

1. 淀粉颗粒 一般为圆形、卵圆形或多边形,无色,具有一定折光性,大小不等,在盐水涂片中可呈层状同心形条纹(图 9-3)。滴加碘液后呈黑蓝色,若部分水解为糊精则呈棕红色。正常粪便中少见,在腹

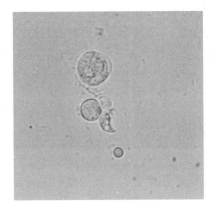

图 9-1 粪便中吞噬细胞

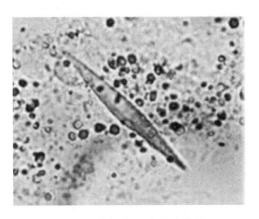

图 9-2 粪便中夏科-雷登结晶

泻、胰腺功能不全、碳水化合物消化不良等病理情况下可大量出现。

2.脂肪 粪便中的脂肪由中性脂肪、游离脂肪酸和结合脂肪酸组成(图 9-4)。可经苏丹Ⅲ染液直接染色后镜检。中性脂肪即脂肪小滴,为圆形折光性强的小球状,大小不等,用苏丹Ⅲ染液染色后,呈朱红色或橘红色,加热溶化。游离脂肪酸为无色片状或针束状结晶,加热溶化,苏丹Ⅲ染液染色后,片状结晶呈橘红色而针束状结晶不着色。结合脂肪酸又称钙皂,呈黄色,不规则块状或片状,加热不溶解,亦不被苏丹Ⅲ染液染色。正常粪便中少见脂肪,如镜检脂肪小滴多于 60/HP,表明为脂肪泻,多见于胰腺功能减退、胆汁分泌失调和腹泻患者。

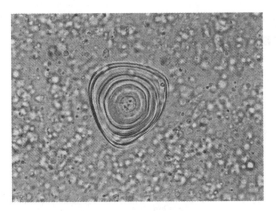

图 9-3 粪便中淀粉颗粒

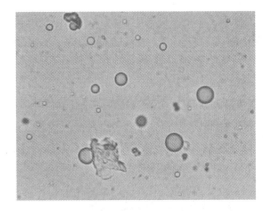

图 9-4 粪便中脂肪

3.肌纤维 为淡黄色,呈条状或片状,有纤细的横纹,加入伊红后可染成红色。正常人大量食肉后,在粪便中可出现少量肌纤维。增多常见于消化不良、腹泻患者或肠蠕动亢进。

4.植物纤维及植物细胞 形态多样化。植物纤维呈螺旋小管或蜂窝状,植物细胞有圆形、椭圆形、多角形双层胞壁,有的细胞内含有叶绿素小体或淀粉颗粒,与寄生虫卵相似,应注意鉴别。正常人大量食用植物类食物后,在粪便中可出现植物纤维或植物细胞。增多常见于消化不良者。

5.结缔组织 为无色或淡黄色、成束、边缘不清的线条状物。正常粪便中不易见到,胃蛋白酶缺乏的患者粪便中多见,并常与弹性纤维同时存在。为了鉴别结缔组织和弹性纤维,可在涂片上加入 5 mol/L乙酸 1 滴,则结缔组织会发生膨胀,而弹性纤维会变得更清晰。

(四)病原学检查

1.寄生虫卵及原虫 粪便显微镜检查是诊断肠道寄生虫病常用的检测方法。粪便中可见蛔虫卵、钩虫卵、鞭虫卵、蛲虫卵、血吸虫卵、绦虫节片、原虫滋养体和包囊等。对于虫卵的检查方法比较多,常用直接涂片法、厚涂片透明法-加藤法、浓集法、浮聚法等。其中甲醛-乙酸乙酯沉淀法和厚涂片透明法-加藤法为 WHO 推荐的方法。

2.细菌 正常人粪便中可见较多的正常菌群,成人粪便中以大肠杆菌、厌氧杆菌、肠球菌为主,婴幼儿粪便中以双歧杆菌、拟杆菌、葡萄球菌和肠杆菌为主。霍乱患者的米泔样便中可见霍乱弧菌,应用悬滴法检查可见呈穿梭样运动的弧菌,涂片革兰染色油镜下可见鱼群样排列的革兰阴性弧菌。

3. 真菌　正常人粪便中极少见。真菌孢子呈椭圆形,有较强折光性,革兰阳性,可同时出现菌丝。检查真菌应在排除标本污染的前提下进行,长期使用广谱抗生素、激素、免疫抑制剂和放化疗之后及各种慢性消耗性疾病的患者粪便中可见真菌,以白色假丝酵母菌多见。

 # 第三节　粪便化学检验

粪便一般化学检查有隐血试验、粪胆素定性检查等,其中隐血试验是最有临床意义的检验项目。

一、隐血试验

上消化道有少量出血时,红细胞被消化而分解破坏,由于肉眼或在显微镜下不能发现,故称为隐血。粪便隐血试验常用两种方法:化学法(邻联甲苯胺法及试带法)、免疫学方法。

（一）化学法

1. 邻联甲苯胺法

【原理】　血红蛋白中的亚铁血红素有类似过氧化物酶的活性,能催化 H_2O_2 作为电子受体使邻联甲苯胺氧化成邻甲偶氮苯而显蓝色,蓝色的深浅可反映出血量的多少。

【试剂与器材】

（1）10 g/L 邻联甲苯胺溶液:取邻联甲苯胺 1 g,溶于冰乙酸及无水乙醇各 50 mL 的混合液中,置于棕色瓶中,保存于 4 ℃冰箱中,可用 8～12 周,若变为深褐色,应重新配制。

（2）3% 过氧化氢溶液。

（3）白瓷板、竹签。

【操作要点】

（1）用竹签挑取少量粪便,涂在白瓷板上。

（2）滴加 10 g/L 邻联甲苯胺溶液 2～3 滴于粪便上。

（3）滴加 3% 过氧化氢溶液 2～3 滴。

（4）立即观察结果,在 2 min 内显蓝色为阳性。

【报告方式】

阴性（－）:加入试剂 2 min 后仍不显色。

阳性（＋）:加入试剂 10 s 后,由浅蓝色渐变为蓝色。

（＋＋）:加入试剂后初显浅蓝褐色,逐渐呈明显蓝褐色。

（＋＋＋）:加入试剂后立即呈现蓝褐色。

（＋＋＋＋）:加入试剂后立即呈现蓝黑褐色。

【参考范围】　阴性。

【质量控制要点】

（1）强调实验前三天内禁食动物血、肉、肝脏以及富含叶绿素食物、铁剂、中药,以免造成假阳性反应。齿龈出血、鼻出血、月经血等均可导致阳性反应。

（2）粪便标本必须及时检查,以免灵敏度降低。

（3）3%过氧化氢溶液易变质失效,应进行阳性对照试验,也可将过氧化氢溶液滴在血片上,产生大量泡沫表示有效,否则应重新配制。过氧化氢最好贮于棕色密闭容器中。

（4）用具如试管、玻片、滴管等应加热处理,以破坏污染的过氧化物酶。

（5）要做阳性和阴性质控对照试验。

2. 试带法　国内外生产的以愈创木酯、四甲基联苯胺为显色基质的隐血试验试带,使用方便,患者也可自留标本检测。基本原理与邻联甲苯胺法相似。

（二）免疫学方法

粪便隐血的免疫学检查方法是一种高灵敏度和高特异性的方法。技术种类较多,如单向琼脂扩散法、对流免疫电泳、酶联免疫吸附试验、免疫胶体金法等。目前国内外多采用单克隆抗体免疫胶体金法。本节以单克隆抗体免疫胶体金法为例进行介绍。

【原理】 金标抗人血红蛋白抗体预包被于试纸条上,并在试纸条的检测区及控制线分别固定抗人血红蛋白抗体和针对金标抗人血红蛋白抗体的二抗。检测时,将试纸条浸入粪便悬液中,如粪便中有血红蛋白,在层析作用下,血红蛋白将随悬液上行,在检测区形成金标抗人血红蛋白抗体-血红蛋白-抗人血红蛋白抗体复合物,同时在控制区形成金标抗人血红蛋白-二抗复合物,出现两条色带,呈阳性反应。反之,则只在控制区出现色带,为阴性。

【试剂与器材】

1. 目前市场上都有相应的商品试剂盒购买。

2. 蒸馏水。

3. 宽口小容器、竹签。

【操作要点】 具体可按试剂盒说明书进行操作。一般操作如下:

1. 取一洁净干燥的宽口小容器,滴加蒸馏水4～5滴。

2. 用竹签挑取少量粪便涂于蒸馏水中,使之成混悬液。

3. 将试验条标有MAX一端浸入混悬液中5 s,深度不超过MAX线,拿出平放,5 min内观察结果。

【报告方式】

阳性:检测区及控制区均出现色带,即出现两条色带。

阴性:只在控制区出现色带,即出现一条色带。

无效:控制区不出现色带。

【参考范围】 阴性。

【质量控制要点】

1. 试剂盒应根据说明书保存,一般为低温(4 ℃)保存。试验前,应将试带进行复温。

2. 粪便应多点采集,以避免漏检。

3. 试带浸入混悬液中时,不要超过MAX标记线。

4. 避免因为后带现象引起的假阴性。如柏油样便检测为阴性,应对粪便混悬液稀释后再进行检测。

【方法评价】

1. 化学法 化学法是临床目前主要采用的方法。除了上面主要介绍的邻联甲苯胺法以外,还有愈创木酯法、匹拉米洞法、四甲基联苯胺法等。化学法虽有多种色原性反应底物,但基本原理相似,传统的化学试验目前已经被化学试带法所取代,使检测更简便、快速。各种化学法的灵敏度和特异性不同,邻联甲苯胺法在血红蛋白0.2～1.0 mg/L、消化道出血1～5 mL就可检出,灵敏度相对较高,但特异性较低。愈创木酯法灵敏度较低,特异性较好,消化道出血达20 mL,血红蛋白6～10 mg/L才可检出。匹拉米洞法灵敏度和特异性都介于邻联甲苯胺法及愈创木酯法之间,可检出1～5 mg/L的血红蛋白,消化道有5～10 mL出血即为阳性。

化学法虽简便易行,但干扰因素较多。常见引起假阳性和假阴性的影响因素如下:

假阳性:①非消化道出血混入粪便中,如牙龈血、月经血。②试验前三天食用动物血、动物肝脏、肉类等含血红蛋白的食物,或含叶绿素的新鲜蔬菜。③服用含铁剂、铋剂的药物。④使用受铁离子、铜离子、硼酸、过氧化物酶、消毒剂污染的试验器材。

假阴性:①标本陈旧,血红蛋白被细菌降解。②服用大量维生素C或具有还原作用的药物。③过氧化氢试剂浓度过低或失效。④试验过程中反应时间不足、显色判断不准。

2. 免疫学方法 免疫学方法灵敏度、特异性、准确度都较高,并且不受上述诸多因素的影响,特别是单克隆抗体免疫胶体金法,试剂稳定性好,判断结果准确、灵敏度高,粪便中血红蛋白只需0.2 mg/mL即可检出;特异性好,不受动物血红蛋白、铁剂、铋剂及含有过氧化物酶的物质所干扰,无需禁食。但在临床使用中有时也会出现假阴性,如标本陈旧、血红蛋白含量过高、血红蛋白抗原与抗体不匹配、试剂盒保存不当或失效。但上消化道出血者本法的阳性率低于化学法。

【临床应用】 粪便隐血试验主要用于消化道出血、肿瘤筛检和鉴别诊断。

1. 消化性溃疡、结肠息肉、药物致胃黏膜损伤、肠结核、消化道恶性肿瘤时,隐血试验呈阳性反应。消化道溃疡时,阳性率达 40%~70%,呈间断性阳性。消化道恶性肿瘤时,早期阳性率只有 20%,晚期可达 95%,呈持续性阳性。

2. 粪便隐血试验可作为消化道恶性肿瘤普查的一个筛选指标,美国临床生物化学学会建议 50 岁以上人群每年进行 1 次或两年进行 1 次愈创木酯法隐血试验筛检。

二、粪胆素定性检查

正常粪便中无胆红素而有粪胆原及粪胆素。粪胆素检查包括粪胆红素、粪胆原、粪胆素检查。

1. 粪胆红素　检查可用 Harrison 法,原理是粪便中的胆红素被三氯化铁氧化成蓝色的胆青素和绿色的胆绿素,呈绿蓝色。婴儿粪便胆红素定性试验为阳性,粪便呈金黄色或深黄色。成年人因严重腹泻、肠蠕动亢进也可为阳性。

2. 粪胆原　定性或定量检查均采用 Ehrlich 方法,原理是粪便中的粪胆素在碱性溶液中被硫酸亚铁还原为粪胆原,粪胆原再与对二甲氨基苯甲醛反应,结果生成红色化合物,颜色深浅与粪胆原含量成正比。粪胆原定性或定量对于黄疸类型的鉴别具有一定价值:溶血性黄疸时,粪胆原明显增加;梗阻性黄疸时粪胆原明显减少;肝细胞性黄疸时粪胆原则既可增加也可减少。

3. 粪胆素　可用 Schmidt 氯化高汞试剂检测,呈砖红色表示粪胆素阳性,对于鉴别黄疸类型也具有一定价值。

第四节　粪便分析工作站

粪便分析工作站是继尿沉渣分析工作站应用后的最新一代工作站系统,它的诞生结束了检验医学领域三大常规检验的最后一项手工操作。粪便分析工作站的应用避免了检验者直接接触粪便及有毒试剂,统一了操作方法标准,降低了结果误差。

一、基本组成

粪便分析工作站由标本浓缩收集管、自动加样装置、流动计数室、显微镜系统和微电脑控制系统组成(图 9-5)。

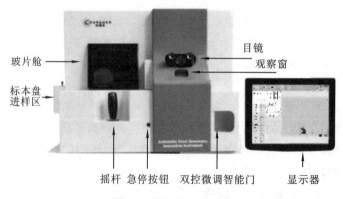

图 9-5　粪便分析工作站

二、工作原理

粪便分析工作站采用专用的粪便浓缩收集管,患者通过收集管内的采集棒获取定量标本并送入收集管中,轻旋关盖。检验时将收集管按顺序放入标本盘内,工作时系统自动旋开收集管关盖,应用采集棒采取少量标本置于稀释杯中,滴加生理盐水,配制成混悬液,系统根据动力管道产生吸力的原理,在微电脑控制台的控制下自动吸样,在蠕动泵作用下,自动吸入光学流动管标准流动计数池内进行计数,系统每次吸入量和吸入时间恒定。系统有内置数码相差显微镜和成像系统,根据光学原理提供相差和平场光两种视场,通过观察粪便有形成分立体结构和平面结构,确定有形成分类型,观察分析后自动冲洗。计算机数据处理系统通过成像系统进行文字、图像传输,再经激光打印包括患者资料、检查结果(包含图像)的粪便检验报告单。

三、结果报告

粪便分析工作站能检出肠道寄生卵、幼虫、原虫、血细胞、食物残渣、结晶、真菌等 20 多个参数结果,并能在屏幕上显示出数据和图像,图像清晰,可定量报告。检测结果在报告单发送前可编辑。标志清楚,已完成的检测结果、已打印的记录或已贮存的图片,均可在相应的位置出现不同的标记。如患者曾做过粪便检验,在系统中可检索出历史结果并进行对照。

思考题

1. 粪便标本的采集和保存应注意哪些问题?
2. 粪便的感官检验主要包括哪些内容?
3. 粪便显微镜检验重点检查哪些项目? 病理情况下可能出现哪些有形成分? 有何意义?
4. 粪便隐血的含义是什么? 粪便隐血试验有何临床价值?

(徐文鑫)

第十章 痰液检验

痰液(sputum)是肺泡、支气管和气管的分泌物。健康人痰液量很少。正常情况下,支气管黏膜腺体盒杯状细胞可以分泌少量黏液,使呼吸道黏膜保持湿润。病理情况下,呼吸道黏膜和肺泡受刺激后黏膜充血水肿,浆液渗出,黏液分泌增多。各种细胞(红细胞、白细胞、吞噬细胞等)、纤维蛋白等渗出物和黏液、吸入的灰尘、某些组织坏死物等混合形成痰液。

痰液的成分很复杂,由95%的水分和5%的灰尘、蛋白质等组成,主要包含:黏液、浆液;细胞成分及其产物,如红细胞、白细胞、上皮细胞、吞噬细胞、坏死脱落的黏膜上皮细胞等;各种蛋白质、免疫球蛋白、酶、补体、电解质等;坏死组织、异物、各种病原生物等;少量非痰液成分,如唾液、鼻咽部分泌物等。

痰液检查(sputum test)对呼吸系统疾病如肺结核、肺吸虫、肺肿瘤、支气管哮喘、慢性支气管炎、支气管扩张等疾病的诊断、疗效观察和预后判断有一定价值。痰液检查主要包括一般性状检查、显微镜检查、免疫学检查、微生物学检查等。

一、标本采集

【采集方法】 痰液标本采集方法根据检查目的和患者情况而定,包括自然咳痰法、雾化蒸汽吸入法、一次性吸痰管法、气管穿刺吸取法、经支气管镜抽取法等,其中自然咳痰法是常用的方法。痰液标本采集的方法评价见表10-1。标本采集后应立即送检,以防止细胞分解、细菌自溶。不能立即送检的,可暂时冷藏保存,但不能超过24 h。一般应连续送检3次,以提高检查的阳性率。

表 10-1　痰液标本采集的方法评价

方法	评价
自然咳痰法	操作简单、方便,无痛苦,无毒副作用,患者最易接受,是痰液采集的主要和常用方法。采集前嘱患者用清水漱口数次,然后用力咳出气管深部或肺部的痰液1~2口,采集于干燥清洁的容器中,避免混入唾液或鼻咽部分泌物
雾化蒸汽吸入法	操作简单、方便,无痛苦,无毒副作用,患者容易接受,适用于自然咳痰法采集标本不理想的情况
一次性吸痰管法	适用于昏迷患者、婴幼儿
气管穿刺吸取法	操作复杂、有一定的痛苦、较少使用
经支气管镜抽取法	操作复杂、有一定的痛苦、较少使用

【注意事项】

1. 无痰或少痰患者可用经45 ℃加温的100 g/L氯化钠水溶液雾化吸入,促使痰液咳出;幼儿痰液收集困难时,可用消毒棉拭子刺激喉部,引起咳嗽反射,用棉拭子采集标本或轻压其胸骨柄上方,诱导咳痰。

2. 痰液的一般检查应收集新鲜痰,以清晨第一口痰为宜。起床后先漱口(用3% H_2O_2 及清水漱口3次),用力咳出气管深处真正的呼吸道分泌物,勿混入漱口水、唾液及鼻咽部分泌物,及时送检。适用于常规检验、一般细菌学检验及结核杆菌检查。

3. 细胞学检查用上午9:00—10:00时的深咳痰液并及时送检(清晨第一口痰在呼吸道停留时间久,细胞变性结构不清),应尽量送检含血的病理性痰液。

4. 浓缩法查结核杆菌应留24 h痰(量不少于5 mL),细菌检验应避免口腔、鼻咽部分泌物污染。采集24 h痰标本应在容器上贴好标签,注明起止时间,一般留取晨7时至次日7时的全部痰液。

5. 如果检查癌细胞,容器内应放入适量的 10％甲醛溶液或 95％乙醇溶液固定后送检。

6. 观察每日痰排出量和分层时,须将痰放入广口瓶内,可加少量苯酚防腐。

7. 采集标本时所有容器须加盖,应注意防止痰液污染容器的外壁。为了防止痰液污染,用过的标本和容器应先灭菌后处理。

二、常规检验

(一) 一般性状检验

1. 痰量　排痰量以 mL/24 h 计算。正常人一般不咳痰或仅咳少量泡沫痰或黏液样痰。超过 50～100 mL/24 h 为痰量增加。见于慢性支气管炎、支气管扩张、肺脓肿、肺结核等。在病程中如痰量逐渐减少,表示病情好转;反之,表示病情有所发展。痰量突然增加并呈脓性见于肺脓肿或脓胸合并支气管胸膜瘘。

2. 颜色　健康人仅有少量无色或灰白色黏液痰。病理情况下痰液颜色可发生改变,但缺乏特异性。常见痰液颜色改变有以下情况:

(1) 黄色或黄绿色痰:呼吸系统化脓性感染时,因痰中含有大量的脓细胞、上皮细胞而呈黄色,如化脓性支气管炎、金黄色葡萄球菌肺炎、支气管扩张、肺脓肿、肺结核等。铜绿假单胞菌感染或干酪性肺炎时痰呈黄绿色。

(2) 红色或棕红色:因呼吸道出血,痰液中含有血液或血红蛋白所致。血性痰见于肺癌、肺结核、支气管扩张等。

(3) 粉红色泡沫样痰:因肺淤血,局部毛细血管通透性增加所致,见于急性肺水肿。

(4) 铁锈色痰:因痰液中所含血红蛋白变性所致,见于大叶性肺炎、肺梗死等。

(5) 棕褐色痰:见于阿米巴肺脓肿及慢性充血性心力衰竭肺淤血时红细胞破坏。

(6) 烂桃样灰黄色痰:见于肺吸虫病引起肺组织坏死分解。

(7) 灰色、灰黑色痰:因吸入大量尘埃或烟雾所致,见于矿工、锅炉工或长期吸烟者。

(8) 大量无色痰:见于肺泡细胞癌患者,由支气管黏液大量溢出所致。

3. 性状

(1) 黏液性痰:较黏稠、无色透明或呈灰白色,可牵拉成丝。见于急性支气管炎、支气管哮喘、早期肺炎等。

(2) 浆液性痰:稀薄而有泡沫,混有血液时呈粉红色,见于肺水肿、肺淤血等。

(3) 脓性痰:脓性浑浊,呈黄绿色或绿色,常有臭味,内含大量脓细胞,久置后可分为两层,上层为浆液,下层为脓液。见于支气管扩张、肺脓肿、脓胸向肺组织溃破、活动性肺结核等。

(4) 黏液脓性痰:黏液浑浊,含脓细胞,呈黄白色,在慢性支气管炎发作中最常见,由支气管分泌的黏液和脓混合而成,亦可见于支气管扩张、肺结核等。

(5) 浆液脓性痰:静置后分为四层,上层为泡沫状黏液,中层为浆液,下层为脓液,底层为坏死组织。多见于肺脓肿、肺组织坏死、支气管扩张等。

(6) 血性痰:痰液中混有血丝或血块。如咳出纯粹的血液或血块称为咳血,外观多呈鲜红色泡沫状,陈旧性痰呈暗红色凝块。血性痰常提示肺组织有破坏或肺内血管高度充血,见于肺结核、支气管扩张、肺癌、肺吸虫病、肺水肿、出血性疾病等。

4. 气味　正常人咳出的少量痰液无特殊气味。血性痰可带有血腥气味,见于各种原因所致的呼吸道出血。肺脓肿、支气管扩张合并厌氧菌感染时痰液有恶臭,晚期肺癌患者的痰液有特殊臭味。膈下脓肿与肺贯通时患者的痰液可有粪臭味。

5. 痰液异物

(1) 支气管管型:由纤维蛋白、黏液等在支气管内形成的白色或灰色的树枝状体,可因含血红蛋白而呈红色或红棕色。在刚咳出的痰内常卷曲呈球状或交缠呈块。如将其浮于盐水中则迅速展开成典型的树枝状,很易识别。此管型一般较小,但也有长达 15 cm 者。可来自支气管的不同部位。在大叶性肺炎、慢性支气管炎,纤维性支气管炎及支气管扩张患者痰中有时可见。

(2) 干酪样小块:呈豆腐渣或干酪样,是肺组织坏死的崩解产物,可见于肺坏疽和肺结核。

(3) 肺石:淡黄色或白色小石块,表面不规则,为碳酸钙和磷酸钙结石,见于肺结核或异物进入肺内钙化形成。

(4) 寄生虫:痰液内偶尔可检出寄生虫,如卫氏并殖吸虫、蛔蚴、钩蚴等,须用显微镜进一步确认。

(二) 显微镜学检验

直接涂片检验为常规方法,简便快速,对临床诊断帮助较大。涂片染色检验主要用于细胞学和细菌学检查。

1. **直接涂片检验** 取可疑部分痰液直接涂片或加少量生理盐水混合后制成薄片,加盖片后轻压,先用低倍镜观察全片,再用高倍镜观察各种有形成分及其形态变化。正常痰液中无红细胞,有少量中性粒细胞、上皮细胞和肺泡巨噬细胞。病理性痰液可见较多红细胞、白细胞及其他有形成分,临床意义如下:

(1) 红细胞:脓性或黏液脓性痰中可见少量红细胞,血性痰中可见大量红细胞。在化脓过程中红细胞被破坏,使痰呈褐色,见于支气管扩张、肺癌、肺结核等。

(2) 白细胞:正常人的痰涂片中可查到少量白细胞(主要是中性粒细胞)。呼吸系统有细菌感染时痰液中白细胞显著增加,常成堆存在,多为脓细胞。痰液中嗜酸性粒细胞增多见于支气管哮喘、过敏性支气管炎、肺吸虫病、热带嗜酸性粒细胞增多症等。

(3) 上皮细胞:①鳞状上皮细胞是口腔、咽喉部脱落的上皮细胞,咳痰时混入痰中,多为复层鳞状上皮脱落的表层细胞,为多边形,扁平,较白细胞大数倍,核小。在急性喉炎和咽炎时可有大量鳞状上皮细胞混入痰液。②纤毛柱状上皮细胞较大,一端稍宽,一端狭长。正常人痰中极少见,在支气管哮喘或急性支气管炎的痰液中可见。③黏液柱状上皮细胞一端较宽,一端较窄,核在基部,胞质内有较多黏液,来自气管和支气管的黏膜。④肺泡壁上皮细胞由单层上皮构成,含Ⅰ型肺泡细胞和Ⅱ型肺泡细胞。前者在光镜下不易与鳞状上皮细胞区别,后者呈圆形或立方形,二者需用染色涂片区别。正常人痰中一般查不到肺泡上皮细胞,当肺组织遭到严重破坏时可出现。

(4) 肺泡巨噬细胞:存在于肺泡隔中,又称隔细胞。细胞呈圆形或卵圆形,较红细胞大 3～6 倍,含1～2 个圆形细胞核,可通过肺泡壁进入肺泡腔。可吞噬黑色或棕黑色的烟尘颗粒和其他异物颗粒,颗粒多呈不规则多角形,形成尘细胞或载炭细胞,无重要临床意义。常见于过量吸烟或生活在富有烟尘环境中的健康人痰液中。若肺泡巨噬细胞吞噬了红细胞,可将其破坏而使血红蛋白降解,分解出血红素,血红素再转变为含铁血黄素,使细胞内含成堆的黄色或褐色颗粒,称为含铁血黄素细胞。两种细胞可用普鲁士蓝反应鉴别,心力衰竭患者细胞内的含铁颗粒普鲁士蓝反应为阳性。含铁血黄素细胞常见于肺部长期淤血、心力衰竭患者,又称心力衰竭细胞。偶见于肺炎、肺气肿、肺梗死和肺出血患者的痰液中。

(5) 癌细胞:若在非染色痰涂片中见到形态异常、难以识别的细胞,可对涂片染色进行鉴别,并注意寻找癌细胞。

(6) 弹性纤维:粗细均匀、细长、弯曲、折光性强、轮廓清晰的丝条状物,无色或呈微黄色,由小支气管壁、肺泡壁或血管等组织脱落所形成,见于肺脓肿、肺坏疽、肺癌等患者的痰液中。

(7) 脂肪滴和磷脂小体:二者形态相似,呈油滴状,但较大的磷脂小体常含有同心性或不规则的螺旋条纹。健康人清晨痰液中偶见,慢性支气管炎患者痰液中易见。

(8) 寄生虫和虫卵:主要有:①溶组织阿米巴大滋养体:取新鲜痰液做涂片,注意镜台上载玻片的保温,高倍镜下观察,如为阿米巴滋养体,可见其伸出伪足并作定向运动。阿米巴肺脓肿或与肺贯通的阿米巴肝脓肿患者痰液中可查到溶组织阿米巴。②卡氏肺孢子虫:见于肺孢子虫感染患者的痰液中,但阳性率不高。③细粒棘球蚴和多房棘球蚴:当肺内寄生的棘球蚴囊破裂时,患者痰液中可检出原头蚴和囊壁碎片。④卫氏并殖吸虫卵:肺吸虫病患者痰液,尤其是有脓血性痰液时,多数能查到该虫卵。如直接涂片检查为阴性,应改为浓集法集卵,以提高检出率。浓集法:收集 24 h 痰液,置于玻璃杯中,加入等量 10% NaOH 溶液,用玻璃棒搅匀后,放入 37 ℃温箱内,数小时后痰液消化成稀液状。分装于数个离心管内,以 1500 r/min 离心 5～10 min,弃去上清液,取沉渣数滴涂片检查。

（9）结晶：主要有：①胆固醇结晶：见于肺脓肿、肺结核患者痰液中。②胆红素结晶：见于肺脓肿患者。③夏科-雷登结晶：两端锐利的无色菱形结晶,折光性强,大小不一。常与嗜酸性粒细胞及库什曼螺旋体一起出现,在嗜酸性粒细胞堆中易找到。新鲜痰液中不易发现,稍放置后可大量出现,可能是由嗜酸性粒细胞崩解而来。常见于过敏性支气管哮喘和肺吸虫病患者的痰液中。

（10）库什曼螺旋体：肉眼所见为淡黄色或白色富有弹性的丝状物,多卷曲呈小球形。显微镜观察可见此螺旋体中央有一无色发亮的中轴,围绕中轴有疏松柔软的纤维,它是一种旋成绳索状的黏液丝。见于支气管哮喘、喘息性支气管炎。

（11）硫黄样颗粒：由放线菌或菌丝团形成,呈淡黄色或灰白色,形似硫黄颗粒。在涂片上加 100 g/L 氢氧化钠 1 滴,在高倍镜中可见成堆菌丝排列成菊花状。见于肺放线菌病。

2. 涂片染色检验　痰液涂片染色检查,能够更清楚地观察细胞和细菌结构,有利于对细胞和细菌进行识别及分类,常用染色方法有革兰染色、抗酸染色、瑞特染色、巴氏染色等。必要时可采用银染色和铁染色。

三、其他检验

1. 免疫学检查　分泌型 IgA(SIgA)、乳酸脱氢酶、唾液酸等,对慢性支气管炎的病情及疗效观察有一定意义。

2. 微生物学检查　痰中的微生物种类比较多,大部分是留取痰液时混入的上呼吸道正常菌群。支气管与肺部感染时,通过细菌培养可在痰液中检出相应的病原菌。如有致病菌生长则需进行药物敏感试验,以便合理选用抗菌药物。如怀疑结核杆菌感染,应进行抗酸染色、结核分枝杆菌培养。如怀疑支原体肺炎,可将痰涂片进行直接或间接荧光抗体染色。有关呼吸道病毒的微生物检验可通过动物接种以及组织细胞培养等方法对病毒作出初步判断,还可根据病毒在组织细胞上增殖后出现的血细胞吸附现象作出相应的鉴定。

思考题

1. 痰液中可检出的寄生虫及虫卵有哪些？
2. 肺结核患者痰液检查可能出现哪些异常结果？
3. 痰液检查包括哪些内容？
4. 痰液检查的临床意义有哪些？

（韩忠敏）

第十一章 生殖系统分泌物检验

第一节 阴道分泌物检验

阴道分泌物是女性生殖道分泌的液体,俗称"白带",主要来自宫颈腺体、前庭大腺,此外,还有子宫内膜、阴道黏膜的分泌物。阴道分泌物检查用于:①协助女性生殖系统炎症、肿瘤诊断。②用于雌激素水平的判断。③用于性传播疾病的实验室检查。

一、标本采集

阴道分泌物由妇产科医师采集,根据不同的检查目的可自不同部位取材。一般采用消毒刮板、吸管、专用棉拭子等器材,从阴道深度或穹窿后部、宫颈管口等部位采集,实验室通常制备生理盐水涂片进行白带常规检查;或制备成薄涂片,经固定、革兰染色后,进行菌群分析、病原微生物直接镜检、肿瘤细胞学检查。也可进行病原微生物培养鉴定和药物敏感试验。

【质量控制要点】

1. 采集前 24 h 内禁止性交、盆浴、阴道灌洗及局部用药等,以免影响检查结果。

2. 注意治疗用药物的影响,取阴道分泌物时应停止外用药 2~3 天,以提高阳性检出率。

3. 所用玻璃器材应洁净,涂片做到取材统一或定量;检查及时,观察标准一致,掌握好方法学的各个环节,注意复查;报告方式要一致,严格控制各种影响因素。

4. 采集细菌学检查标本,应执行无菌操作,防止污染。检查滴虫时,应注意标本保温。

二、白带常规检验

(一) 外观

正常阴道分泌物呈白色稀糊状,无气味,量多少不等。临近排卵期量多,清澈透明、稀薄似蛋清;排卵期 2~3 天后量减少,并变为浑浊黏稠状;行经前、妊娠期量较多;绝经期后,阴道分泌物减少,因雌激素减少、生殖器官腺体萎缩所致。

【结果判定】 外观异常可见于:

1. 脓性白带 黄色或绿色有臭味,多为滴虫或化脓性细菌感染引起;黄色泡沫状脓性白带,常见于滴虫性阴道炎;其他脓性白带常见于慢性宫颈炎等。

2. 豆腐渣样白带 是真菌性阴道炎的特征,患者常伴有外阴瘙痒。

3. 灰白色奶油样白带 黏稠度很低,稀薄均匀,见于厌氧菌、阴道加德纳菌感染。

4. 血性白带 白带内混有血液,血量多少不定,有特殊臭味,可见于恶性肿瘤及使用宫内节育器等。中老年女性患者,尤应警惕恶性肿瘤,如宫颈癌等。

5. 黄色水样白带 系病变组织变性坏死所致,常见于子宫黏膜下肌瘤、宫颈癌等。

6. 大量无色透明黏白带 常见于应用雌激素药物后及卵巢粒细胞瘤时。

(二) 酸碱度(pH)

正常阴道分泌物呈酸性,pH4.0~4.5;pH 增高见于细菌性阴道病、滴虫性阴道炎,以及幼女和绝经期后的妇女等。

（三）清洁度

阴道分泌物清洁度以阴道分泌物中乳酸杆菌、上皮细胞、白细胞和杂菌的多少来判断，是阴道炎症和生育期妇女卵巢功能的判断指标。

【操作要点】 临床常用湿片法，即将阴道分泌物与少许生理盐水混合涂片，加盖玻片，于高倍镜下，观察涂片中乳酸杆菌、上皮细胞、白细胞及其他杂菌的数量，从而进行阴道清洁度的判断。阴道清洁度分为四级（表 11-1）。常见于阴道炎、卵巢功能的检查。

表 11-1 阴道涂片清洁度判定表

清洁度	杆菌	球菌	上皮细胞	白细胞
Ⅰ	多	—	满视野	$<5/HP$
Ⅱ	中	少	1/2 视野	$5\sim15/HP$
Ⅲ	少	多	少量	$15\sim30/HP$
Ⅳ	—	大量	—	$>30/HP$

该法简便易行，但阳性率较低，重复性差，易漏检。

【参考范围】 Ⅰ～Ⅱ级。

【质量控制要点】

1. 载玻片必须洁净，生理盐水要新鲜，无污染。

2. 标本应新鲜，防止污染。

3. 涂片应均匀平铺，不能聚集成滴状，先用低倍镜观察全片，选择厚薄适宜的区域，再用高倍镜检查，观察标准和报告方式应一致，避免漏检。

4. 对可疑或与临床诊断不符的标本应进行复查。

【临床应用】

1. 阴道清洁度与病原体侵袭等因素有关 阴道炎症时，病原菌或寄生虫消耗了上皮细胞的糖原，阴道杆菌逐渐减少或消失，导致病原菌大量繁殖，使清洁度差。

2. 阴道清洁度评价 Ⅲ级、Ⅳ级多见于各种阴道炎症，如滴虫性阴道炎、宫颈炎症等。

3. 阴道清洁度与卵巢功能有关 当卵巢功能不足、雌激素水平降低、阴道上皮增生较差时，可见到阴道杆菌减少，易感染杂菌，导致阴道不清洁，如行经前及绝经后。

三、白带病原生物学检查

1. 阴道毛滴虫

(1) 直接湿片镜检法：将阴道分泌物与少许生理盐水混合涂片，显微镜下观察。虫体直径为 $8\sim45~\mu m$，呈颈宽尾尖倒置梨形，大小为白细胞的 2～3 倍，顶端有 4 根前鞭毛，后端有鞭毛 1 根，体侧有波动膜，前后鞭毛和波动膜均为其运动器官（图 11-1）。

(2) 涂片染色法：可做瑞特染色或革兰染色检查，用油镜观察虫体结构。

(3) 胶乳凝集试验：将聚苯乙烯胶乳溶液同阴道分泌物毛滴虫抗原结合发生特异性免疫反应，出现肉眼可见的凝集颗粒。

(4) 培养法：阴道毛滴虫能在人工培养基中生长。

阴道毛滴虫检查的方法评价见表 11-2。

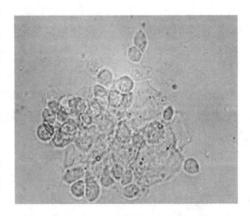

图 11-1 生理盐水涂片中阴道毛滴虫

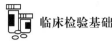

表 11-2　阴道毛滴虫检查的方法评价

方法	评价
直接湿片镜检法	简单易行、快速、应用广泛,受时间、温度、涂片厚薄影响,检出率低
涂片染色法	油镜下可观察虫体结构,阳性检出率受涂片厚度、染色质量和检查者的技术水平和工作经验影响
胶乳凝集试验	操作简便、快速,敏感性和特异性尚可,优于直接湿片镜检法和培养法
培养法	适用于临床怀疑患者为阴道毛滴虫感染,而涂片检查阴性者,被认为是金标准。操作复杂,不适于常规开展

【参考范围】　阴性,阳性见于滴虫性阴道炎。

2. 真菌

(1)直接湿片镜检法:同阴道毛滴虫检查,必要时于生理盐水涂片上追加 1 滴 2.5 mmol/L KOH 溶液,混匀并加盖玻片,低倍镜下可见白色酵母菌的卵圆形孢子和假菌丝,再用高倍镜确认。高倍镜下查见单个或成群呈卵圆形、无色透明的孢子,常为芽生或多个连成链状、分枝状,即可报告"查到真菌孢子或菌丝"。本法简便易行,是目前临床上最常用的方法。

(2)涂片染色法:取阴道分泌物涂片并进行革兰染色后于油镜下观察,可见到卵圆形革兰阳性孢子或与出芽相连接的假菌丝,呈链状、分枝状。染色后真菌形态特征突出,易与其他成分鉴别,阳性检出率高。85%为白假丝酵母菌,偶见阴道纤毛菌、放线菌等。见彩图 57。

(3)浓缩法:取标本于清洁干燥试管内,加 2.5 mol/L KOH 溶液约 1 mL,混匀后置于 37 ℃水浴中 3~5 min,取出,低速离心 5 min,取沉淀物做涂片镜检,可提高阳性检出率。

(4)培养法:将分泌物接种于真菌培养基(如沙保弱培养基)进行分离培养,根据培养特征、形态,以及菌落涂片镜检下见到的假菌丝和芽生孢子进行诊断。本法阳性率高,可分离出感染的菌株,还可以进一步进行真菌药物敏感试验,指导临床用药。

【参考范围】　阴性,阳性见于真菌性阴道炎。

【临床应用】　当阴道抵抗力降低或局部环境改变时,易引起真菌性阴道炎,并可通过性活动感染。真菌性阴道炎白带多呈"豆腐渣"样或凝乳状。

3. 阴道加德纳菌与线索细胞　阴道加德纳菌为革兰染色阴性或染色不定(有时呈革兰染色阳性)的小杆菌(彩图 58)。线索细胞(clue cell)为阴道鳞状上皮细胞附着大量加德纳菌及其短小杆菌后形成的。生理盐水涂片高倍镜下可见该细胞边缘呈锯齿状,细胞已有溶解,核模糊不清,其上覆盖有大量加德纳菌及厌氧菌,使其表面毛糙,出现斑点和大量的细小颗粒(彩图 59)。

【参考范围】　正常时阴道内不见或少见。

【临床应用】

(1)综合分析乳酸杆菌和阴道加德纳菌菌群分布可为细菌性阴道病的诊断提供参考。①正常情况:乳酸杆菌为 6~30/HP 或多于 30/HP。②非细菌性阴道病:乳酸杆菌多于 5/HP,仅见少许阴道加德纳菌。③细菌性阴道病时,乳酸杆菌少于 5/HP,或无乳酸杆菌,但阴道加德纳菌、其他细小的革兰阴性或阳性细菌大量增多。

(2)细菌性阴道病主要由阴道加德纳菌、各种厌氧菌及支原体等混合感染引起,其临床诊断标准为:①阴道分泌物外观稀薄均匀。②分泌物 pH>4.5。③胺试验阳性,即分泌物加 2.5 mol/L KOH 溶液时出现鱼腥气味。④线索细胞阳性。其中线索细胞是诊断加德纳菌性阴道病的重要指标之一,凡有线索细胞再加上其他 2 项指标阳性即可诊断。

(3)加德纳菌除引起细菌性阴道病外,还可引起早产、产褥热、新生儿败血症等。

4. 淋病奈瑟菌　主要采用涂片革兰染色法、培养法、直接荧光抗体染色法、聚合酶链反应(PCR)法。部分实验室还采用直接协同凝集反应、非放射性标记系统、淋病奈瑟菌 DNA 探针、RNA 探针、菌毛探针等技术进行检测。其方法评价见表 11-3。

淋病奈瑟菌为革兰阴性双球菌,形似肾形或呈咖啡豆状,凹面相对,存在于中性粒细胞胞质内或散在于白细胞外。

表 11-3　淋病奈瑟菌常用检查方法与评价

方法	评价
涂片革兰染色法	简便,但阳性率低、特异性差。需注意与其他革兰阴性双球菌鉴别。涂片过厚、脱色不足或过度,常影响结果判断。WHO 不推荐采用本法检查女性患者,建议用亚甲蓝染色代替革兰染色或培养法确认
培养法	适用于涂片阴性而临床可疑者,该法准确可靠,但费时。对女性患者阳性检出率为 80%～90%,是 WHO 推荐确认淋病奈瑟菌感染的唯一方法
直接荧光抗体染色法	简便、快速,但死亡淋球菌也可呈阳性
PCR 法	灵敏度高,但要防止污染
直接协同凝集反应	简便,特异性高
非放射性标记系统	简便、快速、灵敏度高、特异性好,是淋病奈瑟菌鉴定与抗药性检查的重要方法
其他	淋球菌 DNA 探针、RNA 探针和菌毛探针等。已成为淋病奈瑟菌及其抗药性检查的重要方法

【参考范围】　阴性。

【临床应用】　阳性见于淋病,女性淋病奈瑟菌感染主要可引起宫颈炎、尿道炎等。

5.衣原体

(1)培养分离法:最常用的是经放线菌酮处理的单层 McCoy,是检测衣原体最敏感、可靠的方法。但技术难度大,特异性、敏感性均不理想,目前临床上已很少应用。

(2)细胞学检查:从感染部位采取的细胞标本涂片,经染色后检查衣原体的包涵体。油镜下,凡于上皮细胞内找到包涵体即为阳性。本法特异性和敏感性较差,阳性率较低。

(3)抗原检测:包括免疫层析法、酶免疫反应、直接荧光抗体检测。免疫层析法是通过检测衣原体属特有的脂多糖抗原,快速、定性地检测标本中沙眼衣原体的。

(4)PCR 法:敏感性大为提高,尤其对无症状感染者的检测有高度的敏感性和特异性。

6.病毒　包括单纯疱疹病毒(HSV)、人巨细胞病毒(HCMV)和人乳头瘤病毒(HPV)。通常需采集血标本进行免疫学检查或 PCR 测定。

7.梅毒螺旋体　梅毒螺旋体是梅毒的病原体,呈纤细螺旋状,长为 6～16 μm,有 8～14 个螺旋,运动缓慢且有规律,并围绕轴旋转,前后移行,或全身曲如蛇行,或伸缩移动者,可用 Fontana 镀银染色法检查。静脉血查非特异性抗体试验如甲苯胺红血清试验(TRUST)和特异性抗体试验(TPHA 和 TPPA),准确性和特异性均较好。

四、超高倍显微镜分析

超高倍多媒体显微诊断系统,20 世纪 90 年代初由美国学者 R. W. Bradford 最早推出,又称为"多功能显微诊断仪",俗称"布氏显微镜",最早主要应用于健康评估和疾病诊断的"一滴血检查";国内最早由宋若渠等人研制开发成功,共有相差光源、明视野、中等密度明视野和暗视野光源四种光学模式,分辨率可达到 0.25 μm,在保持分辨率不变的情况下,可无级共轭变倍放大 8000～20000 倍。白带采集方法同前,将棉拭子置于盛有 0.3～0.5 mL 无菌生理盐水的无菌试管中送检。常见的病原体有:阴道加德纳菌、滴虫、真菌(如纤毛)、支原体和衣原体等。由于该系统分辨率较高,可提高上述病原体的阳性检出率,通常作为尿液、生殖道分泌物等标本的常规检查手段的补充。

第二节　精液检验

精液(semen)由精浆(spermatic plasma)和精子(sperm)组成。精子由睾丸产生,在附睾内发育成熟,为男性生殖细胞,占精液体积的 5% 左右。精浆是由男性附性腺(accessory gland),如精囊腺、前列腺、尿道旁腺和尿道球腺等分泌的混合液组成的,是输送精子必需的载体,并为精子提供营养物质和能量。精液检查包括理学检查、精子动态、形态和功能参数,以及精浆的生化、免疫、微生物学指标等。精液检查的主要目的包括:①评价男性生育能力,为不育症的诊断和疗效观察提供依据。②辅助男性生殖系统疾病的诊断。③输精管结扎术后的疗效观察。④法医鉴定需要。⑤人工授精和精子库的精子优选。

一、标本采集

精液标本采集以手淫法为宜,将一次射出的全部精液采集于干净的容器内;容器加盖,并标明标本采集日期、时间、禁欲天数,采集用于细菌培养的标本需要无菌操作。

【质量控制要点】

1. 检查前应向患者解释精液标本采集方法、禁欲时间、标本采集前排尿等。标本采集室最好在实验室附近,运送保存温度控制在 $20\sim35$ ℃。

2. 开始射出的精液精子浓度最高,终末部分精子浓度较低,标本不完整应记录。

3. 采集标本前禁欲 $2\sim7$ 天,如需多次采集标本,每次禁欲天数应尽可能一致,不能使用普通乳胶安全套作为容器。

4. 一般正常人的精子浓度和数量都会变动很大,不能仅凭一次检查结果作出肯定诊断,应间隔 $1\sim2$ 周复查,连续检查 $2\sim3$ 次后进行综合分析。

5. 精液内可能含有 HIV、HBV 和疱疹病毒等,故需要按潜在生物危害物质进行处理。

二、常规检验

精液分析应在液化不久后立即开始,最好在射精后 30 min 时,不要超过 1 h,以避免脱水或温度变化影响精液质量。精液常规分析主要包括理学检查和显微镜检查。

（一）理学检查

1. 精液外观

【参考范围】 正常液化标本呈均质性、灰白色的外观。

【临床应用】 精液放置一段时间后可自行液化,呈半透明乳白色;久未射精者的精液可呈浅黄色。如果精子浓度非常低,精液可显得稀薄透明。

2. 精液量 简易的方法是用刻度吸管或小量筒直接测定全部液化的精液量,或将精液标本直接采集到一个广口带刻度的容器内,直接读取精液体积(精确到 0.1 mL)。避免将标本转移到二次量器后再进行体积测定。WHO 推荐采用称重法测定精液量。

【参考范围】 一次排精量 $1.5\sim6.8$ mL。

【临床应用】 一次排精量与排精间隔时间有关。根据精液量的变化可分为精液减少、无精液症和精液增多症。

3. 液化时间 精液标本置于 37 ℃水浴箱中,每 5 min 检查 1 次,观察液化状态。

健康人精液射出后立即凝固成胶冻状。精液由胶冻状转变为流动状所需时间称为精液液化时间。如精液 30 min 内不液化,不能进行精液其他项目的检测;如 60 min 后仍不液化,可加入等体积的生理培养液,用加样器吹打促使其液化;或添加菠萝蛋白酶促使精液液化。

【参考范围】 射精后精液立即凝固,液化时间少于 60 min。如果超过 60 min 仍未完全液化,应做记录。

【临床应用】 精液在室温下,通常 15 min 内完全液化,很少超过 60 min 或更长时间。精液液化不良或不液化通常提示精浆中缺乏纤维蛋白酶,见于慢性前列腺炎。

4. 精液黏稠度 精液黏稠度是指精液完全液化后的黏稠度。精液液化后,通过轻轻地将精液吸入直径为 1.5 mm 的一次性塑料吸液管,评估标本的黏稠度,使精液借助重力滴下,观察拉丝的长度。

【方法评价】 常用的直接玻璃棒法和滴管法操作简便,适合临床应用。

【参考范围】 拉丝长度小于 2 cm,呈水样,形成不连续小滴。

【临床应用】 ①黏稠度增加会干扰精子活力、精子浓度、精子表面抗体和生化标志物的检测。②与不完全液化的标本相比,黏稠的精液标本呈现均质黏性,并且其黏稠度不随时间而变化,降低黏稠度的方法与延迟液化的处理方法相同。

5. 精液 pH 精液 pH 反映了不同附性腺分泌液 pH 之间的平衡,主要是碱性的精囊腺分泌液和酸性前列腺分泌液之间的平衡。pH 应在液化后的同一时间测量,最好在 30 min 后,不得超过 1 h,因为精液 pH 会受射精后精液中 CO_2 逸出的影响。

【操作要点】 测量前需充分混匀精液标本,使用测量范围在 6.0~10.0 的 pH 试纸,加入标本后 30 s 内与标准色带进行颜色对比,读出 pH。

【参考范围】 7.2~8.0(平均 7.8)。

【临床应用】

(1) pH<7.0 并伴有精液量减少:可能是输精管阻塞、射精管和精囊腺缺如或发育不良所致。

(2) pH>8.0:常见于急性前列腺炎、精囊炎或附睾炎,可能是精囊腺分泌过多或前列腺分泌过少所致,细菌污染可以使精液 pH 升高。

(二)显微镜检查

采用普通光学显微镜观察未染色精液标本的有形成分和染色后的精子形态。推荐使用相差显微镜观察新鲜、未染色或未洗涤过的标本。取 1 滴液化而混匀的精液置于载玻片上,加盖玻片静置片刻,在显微镜下观察有无精子。若未见精子,将标本离心 15 min(3000 r/min)后,取沉淀物重新检查;若仍未见精子,则直接报告无精子,无需继续检查。

1. 精子活动率 精子活动率是指在显微镜下直接观察到的活动精子所占精子总数的比例。

【操作要点】

(1) 保温板应预热 10 min,使温度保持在(37±0.1) ℃。

(2) 制备 20 μm 深的湿片,待湿片内精液样本停止漂移后用 200× 或 400× 的相差显微镜观察载玻片。

(3) 先仔细观察网格区,计数前向运动精子,再在相同的网格部分计数非前向运动精子,最后计数不活动的精子;也可以一次计数三类精子的运动,观察更大区域的网格。

【质量控制要点】

(1) 检查应在射精后 1 h 内完成,标本注意保温,宜在保温镜台上进行观察。

(2) 至少计数 5 个视野,且至少评估 200 个精子;仅评估有完整头部和尾部精子的活力,不计数活动的大头针状精子。

(3) 若不活动精子过多,应采用体外精子活体染色技术检测精子存活率。

【参考范围】 活动率(PR+NP)≥40%。

【临床应用】 精子活动率减低是男性不育的重要因素,主要原因有:精索静脉曲张、生殖系统感染、理化损伤、基因和蛋白组学的改变等。

2. 精子活动力 精子活动力是指精子前向运动的能力。精子活动力常用传统显微镜法、连续摄影法及精子质量分析仪测定,WHO 推荐使用评估精子活动力等级的简单系统,连续摄影法需要专用 CCD 耦合原件,采用摄影技术对运动的精子进行连续拍摄,进而分析精子运动速度和运动轨迹特征。精子质量分析仪操作简便、准确、客观。

WHO 第五版精液分析手册将精子活动力分为 3 级,即前向运动(PR)、非前向运动(NP)和无运动(IM)。判断标准为:①前向运动(PR):精子主动地呈直线或沿一大圆周运动,不管其速度如何。②非前向运动(NP):所有其他非前向运动的形式,如小圆周泳动、尾部动力几乎不能驱使头部移动或只能观察到尾部摆动。③无运动(IM):精子没有运动。

【参考范围】 活动率(PR+NP)≥40%,前向运动(PR)≥32%。

【临床应用】 精子活动力是评估男性生育能力的重要指标,活动力低下常见于:①精索静脉曲张。②生殖系统感染、使用某些药物。

3. 精子浓度及精子总数

【试剂】 精子稀释液:碳酸氢钠 5 g,40% 甲醛溶液 1 mL,蒸馏水 100 mL,溶解过滤后使用。

【操作要点】

(1) 稀释:于小试管内加精子稀释液 0.38 mL,取液化精液 20 μL,加入稀释液内混匀。

(2) 充池:充分摇匀后,滴入改良 Neubauer 计数板的计数池内,静置 1~2 min,待精子下沉后,以精子头部作为基准进行计数。

(3) 计数:根据每个中方格中精子数量决定计数区域。当每个中央中方格内精子:①少于 10 个,应计数所有 25 个中方格。②达 10~40 个,计数 10 个中方格。③多于 40 个,则计数 5 个中方格内的精子数。

(4) 计算:按公式计算单位容积精液中精子数量,结果与精液体积相乘,得知一次排精总数。

【参考范围】 精子计数 $\geqslant 15 \times 10^9 / L$;精子总数 $\geqslant 39 \times 10^6$/每次射精。

【临床应用】 ①精子总数可以衡量睾丸产生精子的能力和男性输精管道畅通的程度。②精液中精子浓度与受精率和妊娠率相关。

【注意事项】

(1) 出现一次异常结果,应间隔 1 周后复查,反复检查 2 次以上方能得出比较真实的结果。

(2) 如低倍镜、高倍镜检查均无精子,应将精液离心沉淀后再次涂片检查,如 2 次均无精子,报告"无精子"。

(3) 为了减少取样误差,必须计数足够数量的精子,最好计数 400 个以上的精子。

4. 精子存活率 精子存活率采用活精子所占比例表示,通过伊红 Y 水试验检测精子头部未着色率来评估精子头部膜结构的完整性。存活精子百分率一般都超过活动精子的百分率,存活的但不活动的精子占很大比例可能提示精子鞭毛有结构缺陷。

【试剂】

(1) 0.9% NaCl 溶液:将 0.9 g NaCl 溶于 100 mL 纯水中。

(2) 0.5% 伊红 Y 溶液:将 0.5 g 伊红 Y 溶于 100 mL 0.9% NaCl 中。

【操作要点】

(1) 充分混匀精液。

(2) 染色:取 5 μL 精液和 5 μL 伊红 Y 溶液置于载玻片上,用移液器吸头混合、搅拌玻片上的样本。

(3) 覆盖 22 mm×22 mm 盖玻片,静置 30 s。

(4) 重复对照样本制作:再次混匀精液标本,取一份重复样本,与伊红 Y 溶液混匀,按步骤(2)和(3)处理样本。

(5) 镜检:检查每张玻片,最好用负相差显微镜在 200 倍或 400 倍下观察,计数染色精子(死精子)和非染色精子(活精子)的数目,得出活精子的百分率。

【参考范围】 存活率 $\geqslant 58\%$(伊红染色法)。

【临床应用】 精子存活率降低是男性不育症的重要原因之一。死精子超过 50%,即可诊断为死精子症(可能与附属性腺炎症和附睾炎有关)。

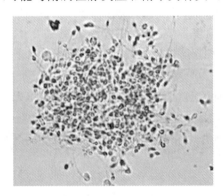

图 11-2 精子凝集现象

5. 精子凝集 精子凝集指活动的精子以头对头、尾对尾或混合型相互黏附在一起的现象(图 11-2)。精子经常呈现活跃的快速摆动方式,但是有时精子凝集太严重,以致其活动受制约。应该记录所有活动精子通过头、尾、中段黏附在一起的情况。应当记录主要的凝集类型和黏附部位,WHO 将精子黏附部位分为头对头、尾对尾、尾尖对尾尖、混合型和缠绕型,凝集类型分为以下 4 级:

1 级:零散的,每个凝集少于 10 个精子,有很多自由活动的精子。

2 级:中等的,每个凝集 10~50 个精子,存在自由活动精子。

3级:大量的,每个凝集多于50个精子,仍有一些自由活动精子。

4级:全部的,所有精子凝集,数个凝集又粘连在一起。

【参考范围】 无凝集。

【临床应用】

(1) 精子凝集虽然不能作为免疫因素引起不孕的充分证据,但可提示抗精子抗体的存在,需要做进一步实验证明。

(2) 不活动精子之间、活动精子与黏液丝、非精子细胞或细胞碎片之间黏附在一起,为非特异性聚集,不应记为凝集。

6. 精子形态

【操作要点】

(1) 涂片制备:根据精子浓度,取5~10 μL的精液,滴在载玻片上的一端,用第二张载玻片沿第一张载玻片的表面拖拉精液滴,使用拉薄技术,制成精液涂片。对于精子浓度低的标本,可将标本600 g离心10 min进行浓缩,然后制片;对于碎片多或黏稠的精液标本,要对标本进行洗涤。在室温下,取少量精液标本加入生理盐水稀释,800 g离心10 min,去除上清液,重新混悬精子团,制备精液涂片。

(2) 染色:涂片经空气干燥后染色。常用染色方法有巴氏染色法、Shorr染色法和Diff-Qick染色法(彩图60)。

(3) 显微镜下观察,精子头部的顶体区染成淡蓝色,顶体后区染成深蓝色,中段可能染成略呈红色,尾部染成蓝色或淡红色,通常位于头部下部或围绕中段的过量残留胞质染成粉红色、红色或橘红色。生精细胞见彩图61。

WHO第五版精液分析手册推荐采用Kruger标准评估精子正常形态:①精子包括头、颈、中段、主段和末段,由于通过光学显微镜很难观察到精子末段,因此可以认为精子由头(和颈)、尾(中段和主段)组成。只有头和尾都正常的精子才认为是正常的。处于临界形态的精子应该被认为是异常的。②精子头外形上应该是光滑、轮廓规则的,大体上呈椭圆形。顶体区可清晰分辨,占头部的40%~70%,顶体区没有大空泡,并且不超过2个小空泡,空泡大小不超过头部的20%,顶体区后不含任何空泡。③中段应该细长、规则,大约与头部大小相等。中段主轴应与头部长轴成一条直线。残留胞质只有在过量时才被认为是异常的,即胞质超过了精子头大小的1/3时被认为过量残留胞质。④主段应该比中段细、均一,其长约45 μm(约为头部长度的10倍),尾部应没有显示鞭毛折断的锐利折角,主段可以自身卷曲呈环状。

(4) 异常精子:形态学异常的精子通常有多种缺陷,如头部、中段或主段缺陷,或者这些缺陷组合。用多重异常记录系统给出所检测的每个精子的缺陷平均数,可以得出3个指数,分别如下:

①畸形精子指数(teratozoospermia index,TZI)和多重异常指数(multiple anomalies index,MAI):MAI是每个异常精子的缺陷平均数,所有头部、中段和主段缺陷都计算在内,TZI是指计算每个异常精子缺陷的最大值是4,头部、中段和主段缺陷各计数为1,过量残留胞质也计数为1,而不管每个异常精子缺陷的真正数值,均采用严格形态学标准执行。

②精子畸形指数(sperm deformity index,SDI):是精子缺陷总数除以精子总数(不只是异常精子),SDI将几种头部缺陷合并计数为1,但把中段和主段缺陷各计数为1。

举例说明,对某男性不育患者计数200个精子,42个精子为正常,158个精子为异常。158个异常精子中,140个有头部缺陷,102个有中段缺陷,30个有主段缺陷,44个有过多残留胞质。精子正常形态率为42/200×100%=21%,畸形精子指数TZI=(140+102+30+44)/158=2.00,精子畸形指数SDI=(140+102+30+44)/200=1.58。

【质量控制要点】

(1) 当精子有多种缺陷同时存在时,应分别记录,应先记录头部缺陷,其次记录尾部缺陷。

(2) 计数脱落或游离的精子头作为异常形态,但不计数游离尾(避免重复)。

(3) 卷尾与精子衰老有关,但高卷尾率与低渗透压有关。

【参考范围】 正常形态精子≥4%。

【临床应用】 畸形精子增多见于感染、外伤、高温、放射线、乙醇中毒、药物、工业废物、环境污染、激素失调或遗传因素导致睾丸异常、精索静脉曲张等。

7. 其他细胞

（1）白细胞：

【方法与评价】 非染色的白细胞难以同精子细胞区分，巴氏染色后中性粒细胞染色呈浅蓝色，而精子细胞呈浅红色。WHO 推荐采用正甲苯胺蓝过氧化物酶染色法鉴别中性粒细胞与生精细胞，前者呈阳性，后者呈阴性。但已经激活并释放其颗粒的多形核白细胞、淋巴细胞、巨噬细胞和单核细胞也呈阴性。

【操作要点】

①标本预处理：充分混合精液标本，取 0.1 mL 精液并与 0.9 mL 工作液混合。涡旋振荡精子悬液 10 s，并在室温下放置 20～30 min，或者使用试管摇动装置持续摇动。重复样本与工作溶液混匀。

②充池：再次混匀精子悬液，并将样本分别充填计数板两侧的计数池中。

③镜检：用放大 200 或 400 倍的相差显微镜检查计数池，过氧化物酶阳性细胞被染成棕褐色，而过氧化物酶阴性细胞不着色，至少计数 200 个过氧化物酶阳性细胞。

【参考范围】 过氧化物酶阳性细胞浓度小于 1.0×10^6 /mL。

【临床应用】 该总数可以反映炎症情况的严重性，精液白细胞超过 1×10^9/L 称为白细胞精子症，可伴有精子浓度、精液量、精子活动力等改变和(或)精子功能丧失。

（2）未成熟生精细胞：生精细胞包括精子细胞和精母细胞，很少有精原细胞。用巴氏染色法的精液涂片，通常可以将精子细胞、精母细胞与白细胞区分开来。当睾丸曲细精管生精功能受到药物或其他因素影响时，精液中可出现较多的未成熟生殖细胞。

（3）上皮细胞、红细胞：通常少于 5/HP。精液中红细胞、白细胞增多见于生殖系统炎症、结核病、恶性肿瘤等。精液中检查到癌细胞，对生殖系统恶性肿瘤的诊断将提供重要依据。

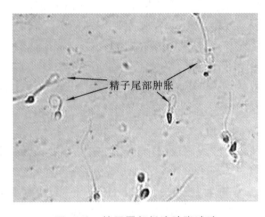

图 11-3 精子尾部低渗肿胀试验

8. 精子尾部低渗肿胀试验(hypo-osmotic swelling test，HOST) HOST 可作为体外精子膜功能及完整性的指标，可预测精子潜在的受精能力(图 11-3)。

【原理】 精子在低渗溶液中，必须重新建立内外液体间的平衡，水分子通过精子膜进入精子，使精子体积增大而膨胀，这是活精子膜功能正常的标志；而膜功能不全(包括死精子)的精子表现为不膨胀。

【试剂】

（1）低渗肿胀液：

枸橼酸钠($Na_3C_6H_5O_7 \cdot H_2O$)	7.35 g
果糖	13.51 g
加蒸馏水至	1000 mL

4 ℃冰箱保存。

（2）伊红 Y 溶液：5 g 伊红 Y 溶解于 100 mL 浓度 0.01 mol/L、pH7.4 的 PBS 缓冲液中。

【操作要点】

（1）精子处理：取液化精液 0.1 mL，加 37 ℃预温的低渗肿胀试剂 0.85 mL，混匀，置于 37 ℃水浴 30 min。

（2）精子染色：加入伊红 Y 溶液 0.05 mL，混匀，室温放置 2 min。

（3）镜检：显微镜计数 200 条精子中 b～g 型精子尾部呈不同程度的肿胀，g 型精子整个尾部肿大呈球状，证明精子膜无损伤，精子功能良好。

【结果分析】 人精子尾部低渗肿胀有 b～g 6 种类型，除 a 型未肿胀外，b～g 型均为肿胀型，统计 b～g 型精子的百分率。

【参考范围】 正常生育组：精子总肿胀率：(76.28±6.87)%。g 型精子百分率：(28.3±5.14)%。

【方法评价】 本试验简便、快速，且与其他精子功能试验有很好的相关性，可作为理想的精子膜功能测定方法，应用相差显微镜观察并计数精子尾部膨胀率较普通显微镜更准确。

【质量控制要点】

(1)试剂：低渗膨胀溶液配制要准确，当更换新的低渗膨胀溶液时，应当用现用批号的低渗膨胀溶液对新批号的低渗膨胀溶液进行校验，如果结果差异较大，则应重新配制。

(2)温育：室温低于10℃时，应将标本先放入37℃温育5～10 min后复检。

三、自动化精子质量分析

传统的精液检查方法带有很大的主观性，检查结果可因操作人员的不同而出现较大差异，也无法对精子运动能力进行严格的量化。随着技术的进步，计算机辅助精液分析(computer-aided semen analysis，CASA)系统和精子质量分析仪(semen quality analyzer，SQA)目前正逐步得到应用，其高效、客观、高精密度的特点使其在精液检查方面具有一定的优势。

(一)计算机辅助精液分析系统

【检测原理】 计算机辅助精液分析(CASA)系统是20世纪80年代发展的新技术，通过摄像机或录像与显微镜连接，跟踪和确定单个精子的活动，根据设定的精子运动的移位、精子大小和灰度及精子运动的有关参数，对采集到的图像进行动态处理分析，并打印结果(图11-4)。目前，CASA越来越多地应用于临床精液常规分析，克服了传统手工精液分析带来的费时、信息量少、准确度差、主观性高等缺陷。该系统既可定量分析精子浓度、精子活动力、精子活动率，又可分析精子运动速度和运动轨迹特征，为临床提供更多简单、直观、准确的精子质量信息。

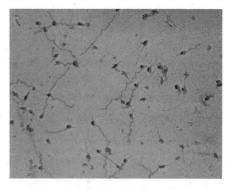

图11-4 计算机辅助分析精子运动轨迹

【分析参数】 CASA主要提供以下精液质量分析参数：

1. 曲线速度(curvilinear velocity，VCL) VCL是指精子头沿其实际曲线，即在显微镜下见到二维方式运动轨迹的时均速度，反映精子活动能力。

2. 直线速度(straight-line velocity，VSL) VSL是指精子头在开始检测时的位置与最后所处位置之间的直线运动的时均速率。

3. 平均路径速率(average path velocity，VAP) VAP是指精子头沿其平均路径移动的时均速率。平均路径是根据CASA仪器的算法将实际的曲线轨迹平滑后计算出来的。

4. 精子头侧摆幅度(amplitude of lateral head displacement，ALH) ALH是指精子头关于其平均路径的侧向位移幅度，以侧摆的最大值或平均值表示。

5. 直线性(linearity，LIN)，即曲线路径的直线性，LIN=VSL/VCL。

6. 摆动性(wobble，WOB)，即实际的曲线路径关于平均路径的摆动性，WOB=VAP/VCL。

7. 前向性(straightness，STR)，即平均路径的直线性，STR=VSL/VAP。

8. 鞭打频率(beat-cross frequency，BCF)，即精子曲线路径跨越其平均路径的平均频率。

9. 平均角位移(mean angular displacement，MAD)，即精子头沿其曲线轨迹瞬时转折角度的时均绝对值。

【质量控制要点】

1. 精子浓度在$(20\sim50)\times10^9/L$的范围内的结果较理想，精子浓度过高，标本应稀释，精子浓度过低时应多检查几个视野。

2. 计算精子活动率时，精子只有发生了一定的位移，CASA系统才认为是活动精子，而对原地摆动的精子则判定为不活动精子，其结果常低于实际结果。

3. CASA系统测定是单个精子的运动参数，缺乏对精子群体的评价。

4. CASA系统识别精子的准确性易受精液中细胞和颗粒物质的影响。

(二)精子质量分析仪

20世纪90年代初，精子质量分析仪(SQA)问世。通过显示精子浓度、精子活动力、精子形态等来反映精子的质量。

【检测原理】　主要采用光电检测原理。当光束通过液化的精液时,精液中精子的运动引起光密度变化。光密度变化包括光密度频率和振幅。频率、振幅变化愈大,则精子质量愈好;反之,则精子质量愈差。

【方法评价】　SQA 具有操作简便、客观性强、重复性好、精密度较高、参数多等优点,能直观、快速、客观地评价精液的质量,但仍有一定的局限性,并不能完全取代显微镜检查。

四、精液其他检验

(一)抗精子抗体

精子表面抗体检测方法包括直接试验和间接试验,直接试验即混合球蛋白反应(MAR)试验和免疫珠(IB)试验,MAR 试验采用新鲜精液标本,而 IB 试验采用洗涤过的精子;间接试验包括检测没有精子的体液,如精浆、血清和溶解的宫颈黏液中的抗精子抗体。

【操作要点】

(1)将 10 μL 未洗过的新鲜精液,10 μL IgG 和 IgA 包裹的乳胶颗粒,以及 10 μL 抗人 IgG 或 IgA 抗血清,置于显微镜载玻片上。

(2)首先混合精液滴和 IgG(或 IgA)包裹的颗粒,并将抗血清滴加在一个较大的盖玻片(例如 40 mm×24 mm)上,然后将盖玻片盖在混合液上,2~3 min 后,在 400 倍明视野或相差显微镜下观察湿片,10 min 后再观察一次。

【结果判断】　如果精子表面有抗体,乳胶微珠会黏附到精子上,开始时会看到,活动精子附着几个或一团颗粒在泳动。后来凝集团变得很大,以致严重抑制精子运动,而没有包被抗体的精子可在颗粒之间自由地泳动。

在直接免疫珠(IB)试验中,将包被共价键结合的抗 IgG 或 IgA 的兔抗人免疫球蛋白的微珠直接与洗涤过的精子相混合,带有抗人 IgG 或 IgA 的微珠结合到活动精子上,提示该精子表面有 IgG 或 IgA 抗体。

【参考范围】　少于 50％活动精子黏附颗粒。

(二)附属性器官功能的生化检测

精液也可以用来检验腺体功能,如柠檬酸、锌、α-谷氨酰转移酶和酸性磷酸酶反映前列腺分泌功能;果糖和前列腺素反映精囊腺功能;游离左旋肉毒碱、甘油磷酸胆碱、中性 α-葡糖苷酶反映附睾分泌功能。

1. 精浆锌的测定　用分光光度法检测血清锌含量有商品化试剂盒,也适合于检测精浆锌。精浆锌的参考值下限是每次射精 2.4 μmol。锌含量低可致生殖器官发育不良、精子生成减少、死精症等,严重缺锌可致不育症。

2. 精浆果糖的测定

【实验原理】　果糖与间苯二酚在加热条件下可生成红色化合物,经与标准曲线比较,可得到样本中果糖含量。

【试剂】

(1)5％ $ZnSO_4$。

(2)0.3 mol/L $Ba(OH)_2$。

(3)0.1％ 间苯二酚(95％乙醇配制)。

(4)30％ HCl。

(5)0.2％ 果糖标准贮存液。

(6)果糖标准应用液:贮存液 5 mL,蒸馏水加至 100 mL,果糖最终浓度为 0.1 mg/mL。

【操作要点】

(1)液化的精液以 3500 r/min,离心 10 min,取上清精浆按表 11-4 操作。

表 11-4　间苯二酚测定精浆果糖操作步骤

试剂/mL	测定管	标准管	空白管
待测上清液	1	—	—
果糖标准液	—	1	—
蒸馏水	—	—	1
0.1%间苯二酚	1	1	1
30% HCl	3	3	3

混合均匀,90 ℃水浴 10 min,取出流水冷却,用分光光度计于 410 nm 波长比色,以空白管调零,读取吸光度。

【结果判断】　果糖(g/L)=(测定管吸光度/标准管吸光度)×2

【参考范围】　0.87~3.95 g/L。

【临床应用】　减低见于精囊腺炎和雄激素分泌不足;缺如见于阻塞性无精症、先天性精囊腺缺如、逆行射精等。

3. 精浆中性 α-葡糖苷酶的测定　葡糖苷酶将合成的吡喃葡糖苷底物转化为对硝基苯酚,加入碳酸钠后变为黄色,用分光光度计在 405 nm 波长处测定吸光度。中性 α-葡糖苷酶的参考值下限是每次射精 20 mU。中性 α-葡糖苷酶是附睾分泌功能的指标,结合激素和睾丸其他指标,对远端输精管阻塞有较高的诊断价值。

第三节　前列腺液检验

前列腺是男性生殖系统中最大的附属性腺,是由前列腺分泌的不透明的淡乳白色前列腺液(prostatic fluid),约占精液的 30%。前列腺液主要的生理功能:维持精浆适当的酸碱度,参与精子能量代谢,参与精液的液化。前列腺液检验常用于前列腺炎、前列腺结石、前列腺肥大等前列腺疾病的辅助诊断、疗效观察,也可用于泌尿生殖系统的如淋球菌、衣原体、支原体等性传播疾病的检验。

一、标本采集

前列腺液标本由临床医师行前列腺按摩术后采集。量少时直接涂于载玻片上,若用于细菌培养,应无菌采集,并弃去第 1 滴前列腺液后,采集于洁净干燥的试管中,立即送检。

【注意事项】　采集标本前需禁欲 3 天以上,若一次采集失败或检查结果为阴性,但临床指征明确者,可于 3~5 天后复查。

二、常规检验

(一)理学检查

通过理学方法对新鲜前列腺液进行检查,观察颜色、形状和 pH 变化。

1. 量　成年人经一次前列腺按摩后,计数前列腺液滴数或使用刻度吸管、小量筒测量前列腺液体积(mL)。

2. 颜色和透明度　肉眼观察,颜色以乳白色、黄色或红色等报告;透明度以稀薄、浑浊、黏稠或脓性黏稠报告。

3. 酸碱度　用 pH 试纸测定前列腺液酸碱度,并记录 pH。

(二)显微镜检查

【试剂】

1. 乙醚与乙醇固定液　乙醚 49.5 mL、95%乙醇 49.5 mL,冰醋酸 1 mL 混匀备用。

2. 革兰染液、瑞特染液、H-E 染液、巴氏染液。

【操作要点】

1. 直接涂片法

（1）制备涂片：第 1 滴新鲜前列腺液滴于载玻片上，加盖玻片。

（2）显微镜观察：先用低倍镜观察全片，再用高倍镜观察 10 个视野内的卵磷脂小体、白细胞、红细胞、前列腺颗粒细胞、精子、上皮细胞等有形成分。

2. 涂片染色法

（1）制备和固定涂片：常规制备前列腺液涂片，湿固定 10 min，自然干燥。

（2）染色：根据不同的目的，做不同染色。

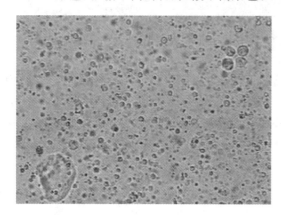

图 11-5　前列腺液显微镜镜检

（3）显微镜观察：先用低倍镜观察全片，再用高倍镜观察各种有形成分及其形态变化(图 11-5)。

【结果判定】

1. 正常前列腺液为数滴至 2 mL，呈乳白色、不透明、稀薄状，有光泽，弱酸性，pH＝6.3～6.5。

2. 正常成人卵磷脂小体均匀分布且布满视野，卵磷脂小体量多且分布均匀可报告为（＋＋＋＋）；占视野3/4为（＋＋＋），占视野 1/2 为（＋＋），数量极少，分布不均匀且占视野 1/4 为（＋）。

3. 正常前列腺液常规镜检应该为白细胞＜10/HP，红细胞＜5/HP，前列腺颗粒细胞＜1/HP；如发现精子、上皮细胞等其他有形成分也应如实报告。

三、前列腺炎时的前列腺液的改变

1. 量　减少主要见于前列腺炎，当合并前列腺炎性纤维化或性功能低下时，前列腺分泌功能严重不足，前列腺液可减少甚至采集不到；增多主要见于前列腺慢性充血或过度兴奋。

2. 颜色和透明度　黄色、浑浊、黏性浓稠的前列腺液多由前列腺炎、精囊炎等化脓性感染所致；红色提示存在出血，多见于精囊炎、前列腺炎、前列腺结核或恶性肿瘤。

3. 酸碱度　75 岁以上者 pH 可略升高，如混入较多精囊液时，其 pH 亦可升高。

4. 卵磷脂小体　前列腺炎时卵磷脂小体数量减少、聚集成堆或不均匀分布，严重时被吞噬细胞吞噬，从而减少甚至消失。

5. 白细胞　增多主要见于急、慢性前列腺炎。

6. 红细胞　增多见于前列腺炎、前列腺结石及前列腺癌等。若前列腺按摩过重，也出现数量不等的新鲜红细胞。

7. 前列腺颗粒细胞　增多见于老年人、前列腺炎患者等。

8. 淀粉样小体等　正常前列腺液中可见，随年龄增长而数量增多，一般无特殊临床意义；前列腺癌时，可见癌细胞；前列腺炎时，可找到细菌；滴虫感染者亦可找到滴虫。

思考题

一、名词解释

阴道分泌物清洁度　线索细胞　精子活动力　精液液化　精子活动率

二、简答题

1. 简述阴道清洁度的判断标准。

2. 简述检查阴道毛滴虫的实验室方法。
3. 简述精液标本采集及送检注意事项。
4. 简述精子活动力的分级内容。
5. 简述前列腺炎症时前列腺液的成分改变。

（焦瑞宝）

第十二章　临床体液检验

第一节　脑脊液检查

脑脊液(cerebrospinal fluid,CSF)是存在于脑室、蛛网膜下腔和脊髓中央管中的无色透明液体,健康成人脑脊液总量120～180 mL,占体液总量的1.5%,新生儿为10～60 mL。

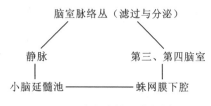

图12-1　脑脊液的生成与循环

脑脊液由脑室脉络丛(choroids plexus)主动分泌,然后从两个侧脑室经室间孔进入第三脑室,再经中脑水管、第四脑室,通过第四脑室的中间孔及两侧孔进入蛛网膜下腔及脑池,通过脊髓蛛网膜绒毛吸收返回静脉(图12-1)。脑脊液的产生和重吸收保持着动态平衡,对维持中枢神经系统(central nervous system,CNS)内环境的稳定具有重要作用,其生理功能主要有:①保护脑和脊髓免受外力震荡;②调节颅内压(encephalic pressure);③提供中枢神经系统营养物质并运出其代谢产物;④调节碱贮量,保持正常pH;⑤通过转运生物胺类物质,参与神经内分泌调节。

由于脉络丛上皮细胞对血浆中各种物质的选择性分泌和超滤作用,血浆中各种成分对血脑屏障(blood brain barrier,BBB)的通透性各有不同,最易通过的是氯、钠、镁离子及乙醇,其次为清蛋白、葡萄糖、钙离子、乳酸、氨基酸、尿素和肌酐,而纤维蛋白原、抗体、补体、某些药物、胆红素、胆固醇则很难通过。病理情况下,脉络丛上皮细胞通透性发生改变,平时不易透过血脑屏障的物质也可以进入脑脊液,使脑脊液的容量和成分发生改变。通过脑脊液理学、显微镜检查、化学和免疫学以及病原学检查,可对疾病的诊断、治疗和预后判断提供重要依据。

一、标本的采集与处理

1. 适应证和禁忌证

(1)脑脊液检查的适应证(indication):①有脑膜刺激症状时,如脑膜感染性疾病;②疑有颅内出血,如蛛网膜下腔出血;③中枢神经系统肿瘤;④不明原因的剧烈头痛、昏迷、抽搐或瘫痪;⑤中枢神经系统疾病需椎管内给药治疗及手术前麻醉、造影等。

(2)禁忌证(contraindication):①疑有颅内压升高者,为避免因腰椎穿刺诱发脑疝,应先做眼底检查,如有明显视乳头水肿,忌腰椎穿刺;②休克、衰竭或濒危状态者;③穿刺局部皮肤有炎症者;④颅后窝有占位性病变或伴有脑干症状者。

2. 标本采集　脑脊液由临床医师行腰椎穿刺(lunber puncture)采集,必要时从小脑延髓池(posterior cistern)或侧脑室(lateral ventricle)穿刺获取。穿刺成功后首先要进行压力测定,测压后根据检查目的将标本分装于3支无菌试管中,每管1～3 mL,第1管用于细菌培养,第2管用于化学和免疫学检查,第3管用于一般性状及显微镜检查,如怀疑恶性肿瘤,再留1管做脱落细胞学检查。

3. 标本运送

(1)采集后的脑脊液尽量避免凝固和混入血液,立即由专人送检。不能及时送检的标本需保存于2～4 ℃环境中,常规检查不应超过4 h。因为放置过久,细胞会破坏或变形,并可产生纤维蛋白凝集,导致细胞分布不均,使细胞数量降低、分类不准;葡萄糖分解会使葡萄糖测定结果偏低;细菌自溶或死亡也会影响细菌检出率。

（2）合格脑脊液标本运送基本要求：检验申请单要填写清楚、注明初步诊断、患者姓名和识别号、采集日期和时间,专用容器标识清晰,采集量大于 1 mL 且无外溢。为保证标本输送途中的安全性,应采用封闭的容器转运,避免过度振荡。如发生标本溢洒,应立即采用 0.2% 过氧乙酸或含 2000 mg/L 有效氯的消毒液或 75% 乙醇溶液消毒污染区域。

4. 标本处理 脑脊液可能含有各种病原生物,应按潜在生物危害物质处理。标本的采集、运送、检查及处理等过程要符合实验室生物安全原则,注意个人生物安全防护。检验后的标本及容器、检测过程中接触标本的材料皆应按《病原微生物实验室生物安全管理条例》及《医疗卫生机构医疗废物管理办法》的相关规定处理,以免污染环境和造成室内感染。

二、理学检查

（一）颜色

正常脑脊液为无色或淡黄色透明液体。若中枢神经系统发生感染、出血、肿瘤等,脑脊液中会出现过多的白细胞、红细胞或其他色素,颜色可发生异常改变。

1. 红色 常见于穿刺损伤或出血性病变。根据出血量的多少,可呈红色或者淡红色。穿刺损伤引起的出血,在留取的 3 管标本中,第 1 管为红色血性脑脊液,第 2、3 管红色逐渐变淡,红细胞计数依次减少,离心沉淀后上清液透明;颅内或椎管内新鲜出血,三管均呈红色,红细胞计数无明显差别,离心沉淀后上清液呈淡红色或黄色。由于红细胞在某些脑脊液中 5 min 后即可出现皱缩现象,因此不能根据红细胞是否皱缩鉴别陈旧性出血或新鲜出血。

新鲜出血（穿刺损伤出血）和陈旧性出血（脑及蛛网膜下腔出血）两者鉴别见表 12-1。

表 12-1 穿刺损伤出血和脑及蛛网膜下腔出血的鉴别

检查内容	穿刺损伤出血	脑及蛛网膜下腔出血
外观	前后 3 管颜色逐渐变淡	前后 3 管颜色均匀一致
离心观察上清液的颜色	无色透明	呈淡红色或黄色
上清液隐血试验	阴性	阳性
白细胞数	不增加	继发性或者反应性增加
红细胞形态	无变化	有皱缩

2. 黄色 又称黄变症。常见于陈旧性蛛网膜下腔或脑室出血、椎管梗阻、化脓性脑膜炎（purulent meningitis）、结核性脑膜炎（tuberculous meningitis）、重症黄疸（如核黄疸）等。在陈旧性蛛网膜下腔出血 4~8 h,即可溶血,脑脊液呈黄色,此时脑脊液隐血试验阳性。出血停止后,黄色可持续 3 周左右。由髓外肿瘤、格林巴利综合征等引起的椎管梗阻性疾病,脑脊液蛋白质含量显著增高超过 1.5 g/L 时,脑脊液颜色变黄,且黄色深度与脑脊液中蛋白质含量呈正比,且梗阻部位越低,黄变越明显,此现象称为弗氏（Froin's）综合征。

3. 乳白色 常见于化脓性脑膜炎,多由于白细胞增加所致。

4. 褐色或黑色 见于脑膜黑色素瘤。

5. 绿色 主要见于铜绿假单胞菌性脑膜炎。

（二）透明度（clarity, transparency）

正常脑脊液清晰透明。出现浑浊的原因如下：

1. 穿刺出血 如穿刺损伤出血,导致脑脊液中红细胞超过 $400 \times 10^6/L$,可导致脑脊液呈红色轻微浑浊。

2. 炎症 中枢神经系统炎症时,细胞数大于 $200 \times 10^6/L$、细菌、真菌或者蛋白质含量增加可引起脑脊液浑浊,浑浊程度因疾病种类及轻重不同而异。化脓性脑膜炎细胞数、蛋白质含量明显增加,呈脓性乳白色或米汤样浑浊;结核性脑膜炎细胞中度增多,呈毛玻璃样浑浊;病毒性脑炎（virus meningitis）、神经梅毒(neurosyphilis)时呈透明外观。

3. 正常脑脊液也可因穿刺带入红细胞而呈轻度浑浊

脑脊液透明度可用"清晰透明(clear transparent)"、"微浑(slightly cloudy)"、"浑浊(cloudy)"来描述。

（三）凝固性

正常脑脊液标本静置 12～24 h 不形成薄膜(pellicle formation)、凝块(clot)或沉淀物。炎症时脑脊液中蛋白质含量增高,特别是纤维蛋白原超过 10 g/L 时,可出现薄膜、沉淀或凝块。

1. 化脓性脑膜炎　脑脊液静置 1～2 h 可形成薄膜、凝块或沉淀物。

2. 结核性脑膜炎　脑脊液静置 12～24 h 后,标本表面有纤细的膜状物形成,取此膜状物做结核杆菌检查,可获得较高的阳性率。

3. 蛛网膜下腔梗阻时,由于脑脊液循环受阻,梗阻远端脑脊液蛋白质含量可高达 15 g/L,此时脑脊液可呈黄色胶冻状。脑脊液同时出现胶样凝固、黄变症和蛋白-细胞分离（即蛋白质明显增多而细胞数仅轻度增加或接近正常）三个特征,称为 Froin-Nonne 综合征,是蛛网膜下腔梗阻脑脊液的特征。

神经梅毒及脊髓灰质炎脑脊液中可出现絮状小凝块。

脑脊液凝固性可用"有(无)凝块""有(无)薄膜""胶冻状"来描述。

（四）比重

常用折射仪检测。健康人腰椎穿刺,1.006～1.008;脑室穿刺,1.002～1.004;小脑延髓池穿刺,1.004～1.008。比重增高常见于各种颅内炎症;比重减低见于脑脊液分泌增多。

三、化学检查

（一）蛋白质

正常脑脊液中蛋白质含量不到血浆蛋白的 1%,主要为清蛋白。中枢神经系统病变时,含量可有不同程度增高,根据方法学不同分为定性和定量检测两大类。

1. 定性检查　主要有潘氏(Pandy)试验和硫酸铵试验。阳性常见于脑组织和脑膜炎症性病变,如化脓性脑膜炎、结核性脑膜炎、脊髓灰质炎、流行性脑炎等;脑出血、脑外伤可见强阳性。

（1）潘氏试验:

【原理】　脑脊液中蛋白质与苯酚结合形成不溶性蛋白盐而出现白色沉淀,沉淀物的多少与标本中含量成正比。该法检测灵敏度高,结果易于观察,不仅局限于球蛋白,当蛋白质浓度超过 0.25 g/L 即可呈阳性反应,因此正常人脑脊液也可呈弱阳性反应。

【试剂】　饱和苯酚溶液,由苯酚和水组成。

【操作】　取饱和苯酚溶液约 2 mL 于试管中,用滴管加入脑脊液 1 滴,置于黑色背景处观察,若出现白色浑浊或沉淀即为阳性。

【质量控制要点】　①试验所用试管、滴管应避免污染。因试验中所用试管、滴管不干净,苯酚试剂不纯,可引起假阳性。②脑脊液穿刺不能有血液混入。标本因穿刺出血,血清蛋白混入,可引起假阳性。③室温低于 10 ℃,苯酚饱和度低,可引起假阴性。④潘氏试验加标本后应立即在黑色背景下观察结果。

（2）硫酸铵试验:

【原理】　包括罗-琼(Ross-Jone)试验和诺-爱(Nonne-Apelt)试验。主要是利用半饱和硫酸铵溶液沉淀球蛋白,出现白色浑浊环或沉淀即为阳性。罗-琼试验主要检测球蛋白,特异性强但灵敏度弱;诺-爱试验可分别检测球蛋白和清蛋白,操作繁琐。正常脑脊液中球蛋白含量很低,罗-琼试验和诺-爱试验均为阴性。

【操作】　取饱和硫酸铵溶液 0.5 mL 于小试管内,沿管壁加脑脊液 0.5 mL,先做环状试验,如果 3 min 内出现白色环表示有蛋白质,然后混匀,使成半饱和硫酸铵,若白色消失,表示无球蛋白,若白色沉淀不消失或浑浊表示球蛋白阳性。

【质量控制要点】　①脑脊液细胞多时应离心取上清液进行蛋白质的定性试验,排除细胞所致的假阳性。②若试验用试管和滴管不干净,硫酸铵纯度不合格,可出现假阳性,硫酸铵饱和度低可出现假阴性。

2.定量试验　主要有磺基水杨酸-硫酸钠(sulfosalicylic acid-sodium sulfate,SSA)比浊法、邻苯三酚红钼络合显色法和双缩脲法等方法。需要注意的是,脑脊液如含有大量细胞或浑浊,应先离心;如蛋白质浓度过高,应先用生理盐水稀释后重新测定。

【原理】

(1)磺基水杨酸-硫酸钠比浊法:磺基水杨酸为生物碱试剂,能沉淀蛋白质(对清蛋白的沉淀能力比球蛋白强),再与标准蛋白浊度对比进行定量测定。该法简便、快速,无需特殊仪器,但标本用量大(约0.5 mL),敏感度不如邻苯三酚红钼络合显色法和考马斯亮蓝法,影响因素多,如加试剂的手法、速度、室温和放置时间均影响测定结果,重复性差。

(2)邻苯三酚红钼络合显色法:邻苯三酚红能与脑脊液中的蛋白质结合成红色的邻苯三酚红-钼酸盐-蛋白复合物,结合快而且呈色稳定,色素不吸附器皿,在600 nm波长下比色,吸光度大小与标本中蛋白质含量成正比,常用于自动化分析,但要求高,线性范围窄。

【参考范围】　成人,腰池200～400 mg/L,小脑延髓穿刺100～250 mg/L,脑室穿刺50～150 mg/L。

【临床应用】　脑脊液蛋白质含量增高的临床意义见表12-2。

表 12-2　脑脊液蛋白质含量增高的临床意义

病变	临床意义
中枢神经系统炎症	脑组织感染时脑膜和脉络丛毛细血管通透性增加,先有清蛋白增高,随后球蛋白和纤维蛋白也增高。蛋白增高程度:化脓性脑膜炎>结核性脑膜炎>病毒性、真菌性脑炎
神经根病变	比如梗阻性脑积水、急性感染多发性神经根神经炎(Guillain-Barre综合征),多数患者蛋白质增高,而细胞数正常或接近正常,即蛋白-细胞分离现象
椎管内梗阻	脑与蛛网膜下腔互不相通,血浆蛋白质由脊髓静脉渗出,脑脊液蛋白质含量显著增高(有时达30～50 g/L),如脊髓肿瘤、转移癌、粘连性蛛网膜炎等
其他	早产儿脑脊液蛋白含量可达2 g/L,新生儿由于血脑屏障发育尚不完善为0.8～1.0 g/L,出生6个月内逐渐降至正常水平

脑脊液蛋白质含量降低:可因大量脑脊液漏出和鞘内压力增加使脑脊液重吸收增加所致。

3.方法评价　脑脊液蛋白质检测试验的方法评价见表12-3。

表 12-3　脑脊液蛋白质检测试验的方法评价

名称	方法	评价
定性	潘氏试验	所需样本量少,操作简便、快速,易于观察,灵敏度较高,临床上广泛应用,但假阳性率较高
	罗-琼试验	主要检测球蛋白,特异性较高,但灵敏度低
	诺-爱试验	可检测球蛋白和清蛋白,但是操作较繁琐,临床上很少选用
定量	邻苯三酚红钼络合显色法	标本用量少,操作快速,灵敏度高、重复性好,但实验条件要求高,线性范围窄
	磺基水杨酸-硫酸钠比浊法	操作简便、快速、不需要特殊仪器,但标本用量大,重复性差,影响因素较多
	双缩脲法	操作便捷,受蛋白种类影响小,但灵敏度较低,特异性差

4.蛋白电泳　脑脊液蛋白电泳分析可较灵敏地发现蛋白质各组分的变化。在 pH8.6 的碱性缓冲液中,各种蛋白质带负电荷的量不同,相对分子质量也有差异,所以在同一电场中可因其电泳迁移率不一样而分为清蛋白、α_1-球蛋白、α_2-球蛋白、β-球蛋白及 γ-球蛋白等主要区带。

【参考范围】　见表12-4。

【临床应用】　见表12-4。

表 12-4 脑脊液蛋白质电泳检查的临床意义

项目	参考范围	临床意义
前清蛋白	2%～6%	增高:脑积水、脑萎缩及中枢神经系统变化疾病 降低:神经系统炎症
清蛋白	55%～65%	增高:脑血管病变如脑梗死、脑出血及椎管阻塞 降低:脑外伤急性期
α_1-球蛋白	3%～8%	增高:脑膜炎、脊髓灰质炎等
α_2-球蛋白	4%～9%	增高:脑肿瘤、转移癌、胶质瘤等
β-球蛋白	10%～18%	增高:脑动脉硬化、脑血栓、脂肪代谢障碍性疾病等
γ-球蛋白	4%～13%	增高:脑胶质瘤、重症脑外伤、癫痫、多发性硬化症、视神经脊髓炎及急性脑膜炎慢性期

（二）葡萄糖定量检查

正常脑脊液葡萄糖含量约为血浆葡萄糖浓度的60%,主要受下列因素影响:①血中葡萄糖浓度。②血脑屏障的通透性。③脑脊液中葡萄糖酵解浓度。④葡萄糖转运系统的功能等。早产儿及新生儿因血脑屏障通透性增高,所以葡萄糖含量比成人高。

【方法及评价】 同血浆葡萄糖测定。

【质量控制要点】 尽量在禁食4 h后采集标本,30 min内完成测定。如不能及时处理,应加适量氟化钠冷藏保存,以抑制细菌或细胞酵解葡萄糖。以免放置过久导致结果降低。

【参考范围】 2.5～4.4 mmol/L。

【临床应用】

1. 脑脊液葡萄糖增高主要见于 ①早产儿或新生儿:主要由于血脑屏障的通透性较高。②病毒性脑炎或脑膜炎。③影响到脑干的急性外伤或中毒。④脑出血。⑤糖尿病等。

2. 脑脊液葡萄糖减低主要见于 ①急性化脓性脑膜炎、结核性脑膜炎、真菌性脑膜炎。②脑肿瘤,尤其是恶性肿瘤,严重时可为零。③神经性梅毒。④脑寄生虫病如脑囊虫病、脑血吸虫病、脑弓形体病。⑤低血糖等。葡萄糖含量越低,则预后越差。

（三）氯化物定量检查

脑脊液中氯化物含量受脑脊液自身理化性质、血氯浓度、pH、血脑屏障通透性及脑脊液蛋白质含量影响,正常情况下,脑脊液蛋白质含量较低,为了维持脑脊液和血浆渗透压之间的平衡,脑脊液中氯化物含量高于血液的20%,即Donnan平衡。当中枢神经系统发生病变时,脑脊液中氯化物浓度可发生改变,所以检测脑脊液中氯化物含量有助于中枢神经系统疾病的诊断和鉴别。

【方法及评价】

1. 离子选择性电极法 为使用最广泛的常规方法,测定变异系数小,准确度和精密度良好,易于自动化。但氯电极使用一段时间后,电极膜头上会出现黑色的AgCl,应及时擦去或定期保养、更换。

2. 干化学分析法 操作简便、快速,不需要准备试剂,适用于急诊。

【参考范围】 成人120～130 mmol/L;儿童111～123 mmol/L。

【临床应用】

1. 脑脊液氯化物减低 主要见于:①细菌性或真菌性脑膜炎:化脓性脑膜炎、结核性脑膜炎时,蛋白质含量增高,脑脊液胶体渗透压随之增高,为维持脑脊液渗透压平衡,脑脊液中氯化物含量减低。当脑脊液氯化物含量低于85 mmol/L时,有可能导致呼吸中枢抑制,称低氯血症。因此脑脊液氯化物明显减低应引起高度重视并及时采取相应措施。②呕吐、肾上腺皮质功能减退和肾病变时。③病毒性脑炎、脊髓灰质炎、脑肿瘤时稍减低。

2. 增高 主要见于尿毒症、肾炎、心力衰竭、浆液性脑膜炎等。

（四）其他

1. 酸碱度(pH) 正常脑脊液 pH＝7.31～7.34,相对稳定。中枢神经炎症时低于正常,化脓性脑膜炎时明显降低。

2. 酶学检查　正常脑脊液含有乳酸脱氢酶(LD)、肌酸激酶(CK)、天冬氨酸氨基转移酶(AST)、丙氨酸氨基转移酶(ALT)、腺苷脱氨酶(ADA)、神经元特异性烯醇化酶(NSE)等20多种酶类。正常情况下,血清酶不能透过血脑屏障,因此脑脊液中各种酶的含量远低于血清。中枢神经系统疾病时,血脑屏障通透性增加,各种原因引起的脑组织损伤、脑肿瘤、颅内压增高均可导致脑脊液各种酶活性增高。测定方法同生化检验,一般用酶速率法进行自动分析,具有标本量少、快速、准确、重复性好等优点。

脑脊液中酶的参考范围及浓度增高的临床意义见表12-5。

表 12-5　脑脊液中酶的参考范围及浓度增高的临床意义

项目	参考范围/(U/L)	临床意义
天冬氨酸转氨酶(AST)	<20	增高见于脑梗死、脑萎缩、中毒性脑病、急性颅脑损伤
丙氨酸转氨酶(ALT)	<15	中枢神经系统转移癌
乳酸脱氢酶(LD)	<40	增高见于脑组织坏死、蛛网膜下腔出血、脑出血、脑梗死、脑瘤、脱髓鞘疾病等
肌酸激酶(CK)	0.5~2	增高见于化脓性和结核性脑膜炎、进行性脑积水、继发性癫痫、多发性硬化症、蛛网膜下腔出血、脑瘤、脑供血不足、慢性硬膜下血肿等
腺苷脱氨酶(ADA)	0~8	增高见于化脓性脑膜炎、脑出血、脑梗死、格林-巴利综合征等中枢神经系统疾病
神经元特异烯醇化酶(NSE)	0.7~1.5	脑出血、脑梗死、癫痫持续状态
溶菌酶	无或含量甚微	结核性脑膜炎增高的程度明显高于细菌性脑膜炎,且与病情变化相一致

3. 乳酸(lactic acid,LA)测定　参考范围:1.0~2.9 mmol/L。脑脊液乳酸含量不受动脉血中乳酸含量的影响,治疗过程中输注乳酸也不会引起增高。脑脊液 LA 含量增高主要见于:①细菌性脑膜炎和结核性脑膜炎:细菌通过无氧糖酵解获得能量,以及炎症和水肿时乳酸在体内大量积聚超过其排泄量。②脑血流量明显减少、低碳酸血症、脑积水、癫痫发作或持续状态、脑脓肿和急性脑栓塞等,脑脊液 pH 和 PO_2 减低而乳酸增高,对诊断也有一定意义。③脑死亡:其含量常达到 6.0 mmol/L 以上。④过度换气:可引起脑脊液中乳酸含量增高。

4. 谷氨酰胺(glutamine,GLN)定量测定　脑组织氨基酸代谢过程中产生的游离氨对中枢神经系统有毒性作用。在谷氨酰胺合成酶的作用下合成谷氨酰胺以清除脑组织中多余的氨。因此检测脑脊液中谷氨酰胺含量可以反映脑组织中氨的含量,主要用于诊断晚期肝硬化和早期肝性脑病。

【原理】　谷氨酰胺在硫酸中加热水解生成谷氨酸和氨。氨与硫酸结合生成硫酸铵,用 Nessler 显色定量。操作简单、不需特殊仪器,结果符合临床要求,但脑脊液中尿素会影响测定,应该除去。

【参考范围】　0.41~1.10 mmol/L。

【临床应用】　晚期肝硬化患者脑脊液中谷氨酰胺含量明显增高,发展为肝性脑病时可高达 3.4 mmol/L 以上;出血性脑膜炎、败血症脑病和呼吸衰竭继发性脑病时轻度升高。

四、显微镜检查

脑脊液显微镜检查包括细胞总数计数、白细胞计数和白细胞分类计数,现代高档血细胞分析仪可自动进行分析,但目前通常采用手工方法。

(一)细胞总数计数

【方法及评价】

1. 直接计数法　用滴管吸取已混匀脑脊液少许,直接充入上下两侧两个计数池,静置2~3 min,低倍镜下计数 2 个池内四角和中央大格共 10 个大方格内的红细胞数、有核细胞数,再换算成每升脑脊液中的细胞总数。适用于清亮或微浑的未稀释脑脊液标本。操作简便、省时。

2.稀释计数法 用生理盐水或红细胞稀释液将标本稀释后再充池计数,适用于浑浊或细胞较多的脑脊液标本,操作相对繁琐,存在稀释误差。

【质量控制要点】 ①标本采集后应尽快送检,1 h 内计数,以免细胞变性、破坏或聚集使结果偏低。遇高球蛋白标本时,可用 EDTA 盐抗凝,避免标本凝固。②标本须充分混匀后方可进行计数;应注意新型隐球菌与白细胞、红细胞的区别:新型隐球菌不溶于醋酸,墨汁染色可见荚膜;白细胞加酸后细胞核和细胞质更明显;红细胞加酸溶解。③当穿刺损伤血管导致血性脑脊液时,计数细胞总数无意义。④细胞计数时,如发现较多皱缩或肿胀的红细胞,应在报告中予以描述,以帮助临床鉴别陈旧性或新鲜出血。

【参考范围】 正常脑脊液无红细胞,仅有少量白细胞。

(二)白细胞计数

【方法及评价】

1.直接计数法 适用于细胞总数不多的非血性脑脊液标本。用微量吸管吸取冰乙酸后全部吹出,使管壁仅附着少许冰乙酸,然后用同一微量吸管吸取少量混匀的脑脊液,数分钟后红细胞破坏,充池计数白细胞。该法操作简便、省时,但未考虑吸管内壁黏附的冰乙酸体积。如黏附的冰乙酸量较大,可使结果偏低;如黏附的冰乙酸量太少,可能有一部分红细胞不能破坏,也影响结果的准确性。

2.稀释计数法 用白细胞稀释液稀释脑脊液,充池计数白细胞,适用于浑浊、白细胞较多的脑脊液标本。稀释计数法红细胞破坏完全,结果相对准确,但操作相对繁杂。

【质量控制要点】

1.直接计数时吸管内的冰乙酸要尽量除去,以免结果偏低。

2.血性标本:混有血液的脑脊液标本混匀后,用 1% 的冰乙酸溶液稀释后计数。为了排除因出血而带来的白细胞,可用以下公式进行校正:

$$WBC_{校正}=WBC_{未校正}-\frac{RBC_{脑脊液}\times WBC_{血液}}{RBC_{血液}}$$

【参考范围】 成人$(0\sim 8)\times 10^{6}/L$;儿童$(0\sim 15)\times 10^{6}/L$;新生儿$(0\sim 30)\times 10^{6}/L$。

(三)白细胞分类计数

【方法及评价】

1.直接计数法 白细胞计数后在高倍镜下直接分类。依据细胞形状和细胞核的形态分为多个核细胞(粒细胞)和单个核细胞(淋巴、单核和间皮细胞)。该法简便、快速,但较难观察清楚细胞内部结构,准确性较差。尤其是陈旧性标本,细胞形态改变大,仅凭高倍镜分类困难,误差较大。

2.染色分类法 将脑脊液标本离心,取沉淀物涂片,干燥后以瑞特或瑞特-吉姆萨染色,油镜下作分类计数。该法对标本中细胞识别率高,较具体,结果准确可靠,可以发现肿瘤细胞,但操作较复杂、费时。

近年来使用高档血细胞分析仪或体液细胞分析仪对脑脊液标本进行红细胞计数、白细胞计数和单个核细胞和多个核细胞的简单分类计数。虽然该类仪器精密度高,快速,可自动化,但影响因素较多,对异常细胞无法识别,如仪器出现报警信息,必须用显微镜计数法进行复核、人工染色进行细胞分类。

【质量控制】 ①若标本陈旧、细胞变形,白细胞直接分类误差较大,应改用涂片染色;标本离心不能太快;涂片固定时间不能太长,不能在高温条件下操作;染色分类时,如见内皮细胞、室管膜细胞应计入分类百分比中,若见不能分类的细胞,应另行描述报告,如脑膜白血病或肿瘤细胞。②分类时如有核细胞总数不足 100 个,则直接写出单个核细胞和中性粒细胞的具体数字。③计数池用后,应用 75% 乙醇浸泡消毒 60 min,忌用酚消毒,以免损坏计数池刻度。

【参考范围】

(1)直接分类法:正常脑脊液中白细胞主要为单个核细胞,多为淋巴细胞及单核细胞(彩图 62、彩图 63),两者之比约为 7∶3。如果中性粒细胞显著增加,常见于细菌感染如化脓性脑膜炎(彩图 63)。

(2)染色分类法:①成人:淋巴细胞 40%~80%,单核细胞 15%~45%,中性粒细胞 0~6%。②新生儿:淋巴细胞 5%～35%,单核细胞 50%～90%,中性粒细胞 0～8%。

【临床应用】 脑脊液细胞数增多见于中枢神经系统病变,其增多程度及细胞种类与病变性质有关(表 12-6)。

表 12-6 中枢神经系统病变时脑脊液细胞分类计数的变化

疾病	细胞数量	细胞种类
化脓性脑膜炎	↑↑↑	中性粒细胞为主
结核性脑膜炎	↑↑	早期以中性粒细胞为主,中期中性粒细胞、淋巴细胞和浆细胞并存,后期以淋巴细胞为主
病毒性脑膜炎	↑	淋巴细胞为主
真菌性脑膜炎	↑	淋巴细胞为主
肿瘤性疾病	↑或↑↑	红细胞、肿瘤细胞
寄生虫性疾病	↑或↑↑	嗜酸性粒细胞
脑室或蛛网膜下腔出血	↑↑或↑↑↑	红细胞为主

注:↑,增高;↑↑,明显增高;↑↑↑,显著增高。

(四)脑脊液细胞学检查

脑脊液细胞学检查也是显微镜检查的重要内容之一。近年来,常采用玻片离心法、沉淀法、微孔薄膜筛滤法、纤维蛋白网细胞捕获法等收集细胞,并进行染色。常用染色方法有 May-Ortinwald-Giemsa 染色法、高碘酸-雪夫(periodicacid-Shiff,PAS)染色法、过氧化物酶染色法、脂类染色法、硝基四氮唑蓝染色法和吖啶橙染色法等。根据细胞结构和生物学特性,脑脊液中的细胞学检查包括免疫活性细胞、单核-巨噬细胞、多形核白细胞及肿瘤细胞,重点检查脑脊液腔壁细胞、肿瘤细胞和污染细胞(彩图 64 至彩图 68)。

五、病原生物学检查

脑脊液病原生物学检查的内容一般包括细菌检查、真菌检查和寄生虫检查。

1. 显微镜检查

【方法及评价】 脑脊液标本应立即离心沉淀,取沉淀物涂片 2 张,分别做革兰染色、抗酸染色或墨汁染色,该法简单、快速,可初步判断细菌或真菌染色情况和形态特点。

(1)革兰染色法:用于检查肺炎链球菌、流感嗜血杆菌、葡萄球菌、铜绿假单胞菌、链球菌、大肠埃希菌等。浑浊标本可采用不离心标本直接涂片。

(2)墨汁染色法:检查新型隐球菌,可取脑脊液离心沉淀物,用印度墨汁染色(india ink staining)后行显微镜检查,若呈假阳性,可采用苯胺黑(nigrosine)染色法。

(3)抗酸染色和聚合酶链反应:用 Ziehl-Neelson 抗酸染色法检查脑脊液中结核杆菌,阳性率仅为 40%左右。目前,检查脑脊液中结核杆菌最敏感的方法是聚合酶链反应(PCR),脑脊液标本中只要有 1 个结核杆菌即可检测出来。但 PCR 试验的影响因素较多,可能因污染而出现假阳性,因此需结合临床综合考虑。

【质量控制要点】

(1)流感杆菌、肺炎球菌、脑膜炎球菌等十分脆弱,故宜在床边接种脑脊液标本,同时做涂片检查,以及时获得准确的病原诊断,且应立即送检。颅内脓肿需考虑在厌氧条件下转运标本和进行厌氧培养。

(2)新型隐球菌染色检查应选用优质墨汁。

(3)革兰染色,报告时应描述细胞内外细菌及形态;抗酸染色,阳性率低,可增加涂片至 4 张,以增高阳性率;墨汁染色,每次检查时应用空白墨汁水滴空白对照,以防墨汁污染。

2. 细菌培养 脑脊液细菌分离培养及药物过敏试验是确定中枢神经系统感染性疾病原因及选择治疗药物的主要依据,脑脊液标本细菌培养应注意防止污染并重视真菌和厌氧菌的培养。

(1)常见细菌和培养基:分离培养常见菌有脑膜炎奈瑟菌(彩图 69)、链球菌、葡萄球菌、大肠埃希菌、流感嗜血杆菌及产气肠杆菌等。实验室常使用血平板和巧克力平板进行脑脊液的细菌培养。巧克力平板应放入 CO_2 环境中,以利于识别 β 溶血性链球菌及肺炎链球菌,增种中国蓝平板有利于分离鉴定革兰阴性杆菌。如标本处理及时,脑脊液需氧培养阳性率可达 80％ 左右。

(2)临床意义:脑脊液中应无任何细菌,排除污染因素,检出细菌均视为有病原菌感染,结合临床特征,可以诊断为细菌性脑膜炎;如有新型隐球菌,可诊断为新型隐球菌性脑膜炎。

3. 寄生虫学检查　正常脑脊液中无病原体。应用补体结合试验(complement fixation test,CFT)、胶乳凝集试验(latex agglutination test,LAT)、间接血凝试验(indirect hemagglutination assay,IHA)、酶联免疫吸附试验及酶免疫印迹技术对脑寄生虫病患者脑脊液标本进行检查,可辅助诊断相应脑寄生虫病。如在脑脊液离心沉淀物中发现血吸虫卵或肺吸虫卵,则可诊断为脑型血吸虫病或脑型肺吸虫病,此外还可检出阿米巴、弓形体、锥虫、囊虫等。

脑脊液病原生物学检查常用方法及评价见表12-7。

表 12-7　脑脊液病原生物学检查常用方法及评价

检查内容	检查方法	评价
细菌检查	显微镜检查法	将脑脊液离心后取沉淀物涂片进行革兰染色、抗酸染色,可初步判断细菌染色情况和形态特点。该法简单、快速,可以及时获得初步诊断,但阳性率较低
	细菌培养法	排除污染因素,若培养出细菌可确诊为细菌感染,并能确定细菌的种类。缺点是耗时长,不能及时诊断
	酶联免疫吸附法	可以检查细菌的抗原和抗体,如检测脑脊液中抗结核分枝杆菌抗体水平,对结核性脑膜炎的诊断及鉴别诊断有较高价值
真菌检查	显微镜检查法	将脑脊液离心后取沉淀物涂片进行墨汁染色,如发现新型隐球菌,可诊断为新型隐球菌性脑膜炎
	真菌培养法	排除污染因素,若培养出真菌可确诊,并能确定真菌的种类。缺点是耗时长,不能及时诊断
寄生虫检查	显微镜检查法	将脑脊液离心后取沉淀物涂片,发现寄生虫虫卵即可诊断为脑寄生虫病。脑脊液中可发现血吸虫卵、肺吸虫卵、弓形虫、阿米巴滋养体等。该法简单、快速、可以确诊,但阳性率较低
	免疫学法	酶联免疫吸附法对诊断脑囊虫病具有高度的特异性。梅毒螺旋体荧光抗体吸收试验对神经梅毒的诊断有较高的灵敏度和特异性

六、免疫学检查

1. 免疫球蛋白测定　正常脑脊液中免疫球蛋白(immunoglobulin,Ig)含量极少,病理情况下,血脑屏障通透性增加,血中免疫球蛋白进入脑脊液中或中枢神经系统感染时,激活免疫细胞分泌免疫球蛋白。

【原理】　抗原和抗体在凝胶中或特殊缓冲液中特异结合,形成抗原抗体复合物,通过测定抗原抗体复合物沉淀环直径或特殊缓冲液中抗原抗体复合物浊度,计算出免疫球蛋白的含量。

【正常参考范围】　IgG 10～40 mg/L;IgA 0～6 mg/L;IgM 0～0.22 mg/L;IgE 极少量。

【方法评价】　经典凝胶沉淀试验操作繁琐、灵敏度低,耗时长且不能自动化操作;免疫散射比浊测定法具有灵敏、精确、快速且能上机自动化测定等优点,现多采用。

【临床应用】　脑脊液免疫球蛋白检查的临床意义见表12-8。

表 12-8　脑脊液免疫球蛋白检查的临床意义

项目	参考范围	临床意义
IgG	10～40 mg/L	增高:见于神经梅毒,化脓性脑膜炎、结核性脑膜炎、病毒性脑膜炎,舞蹈症,多发性硬化症和神经系统肿瘤

续表

项目	参考范围	临床意义
IgA	0～6 mg/L	增高：见于化脓性脑膜炎、结核性脑膜炎、病毒性脑膜炎和脑肿瘤等
IgM	0～0.22 mg/L	增高：见于化脓性脑膜炎、病毒性脑膜炎、肿瘤和多发性硬化症
IgE	极少量	增高：见于脑寄生虫病等

2. 髓鞘碱性蛋白测定　脑脊液髓鞘碱性蛋白（myelin basic protein，MBP）是神经组织独有的蛋白质，脑组织实质损伤的特异性标记，也是反映神经细胞有无实质性损伤的灵敏指标，其高低与损伤范围和病情的严重程度有关。

【方法评价】　常采用放射免疫法（RIA）和酶联免疫分析法（ELISA）。RIA 有放射性污染，操作复杂；ELISA 特异性、灵敏度较高，临床常用。

【正常参考范围】　$<4~\mu g/L$。

【临床应用】　MBP 含量增高是髓索遭到破坏的近期指标，在多发性硬化症患者急性期显著增高，缓解后两周可恢复，因此，MBP 含量增高只能作为多发性硬化症的辅助诊断指标。另外，脑血管病及外伤患者脑脊液中 MBP 也可增高，一般以 MBP 大于 $8~\mu g/L$ 视为异常。

3. 其他蛋白测定　C 反应蛋白（C-reactive protein，CRP）、纤维连接蛋白（fibronection，Fn）测定对细菌和非细菌性脑膜炎的鉴别诊断有价值；tau 蛋白、β-淀粉样蛋白（β-amyloid protein，，β-AP）、β-淀粉样蛋白前体和神经元丝蛋白（neuronal thread protein，NTP）可作为老年人大脑萎缩性痴呆（Alzheimer disease，AD）诊断的化学标志物；脑脊液和血中 S-100 蛋白（S-100 protein）增高是中枢神经系统损伤特异和灵敏的化学指标。

4. 肿瘤标志物检查　肿瘤标志物（tumor marker，TM）是指在肿瘤发生和增殖过程中，由肿瘤细胞合成、释放或者是由宿主对癌类反应的一类物质。中枢神经系统肿瘤标志物有星状细胞蛋白、癌胚抗原（carcinoembryonic antigen，CEA）、β_2-微球蛋白（β_2-microglobulin，β_2-MG）、甲胎蛋白（alpha-fetoprotein，AFP）、铁蛋白（ferritin，Ft）、层粘连蛋白（laminin，LN）和铜蓝蛋白（ceruloplasmin，CP）等指标，它们可用于神经系统肿瘤的辅助诊断。

七、脑脊液检查的临床应用

临床上，脑脊液检查项目可分为常规检查项目和特殊检查项目两大类（表 12-9），在中枢神经系统感染性疾病和肿瘤诊疗中应用广泛。

表 12-9　脑脊液实验室检查项目

项目类别	检查项目
常规项目	脑脊液压力测定（脑脊液采集时，一般由临床医师测定）、细胞总数（红细胞和白细胞）测定、涂片染色细胞分类、脑脊液/血浆葡萄糖值、总蛋白测定等
特殊项目	培养（细菌、真菌、病毒、结核杆菌）、革兰染色、抗酸染色、真菌和细菌抗原、酶（乳酸脱氢酶、腺苷脱氨酶、肌酸激酶同工酶（CK-BB））、乳酸、PCR 法检测结核杆菌和病毒、细胞学检查、蛋白电泳、蛋白测定（C 反应蛋白、转铁蛋白等）、性病研究实验室梅毒试验等

（一）常见中枢神经系统疾病的脑脊液实验室检查结果及变化（表 12-10）

表 12-10　常见中枢神经系统疾病的脑脊液实验室检查结果及变化

疾病	外观	蛋白质定性	葡萄糖	氯化物	细胞总数及分类	病原体
化脓性脑膜炎	浑浊，有凝块	＋＋以上	↓↓↓	↓	显著增加，以 N 为主	可见致病菌
结核性脑膜炎	毛玻璃样，有薄膜	＋＋	↓↓	↓↓	中度增加，中期以 N 为主，晚期以 L 为主	抗酸染色阳性或结核分枝杆菌培养阳性

续表

疾病	外观	蛋白质定性	葡萄糖	氯化物	细胞总数及分类	病原体
病毒性脑炎	清晰或微浑	+～+	正常	正常	轻度增加,以 L 为主	无
乙型脑炎	清晰或微浑	+	正常	正常	轻度增加,早期以 N 为主,晚期以 L 为主	无
新型隐球菌脑膜炎	清晰或微浑	+～++	↓	↓	增加,以 L 为主	新型隐球菌
脑室及蛛网膜下腔出血	红色浑浊	+～++	↓	正常	增加,以 RBC 为主	无
脑肿瘤	清晰	+	正常或↓	正常	增加,以 RBC 为主	无
脑脓肿	清晰	+	正常	正常	增加,以 L 为主	有或无
神经梅毒	清晰	+	正常或↓	正常	增加,以 L 为主	密螺旋体 Ag 阳性
脊髓灰质炎	清晰或浑浊	+～++	正常	正常	增加,以 L 为主	无

注:↑,增高或轻度增高;↑↑,显著增高;↓,减低或稍低;↓↓,显著减低;N,中性粒细胞;L,淋巴细胞;RBC,红细胞。

(二) 中枢神经系统肿瘤的辅助诊断

脑脊液查见肿瘤细胞,有助于中枢神经系统肿瘤的诊断。因解剖和病理上的原因,原发肿瘤(髓母细胞瘤除外)阳性率较低,脑转移癌和脑膜癌阳性率可达 80％左右。

 # 第二节　浆膜腔积液检查

人体胸腔、腹腔和心包腔、关节腔统称为浆膜腔(serous cavity)。正常情况下,浆膜腔内仅含有少量液体,起润滑作用,病理情况下,浆膜腔内有大量液体潴留而形成浆膜腔积液(serous effusion)。根据积液产生的部位不同,可分为胸腔积液(简称胸水,见图 12-2)、腹腔积液(简称腹水)、心包腔积液、关节腔积液(又称滑液)等;根据产生的原因及性质不同,将浆膜腔积液分为漏出液(transudate)和渗出液(eudatex)。

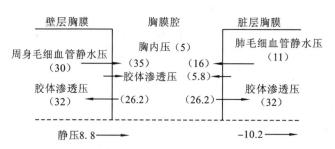

图 12-2　胸腔积液的形成和再吸收

1. 漏出液　通过毛细血管滤出并在组织间隙或浆膜腔内积聚的非炎性组织液,多为双侧性。形成机制:①毛细血管流体静压增高:见于静脉回流受阻、充血性心力衰竭和晚期肝硬化等,由于毛细血管有效滤过压增高,使过多的液体滤出。②血浆胶体渗透压减低:见于血浆清蛋白浓度明显减低的各种疾病,如营养不良、肾病综合征、严重贫血等。③淋巴回流受阻:见于丝虫病、肿瘤压迫等所致的淋巴回流障碍,使含有蛋白质的淋巴液在组织间隙积聚或形成浆膜腔积液,且多为乳糜性的。④水钠潴留:可使细胞外液增多,导致浆膜腔积液形成,常见于充血性心力衰竭、肝硬化和肾病综合征等。

2. 渗出液　凡由各种炎症或其他原因如恶性肿瘤导致血管通透性增加而引起的积液称为渗出液,多为单侧炎性积液。产生的机制是由于微生物的毒素、缺氧以及炎性介质等作用,使血管内皮细胞损伤、血管通透性增高,以致液体、血液内大分子物质和细胞从血管内渗出至血管外、组织间隙及浆膜腔所形成的积液。常见原因多为细菌感染,也可见于肿瘤、外伤,以及血液、胆汁、胰液和胃液等刺激的非感染性原因,如结核性、细菌性感染,淋巴瘤,间皮瘤,肺梗死,类风湿病,SLE 等。

浆膜腔积液检验的目的在于鉴别漏出液和渗出液,区分良恶性积液和帮助病原学诊断等。

一、标本采集与处理

(一)标本采集

【适应证】

1. 胸腔穿刺适应证　①原因不明的积液或伴有积液症状。②需进行诊断性或治疗性穿刺的患者。

2. 腹腔穿刺的适应证　①新发生的腹腔积液。②已有腹腔积液且有突然增多或伴有发热的患者。③需进行诊断或治疗性穿刺的患者。

3. 心包腔穿刺的适应证　①原因不明的大量心包积液。②有心包填塞症状需进行诊断性或治疗性穿刺的患者。

【标本采集】　浆膜腔积液标本由临床医师经胸腔穿刺术、腹腔穿刺和心包腔穿刺术采集。穿刺成功后,采集标本 4 管,每管 1~2 mL:第 1 管留取中段液体于无菌容器内,供细菌学检查(结核杆菌检查应留取 10 mL);第 2 管用肝素抗凝供化学、免疫学检查;第 3 管用 EDTA-K$_2$抗凝供细胞学检查;第 4 管不加任何抗凝剂以观察有无凝固现象。

(二)标本处理

1. 容器标识应与检查申请单一致,标本采集后应在 30 min 内送检,以防止细胞变形、出现凝块或细菌溶解破坏,否则应将标本置于 4 ℃ 冰箱内保存。

2. 由于积液极易出现凝块、细胞变性、细菌破坏和自溶等,理学检查和细胞学检查留取标本后宜采用 EDTA 盐抗凝,化学检查宜采用肝素抗凝;细胞学检查要立即低速离心或用细胞收集器浓集细胞,及时完成细胞检查,如不能及时检查,可加入标本 1/10 的无水乙醇置于冰箱冷藏以固定细胞,但也不能超过 2 h;还要留取 1 份不加抗凝剂的标本,用来观察积液的凝固性。

3. 标本转运必须保证安全,防止溢出。如标本溢出,应立即采用 0.2% 过氧乙酸溶液或 75% 乙醇溶液消毒被污染的环境。

4. 生物安全　浆膜腔积液内可能含有各种病原生物,应按潜在生物危害物质处理,标本的采集、运送、检查及处理等过程要符合实验室生物安全原则,注意个人生物安全防护。

5. 接收和拒收　参见脑脊液标本接收与拒收。

6. 标本处理　参见脑脊液检验后标本处理。

二、理学检验

(一)量

正常胸腔、腹腔和心包腔内均有少量的液体,胸腔液小于 200 mL,腹腔液小于 50 mL,心包腔液 15~30 mL。病理情况下液体增多,其增多的程度与病变部位和病情严重程度有关,可由数毫升升至上千毫升。

(二)颜色

正常胸腔液、腹腔液和心包腔液呈清亮的淡黄色。病理情况下可出现不同颜色变化。漏出液一般为深浅不同的黄色,渗出液则随病情而改变。浆膜腔积液常见颜色变化及临床意义见表 12-11。

表 12-11　浆膜腔积液常见颜色变化及临床意义

颜色	临床意义
红色	穿刺损伤、恶性肿瘤、结核病急性期、内脏损伤、风湿性疾病、出血性疾病等
黄色	各种原因引起的黄疸

颜色	临床意义
乳白色	丝虫病、淋巴结肿瘤、化脓性感染、肝硬化、腹膜癌、淋巴结结核、慢性肾炎肾变期等
绿色	铜绿假单胞菌感染
棕色	阿米巴脓肿破溃
黑色	曲霉菌感染

（三）透明度

浆膜腔积液的透明度与其所含的细胞、细菌、蛋白质等程度有关。漏出液因其所含细胞少、蛋白质少、无细菌而清晰透明或微浑,渗出液因含有大量细菌、细胞而呈不同程度的浑浊,乳糜液因含有大量脂肪呈浑浊外观。

（四）凝固性

漏出液一般不易凝固或出现凝块;渗出液由于含有较多的纤维蛋白原和细菌、细胞破坏后释放的凝血活酶,可有凝块形成。但如果渗出液中含有大量纤维蛋白溶解酶(纤溶酶)可分解纤维蛋白而不出现凝固。另外,黏稠样积液多见于恶性间皮瘤(malignant mesothelioma),含有碎屑样物的积液多见于类风湿性病变。

（五）比重

积液比密的高低与其所含溶质数量及种类有关。漏出液因含有的细胞、蛋白质等成分少,比重常小于 1.015,而渗出液由于含有较多蛋白质、细胞等成分,比重常大于 1.018。浆膜腔积液比重测定常用的方法有折射计法、比重计法等。

三、化学检查

浆膜腔积液的化学检查需将积液离心后取上清液进行,其检查方法与血清化学检查方法相同。主要包括 pH、蛋白、糖、脂、酶等的测定。

1. pH 测定　酸碱度测定可作为诊断某些疾病的参考指标。标本采集于肝素化的真空注射器内,并隔绝外界空气,及时送检。pH 降低对化脓性积液、恶性肿瘤积液的诊断、预后判断及指导治疗均有一定的临床价值。漏出液 pH＞7.4,渗出液 pH 偏低。

2. 浆膜黏蛋白定性试验

【原理】　又称李凡他试验(Rivalta test),在炎症反应刺激下,浆膜上皮细胞分泌的黏蛋白增加,黏蛋白是一种酸性糖蛋白,等电点为 pH 3.0～5.0,在稀乙酸溶液中可以产生白色云雾状沉淀,即 Rivalta 反应。

【操作要点】　取约 100 mL 蒸馏水,加约 0.1 mL 冰乙酸,混匀,逐滴加浆膜腔积液至稀乙酸溶液中,于黑色背景下观察结果。

【方法评价】　黏蛋白定性试验是一种简易黏蛋白过筛试验,简便、快速,不需特殊仪器和设备,临床实验室常用,能粗略区分漏出液和渗出液。但肝硬化患者因腹腔积液球蛋白增高且不溶于水,可呈云雾状浑浊,出现假阳性。

【质量控制要点】

（1）血性浆膜腔积液细胞数目较多,应离心后取上清液进行试验。

（2）操作时在蒸馏水中加冰乙酸后应充分混匀,同时应在黑色背景下观察结果。

【参考范围】　阴性。

【临床应用】　渗出液中因含较多的黏蛋白,所以黏蛋白定性试验呈阳性;漏出液呈阴性,但腔内漏出液经长期吸收蛋白质浓缩后,亦可呈阳性反应。

3. 浆膜腔积液其他化学成分检查及临床意义　具体见表 12-12。

表 12-12 浆膜腔积液其他化学成分检查及临床意义

指标	检测方法	临床意义
蛋白质定量	双缩脲法	漏出液＜25 g/L；渗出液＞30 g/L
蛋白电泳	乙酸纤维素薄膜电泳	漏出液：α、γ-球蛋白低于血浆，清蛋白相对较高。渗出液：与血浆蛋白接近
葡萄糖	葡萄糖氧化酶-过氧化物酶比色（GOD-POD）法、己糖激酶法	漏出液：与血糖接近或略低。渗出液：明显低于血糖，若积液葡萄糖/血糖＜0.5，见于风湿性积液、恶性积液、结核性积液等
胆固醇	胆固醇氧化酶法	恶性积液＞1.6 mmol/L。肝硬化积液＜1.6 mmol/L
甘油三酯	磷酸甘油氧化酶法	乳糜性积液＞1.26 mmol/L。非乳糜性积液＜0.57 mmol/L
乳酸脱氢酶（LD）	速率法	漏出液＜200 U/L，LD$_{积液}$/LD$_{血清}$＜0.6。渗出液＞200 U/L，LD$_{积液}$/LD$_{血清}$＞0.6 渗出液 LD 活性：化脓性感染积液＞恶性积液＞结核性积液
腺苷脱氨酶（ADA）	比色法	ADA 活性：结核性＞恶性＞非炎症性积液，＞40 U/L 应考虑结核性
淀粉酶（AMY）	酶偶联比色法	腹膜腔积液 AMY 活性明显增高：见于胰腺炎、胰腺肿瘤等 胸膜腔积液 AMY 活性明显增高：见于食管穿孔、胰腺外伤合并胸腔积液
溶菌酶（LZM）	ELISA 法	感染性和结核性积液：LZM 增高 结核性积液：LZM$_{积液}$/LZM$_{血液}$＞1.0 恶性积液：LZM$_{积液}$/LZM$_{血液}$＜1.0
碱性磷酸酶（ALP）	酶速率法	恶性积液：ALP$_{积液}$/ALP$_{血液}$＞1.0

4. 浆膜腔积液其他检查指标和临床意义 见表 12-13。

表 12-13 浆膜腔积液其他检查指标及临床意义

指标	临床意义
血管紧张素转换酶	结核性积液：显著增高。恶性胸腔积液：低于血清水平
纤维连接蛋白	恶性腹腔积液：明显高于非恶性腹腔积液
β-葡萄糖苷酸酶	结核性积液：增高；如与 ADA 联合检测，更有助于鉴别诊断
透明质酸酶	胸腔积液中增高：提示为胸膜间皮瘤
铁蛋白	癌性积液：铁蛋白可大于 1000 μg/L，积液/血清铁蛋白值可大于 1.0，且溶菌酶水平不高。结核性积液：铁蛋白增高，同时溶菌酶极度增高

四、显微镜检查

（一）细胞计数、有核细胞计数

【方法及评价】 同脑脊液细胞计数和白细胞计数。

【临床应用】 正常浆膜腔积液无红细胞，但创伤、恶性肿瘤、肺栓塞、心脏术后损伤综合征及结核病、穿刺损伤等红细胞可大于100 000×10⁶/L，排除外伤，积液中红细胞增多最常见的原因是恶性肿瘤。

腹水漏出液有核细胞计数一般小于 300×10⁶/L，渗出液常大于 500×10⁶/L；胸水漏出液有核细胞计数常小于 1 000×10⁶/L，渗出液常大于 1 000×10⁶/L；心包腔积液常大于 10 000×10⁶/L，常提示细菌性、结核性或肿瘤性心包炎。

【质量控制要点】 ①标本必须及时送检，以免浆膜腔积液凝固或细胞破坏使结果不准确。②标本必须混匀，否则影响计数结果。③因穿刺损伤引起的血性浆膜腔积液，白细胞计数结果必须校正，校正公式：

$$白细胞/L(校正)＝积液白细胞/L－\frac{积液红细胞/L×血液白细胞/L}{血液红细胞/L}$$

【方法评价】 与脑脊液细胞计数基本相同。

（二）有核细胞分类

1. 直接分类法 在高倍镜下根据细胞核形态分别计数单个核细胞(包括淋巴细胞和单核细胞)与多核细胞,计数 100 个白细胞,以百分比表示。

2. 染色分类法 如直接分类不易区分细胞,可将浆膜腔液离心沉淀,取沉淀物推片制成均匀薄膜,置于室温或 37 ℃干后作瑞特染色、油镜分类。如见有不能分类的细胞,应另行描述报告。

【方法评价】 直接分类法操作简单,但结果准确性较低;染色分类法虽操作复杂,但结果准确性好,且较容易发现肿瘤细胞。

【质量控制要点】

(1) 积液进行离心时,速度不能过快,以免影响细胞形态。

(2) 用玻片离心沉淀或细胞室沉淀法收集细胞效果更好。

(3) 涂片固定时间不宜过长,固定温度不宜过高。

【临床应用】 可用细胞玻片离心沉淀仪收集细胞,以提高细胞分类准确性。漏出液中细胞较少,以淋巴细胞和间皮细胞为主,渗出液根据病因、病情不同而变化。

浆膜腔积液中有核细胞分类及临床意义见表 12-14。

表 12-14 浆膜腔积液中有核细胞分类及临床意义

有核细胞分类	临床意义
中性粒细胞增多	常见于化脓性渗出液、结核性积液早期、肺梗死、膈下脓肿等,化脓性渗出液增高最明显,常大于 $1\,000×10^6/L$
淋巴细胞增多	主要见于慢性炎症如结核病、梅毒、肿瘤或结缔组织病所致渗出液
浆细胞增多	常见于多发性骨髓瘤浸润浆膜引起的积液
间皮细胞增多	间皮细胞增多常提示浆膜受刺激或浆膜损伤。间皮细胞在渗出液中可发生退变,应注意与肿瘤细胞鉴别
嗜酸性粒细胞增多	常见于变态反应和寄生虫病所致渗出液;也见于多次反复穿刺、人工气胸、术后积液、结核性渗出液吸收期、系统性红斑狼疮、充血性心力衰竭、肺梗死、霍奇金病、间皮瘤等
其他细胞	陈旧性血性积液中可见含铁血黄素细胞;积液中偶见狼疮细胞,可见于系统性红斑狼疮、药物性狼疮关节炎的积液,但并非特异
癌细胞	恶性肿瘤

（三）其他检查

1. 结晶 胆固醇结晶常见于有脂肪变性的陈旧性胸腔积液、胆固醇性胸膜炎积液,含铁血黄素颗粒可见于浆膜腔出血。积液中嗜酸性粒细胞增多时,常伴有 Charcot-Leyden 结晶。

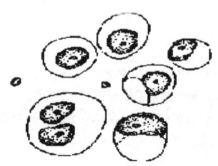

图 12-3 恶性积液中散在癌细胞

2. 可疑细胞 怀疑恶性积液时,积液应离心沉淀,行 Papanicolaou 或 HE 染色,结合组织化学染色以检查有无肿瘤细胞(图 12-3),以明确积液的性质和肿瘤细胞的类型。引起积液的原发性恶性肿瘤很少见,主要是恶性间皮瘤,发病率为 1%～4%;转移性恶性肿瘤约为 95%,其中腺癌占 80% 以上。

3. 染色体 肿瘤细胞染色体改变十分明显,恶性积液中一般都存在肿瘤细胞的分裂象。因此,运用染色体分析技术是诊断恶性肿瘤有效检查方法之一。恶性积液细胞染色体变化主要有染色体数量、形态异常,以及断裂、移位和镶嵌等现象。染色体检查诊断恶性肿瘤的阳性率为 75% 左右。

五、免疫学检查

1. C 反应蛋白(C-reactive protein,CRP) CRP 为急性时相反应蛋白,感染性和恶性积液 CRP 含量明显增高。因此,CRP 对诊断感染性、恶性积液及鉴别渗出液和漏出液有重要价值。漏出液 CRP< 10 mg/L,渗出液 CRP>10 mg/L,其灵敏度和特异性均为 80% 左右。

2. 肿瘤标志物 包括癌胚抗原(carcinoembryonic antigen,CEA)、甲胎蛋白(α-fetoprotein,AFP)、癌抗原 125(cancer antigen 125,CA125)、鳞状细胞癌抗原(squamocellular carcinoma associated antigen,SCCA)、组织多肽抗原(tissue polypeptide antigen,TPA)等,浆膜腔积液肿瘤标志物及其他一些指标的检查有助于积液性质的判断,具体见表 12-15。

表 12-15 浆膜腔积液肿瘤标志物和其他指标的临床意义

指标	临床意义
癌胚抗原(CEA)	正常:0~5 μg/L。增高:CEA>20 μg/L,CEA 积液/CEA 血清>1.0 时,有助于恶性积液的诊断(对腺癌所致积液诊断价值最高)
甲胎蛋白(AFP)	正常:0~8.1 μg/L。积液 AFP 与血清浓度呈正相关。增高:腹膜腔积液 AFP>300 μg/L 时,有助于诊断原发性肝癌
癌抗原 125(CA125)	增高:提示可能为卵巢癌转移
组织多肽抗原(TPA)	诊断恶性积液的特异性较高。肿瘤治疗后,若 TPA 再增高,提示肿瘤可能复发
鳞状细胞癌抗原(SCCA)	对诊断鳞状上皮细胞癌有参考价值:如积液中浓度增高与宫颈癌侵犯或 SCCA 转移程度有关
γ-干扰素(γ-INF)	结核性积液 γ-INF 明显增高;类风湿积液 γ-INF 降低
肿瘤坏死因子(TNF)	TNF 明显增高:见于结核性积液,也见于风湿病、子宫内膜异位所致腹膜腔积液,但增高程度低
C 反应蛋白(CRP)	<10 mg/L 为漏出液;增高:>10 mg/L 提示为渗出液
类风湿因子(RF)	积液 RF 效价>1:320,且高于血清,可作为辅助诊断类风湿积液的依据
铁蛋白	癌性积液铁蛋白>1000 μg/L,积液铁蛋白/血清铁蛋白>1.0,且 LZM 水平不高。结核性积液铁蛋白增高,同时 LZM 明显增高
纤维连接蛋白(FN)	恶性腹膜腔积液明显高于非恶性腹膜腔积液

六、病原生物学检查

1. 寄生虫及虫卵 积液离心沉淀后,在显微镜下观察有无寄生虫及虫卵。乳糜样积液中可查有无微丝蚴,包虫病患者积液中可查有无棘球蚴头节和小钩,阿米巴积液可查有无阿米巴滋养体。

2. 细菌 漏出液一般不需做细菌性检查。如怀疑渗出液,则应无菌操作离心沉淀后,做革兰和抗酸染色、显微镜检查和细菌培养,感染性积液可同时由多种细菌感染引起,常见的有脆弱类杆菌、大肠杆菌、粪肠球菌、绿脓杆菌、结核杆菌等。

七、浆膜腔积液检查的临床应用

1. 浆膜腔积液检查项目分级 浆膜腔积液检查对判断积液的性质和病因具有重要价值,20 世纪 90 年代以来,浆膜腔积液通过多项指标优化组合检查,除了提供鉴别漏出液与渗出液的依据外,还提供鉴别良性和恶性、结核性和化脓性积液的依据。目前,根据诊断需要,将积液检查分为 3 级,见表 12-16。

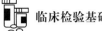

表 12-16 浆膜腔积液检查项目分级

分级	检查项目
一级检查	包括颜色、透明度、比重、Rivalta 试验、酸碱度、总蛋白、细胞计数及分类、微生物学检查等
二级检查	包括 C 反应蛋白、纤维蛋白降解产物、乳酸脱氢酶、腺苷脱氨酶、淀粉酶、糖蛋白等
三级检查	包括癌胚抗原、甲胎蛋白、肿瘤特异性抗原、人绒毛膜促性腺激素、同工酶、蛋白质组分分析等

2. 漏出液和渗出液的鉴别　不明原因的浆膜腔积液,经检查,大致可鉴别是漏出液还是渗出液。但是,有些浆膜腔积液既有渗出液的特点,又有漏出液的性质,这些积液称为"中间型积液"。因此,判断积液的性质除了依据实验室的检查结果外,还应结合临床进行综合分析,才能准确诊断。漏出液与渗出液的鉴别见表 12-17。

表 12-17 漏出液和渗出液的鉴别

鉴别点	漏出液	渗出液
病因	非炎症性	炎症性或肿瘤、化学或物理刺激
颜色	淡黄色、浆液性	黄色、血性、脓性或乳糜性
透明度	清晰透明或微浑	浑浊
比重	<1.015	>1.018
凝固性	不易凝固	易凝固
pH	>7.4	<6.8
蛋白质定量(g/L)	<25	>30
积液/血清蛋白值	<0.5	≥0.5
葡萄糖	与血糖相近	常低于血糖水平(<3.3 mmol/L)
乳酸脱氢酶	<200 U/L	>200 U/L
积液/血清 LD 值	<0.6	≥0.6
有核细胞计数	<300×10^6/L(腹腔积液)	>500×10^6/L(腹腔积液)
有核细胞分类	以淋巴细胞为主,偶见间皮细胞,单个核细胞>50%	炎症早期以中性粒细胞为主;慢性期以淋巴细胞为主;恶性积液以淋巴细胞为主
肿瘤细胞	无	可有
细菌	无	可有
清蛋白梯度	胸腔积液>12 g/L,腹腔积液>11 g/L	胸腔积液<12 g/L,腹腔积液<11 g/L

3. 良性与恶性浆膜腔积液的鉴别　良性与恶性浆膜腔积液主要鉴别见表 12-18,其中以细胞学检查及染色体检查最为重要。

表 12-18 良性与恶性浆膜腔积液的鉴别

项目	良性积液	恶性积液
外观	血性少见	血性常见
总蛋白/(g/L)	多高于 40	20~40
铁蛋白/(μg/L)	<500	>500
积液/血清 LD 值	<0.6	>0.6
积液/血清 CEA 值	<1.0	>1.0
AFP/(μg/L)	<100	>100
细胞学检查	仅为炎症细胞	多可找到肿瘤细胞
染色体检查	多数为二倍体细胞	多为非整倍体并有畸变

4. 不同病因渗出液鉴别　病原生物学、细胞学或肿瘤标志物检查,有助于积液的病因诊断。现介绍几种常见渗出液的特点。

（1）脓性渗出液：黄色浑浊，含大量脓细胞和细菌。常见致病菌为葡萄球菌、大肠杆菌、脆弱类杆菌、铜绿假单胞菌等，约10%积液为厌氧菌感染。通过图片或细菌培养可发现致病菌。放线菌性渗出液脓稠，有恶臭，可见特有菌块；葡萄球菌性渗出液稠厚，呈黄色；链球菌性渗出液呈淡黄色，量多而稀薄；铜绿假单胞菌性渗出液呈绿色。

（2）血性渗出液：一般呈红色、暗红色或果酱色，常见于创伤、恶性肿瘤和结核性积液及肺梗死。肿瘤性血性积液经抽取后很快凝固，LD增高，肿瘤标志物阳性，铁蛋白、纤维连接蛋白及纤维蛋白降解产物均增高，而腺苷脱氨酶、溶菌酶却不高，涂片可找到肿瘤细胞；结核性血性积液凝固较慢，腺苷脱氨酶、溶菌酶明显增高；果酱色积液提示阿米巴感染，涂片中可找到阿米巴滋养体；积液呈不均匀血性或混有小凝块，提示为创伤所致。

（3）浆液性渗出液：呈黄色微浑半透明黏稠液体，有核细胞多在（200～500）×10^6/L，蛋白质为30～50 g/L，常见于结核性积液及化脓性积液早期和浆膜转移癌。无菌积液中葡萄糖与血清葡萄糖相近，而结核性积液中葡萄糖减低，必要时可查结核特异性抗体、乳酸脱氢酶、腺苷脱氨酶及溶菌酶等确诊。

（4）乳糜性渗出液：呈乳白色浑浊状，以脂肪为主，因胸导管阻塞、破裂或受压引起。常见于丝虫感染、纵隔肿瘤、淋巴结核所致积液。涂片检查见淋巴细胞增多，积液甘油三酯大于1.26 mmol/L，当积液含大量脂肪变性细胞时，可呈乳糜样，以类脂（磷脂酰胆碱、胆固醇）为主即假性乳糜。

（5）胆固醇性渗出液：呈黄褐色浑浊状，强光下可见许多闪光物，显微镜检查可见胆固醇结晶，与结核杆菌感染有关。

（6）胆汁性渗出液：呈黄绿色，胆红素定性检查为阳性。多见于胆汁性腹膜炎引起的腹腔积液。

第三节 关节腔积液检查

健康人关节腔内有少量液体，又称为滑膜液（synovial fluid，SF），是来自血管、毛细淋巴管的过滤液及滑膜细胞的分泌物。当关节有炎症、损伤时，滑膜液增多，称为关节腔积液（articular cavity effusion）。关节腔积液检查的目的：①诊断某些关节疾病：如感染性关节炎、类风湿关节炎、骨关节炎和晶体性关节炎。②鉴别诊断某些疾病：关节腔积液检查对淀粉样变性病、甲状腺功能减退、血色素沉着症及系统性红斑狼疮等引起的关节病变提供鉴别诊断依据。③减轻损伤和治疗疾病：大量关节腔积液张力增高时，穿刺抽取积液可减轻症状及潜在的关节损伤；通过穿刺注射药物以达到治疗的目的。

一、标本采集

关节腔积液由临床医师通过无菌操作关节腔穿刺术采集。标本采集后分别置于3个无菌试管中，第1管用于理学和微生物学检查，第2管加适量肝素抗凝（肝素钠25 U/mL）用于细胞学及化学检查，第3管不加抗凝剂，用于观察积液的凝固性。

【穿刺适应证】 ①原因不明的关节腔积液伴肿痛。②急性关节肿胀、疼痛或伴有局部皮肤发红和发热。③关节炎伴关节腔积液过多，影响关节功能时。④关节镜检查、滑膜活检或切除时。⑤关节造影检查。⑥关节腔内注射药物治疗者。

【质量控制要点】 ①严格执行无菌操作。②标本穿刺后应及时送检，否则，应先分离细胞后再保存，以免因细胞内酶释放而改变积液成分。2～4 ℃下可保存数天，用于检测补体或酶等指标的标本应保存在－70 ℃。③试验性关节腔穿刺为阳性时，可将穿刺针眼内的血液成分或组织做晶体检查、革兰染色及培养等。④如怀疑关节感染而穿刺为阴性，则取少量生理盐水清洗关节腔，清洗液做细菌培养。⑤不宜选用草酸盐和EDTA粉剂作为抗凝剂，以免影响关节腔积液结晶的检查。

二、理学检验

（一）量

1. 参考范围 正常关节腔内液体极少，为0.1～2.0 mL。

2. 临床意义 在关节有炎症、创伤和化脓感染时,关节腔液量增多。积液量多少可初步反映关节局部刺激、炎症或感染的严重程度。液量增多而采集困难可能与关节腔内有纤维蛋白、米粒样体、积液黏稠度过高,以及穿刺针太细和穿刺部位不当有关。

（二）颜色

1. 参考范围 正常关节腔液为淡黄色、草黄色或无色黏稠液体。

2. 临床意义 病理情况下,关节腔积液可出现不同的颜色变化(表 12-19)。

表 12-19 关节腔积液常见颜色变化及临床意义

颜色	临床意义
淡黄色	由关节腔穿刺损伤时红细胞渗出或轻微炎症所致
红色	见于各种原因引起的出血,如创伤、出血性疾病、恶性肿瘤、关节置换术以后等。如穿刺损伤后的新鲜出血,在抽取积液时颜色逐渐变淡,且离心后上清液清亮;陈旧性出血则呈暗红色、褐色或黄褐色,离心后上清液为红棕色
金黄色	积液内胆固醇含量增高所致
脓性黄色	严重细菌感染性关节炎
乳白色	见于结核性、慢性类风湿关节炎(rheumatoid arthritis)或痛风(gout)、系统性红斑狼疮、丝虫病及积液中有大量结晶等
绿色	铜绿假单胞菌性关节炎
黑色	褐黄病

（三）透明度

1. 参考范围 正常关节腔液清亮透明。

2. 临床意义 关节腔积液的浑浊度主要与细胞成分、细菌、蛋白质增多有关。多见于炎性积液,炎性病变越重,浑浊越明显,甚至呈脓性液体。当积液内含有结晶、脂肪小滴、纤维蛋白、类淀粉样物或米粒样体(由胶原、细胞碎片和纤维蛋白等组成)也可出现浑浊。

（四）黏稠度

1. 参考范围 正常关节腔液中,因含有丰富的透明质酸而富有高度黏稠性(viscosity),黏稠性高低与透明质酸(hyaluronate)浓度和质量呈正相关。

2. 临床应用 关节炎症时,因积液中透明质酸被中性粒细胞释放的酶类降解以及其被积液稀释而使黏稠度降低,关节炎症越重,黏稠度越低。重度水肿、外伤引起的急性关节腔积液,因透明质酸被稀释,即使无炎症,黏稠度也降低。黏稠度增高见于甲状腺功能减退、系统性红斑狼疮、腱鞘囊肿及骨关节炎引起的黏液囊肿等。

（五）凝块形成

1. 参考范围 正常关节腔液不含纤维蛋白原和其他凝血因子,因此不发生凝固现象。

2. 临床意义 当关节有炎症时,血浆中凝血因子渗出增多,可使积液有凝块形成,形成的速度、大小与炎症程度成正比。根据凝块占试管中积液体积的多少,将凝块形成(clot formation)分为 3 种类型:

（1）轻度凝块形成:凝块占试管中积液体积的 1/4,见于骨性关节炎、系统性红斑狼疮、系统性硬化症及骨肿瘤等。

（2）中度凝块形成:凝块占试管内积液的 1/2,见于类风湿关节炎、晶体性关节炎。

（3）重度凝块形成:凝块占试管内积液的 2/3,见于结核性、化脓性、类风湿关节炎。

三、显微镜检查

显微镜检查是关节腔积液检查的重要内容之一。主要检查内容有血细胞、结晶、特殊细胞等。检查应注意:①积液要充分混匀;②用生理盐水或白细胞稀释液稀释积液,不用草酸盐或乙酸稀释,以防黏蛋白凝块形成;③立即检查,避免白细胞自发凝集和产生假性晶体。

（一）细胞计数

正常关节腔积液中无红细胞,白细胞极少,为$(200\sim700)\times10^6/L$。虽然白细胞计数对诊断关节病变是非特异的,但可初步区分炎症性和非炎症性积液。关节炎症时白细胞总数增高,化脓性关节炎的细胞总数往往超过$50\ 000\times10^6/L$。急性痛风、风湿性关节炎时细胞数可达$20\ 000\times10^6/L$。

（二）细胞分类计数

取关节腔积液直接涂片,瑞特-吉姆萨复合染色,也可离心后取沉淀涂片染色。正常关节腔液中以单核-吞噬细胞为主,约为65％,淋巴细胞为10％,中性粒细胞为20％,偶见软骨细胞和组织细胞。

1. 中性粒细胞增加　见于:①非炎症性积液:如创伤性关节炎、退变性关节炎、肿瘤、风湿、类风湿早期等,中性粒细胞小于30％。②炎症性积液:如风湿关节炎、痛风、类风湿关节炎等,中性粒细胞大于50％。③化脓性积液:如化脓性关节炎和结核性关节炎,中性粒细胞可达95％以上。

2. 淋巴细胞增高　主要见于类风湿关节炎早期、慢性感染、结缔组织病等。

3. 单核细胞增高　见于病毒性关节炎或血清病、系统性红斑狼疮等。

4. 嗜酸性粒细胞增高　见于风湿关节炎、风湿热、寄生虫感染、关节造影术后等。

（三）细胞学检查

关节腔积液显微镜检查除了检查血细胞、结晶外,还需将积液制成涂片,经吉姆萨或瑞特染色寻找肿瘤细胞及其他特殊细胞。常见的特殊细胞如下。

1. 类风湿细胞(rheumatoid arthritis cell)　又称包涵体细胞,是中性粒细胞吞噬了聚集的 IgG、IgM、类风湿因子、纤维蛋白、补体、免疫复合物及 DNA 颗粒等形成的;主要见于类风湿关节炎,也可见于痛风、化脓性关节炎。

2. 赖特细胞(Reiter cell)　已脱颗粒死亡的中性粒细胞完全分解后被单核细胞或吞噬细胞吞噬后形成赖特细胞,多见于 Reiter 综合征关节腔积液中,也可见于痛风、幼年类风湿关节炎的积液中(彩图 70)。

3. 狼疮细胞　白细胞破坏后脱落的细胞核与抗核抗体结合后被中性粒细胞吞噬,在补体的参与下,形成 LE 细胞。可见于系统性红斑狼疮、药物性狼疮关节炎、类风湿关节炎,不具特异性(彩图 71)。

（四）结晶

关节腔积液中,常见的结晶有尿酸盐结晶、焦磷酸钙结晶、磷灰石结晶、草酸钙结晶等,关节腔积液结晶检查主要用于鉴别痛风和假性痛风,痛风患者主要是尿酸盐结晶,而假性痛风患者主要是焦磷酸钙结晶。

1. 尿酸盐结晶　呈双折射的针状或杆状(图 12-4),多见于急性尿酸盐痛风(urate gout)患者发作期,细胞内有尿酸盐结晶是急性尿酸盐痛风的特征。

2. 焦磷酸钙结晶　呈双折射的棒状、长方形或菱形,多见于退行性关节炎和软骨钙质沉着症、甲状腺功能低下和甲状旁腺功能亢进的假性痛风。

3. 磷灰石结晶　呈双折射状,被细胞吞噬后成为胞质的包涵体,偶见于关节钙化积液。

4. 脂类结晶　呈平板缺口状,慢性积液中可折射呈针形或菱形,以胆固醇结晶最常见,见于风湿关节炎、结核性关节炎、创伤性关节炎、无菌性坏死性关节炎。

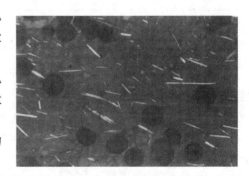

图 12-4　痛风患者尿酸钠结晶

5. 草酸钙结晶　与尿液中草酸钙结晶相似,见于慢性肾功能衰竭、先天性草酸盐代谢障碍所致急慢性关节炎。

6. 滑石粉结晶　呈十字架状,多见于手术后残留的滑石粉所致的慢性关节炎积液中。

7. 皮质类固醇结晶　呈针状、菱形。主要见于注射皮质类固醇的关节腔积液中。

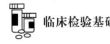

（五）微生物学检查

关节腔积液的形成：大约75％的由链球菌感染引起，50％的由革兰阴性杆菌感染引起，25％的由淋病奈瑟菌感染引起。如果怀疑结核性感染可行抗酸染色寻找抗酸杆菌，必要时做结核杆菌培养或PCR检查，以提高阳性率。约30％细菌性关节炎关节腔积液中找不到病原菌，因此，需氧培养阴性时，还应考虑到厌氧菌和真菌的感染。

四、化学和免疫学检查

（一）黏蛋白凝块形成试验

正常关节腔液中含有大量黏蛋白，是透明质酸与蛋白质的复合物，呈黏稠状。在乙酸作用下形成坚实黏蛋白凝块，有助于反映透明质酸的含量和聚合作用。正常关节腔液的黏蛋白凝块形成良好。凝块形成不良与透明质酸-蛋白质复合物被稀释或破坏有关，多见于化脓性关节炎、结核性关节炎、类风湿关节炎及痛风。而创伤小关节炎、红斑狼疮的黏蛋白凝块形成良好。

（二）关节腔积液其他化学和免疫学检查指标及临床意义（表12-20）

表12-20　关节腔积液其他化学和免疫学检查指标及临床意义

指标	参考范围	临床意义
蛋白质	11～30 g/L	增高主要见于化脓性关节炎，其次是类风湿关节炎和创伤性关节炎。蛋白质含量高低反映了关节感染的程度
葡萄糖	3.5～5.5 mmol/L	化脓性关节炎葡萄糖含量明显减少，其次是结核性关节炎、类风湿关节炎
乳酸	1.0～1.8 mmol/L	可作为关节感染早期诊断的指标之一。化脓性关节炎乳酸含量增高，类风湿关节炎乳酸含量轻度增高
类风湿因子	阴性	类风湿关节炎患者关节腔积液的类风湿因子阳性率较血清高，类风湿因子阳性也见于感染性（如结核性）和其他非感染性关节炎
抗核抗体	阴性	70％系统性红斑狼疮患者和20％类风湿关节炎患者关节腔积液中抗核抗体阳性
补体	约为血清补体的10％	活动性系统性红斑狼疮患者血清和关节腔积液补体均减低；感染性关节炎、痛风、Reiter综合征患者关节腔积液补体可增高，且与关节腔积液蛋白质含量呈正相关

五、临床应用

不同疾病关节腔积液的变化各不相同，关节腔积液检查主要用于各种类型关节病变的诊断、疗效观察及预后判断。临床上，常将关节腔积液分为4类。

Ⅰ类：非炎症性积液，常见于骨关节病和创伤性关节病。

Ⅱ类：炎症性积液，最常见于类风湿关节炎或其他结缔组织病、强直性脊柱炎、Reiter综合征、晶体性关节炎（痛风、假性痛风）。

Ⅲ类：化脓性积液，最常见于化脓性关节炎和结核性关节炎。

Ⅳ类：出血性积液，可由全身性或局部病变所致。常见于血友病、创伤、绒毛结节性滑膜炎、神经病变性关节病及抗凝治疗过度等。几种常见关节炎关节腔积液特征见表12-21。

表12-21　几种常见关节炎关节腔积液特征

疾病	外观	黏度	黏蛋白凝块	细胞计数及分类	蛋白质	葡萄糖	结晶	细菌
损伤性关节炎	黄、血色、浊	高	良好	增高，L为主	增高	正常	无	无
骨关节炎	黄色清亮	高	良好	增高，L为主	增高	正常	无	无

续表

疾病	外观	黏度	黏蛋白凝块	细胞计数及分类	蛋白质	葡萄糖	结晶	细菌
类风湿关节炎	黄、浅绿、浊	低	一般	中度增高,N 为主	增高	正常	偶见胆固醇结晶	无
风湿热	黄,稍浑	低	良好	中度增高,N 占 50%	增高	正常	无	无
痛风	黄、乳白,浊	低	一般	增高,N 为主	增高	正常	尿酸盐结晶	无
结核性关节炎	黄、浑浊	低	差	增高,早 N 后 L	增高	减低	无	阳性
化脓性关节炎	灰白,脓样	低	差	明显增高,N 为主	增高	减低	无	阳性
关节创伤等	红色,浑浊	低	一般	增高,N 为主	增高	正常	无	无

(徐群芳)

第四节 羊水检验

羊水(amniotic fluid,AF)是母体妊娠期子宫羊膜腔内的液体。负责母亲与胎儿之间的物质交换,排出胎儿代谢产物。妊娠期羊水检验可以监测胎儿的生长发育情况,对各种先天性和遗传性疾病的诊断也具有非常重要的意义,目前结合羊水检查的产前诊断越来越多地受到重视。

一、标本的采集与处理

羊水采集由妇产科医师通过羊膜腔穿刺获取,因属于创性检查,羊膜腔穿刺术的适应证有以下 2 类:①诊断性穿刺:怀疑胎儿有遗传性疾病、高危妊娠、母胎血型不合、测定胎儿成熟度、评估胎儿发育、羊膜腔造影术等。②治疗性穿刺:羊水过多、羊膜腔内注射治疗性流产等。

根据不同的检查目的,选择适宜的穿刺时间。如诊断遗传性疾病和判断胎儿性别,一般需于妊娠 16～20 周进行;判断母胎血型不合多选择在 26～36 周进行;检测胎儿成熟度通常在妊娠晚期 35 周后进行。中期妊娠的羊水细胞用作染色体核型分析或先天性代谢缺陷病检查;晚期妊娠的沉淀物适合用作脂肪细胞及其他有形成分检查。

羊水穿刺前应先用超声波测定胎盘位置后选择穿刺部位,严密消毒下进行穿刺(图 12-5)。根据羊水检查的目的不同而采取不同的保存方法和羊水成分。①一般检查应采集羊水量 20～30 mL,并立即送检,以避免细胞和化学成分受影响,如不能及时检验,应置于 4 ℃ 条件下保存,但不能超过 24 h。②细胞培养和染色体分析标本应置于 37 ℃保存,离心取沉淀物作染色体核型分析、脂肪细胞及其他有形成分检查。③细胞学检查标本应避免使用玻璃容器,避免细胞黏附于玻璃表面。④胆红素测定标本,应用棕色容器避光保存。⑤将标本放于无菌刻度离心管内,1200 r/min 离心 5 min,上清液可供化学和免疫学检查。

二、理学检验

(一)羊水量

【测定方法】 临床常用的测定羊水方法主要 3 种:B 型超声诊断法、直接测定法和对氨基马尿酸钠等标记后的间接测定法。

【参考范围】

1. B 型超声诊断法 AFV:3～7 cm。AFI:8～18 cm。

2. 直接测定法和间接测定法 妊娠 8 周 5～10 mL;妊娠 10 周约 30 mL;妊娠 16 周约 250 mL;妊娠 20 周约 400 mL;妊娠 36～38 周 1000～1500 mL,此后逐渐减少;妊娠足月时约为 800 mL;过期妊娠少于

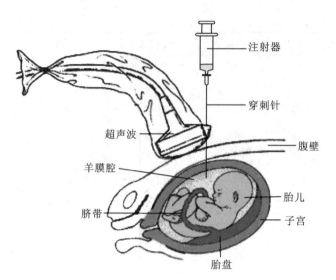

图 12-5　羊水采集

300 mL。

【临床应用】

1. 羊水过多　妊娠任何时期羊水量超过 2000 mL，或 AFV 大于 7 cm，或 AFI 大于 18 cm 为羊水过多。羊水过多常见于：①胎儿畸形：如神经管缺陷、消化道畸形等。②多胎妊娠。③孕妇和胎儿疾病：如糖尿病、ABO 或 Rh 血型不合、重度胎儿水肿、妊娠高血压综合征、急性肝炎等。④胎盘脐带病变。⑤特发性羊水过多：原因不明。

2. 羊水过少　妊娠足月时羊水量少于 300 mL，或 AFV 小于 2 cm，或 AFI 小于 8 cm 为羊水过少。羊水过少见于：①胎儿肾脏、输尿管、尿道畸形和肺发育不全等。②过期妊娠。③胎儿宫内发育迟缓。④羊膜病变。

（二）颜色和透明度

【测定方法】　肉眼观察羊水的颜色和透明度，简便、快速，不需要仪器设备，但易受观察者主观因素影响。

【参考范围】　妊娠前半期羊水为无色透明或呈淡黄色，后半期因羊水混有胎脂及脱落上皮细胞等有形成分，故呈微乳白色。

【临床应用】　①深黄色：提示羊水中含有大量胆红素，可能为母婴血型不合、出血性或遗传性红细胞异常疾病。②黄绿色或深绿色：提示羊水中混有胎粪，见于胎儿窘迫。③红色：提示宫内新鲜出血，多见于羊膜腔穿刺出血、胎儿出血、胎盘早期剥离。④棕红色或褐色：见于宫内有陈旧性出血，多为宫内死胎。⑤黄色黏稠拉丝：见于过期妊娠或胎盘功能减退。⑥脓性浑浊并带有臭味：多由于细菌、白细胞等增多引起，见于宫内化脓性感染。

三、化学与胎儿成熟度检验

（一）甲胎蛋白测定

甲胎蛋白（alpha fetoprotein，AFP）是胎儿的一种特异性球蛋白，在胎儿肝脏和卵黄囊内合成，经胎儿尿液排入羊水。少量 AFP 来自胃肠道、羊膜、绒毛膜细胞。

【测定方法】　主要包括化学发光免疫分析法（CLIA）、放射免疫法（RIA）、酶联免疫吸附法（ELISA）等，其中化学发光免疫分析法具有线性范围宽、灵敏度高、特异性好、结果准确可靠、可自动化分析等优点而被广泛应用。

【参考范围】　妊娠 16～20 周，40 mg/L；妊娠 32 周以后，25 mg/L。

【临床应用】

1. 甲胎蛋白增高　主要见于开放性神经管缺陷的胎儿，如无脑儿、脊柱裂等，是诊断开放性神经管缺陷的重要指标,灵敏度高,但非特异性指标。羊水中甲胎蛋白增高还可见于死胎、先天性食管闭锁及染色体异常、先天性肾病、糖尿病等。

2. 甲胎蛋白减低 主要见于葡萄胎、唐氏综合征等。

(二)乙酰胆碱酯酶(AchE)测定

【测定方法】 见教材《生物化学检验技术》。

【参考范围】 AchE<10.43 U/L。

【临床应用】 羊水中 AchE 活性增高与胎儿开放性神经管畸形有高度相关性,胎儿发生开放性脊柱裂、开放性腹膜缺陷损伤时,羊水中 AchE 明显增高,如同时测定 AchE 活性,并计算 AchE/PchE 值,对诊断更有价值。

(三)蛋白质测定

足月妊娠时,羊水中蛋白质含量约为母体血清蛋白质的 1/20,其中 60%～70% 为清蛋白。羊水中的前清蛋白来自胎儿并随胎龄的增长而增高,于妊娠 36～40 周达到最高值,超过预产期时下降,可用作诊断过期妊娠的指标。在重症母婴 Rh 血型不合、死胎及无脑儿时羊水中蛋白质含量增高。测定方法见教材《生物化学检验技术》。

(四)胎儿成熟度检查

1. 胎儿肺成熟度检查

(1)羊水泡沫试验:

【原理】 羊水中的肺泡表面活性物质饱和磷脂是既亲水又亲脂的两性物质,在乙醇中振荡后形成的泡沫可维持数小时,形成稳定的泡沫层,其形成量与肺成熟度呈正相关。其他物质形成的泡沫,能被乙醇清除。

【试剂】 生理盐水、95% 乙醇。

【器材】 带塞尖底试管、吸量管。

【操作】 一般采用双管法,第 1 支试管羊水与 95% 乙醇的比例为 1:1;第 2 支试管比例为 1:2,用力振荡 15～20 s 后,静置 15 min 后观察结果。

【参考范围】 阳性(两支试管液面均出现泡沫环)。

【临床应用】 临床上只进行稀释度为 1:1 和 1:2 的泡沫试验。①若两管液面均出现泡沫环为阳性,提示卵磷脂(lecithin,L)和鞘磷脂(sphingomyelin,S)的比值即 L/S≥2.0,表示胎儿肺成熟;②若仅第 1 支试管表面出现泡沫环,提示 L/S 在 1.5～2.0,为临界值;③如两管均未出现泡沫环为阴性,L/S≤1.49,提示胎儿肺未成熟。

(2)羊水吸光度测定:羊水中磷脂类物质含量不同,可产生不同的浊度。用分光光度计在波长 650 nm 处测定羊水的吸光度值(A_{650}),磷脂类物质越多 A_{650} 值越大,胎儿肺成熟度越好。A_{650}≥0.075 为阳性,表示胎儿肺成熟;A_{650}≤0.050 为阴性,表示胎儿肺不成熟。

(3)羊水卵磷脂和鞘磷脂测定:采用薄层色谱法可区分出两者的位置,将标本与标准品对照,测量标本的 L 和 S 色谱斑面积或用光密度计扫描并求出 L/S 的值。L/S<1 表示胎儿肺未成熟,易发生 IRDS;L/S 在 1.5～1.9 表示胎儿肺不够成熟,可能发生 IRDS;L/S≥2.0 为正常;L/S 在 2.0～3.4 表示胎儿肺发育已经成熟,一般不会发生 IRDS;L/S 在 3.5～3.9 表示胎儿肺发育肯定成熟;L/S≥4 表示肺发育过度成熟。L/S 法较为准确,但试验条件要求较高,受血液污染时也会出现假阳性。

2. 胎儿肾成熟度检查

(1)肌酐测定:羊水肌酐≥176.8 μmol/L 提示胎儿肾成熟;羊水肌酐在 132.6～175.9 μmol/L 为临界值;羊水肌酐≤131.7 μmol/L 提示胎儿肾未成熟。

(2)葡萄糖测定:妊娠 23 周前随羊膜面积扩大,羊水量增加,羊水葡萄糖逐渐增加,至 24 周达高峰 2.29 mmol/L 左右,以后随胎儿肾成熟,肾小管对葡萄糖重吸收增强,胎尿排糖量减少,加上胎盘通透性随胎龄增加而降低,羊水葡萄糖便逐渐降低,妊娠晚期可降至 0.40 mmol/L 以下;羊水葡萄糖低于 0.56 mmol/L,提示胎儿肾发育成熟;羊水葡萄糖高于 0.80 mmol/L,提示胎儿肾发育不成熟。

3. 胎儿肝成熟度检查　羊水中胆红素浓度可反映胎儿肝脏成熟度。孕晚期羊水中胆红素吸光度在 450 nm 波长处的吸光度(A_{450})可反映肝脏成熟度(表 12-22)。在 25 ℃、波长 450 nm 条件下,以蒸馏水调零,将新鲜过滤羊水标本在波长 340 nm 与 700 nm 之间测定,求得羊水本底吸光度,计算出 A_{450} 与本底吸光度的差值 ΔA_{450},该值与胆红素含量成正比关系。

表 12-22　羊水胆红素变化用于判断胎儿安危和肝脏成熟度的临床意义

指标	变化	临床意义
胆红素浓度	<1.71 μmol/L	胎儿安全,肝脏成熟
	1.71~4.61 μmol/L	临界值,胎儿可能有异常
	>4.61 μmol/L	胎儿安全受到影响
	>8.03 μmol/L	多有胎儿窘迫
	16.2 μmol/L	肝脏未成熟,胎儿多难存活,应终止妊娠
ΔA_{450}	<0.02	肝脏成熟
	0.02~0.04	肝脏成熟可疑
	>0.04	肝脏未成熟

4. 胎儿唾液腺成熟度检查　主要测定淀粉酶。妊娠 37 周以前多低于 200 U/L,37 周以后多高于 300 U/L,为胎儿唾液腺成熟的指标;200~300 U/为临界值;<200 U/L 为胎儿唾液腺不成熟。

5. 胎儿皮肤成熟度检查　羊水脂肪细胞随着胎龄增加而增加,计数羊水脂肪细胞的百分率可作为胎儿皮肤成熟度的指标。

四、显微镜学检验

(一)羊水脂肪细胞计数

【原理】　将羊水涂片用硫酸尼罗蓝水溶液染色后,于显微镜下观察,计数 200~500 个细胞,计算脂肪细胞阳性率。

【试剂】　1.36 mmol/L 硫酸尼罗蓝染液。

【器材】　显微镜、玻片、染色架。

【操作要点】　取羊水离心沉淀,将沉淀物涂片,加 1.36 mmol/L 硫酸尼罗蓝水溶液 1 滴混匀,1~2 min 后加盖片,在火焰上缓慢加热,维持 2~3 min 后镜检。显微镜下观察到脂肪细胞为无核橘黄色细胞,其他细胞被染成蓝色(彩图 72)。镜下计数 200~500 个细胞,计算脂肪细胞阳性率。此法简便快捷,染色后细胞结构清楚。

【参考范围】　妊娠 34 周前羊水脂肪细胞小于或等于 1%;34~38 周为 1%~10%;38~40 周为 10%~15%;40 周以后大于 50%。

【临床应用】　羊水中的脂肪细胞是从胎儿皮脂腺及汗腺脱落的细胞,随着胎龄的增加,胎儿皮脂腺逐渐发育成熟,脂肪细胞的出现率相应增高,因此,羊水脂肪细胞计数可作为胎儿皮肤成熟度的指标。>20% 则认为胎儿皮肤成熟;10%~20% 为临界值;<10% 提示胎儿皮肤不成熟;≥50% 提示胎儿皮肤过熟。

(二)羊水快速贴壁细胞计数

正常羊水需要 4~5 天才能贴壁生长。胎儿畸形,如神经管缺陷及脐疝畸形时,羊水细胞仅需 20 h 即可贴壁生长,此种细胞称为快速贴壁细胞(rapid adherent cells,RAC),其具有贴壁生长快、活细胞贴壁率高的特点。通过计算活细胞贴壁率,可判断有无畸形。

【测定方法】　将羊水无菌离心、接种,进行细胞培养后涂片、固定染色,用显微镜检查,计算活细胞的贴壁率。此方法比较复杂。

【参考范围】　RAC<4%。

【临床应用】　RAC 为神经组织中的吞噬细胞,当胎儿神经管缺陷时,神经组织中的 RAC 暴露于羊水中,使羊水中含量增高。脐疝畸形的 RAC 为 9%～12%,无脑儿的 RAC 为 100%。

（三）羊水细胞染色体核型检查

【测定方法】 将羊水离心,取沉淀细胞接种,进行细胞培养,收获细胞后固定、涂片、消化、染色,显微镜下分析染色体核型。此方法准确可靠,是胎儿遗传病诊断主要的检查方法,但操作要求较高,时间也较长。实验中所用标本应新鲜,离心速度不能太快。

【参考范围】 人类染色体总数为 46 条,常染色体 22 对,性染色体 XX 或 XY。

【临床应用】 羊水细胞染色体核型检查可用于胎儿染色体病的诊断,如染色体数目或结构异常引起的染色体疾病。

（四）羊水细胞性染色质检查

【测定方法】 取离心的羊水沉淀物,制备悬液、涂片,进行 X 染色质染色,油镜下观察可数细胞(细胞核大、核膜完整、结构清晰,染色质均匀)、非可数细胞(细胞核小而固缩或深染、结构分辨不清或核重叠,有破损)。计数 100～200 个可数细胞的核,报告 X 染色质阳性比(X 染色质附于核膜内壁,着色比周围染色质深而坚实,直径 0.7～1.2 μm,呈三角形、半圆形或平坦隆起)。Y 染色质的检查需用荧光显微镜检查。

【参考范围】 X 染色质细胞≥6% 为女胎,≤5% 为男胎;Y 染色质细胞≥5% 为男胎,≤4% 为女胎。

【临床应用】 羊水细胞性染色质检查是通过预测胎儿性别,估计某些伴性遗传病的发生率的,如羊水细胞中 X 染色质细胞在 0.5～0.6,而 Y 染色质细胞在 0.4～0.5,可考虑是否染色体异常,需进一步检查染色体核型。

思考题

一、选择题

1. 脑脊液最常见的异常颜色为(　　)。
   A. 红色　　　　　B. 绿色　　　　　C. 黑色　　　　　D. 乳白色　　　　　E. 黄色

2. 正常人脑脊液 pH 为(　　)。
   A. 7.35～7.45　　　　　B. 7.31～7.34　　　　　C. 7.45～8.05
   D. 7.45～7.85　　　　　E. 7.05～7.35

3. 脑脊液外观呈脓性浑浊,蛋白定性试验(＋＋＋),葡萄糖 1.0 mmol/L,氯化物 115 mmol/L,细胞数 10×10^9/L,分类以中性分叶粒细胞为主,见于(　　)。
   A. 正常脑脊液　　　　　B. 化脓性脑膜炎　　　　　C. 结核性脑膜炎
   D. 病毒性脑膜炎　　　　　E. 脑肿瘤

4. 下列哪种积液为渗出液? (　　)
   A. 营养不良　　　　　B. 肝硬化腹水　　　　　C. 结核性胸水
   D. 心力衰竭水肿　　　　　E. 肾病综合征水肿

5. 下列哪项是渗出液的检验结果? (　　)
   A. 淡黄色　　　　　B. 有核细胞数 0.05×10^9/L　　　　　C. 不易凝固
   D. 积液蛋白/血清蛋白＞0.5　　　　　E. 比重 1.010

6. 浆膜腔渗出液产生的原因可见于下述何种情况? (　　)
   A. 血浆蛋白含量减低　　　　　B. 淋巴管阻塞　　　　　C. 细菌感染
   D. 营养不良　　　　　E. 静脉淤滞

7. 下列哪项试验结果不符合渗出液的标准? (　　)
   A. 比重 1.018　　　　　B. 蛋白质 30 g/L　　　　　C. 黏蛋白定性试验阳性
   D. 细胞数 0.2×10^9/L　　　　　E. 分类淋巴细胞占 0.60

二、名词解释

弗氏(Froin's)综合征　Froin-Nonne 综合征　Donnan 平衡　李凡他试验　漏出液　渗出液

三、简答题

1. 脑脊液感官检验包括哪些内容? 正常脑脊液有何表现? 病理情况下如何变化?

2. 穿刺损伤血管导致血性脑脊液时,白细胞计数应如何校正?

3. 目前脑脊液蛋白质定性主要有哪些方法? 各有何优缺点?

4. 化脓性脑膜炎、结核性脑膜炎及病毒性脑膜炎三者脑脊液各有何特征?

5. 如何鉴别漏出液和渗出液?

6. 如何鉴别良性与恶性浆膜腔积液?

7. 下列浆膜腔积液标本如何进行细胞计数?

(1)标本清晰透明　　　　　(2)标本浑浊　　　　　(3)血性积液

8. 简述病理情况下,关节腔积液常见颜色变化及临床意义。

9. 关节腔积液显微镜检查的内容有哪些? 要注意些什么?

10. 简述羊水检查的适应证。

11. 简述羊水检查用于判断胎儿肺成熟度的指标及临床意义。

12. 胎儿成熟度检查包括哪些项目?

13. 羊水检查的主要内容有哪些?

四、案例分析

【案例一】　我院,内科,昨晚收治一患者,突然剧烈头痛、畏光、恶心呕吐、面色苍白、全身冷汗,且轻度眩晕、项背痛,有一过性意识障碍,今天上午出现脑膜刺激征。临床医师行腰椎穿刺采集到红色浑浊脑脊液。经初步检查诊断,怀疑 SAH(蛛网膜下腔出血)。

【讨论】　综合所学知识,请为该患者设计实验室常规和生化检查方案,并就脑脊液实验室常规和生化检查在中枢神经系统疾病的诊断、SAH 与各种脑膜炎鉴别中的重要意义展开讨论。

【案例二】　患者,男性,61 岁,入院前有发热、水肿,肝区疼痛病史,现因喘憋及多处关节疼痛来院诊治,经查提示多浆膜腔积液,穿刺示积液为血性。

【讨论】　结合本章所学知识,对此病例展开讨论:此血性积液是否为感染性? 是否为恶性肿瘤? 应该完善哪些相关检查?

(徐群芳　韩忠敏)

第四篇

脱落细胞及细针吸取细胞学基本检验

Linchuang Jianyan Jichu

第十三章 脱落细胞学基本检验技术

 ## 第一节 脱落细胞学基本知识

一、脱落细胞学基本概念

脱落细胞学(exfoliative cytology)属细胞病理学的一个分支,是通过采集人体各个部位,特别是管腔表面的脱落细胞或对病变器官表面及肿块通过细针吸取的方法获得的细胞,经染色后通过显微镜观察其类别和形态,协助临床诊断疾病的一门学科,因此也称为"诊断细胞学"或者"临床细胞学",它是在组织胚胎学及病理学基础上发展而来的新兴的临床检验学科。早在 1928 年 G. N. Papaniculaou 宣布脱落细胞学可以用于诊断肿瘤,并创建了巴氏染色法,由于当时技术有限,结果阳性率很低。随着细胞病理学标本取材方法的不断改进和创新,从纤维内镜的广泛应用至近几年越来越广泛开展的薄层细胞学检测系统(thin-prep cytologic test,TCT)及细针吸取细胞的开展,可以从一些不易取材的器官中准确获取标本,使恶性肿瘤得以早期发现,从而显著提高了治愈率,细胞学成为诊断肿瘤的重要手段,尤其适用于大规模防癌普查和高危人群的随访观察。

二、正常脱落细胞形态

(一)正常脱落上皮细胞

1. 复层鳞状上皮细胞 复层鳞状上皮(stratified squamous epithelium)是一种多层的上皮组织,一般有 10 多层细胞,由于表面的细胞为扁平鳞形,所以又称复层扁平上皮。主要被覆于全身皮肤、口腔、喉部、鼻咽的一部分、食道、阴道的全部以及子宫颈外口。从底部至表面可分为基底层、中层和表层 3 个部分(图 13-1)。

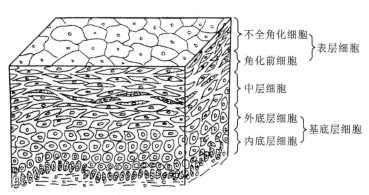

图 13-1 复层鳞状上皮细胞示意图

(1)基底层细胞:分为内底层和外底层(彩图 73)。在正常涂片中不易见到,黏膜炎症、溃疡或糜烂时可见。

①内底层细胞:位于上皮的最底层,紧贴基底膜,为单层低柱状或立方形细胞,增殖力旺盛,亦称生发

层。此层细胞很少脱落,脱落后呈圆形,直径 12～15 μm,胞核相对较大,直径 8～10 μm,呈圆形或椭圆形,多居中,染色质均匀,呈细颗粒状,苏木素-伊红(HE)染色呈蓝色;胞质较少,由于含丰富的游离核糖体,巴氏染色呈暗绿色、深蓝或灰蓝色,HE 染色呈暗红色;核质比(即核的直径与细胞质幅缘之比,简称核质比)为 1∶(0.5～1)。

②外底层细胞:在内底层细胞之上,有 2～3 层,体积较内底层细胞大,直径 15～30 μm;细胞核与内底层细胞相似,染色质略疏松;胞质略多,巴氏染色呈淡绿或灰蓝色,HE 染色呈暗红色;核质比为 1∶(1～2)。

(2) 中层细胞:位于鳞状上皮的中部,细胞层次较多。脱落后细胞呈圆形、椭圆形、菱形及多角形,直径 30～40 μm;胞核相对较小;胞质量增多,巴氏染色呈淡绿或灰蓝色,HE 染色呈浅红色,核质比 1∶(2～3)。

(3) 表层细胞:位于上皮的最表面,细胞扁平。脱落后细胞呈不规则多边形,体积增大,直径 40～60 μm;胞核小而深染;胞质透明,边缘卷褶(彩图 74)。根据细胞成熟程度,分为角化前细胞、不完全角化细胞和完全角化细胞三型。

①角化前细胞:细胞核直径 6～8 μm,染色较深,但染色质仍均匀细致呈颗粒状;胞质量显著增多,巴氏染色呈淡绿或淡蓝色,HE 染色呈红色;核质比为 1∶(3～5)。

②不完全角化细胞:细胞核明显缩小,直径约 4 μm,固缩、深染,核周可见白晕,有时近核处可见棕色小点;胞质透明,细胞可卷角,巴氏染色呈粉红色,HE 染色呈浅红色;核质比为 1∶5 或以上。

③完全角化细胞:细胞核消失,胞质极薄,有皱褶、卷角。巴氏染色呈橘黄色,HE 染色呈浅红色。此种细胞为衰老死亡的细胞,胞质内常可见细菌。

复层鳞状上皮从底层到表层细胞形态的变化规律为:①细胞体积由小到大。②胞核由大到小,最后消失。③核染色质由细致、疏松、均匀到粗糙、紧密、固缩。④核质比由大到小。⑤胞质量由少到多,胞质染色由暗红色到浅红色。

2. 柱状上皮细胞　柱状上皮(columnar epithelium)主要分布于鼻腔、鼻咽、支气管、肺、胃肠、子宫颈、子宫内膜及输卵管等部位。组织学上分为单层柱状上皮、假复层纤毛柱状上皮和复层柱状上皮。柱状上皮脱落后在涂片中根据形态和功能不同分为下列几种。

(1) 纤毛柱状上皮细胞:呈圆锥形,顶端宽平,其表面有密集的纤毛,染淡红色,细胞底部尖细似胡萝卜状。胞核位于细胞中下部,呈卵圆形,顺细胞长轴排列;染色质细致、均匀,染色较淡,有时可见 1～2 个核仁,核边清晰,常与细胞边界重合(图 13-2,彩图 75)。

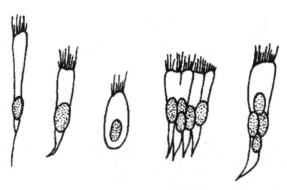

图 13-2　纤毛柱状上皮细胞示意图

(2) 黏液柱状上皮细胞:细胞较肥大,呈卵圆形、圆柱形或锥形;胞核位于底部,呈卵圆形,其大小、染色与纤毛柱状上皮相似;胞质丰富,含大量黏液,着色淡而透明,有时含巨大空泡,将核挤到一侧,呈月牙形或戒指形(图 13-3,彩图 76)。

(3) 储备细胞:位于基底部,是具有增殖能力的幼稚细胞。胞体较小,呈多角形、圆形或卵圆形;核染色质细致均匀,常见核仁;胞质量少,略嗜碱性。正常涂片中少见。

3. 成团脱落的上皮细胞

(1) 成团脱落的鳞状上皮细胞:基底层细胞呈多边形,细胞大小一致,核一致,居中,核间距相等,排列似嵌铺砖状。

(2) 成团脱落的黏液柱状上皮细胞:细胞呈蜂窝状结构,体积较大,胞质丰富,含大量黏液;核间距大,

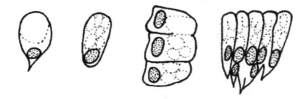

图 13-3 黏液柱状上皮细胞示意图

有时在细胞边缘可见栅栏状结构。

(3) 成团脱落的纤毛柱状上皮:常聚集成堆,细胞间界限不清,呈融合体样;胞核互相重叠,形成核团,核团周围的胞质融合形成"胞质带",有时在细胞团边缘可见纤毛。

(二) 与脱落细胞同时出现的非上皮细胞

涂片中除上皮细胞外,还有血细胞(红、白细胞)及单核-巨噬细胞等成分,称为背景成分。识别非上皮细胞成分的形态,有助于细胞病理学诊断。

1. 红细胞 涂片中常见数量不等的红细胞,出现的量与病变性质或取材时局部损伤程度有关。在恶性肿瘤涂片中可见大量红细胞。

2. 白细胞 在大多数标本中都有白细胞。在不同部位,不同的生理、病理情况下,白细胞的种类和数量有所不同。

(1) 中性粒细胞:此种细胞易退变,胞质溶解而常呈裸核。主要见于组织炎症,还可见于癌组织坏死后的继发感染。

(2) 嗜酸性粒细胞:炎症、寄生虫感染或变态反应时多见。

(3) 淋巴细胞:多为小淋巴细胞,胞质少,呈裸核样,要与未分化癌细胞鉴别。因淋巴细胞大小较恒定,可作为涂片中的"标尺"。炎症尤其是慢性炎症时较多见。

(4) 浆细胞:常见于慢性炎症。

3. 单核-巨噬细胞系统的细胞

(1) 吞噬细胞:有很强的吞噬作用,相当于血液中的单核细胞,涂片中一般少见。

(2) 组织细胞:比吞噬细胞略小,又称小吞噬细胞,呈卵圆形或不规则形,核大,常偏位,染色质细致,胞质呈泡沫感。正常涂片中较少,炎症时与大量白细胞同时出现。

(3) 多核巨噬细胞:体积巨大,可含十多个核,核大小、形态较一致,排列无规则。在结核病患者的涂片中可见。

4. 其他物质 涂片中还可见到黏液、染料沉渣、细菌等物质。涂片中若见到坏死物,首先考虑癌的可能。

三、良性病变的上皮细胞形态

(一) 细胞死亡

细胞死亡是指生命现象不可逆的终止,是一种不可避免的结果。机体内细胞的死亡有两种类型,即凋亡和坏死。

1. 凋亡 细胞凋亡是指为维持内环境稳定,由基因控制的细胞自主的、有序的死亡,属于生理性死亡。多发生于淋巴细胞,上皮细胞较少见。凋亡细胞呈特征性细胞核和细胞质变化。细胞核变化是核染色质致密,先在核周形成新月形帽子,然后碎裂、降解,染色质碎裂成大小一致的小颗粒状,称为核碎裂或凋亡小体。细胞质常皱缩,细胞膜多破裂。凋亡与周围组织炎症无关。

2. 坏死 细胞坏死是由于某些外界因素如物理、化学因素或严重的病理性刺激引起的细胞损伤和死亡,属于异常死亡。坏死细胞一般缺乏典型的形态学表现,通常先是细胞质空泡形成,细胞核体积增大,染色质致密,称为核均化或核固缩,然后细胞膜破坏,细胞破裂,形成细胞碎片。常与周围组织的炎症有关,有一定的诊断价值。

（二）细胞退化变性

1. 细胞退变　细胞从器官内黏膜表面脱落后，由于得不到血液供应，缺乏氧气和养料或因炎症、放疗、化疗等影响，细胞会发生变性、死亡，这一过程称退化变性（degeneration），简称退变。细胞退变分为两种，即肿胀性退变和固缩性退变。

（1）肿胀性退变：可能与细胞内水钠潴留和酸度增加有关。细胞表现为胞体肿胀，体积可增大2～3倍；胞质内可出现液化空泡，着色淡；胞核肿大，染色质结构不清，呈淡蓝色云雾状，有时细胞膜破裂，胞质完全溶解消失，形成淡蓝色裸核，直至逐渐溶解消失。急性炎症时多见肿胀性退变（图13-4）。鳞状上皮中、底层细胞常表现为肿胀性退变。

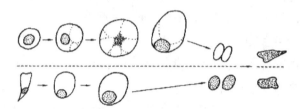

图 13-4　脱落细胞肿胀性退变过程示意图

注：虚线上方表示复层鳞状上皮细胞的变化，虚线下方表示柱状上皮细胞的变化。

（2）固缩性退变：可能与细胞器和染色质脱水有关。细胞表现为胞体变小，变性皱缩；胞质染红色；胞核固缩变小，染色质致密，染深蓝色，胞核与胞质之间可出现空隙，称核周晕。最后细胞膜破坏，细胞完整性丧失，形成细胞碎片。固缩性退变多见于慢性炎症。鳞状上皮表层细胞常表现为固缩性退变（图13-5）。

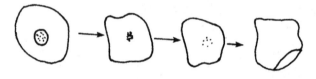

图 13-5　脱落细胞固缩性退变过程示意图

2. 多核　多见于细菌或病毒感染。间皮细胞、上皮细胞或巨噬细胞均可形成多核细胞。多核巨噬细胞来源于单核-巨噬细胞的融合，胞体巨大，胞核常偏位，分散在细胞质周边，在结核病患者的涂片中可见。

3. 其他　①吞噬现象：在炎症或肿瘤时，巨噬细胞、上皮细胞、间皮细胞和癌细胞等均会出现吞噬现象，细胞质中可见外来异物、细胞碎片或完整细胞。②核异常：病变组织中，各类细胞均可见核异常，表现为核皱褶或核沟。③细胞质异常：在放疗、某些微生物（如沙眼衣原体）感染、细胞内脂肪贮存时，可见细胞质形成多个大小不一透明的圆形包涵体，内含水分或水溶性物质，称为细胞质空泡。

（三）增生、再生和化生

1. 增生　增生指上皮细胞在细胞慢性炎症或其他理化因素刺激作用下，细胞分裂增殖能力加强，数目增多，常伴有细胞体积增大。增生细胞形态特点如下。

（1）胞质量相对较少，嗜碱性，核质比略大。

（2）胞核增大，可见核仁。

（3）胞核形态和染色质状态正常，少数染色质形成小结。

（4）核分裂活跃，可出现双核或多核。

2. 再生　由炎症、创伤等病理因素引起上皮组织损伤后，由邻近正常组织的同类细胞增生进行修复的过程称为再生。其细胞形态与增生的细胞相似，可见不同程度的炎症细胞。

3. 化生　一种成熟的组织在慢性炎症或其他理化因素的作用下，转化为另一种分化成熟的相同组织的过程称为化生。如慢性子宫颈炎时子宫颈柱状上皮细胞在慢性炎症刺激下转变为鳞状上皮细胞，这种过程称鳞状上皮化生，简称鳞化。

若鳞化的细胞核增大，形态、大小异常，染色质增粗、深染，表明在化生的同时发生了核异质，称为异型化生或不典型化生。化生使原有组织丧失了功能。部分化生上皮病因去除后可恢复原来的组织结构，但有些化生具有癌变倾向。

（四）炎症时上皮细胞的改变

按病程可将炎症分为急性、亚急性和慢性三种类型，肉芽肿性炎症作为一种特殊形式，由特殊病因引起，局部主要由吞噬细胞组成，常为慢性经过。

1. 急性炎症　上皮细胞常有明显的退变，以肿胀性退变为主。涂片中有较多中性粒细胞、坏死细胞碎屑及红染无结构的呈网状或团块状的纤维物质。

2. 亚急性炎症　较少见，涂片中可见退变的上皮细胞和坏死的细胞碎片，同时还有增生的上皮细胞及各种白细胞并存。

3. 慢性炎症　涂片中可见较多成团的增生上皮细胞、炎症细胞。以淋巴细胞和浆细胞为主。

4. 肉芽肿性炎症　是一种特殊类型的慢性炎症，需要在涂片中找到病原体和有价值的细胞才能诊断。涂片中的主要细胞成分是上皮样细胞和多核巨细胞。常见于结核分枝杆菌、真菌感染等。

5. 炎症时上皮细胞的胞核改变　主要有以下几种表现形式。

(1) 胞核增大较明显，染色质稍增多，分布均匀，但核形规则，核质比稍增大。

(2) 核固缩、深染，核形轻度畸形不规则，但核小，核质比不大。

(3) 核轻度增大、深染，核形亦轻度畸形不规则。

四、肿瘤脱落细胞形态

（一）核异质

核异质(dyskaryosis)是指脱落细胞核的形态与染色质结构异常，但胞质的质和量分化正常。核异常主要表现为核的大小不一、形态异常、染色质增多、分布不均、着色较深、核膜增厚等。核异质细胞形态介于良性和恶性细胞之间，组织学上又称为非典型细胞或增生不良细胞。

根据核异质细胞形态改变的程度分为轻度核异质细胞和重度核异质细胞。

1. 轻度核异质细胞　细胞边缘清楚，胞核轻度增大，比正常细胞大 0.5 倍左右，轻度至中度畸形，核染色质轻度增粗，染色较深，核质比在正常范围内。多见于鳞状上皮的中、表层细胞。常因慢性炎症细胞刺激而引起，所以又称炎症核异质。

2. 重度核异质细胞　因部分可发展为癌，故又称癌前核异质。细胞边界不清，极性紊乱，胞核明显增大，比正常大 1～2 倍，中度以上畸形，核染色质颗粒较粗，染色更深，分布不均，偶见染色质结节，核边增厚，核质比增大。重度核异质细胞常见于底层和部分中层细胞。重度核异质与癌细胞的鉴别要点是重度核异质虽有胞核的异型性，但其大小、形态及染色变化均未达到肿瘤的标准，特别是核质比仍无明显的改变。

（二）角化不良

角化不良(dyskeratosis)又称细胞内角化、异常角化或不成熟角化，是指鳞状上皮细胞的胞质分化程度超出了胞核的分化，主要表现为鳞状上皮细胞非角化层，即表层角化前细胞和中、底层细胞出现一些个别散在的胞质内角化。

涂片中角化不良细胞呈不规则形或圆形，胞核深染；胞质呈深红色，巴氏染色呈橘黄色。这种细胞出现于底层、中层细胞时，可能是癌前病变的表现，故又称癌前角化。在更年期和老年妇女阴道涂片中发现角化不良细胞时，需定期复查，防止癌变。

（三）良性肿瘤

良性肿瘤(benign tumor)是指无浸润和转移能力的肿瘤。机体内某些组织的细胞发生异常增殖，呈膨胀性生长，生长较缓慢。由于瘤体不断增大，可挤压周围组织，但并不侵入邻近的正常组织内。瘤体多呈球形、结节状，周围常形成包膜，与正常组织分界明显，用手触摸，推之可移动，手术时容易切除干净，摘除不转移，很少复发。其细胞学特征如下。

1. 上皮源性良性肿瘤细胞　与正常上皮细胞差异很小。细胞多互相黏附,形成扁平的细胞群,细胞边界清晰,呈蜂窝状,细胞质透明,核仁小,有时可见有丝分裂。

2. 间质源性良性肿瘤细胞　与正常间质源性细胞类似,如脂肪细胞、平滑肌细胞或成纤维细胞。

3. 其他　某些良性肿瘤,如内分泌或神经源性肿瘤、皮肤疣、生殖道或膀胱尖锐湿疣,在细胞学涂片上,细胞形态明显异常,体积增大,核深染,可见多核,易与癌细胞混淆,细胞学很难作出正确诊断。

（四）恶性肿瘤细胞形态

原发性恶性肿瘤是体内细胞发生突变后,机体失去对其成长的正常调控,导致异常增生。其增生具有以下几个特点。

1. 组织的异常增生　恶性肿瘤由异常的、不成熟的细胞所组成,并丧失了原来的功能。与起源组织相比较,恶性肿瘤组织结构是无序的。

2. 浸润性生长　肿瘤组织可越过起源组织的解剖界限生长,浸润和破坏邻近组织。

3. 转移　肿瘤细胞能克隆性生长并形成转移,侵入淋巴系统或血液,在其他器官形成新的肿瘤。

肿瘤细胞包括两大类:上皮细胞的恶性肿瘤称为癌,占所有恶性肿瘤的90%以上。来源于中胚层组织的恶性肿瘤称肉瘤。恶性肿瘤细胞的种类繁多,形态也各不相同,但仍具有一些共同的形态特征。

1. 恶性肿瘤的细胞学变化

(1) 细胞核的改变:恶性肿瘤细胞的恶性特征集中表现在核的形态和结构的变化上,因此对核的观察是判断肿瘤细胞的关键。

①核增大:由于癌细胞核染色质增生旺盛,形成多倍体及非整倍体,所以胞核显著增大,大小不等,为同类正常细胞的1～4倍,有时可达10倍以上。

②核质比(N/C)失常:由于胞核显著增大,引起核质比增大。癌细胞分化越差,核质比失常越明显。如正常鳞状上皮细胞的核质比为0.5∶1以下,而鳞状细胞癌的癌细胞核质比达1∶0.5以上。

③核畸形:癌细胞核有时呈现各种畸形,如结节状、分叶状、长形、三角形、不规则形,可有凹陷、折叠。腺癌细胞畸形不及鳞癌明显,核常偏向一侧。

④核深染:由于癌细胞脱氧核糖核酸(DNA)合成代谢增加,核染色质明显增多、增粗,染色加深,呈深蓝色,似墨水滴状。腺癌深染程度不及鳞癌明显。

⑤核膜增厚:多数癌细胞核膜明显呈不规则增厚。

⑥核仁增大、增多:癌细胞核仁明显增大,直径可达 5 μm 以上,外形不规则且数量增多,可见多个核仁(可达 3 个以上)。癌细胞分化程度越低,核仁异常越明显。

⑦异常核分裂:癌细胞中有丝分裂细胞增多,且常见异常分裂象,如不对称分裂、多极分裂、环状分裂等,这与非整倍体、多倍体或染色体畸形等有关。

⑧裸核:由于癌细胞易退化,胞质先溶解,形成癌性裸核,腺癌和未分化癌多见。早期的裸核尚具有核的恶性特征,可供诊断参考,退化后期的裸核,呈云雾状结构,失去诊断价值。

在恶性肿瘤细胞核的改变中以核增大、核质比失常、核畸形、核深染为主要特征。

(2) 细胞质的改变:恶性肿瘤的特征在一定程度上也反映在细胞质的变化上,尤其在进一步判断肿瘤细胞的组织来源和类型时,细胞质的状态则是一个重要方面。

①胞质量异常:胞质相对减少,分化程度越低,胞质量越少。

②染色加深:由于胞质内含蛋白质较多,HE 染色呈红色,且着色不均。

③细胞形态畸形:癌细胞呈不同程度的畸形变化,如纤维形、蝌蚪形、蜘蛛形及其他异形。细胞分化程度越低,畸形越明显。

④空泡变异:胞质内常有变性的空泡及包涵体等。腺癌细胞较为突出,常可融为一个大空泡,将核挤向一侧,形成戒指样细胞。

⑤吞噬异物:癌细胞胞质内常见吞噬的异物,如血细胞、细胞碎片等。偶见胞质内封入另一个癌细胞,称为封入细胞,因其形状像鸟眼,又称鸟眼细胞。

(3) 癌细胞团:癌细胞有成团脱落的倾向。癌细胞团中细胞形态各异、大小不等、排列紊乱、失去极性,癌细胞繁殖快,互相挤压,呈堆叠状或镶嵌状。鳞癌细胞常分层排列;腺癌细胞常呈巢状,有腺样倾向。

(4)恶性肿瘤细胞与核异质细胞的鉴别:见表13-1。

表 13-1 恶性肿瘤细胞与核异质细胞的鉴别

细胞结构	恶性肿瘤细胞	核异质细胞
胞核体积	显著增大(1~5倍)	轻度增大(1倍左右)
核质比	显著增大	无明显变化或轻度增大
核大小	大小不一显著	大小近似,相差不大
核畸形	显著畸形	轻度至中度畸形
染色质结构	染色质显著增多、增粗,分布不均,核深染似墨水滴状	染色质轻度增多,多呈细颗粒状,无墨水滴状改变
核膜	明显增厚且厚薄不均	轻度增厚
核仁	易见,增多、增大并有异形	1~2个,轻度增大
核分裂	有异常分裂	无异常分裂
胞质及细胞外形	胞质嗜碱染色,数量不等,细胞形态不一	胞质的质和量尚正常

2. 恶性肿瘤常见的细胞学分型 癌是最常见的恶性肿瘤,从病理上分为鳞癌、腺癌和未分化癌。

(1)鳞癌:由鳞状上皮或柱状上皮鳞状化生后癌变称为鳞状上皮细胞癌(squamous carcinoma),简称鳞癌。鳞癌细胞的胞核增大、大小不一、畸形、深染、核质比失常等,是恶性肿瘤细胞的特点显著。细胞常成堆或散在分布。根据细胞分化程度,可分为高分化鳞癌和低分化鳞癌。

①高分化鳞癌:以表层细胞为主。胞体较大,常单个散在或数个成团。形态呈多形性,如蝌蚪状、纤维状、方形、多角形、梭形等;多数胞质丰富,内有角化,染红色,有时可见癌珠(纤维状癌细胞团环绕而成);核畸形显著,深染而粗糙,核仁增多不明显。癌细胞的多形性和癌珠是高分化鳞癌的标志。

②低分化鳞癌:以中、底层细胞为主。胞体多为圆形或不规则形,散在或成团分布。成团脱落的癌细胞胞质较少,嗜碱性,细胞大小不等,常呈堆叠状。胞核增大,居中畸形,有时可见核仁。

(2)腺癌:由柱状上皮细胞恶性变所致的癌称为腺癌(adenocarcinoma)。常成群出现,腺癌细胞的核增大、核畸形、核深染、核质比增大等现象都不及鳞癌细胞显著。而核仁增大、增多、核分裂象增多比鳞癌明显。胞质内含有多少不等的黏液而形成大小不等的空泡,将核挤向一侧。细胞常成堆分布,形成如花瓣状、桑葚状等(彩图77)。根据细胞分化程度不同分为高分化腺癌和低分化腺癌。

①高分化腺癌:胞体较大,呈圆形或卵圆形,可单个也可成排或成团脱落,成团脱落时围成腺腔样结构。胞核呈圆形或卵圆形,常偏位,略畸形,核边不规则增厚,染色质丰富,略深染,呈粗块状或粗网状,常有1~2个增大核仁,直径可达3~5μm;胞质丰富,略嗜碱性,染暗红色,胞质内可见黏液空泡,呈透明空泡样,有的空泡很大,胞核被挤至一边呈半月状,称印戒样细胞(彩图78)。

②低分化腺癌:胞体较小,常成团脱落,细胞界限不清,胞核位于细胞团边缘,致边缘细胞隆起,整个细胞团呈"桑葚样"改变。胞核较小,呈圆形或不规则形,偏位,畸形显著,染色质明显增多,呈粗块状或粗网状且分布不均,核边增厚。胞质少,嗜碱性,少数可见较小的黏液空泡。

(3)未分化癌(undifferentiated carcinoma):指从形态上难以确定其组织来源,分化程度最低,恶性程度最高的癌。根据癌细胞形态分为大细胞未分化癌和小细胞未分化癌。

①大细胞未分化癌:癌细胞体积较大,呈不规则形、长形或卵圆形,可单个或成团脱落。胞核较大,呈不规则圆形且大小不一,核畸形明显,染色深,有时可见较大核仁。胞质量中等,嗜碱性。

②小细胞未分化癌:胞体小,呈不规则小圆形或卵圆形。常成团、成排或成堆脱落,细胞界限不清。胞核小,比正常淋巴细胞核大0.5~1倍,呈不规则圆形、梭形、瓜子形或燕麦形,畸形明显,染色很深,呈墨水滴样。胞质少,核质比显著增大,似裸核样,弱嗜碱性。

第二节　标本采集和涂片制备

一、标本采集

正确采集标本是细胞病理学诊断的关键和基础,取材的好坏,直接影响到诊断的准确性和可靠性高低。因此,熟练地掌握标本采集、固定、涂片制备和染色等基本技术至关重要。

根据取材部位、标本的不同,可将标本的采集方法分为直视采集法、体液及分泌物采集法、灌洗法、摩擦法及穿刺吸取法五大类。

1. 直视采集法　即在肉眼观察下直接采集。①刮片刮取法、吸管吸取法、刷洗法:可用于口腔、鼻咽、子宫颈、阴道等部位标本的采集。②钳取标本印片法及刷取标本法:对于食管、胃、肠道、气管、支气管等部位可借助纤维内镜在病灶处直接钳取组织或刷取细胞。

2. 体液及分泌液采集法　①痰液(深咳痰液)、前列腺液、乳头溢液等可直接留取标本涂片、染色做细胞学检查。②尿液收集后则需要离心后制片。

3. 灌洗法　向空腔器官、腹腔或盆腔(剖腹探查时)灌注一定量生理盐水进行冲洗,使其细胞成分脱落于液体中,收集灌洗液离心制片、染色,做细胞学检查。如收集支气管灌洗液标本、膀胱灌洗液标本,离心制片能提高肺癌及膀胱癌的诊断率。

4. 摩擦法　用特制的器具(如线网套、气囊、海绵球摩擦器等)与病变部位接触摩擦,促进其细胞脱落,直接涂片。可用于食管、胃部、鼻咽部等部位的细胞涂片。

5. 穿刺吸取法　对浆膜腔(如胸腔、腹腔和心包腔等)积液、浅表及深部组织器官(如淋巴结、肝、软组织及甲状腺等)可用细针穿刺,吸取部分细胞做涂片诊断。

二、涂片制备

1. 推片法　适用于较稀薄的液体标本,如尿液、浆膜腔积液,通常将标本低速离心或自然沉淀后,取沉淀物推片。方法同血液制片。

2. 涂抹法　适用于较黏稠的标本,如食管分泌物、宫颈黏液及痰液等。用竹签将标本顺时针方向向外转圈涂抹,不宜重复。

3. 喷射法　适用于各种细针吸取的液体标本。用配有细针头的注射器将标本从左至右均匀地喷射在玻片上。

4. 压拉涂片法　适用于较黏稠的标本,如痰液涂片。将标本夹在交叉的两张玻片间,再移动两张玻片,使其重叠,再边压边拉,一次可获得两张涂片。

5. 吸管推片法　适用于浆膜腔积液标本。先用吸管将标本滴在玻片一端,再将吸管前端平行放于标本滴上,向另一端匀速平行地移动吸管,即推出均匀的薄膜。

6. 印片法　此法为活体组织检查的辅助方法。将切取的病变组织块用手术刀切开,立即将新鲜切面平放在玻片上,轻轻按印即可。

7. 微孔滤膜过滤法　主要用于细胞含量极少的液体标本。用各种孔径的滤膜,通过施加一定压力使液体标本中的细胞过滤到滤膜上,制成涂片。

8. 液基细胞学　液基细胞学(liquid based cytology,LBC)技术是一种半自动或全自动标本处理技术,是将刷取或灌洗法采集的标本,直接放入特殊的运送液或保存液中,制成细胞悬液,经过高精密度过滤膜过滤,除去血液、蛋白质和炎性渗出物,制成分布均匀的细胞薄层的。该法主要用于宫颈细胞学检验,具有细胞分布均匀、分布范围小、背景清晰、病变检出率高等优点。

三、涂片固定

固定(fixation)的目的主要是保持细胞的自然形态,防止细胞自溶和细菌所致的腐败。固定能沉淀和凝固细胞内的蛋白质,并能破坏细胞内的溶酶体,从而使细胞结构清晰并易于着色,所以固定愈及时,细胞愈新鲜,染色效果愈好。

1. 固定液　细胞学检查常用固定液如下。

(1) 乙醚-乙醇固定液:由95％乙醇和乙醚等量混合。此液渗透性强,固定效果好,适用 HE 染色和巴氏染色。

(2) 氯仿-乙醇固定液:又称卡诺(carnoy)固定液,其优点同乙醚-乙醇固定液。

(3) 95％乙醇固定液:适用于大规模防癌普查。制备简单,但渗透能力较差。

2. 固定方法

(1) 带湿固定:涂片尚未干燥即行固定,可用浸入法或滴加法。适用于痰液、宫颈刮片及食管刷片等较黏稠的标本。此法固定后细胞结构清晰,染色鲜艳。

(2) 干燥固定:待涂片自然干燥后再行固定。适用于较稀薄的标本,如尿液、浆膜腔积液等。

3. 固定时间　一般为15～30 min。含黏液较多的标本如痰液、阴道分泌物、宫颈刮片等,固定的时间要适当延长;不含黏液的标本,如尿液、浆膜腔积液等,固定时间可酌情缩短。

第三节　常用染色技术

染色的过程既有化学亲和作用,又有物理吸附作用。细胞中各种成分的化学性质不同,对染料的亲和力不同,从而显示出不同的颜色,使细胞形态结构清晰,易于辨认。

一、常用方法

临床常用的染色方法有巴氏染色、HE(苏木素-伊红)染色、及瑞特-吉姆萨染色。

1. 巴氏染色　本法主要由苏木素、伊红、俾斯麦棕、亮绿及橘黄 G6 等染料组成。苏木素染液为碱性,主要使细胞核内的染色质与胞质内的核糖体着紫蓝色,伊红、俾斯麦棕、亮绿及橘黄 G6 是胞质染料,可与细胞质中不同的化学成分结合,使胞质呈不同颜色。如鳞状上皮完全角化细胞胞质呈橘黄色,不完全角化细胞胞质呈粉红色,而角化前细胞胞质呈淡绿色或灰蓝色。

此法染色特点是细胞具有多色性,色彩丰富鲜艳,胞内结构清晰,染色效果好,是细胞病理学检查常用的染色方法,尤其是观察女性雌激素水平对阴道上皮细胞的影响。此法的缺点是操作程序复杂。

2. HE 染色　此法染色原理和结果与巴氏染色基本相同,主要含两种染料苏木素和伊红,前者易使胞核着色,后者主要使胞质染色。本法染色效果较好,胞核胞质对比鲜明,胞核着色清晰,只是胞质色彩不丰富,不能用于观察阴道涂片对雌激素水平的测定。

3. 瑞特-吉姆萨染色　瑞特染色法和吉姆萨染色法的混合,染色原理和结果与两种方法基本相同,兼得二法之优点,对胞质和胞核染色效果均较好。染色时以稀释吉姆萨染液代替缓冲液,按瑞特染色法染 10 min。或先用瑞特染色法染色,再用稀释吉姆萨染液复染。此法适用于血片、淋巴穿刺液和胸腹腔积液涂片。

二、其他方法

其他染色方法有组织细胞化学染色如过碘酸雪夫染色以及免疫细胞化学染色等,有助于识别微生物或鉴定肿瘤细胞分化程度。

第四节　脱落细胞学检查的质量控制与应用评价

一、脱落细胞学检查的质量控制

为提高脱落细胞学诊断的准确性,降低假阴性、减少可疑性、杜绝假阳性,必须对细胞学检查的每一个环节建立严格的质量控制制度。

（一）标本采集

标本采集是细胞学质量控制的先决条件。只有采集到合格的标本，作出的诊断才具有可靠性。各种标本中出现有效细胞成分才能称之为满意合格的标本。例如：宫颈刮片应采集宫颈口的柱状上皮和鳞状上皮交界处；痰涂片必须见到一定数量的肺泡吞噬细胞，才是来自肺深部的痰液；胸腹腔积液涂片应该有明确的间皮细胞。

（二）涂片制作

涂片制作包括涂片、固定和染色的各个环节。质量良好的涂片是细胞学诊断的基础。

1. 适宜的涂片　良好的涂片应厚薄适宜，细胞分布均匀，显微镜下每个视野布满细胞，间隙很少。涂片中细胞结构清晰，胞核胞质色泽分明，核内部结构（核仁、染色质及核膜等）清楚可见。

2. 及时固定　涂片后要立即放入固定液固定，以防细胞发生自溶和变性，湿片一定要在干燥前固定，以保持细胞离体前原有的形态。固定液的浓度应该标准，过高或过低都可造成细胞形态的变化。

3. 标本染色　巴氏或 HE 染色必须带湿固定。巴氏染色最重要的环节是苏木素的染色，苏木素染液必须每日过滤，否则沉渣会污染涂片影响诊断。

（三）阅片诊断

1. 阅片前　认真核对涂片编号，仔细阅读申请单上的患者资料，了解患者基本情况后，结合细胞形态特征，给出准确的诊断。

2. 阅片时

（1）责任心强：要求认真、耐心、细致，严格按规定程序进行观察和诊断。

（2）初筛原则：因涂片范围大，癌细胞的分布很分散，因此应首先主要以低倍镜观察为主，当发现异型细胞时，再换用高倍镜仔细观察，必要时使用油镜。

（3）全面观察：将涂片从左向右、从上至下按顺序移动，全面观察每一个视野，最后仔细检查涂片的边缘，以防漏诊；一般制备 2～4 张涂片，对每一张涂片都应该认真、细致地观察，绝不能因疏漏放过任何一处可疑的地方，因为癌细胞往往只局限于涂片的某一区域。

（4）标记：对有诊断意义的异常细胞，用标记笔在其上、下、左、右各方或用圆圈作出标记，以利于教学、研究及复查。标记的方法应该在实验室内统一。

（四）理论学习

细胞学检验工作者应该熟练掌握细胞学理论知识，广泛地开展继续教育和培训，以掌握新技术和新理论，同时在实践中不断总结经验，提高自己的细胞学诊断水平。

（五）复查、会诊

对涂片进行复查或会诊是细胞学诊断质量控制的重要措施。有以下情况应重复检查：①涂片中有少量异常细胞，很难作出结论性判断的病例。②标本内细胞变性或坏死严重，难以肯定诊断或分型的病例。③细胞学诊断与临床诊断明显不符合的病例。④涂片取材不当或制片技术不佳。复查一般是请上级医生检查，在无上级医生的情况下，应多请几位同仁一同观察涂片，必要时请专家会诊。

（六）定期随访

对细胞学诊断阳性或发现异常细胞的病例，应进行定期的随访观察，以达到早期诊断、及时治疗的目的。

二、脱落细胞检查应用评价

（一）脱落细胞学诊断的应用价值

1. 操作简便安全　为脱落细胞学诊断最突出的特点，所需设备简单，费用低，操作方便；患者痛苦少，无不良反应，可多次重复取材。

2. 诊断准确迅速　准确性和检出率高，诊断迅速，一般在 60％ 以上，如技术条件好、方法得当，一些肿瘤检出率可达80%,子宫颈肿瘤可达90%以上,尤其适用于防癌普查和高危人群的随访观察,以达到"早发现、早诊断、早治疗"的目的。

3. 检查范围广泛 采集的细胞代表范围较大的黏膜脱落细胞,如膀胱、输尿管和肾盂的肿瘤细胞皆能在尿液细胞学涂片中检出。近年来细针吸取细胞学的迅速发展,促使细胞学应用范围日益扩大,细胞学诊断可以扩大到全身所有组织器官及全身所有肿瘤(包括转移性肿瘤和内脏器官肿瘤)的检查。

4. 诊断非肿瘤疾病 细胞学诊断还可以诊断非肿瘤性疾病,如结核病、病毒感染、真菌感染等。

(二)脱落细胞学检查应用的局限性

1. 有一定误诊率 脱落细胞学取材量小,以单个或少数细胞为观察对象,不能全面观察病变组织结构,因此有一定误诊率。如痰细胞学检查阳性率多在80%左右,还可有20%或更多的假阴性出现。少数病例还可能有假阳性的出现,即非恶性肿瘤病例误诊为恶性肿瘤。

2. 肿瘤定位困难 细胞学诊断往往不能对肿瘤进行具体定位,亦不知肿瘤侵犯组织的程度,需要结合其他方法确诊。如尿液中查到癌细胞但不能准确确定病变在肾盂还是膀胱,需结合活组织检查或X线等确诊。

3. 肿瘤分型困难 对恶性肿瘤的分型诊断准确性比较低,特别对某些低分化肿瘤。主要是因为低分化肿瘤细胞胞质的特异性功能分化不明显造成的,故需与病理组织学密切结合,采用新技术及新方法,进行更深入的研究和探索。

4. 非肿瘤性疾病诊断的研究较少 细胞学诊断对非肿瘤性疾病的研究还不够深入,许多问题的认识尚有待更多的深化和实践。

思考题

一、名词解释

增生 再生 鳞状化生 核异质 角化不良

二、单选题

1. 下列全部为鳞状上皮细胞覆盖的器官是(   )。

A. 口腔　　　　B. 喉部　　　　C. 鼻咽　　　　D. 皮肤　　　　E. 子宫颈管

2. 下列细胞中核质比最大的是(   )。

A. 表层不完全角化细胞　　　　B. 表层角化前细胞　　　　C. 中层细胞

D. 外底层细胞　　　　E. 内底层细胞

3. 异常角化细胞常发生于下列哪种上皮?(   )

A. 复层鳞状上皮　　　　B. 移行上皮　　　　C. 纤毛柱状上皮

D. 黏液柱状上皮　　　　E. 以上都不是

4. 诊断恶性肿瘤细胞的主要依据是(   )。

A. 细胞核的改变　　　　B. 细胞质量的多少　　　　C. 细胞体积的改变

D. 细胞质着色的变化　　　　E. 细胞外形不规则

5. 在涂片中常作为细胞大小比较的"标尺"的细胞为(   )。

A. 中性粒细胞　　　　B. 淋巴细胞　　　　C. 单核细胞

D. 红细胞　　　　E. 巨噬细胞

6. 上皮细胞发生的恶性肿瘤称为(   )。

A. 肉瘤　　　　B. 癌　　　　C. 肌瘤　　　　D. 瘤　　　　E. 痣

7. 巴氏染色完全角化细胞胞质染成(   )。

A. 橘黄色　　　　B. 粉色　　　　C. 浅绿色　　　　D. 深绿色　　　　E. 灰蓝色

8. 固缩性退变常见于（　　）。

A. 底层鳞状上皮 　　　　　　B. 中层鳞状上皮 　　　　　　C. 表层鳞状上皮

D. 黏液柱状上皮 　　　　　　E. 储备细胞

9. 核异质细胞和癌细胞鉴别的要点是,前者（　　）。

A. 核大小异常 　　　　　　　B. 核形态异常 　　　　　　　C. 核异常分裂

D. 核边增厚 　　　　　　　　E. 核质比无明显变化

10. 分化好的腺癌可呈（　　）。

A. 腺腔样排列 　　　　　　　B. 镶嵌样结构 　　　　　　　C. 桑葚样结构

D. 蝌蚪形癌细胞 　　　　　　E. 纤维形癌细胞

11. 下列除哪项外均为细胞学检查常用固定液?（　　）

A. 乙醚-乙醇固定液 　　　　B. 氯仿-乙醇固定液 　　　　C. 95%乙醇固定液

D. 甲醛固定液 　　　　　　　E. 以上均是

12. 下列关于脱落细胞学适宜涂片的要求,正确的是（　　）。

A. 厚薄适宜 　　　　　　　　B. 细胞分布均匀 　　　　　　C. 细胞结构清晰

D. 胞核胞质色泽分明 　　　　E. 以上均是

三、简答题

1. 简述复层鳞状上皮细胞从底层到表层形态的变化规律。

2. 试述恶性肿瘤细胞的主要形态特征。

3. 试述恶性肿瘤细胞与核异质细胞的鉴别要点。

（王玲玲）

第十四章　细针吸取细胞学基本知识
及各系统脱落细胞学检查

 ## 第一节　细针吸取细胞学基本知识

一、细针吸取细胞学基本概念

细针吸取细胞学(fine needle aspiration cytology,FNAC),又称针吸细胞学,是通过细针穿刺病灶,吸取少许细胞成分进行涂片检查的一种细胞学诊断方法。它是在穿刺活检的基础上发展起来的。其主要原理是利用癌细胞黏着力低而易脱落和被吸出的特征,从肿瘤组织中吸取少量细胞而达到诊断目的,这种方法有独特的优点,目前已成为医学上一个重要的诊断手段。

二、细针吸取细胞学检查应用评价

（一）细针吸取细胞学诊断的方法评价

1. 操作简单易行,无需特殊设备;患者痛苦少,无瘢痕形成。

2. 操作安全,极少发生副作用或意外,唯一的禁忌证是出血性素质。过去曾有人怀疑本法会促使癌细胞转移或沿针道扩散,但事实证明并非如此。

3. 取样迅速,制片、诊断亦较快,一般只需 1 h,故可用于手术中的病理诊断。

4. 应用范围广,几乎适用于任何部位,其他方法很难取得标本的部位,本法亦能取到。对同一肿物可作多个点穿刺;可重复检查,便于动态观察或疗效观察。

5. 所得细胞完全是新鲜的,无自溶变性,很少人为挤压,细胞舒展,无组织切片的人为收缩,有利于镜下观察,且利于进行电镜、细胞培养、免疫细胞化学及细胞芯片等较先进的辅助诊断方法。

（二）细针吸取细胞学检查应用的局限性

1. 由于吸取物小,仍有一定的假阴性,即针吸细胞学阴性的病例不能完全排除恶性,不能完全代替病理组织学诊断。

2. 有些病变主要表现为组织结构异常而非细胞异常或高分化恶性肿瘤,此时用本法诊断,准确率不高。

3. 虽然可鉴别肿瘤的良恶性,但本法对某些肿瘤的分型有困难甚至不能分型。

三、细针吸取细胞学检验质量控制

细针吸取细胞学检查现已成为临床发现早期癌以及观察肿瘤的发生和发展及其疗效的重要方法,因此,要求其质量的可靠性即成为必然。必须从标本采集、涂片制作、镜检分析到确定诊断的全过程建立严格的质量控制制度。

（一）穿刺部位选择

通常选择以下部位:①肿块暴露较好,操作较方便。②邻近无重要神经、血管及脏器。③肿块或淋巴

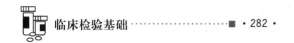

结较大,较硬,无液化、坏死和继发感染。④怀疑原发病灶的淋巴结或肿块。⑤穿刺点应避开体表血管、炎症及溃疡等部位。⑥乳晕周围肿物,应避开乳晕。

（二）穿刺步骤

1. 常规消毒,包括穿刺部位和术者的双手。

2. 一般部位穿刺宜尽量避免使用麻醉药,尽可能地获得满意的细胞标本,但对睾丸、肝、脾、骨、骨髓等部位的穿刺,可酌情用少量麻醉药物,每个部位不应超过 $1\sim2$ mL。

3. 穿刺者以左手拇指及食指固定肿块及其周围皮肤,右手持针,进针方向一般与体表垂直或呈 45°角,由皮肤进针,再进入肿块或淋巴结内。操作时,应沿肿块长轴方向进针。进针深度以刺入肿块或淋巴结的 $1/3\sim2/3$ 为度,应尽量避免刺入淋巴结髓质部及肿块中心,因这些部位易发生出血和坏死,从而造成穿刺取材失败。

4. 左手固定针头及空针,右手将注射器芯向后牵拉至 $7\sim8$ mL 刻度处,使注射器保持负压,为了吸取不同部位的细胞可抽出至皮下,再从另一方向穿入;待抽吸物充满注射器乳头时,迅速将针头拔出,压迫止血 $5\sim10$ min。

5. 出针后取下针头,将筒芯后拉充气,再连接针头,然后将针头内标本推到清洁的玻片上,平放针头,轻轻地、均匀地沿同一方向涂片,不可在同一部位来回搅拌,以免损伤细胞,涂片勿太厚。

（三）操作注意事项

1. 穿刺时应避开表面浅静脉和深部大血管,以免引起出血或血肿。抽出液中混有血液会使穿刺液被稀释,影响诊断。

2. 锁骨上淋巴结穿刺时应与肩部平行或斜刺,不宜穿刺过深,以防刺破肺尖部胸膜,而造成气胸;注意勿穿入骨组织内。

3. 抽出液若为干酪样物,应另做厚涂片一张,做抗酸染色查找结核杆菌。

4. 穿刺针头内偶尔可夹有微小组织,可取出,送病理组织切片检查,以供对照观察。

细针吸取细胞学诊断必须密切结合临床。针吸前必须详细了解病史、肿物的确切情况及各项辅助检查结果,甚至针刺的感觉和吸出物的性状也要详细记载,同时要与组织病理学相结合,观察细胞变化时,需有组织病理学诊断基础,将分离的细胞形态加以重建,构思成二维或三维的立体结构思维。

第二节　各系统脱落细胞学检查

一、阴道脱落细胞学检查

女性生殖器官主要包括外阴、阴道、子宫、输卵管和卵巢。阴道脱落细胞绝大多数是宫颈及阴道上皮,较少见的是子宫内膜细胞。阴道脱落细胞检查方法简单易行,涂片取材范围较广泛、不易漏诊,既可作出早期诊断,确诊率亦高,故适用于防癌普查。

（一）标本采集

1. 宫颈刮片

（1）检查前 24 h 内避免性交、阴道冲洗、上药或检查。

（2）患者取截石位,用窥阴器暴露宫颈,轻轻拭去宫颈口及其周边分泌物。检查雌激素水平者,取阴道侧壁上 1/3 部的分泌物。检查癌细胞者,在宫颈口用木刮板(尖端朝宫颈口、斜面朝宫颈),旋转 360°,刮片时用力过重可损伤出血,用力过轻则可能刮下的细胞过少,二者均影响阅片结果。

（3）刮取的细胞立即顺同一方向涂于干净玻片上,不可重复涂抹,以免细胞破坏。

（4）玻片立即放在95％乙醇中固定，不可久留于空气中，以免细胞干燥、皱缩、变形，如标本混有血，应置于乙酸乙醇之中固定。

（5）详细填写涂片检查请求单，注明涂片号及病历号，无病历号者需注明详细地址。

2. 涂片　先将宫颈表面分泌物拭净，使用"细胞刷"刮取宫颈管上皮。将"细胞刷"置于宫颈管内，达宫颈外口上方 10 mm，在宫颈管内旋转 360 ℃后取出，旋转"细胞刷"，将附着于小刷子上的标本洗脱于保存液中。涂片时用薄层液基细胞学制片法。

3. 染色　常用巴氏（Papanicolaou）染色法，既可用以检查雌激素水平又可寻找癌细胞。其他如绍氏（Shorr）法、龙胆紫染色法等也较常用。

（二）正常阴道脱落细胞形态

女性生殖道各器官所覆盖的上皮主要有两种：一是鳞状上皮，主要见于阴道、子宫颈外口等部位；二是柱状上皮细胞，主要见于输卵管、子宫内腔、子宫颈管等部位。子宫颈外口鳞状上皮和柱状上皮交接处是子宫颈癌的好发部位。

1. 复层鳞状上皮细胞　从外阴皮肤与黏膜交界处开始，一直向阴道内伸延至子宫颈外口，均被覆鳞状上皮。于其脱落细胞中可见底层、中层、表层三层细胞形态（彩图 79）。阴道内上皮形态与卵巢激素关系密切。

（1）底层细胞：又称深棘层细胞，分为内底层和外底层细胞。阴道涂片一般不应出现内底层细胞，仅在哺乳期、闭经后，阴道高度萎缩或创伤、糜烂时才出现。外底层细胞根据其来源不同，分为下列三种类型：①宫颈型外底层细胞从子宫颈外部上皮脱落。涂片显示细胞成群脱落，大小颇不一致，胞质内有空泡，有时空泡环绕于核周，形成一透明环。特殊染色证实空泡内含糖原，胞质丰富，染蓝色，少量带有深蓝色颗粒。细胞核较大，染色质较致密。胞核居中或被糖原空泡挤压至一边，呈偏平或皱褶状。该型显示上皮细胞的增生状态。②产后型外底层细胞为产妇或晚期流产患者的阴道外底层脱落细胞形态。细胞常多个成群，形态不一，可见成群小细胞紧密排列，显示外底层细胞增生状态，部分细胞体积较大。该型细胞核体积增大，呈扁长形，多皱褶，凹陷，似瓢形，见于产妇或晚期流产患者的阴道涂片。③萎缩型外底层细胞为原发性无月经或绝经期女性阴道脱落的外底层细胞形态。细胞呈圆形、卵圆形，细胞形态较一致，因胞质内不含糖原，胞质内无空泡或有时含有小空泡。胞核圆形或卵圆形，较一致，染色质疏松。细胞多散在分布，很少成堆脱落。老年妇女阴道上皮高度萎缩时，细胞出现退化现象，胞质红染色或橘黄染色，胞质染色质致密或崩解消失，这种细胞称"早熟角化细胞"。

（2）中层细胞：又称浅棘层细胞，可分为非孕期中层细胞和妊娠中层细胞两种类型。①非孕期中层细胞：由外底层细胞分化而来，细胞体积比外底层细胞大，呈船形或贝壳形、菱形等，胞质丰富、薄、半透明。核居中央，染色质疏松。②妊娠期中层细胞：阴道上皮受妊娠黄体素影响，中层细胞特别发达，胞质丰富，含大量糖原，胞膜增厚，常成片脱落。核大偏位。此类细胞称为"妊娠细胞"。

（3）表层细胞：阴道上皮的角质层，又称为功能层，正常成年女性的阴道上皮发育良好，细胞的层次常维持到表层。在月经周期中阴道上皮的变化，主要表现在表层角化前细胞和角化细胞所占比例上的变化。该层受卵巢雌激素影响而增生或脱落，最能反映雌激素的水平。可分为两种：①角化前细胞：为扁平大多边形或大方块形，边缘卷曲、薄、直径 40～60 μm，核小而圆，染色质疏松。②角化细胞：胞质红染，核消失或在细胞中央保持一圆形透明的核影。在宫颈白斑症或子宫脱垂时，可出现较多完全角化细胞。

2. 柱状上皮细胞　涂片中柱状上皮（彩图 80）主要来自子宫颈内膜和子宫内膜细胞。

（1）子宫颈内膜细胞：根据其细胞形态，分为分泌型柱状细胞和纤毛柱状细胞。①子宫颈内膜细胞：又称黏液细胞。多见于排卵期分泌旺盛时的涂片中，细胞肥胖，呈圆形、卵圆形，胞质内有空泡，特殊染色显示空泡内为黏液和糖原。核圆形，或月牙形，位于细胞底部，染色质细胞呈颗粒状，分布均匀，少量可见小核仁。保存完好的细胞似杯状。②纤毛柱状细胞：较少见，绝经后较多见。细胞呈立方形、矮柱状或细长形，胞膜厚，保持好的细胞一端可见纤毛。有时可见多核纤毛柱状细胞。涂片中纤毛柱状细胞常成群，排列整齐，很少重叠。由于纤毛柱状细胞胞质易退变而被破坏，故常见浅蓝色或粉红色境界模糊的胞质衬托一群排列整齐的紫蓝色细胞核，似蜂窝状。

（2）子宫内膜细胞：子宫内膜的脱落细胞也包括黏液细胞和纤毛柱状细胞（彩图81）。常成群脱落，大小形态一致，相互重叠。根据其雌激素水平可分为周期型和萎缩型两型。①周期型：在增殖期，脱落细胞呈扁平。胞质嗜碱性，边界较清。核大小、形态规则一致，位于细胞基底部，呈卵圆形，与细胞纵轴一致，染色质致密均匀，见1~2个核仁。分泌期上皮细胞胞质内出现空泡，胞质透明，肥胖。核圆形、偏中位、核较小、淡染、透明，核仁大。②萎缩型：涂片中细胞数目少，松散排列，胞质核淡染而嗜碱性，大小形态规则。

3. 非上皮细胞成分

（1）吞噬细胞：胞质丰富，有明显的吞噬现象，胞质呈泡沫状，核圆形、卵圆形或肾形。组织细胞吞噬现象不明显，核较小，偏位或居中，胞质嗜酸性染色。见于月经末期、绝经后、子宫颈炎症、宫颈癌、子宫内膜癌或盆腔接受放射治疗后。

（2）血细胞：可见红细胞、中性粒细胞等。

（3）微生物：阴道内常有细菌寄生，有致病和非致病性两类。常见的成分有：①阴道杆菌：为常见非致病菌，属气酸杆菌类，该杆菌生长需要糖原并产生乳酸，使阴道保持一定酸性，可防止致病菌的繁殖。②致病菌：有葡萄球菌、链球菌、大肠埃希菌、淋病双球菌、变形杆菌等。③真菌：白假丝酵母菌是阴道内较常见的真菌，有菌丝主芽孢，二者可分别出现，也可同时存在。纤毛菌常伴有滴虫存在，菌丝细长，似念珠菌的菌丝。④精子：有精子的标本片不宜做阴道细胞学检查。⑤其他物质：如纤维素或黏液等。在涂片中纤维素呈红染网状，黏液呈蓝染丝状。

（三）阴道上皮细胞与卵巢功能的关系

阴道上皮受卵巢内分泌直接影响，其成熟程度与体内激素水平呈正相关。雌激素水平高时，涂片中有较多角化细胞，核致密深染；雌激素水平低时，涂片中出现小而圆或卵圆形，核疏松蓝染的底层细胞。因此，根据涂片中上皮细胞的变化将雌激素水平对阴道脱落细胞形态的影响分为8个等级。

1. 雌激素极度低落　阴道上皮萎缩变薄。脱落细胞以内底层细胞为主，核深染，可能有少数中层细胞。见于老年人和卵巢切除患者。

2. 雌激素高度低落　阴道上皮萎缩不严重，以外底层细胞为主，可能混杂少数中层和表层细胞，黏液较多。见于更年期症状明显者，绝经后及年轻妇女长期卵巢功能缺如者。

3. 雌激素中度低落　以中层细胞为主，伴有少量外底层细胞和表层角化前细胞，可见白细胞和少量黏液，见于更年期症状轻者，年纪大而未绝经者、年纪轻有闭经者。

4. 雌激素轻度低落　以钝角的角化前细胞为主。染色淡，伴有少量中、底层细胞。雌激素能维持阴道上皮的正常厚度的最低水平，较行经后期稍低。

5. 雌激素轻度影响　细胞全属表层，以多边形角化前细胞为主加少数中层细胞。此涂片见于行经后或接受小剂量雌激素治疗的患者。

6. 雌激素中度影响　以角化前细胞为主，并有30%~40%角化细胞。见于卵泡迅速发育或排卵前期，接受中等量雌激素治疗的患者。

7. 雌激素高度影响　角化细胞占60%左右，涂片中几乎无白细胞，背景清晰，红蓝相间的角化细胞和角化前细胞显得非常艳丽，见于排卵期或接受大剂量雌激素治疗的患者。

8. 雌激素极度影响　角化细胞占90%以上，或持续达60%~70%。这种涂片可见于卵巢颗粒细胞瘤、卵泡膜细胞瘤、子宫内膜囊性增生、子宫内膜腺癌和子宫肌瘤等患者。

（四）女性不同年龄段阴道脱落细胞学的变化

在女性一生中随着卵巢功能的建立、旺盛和衰退的影响而分成几个阶段，每一阶段阴道上皮细胞都有不同的改变。

1. 青春期　女性在13~17岁，卵泡的发育渐趋成熟而导致正常生理变化，但在青春期内分泌系统尚未稳定，所以阴道涂片细胞无明显周期性改变。

2. 性成熟期　青春期后，卵巢发育成熟，阴道上皮随卵巢激素水平变化而发生周期性改变。

（1）月经期：持续3~7天。涂片内见大量红细胞、黏液和中性粒细胞。行经第二天可见成群子宫内膜细胞。行经后期受卵巢分泌的雌激素影响,涂片中表层细胞逐渐增多。

（2）行经后期：周期第 5～11 天。卵泡发育,雌激素水平上升。涂片中以角化前细胞为主,角化细胞开始逐渐增多。表现为轻到中度影响。

（3）排卵前期：周期第 12～13 天。卵泡发育成熟,雌激素水平升高。涂片中角化细胞占 30%～50%,黏液及阴道杆菌增多。中性粒细胞减少。表现为中度影响。

（4）排卵期：周期第 14～16 天,雌激素水平最高,涂片中全为表层细胞,角化细胞占 60% 以上,呈分散排列,白细胞很少,有大量阴道杆菌,背景清晰。表现为高度影响。

（5）排卵后期：周期第 16～24 天,卵巢黄体形成,孕激素水平升高,涂片中角化细胞逐渐减少并聚集成堆,边缘折卷,白细胞增多,阴道杆菌减少。

（6）行经前期：周期第 25～28 天,黄体衰退,雌激素与孕激素水平均突然下降。涂片中细胞成堆,边缘折卷,胞质皱折,细胞边界不清。黏液与中性粒细胞增多,见裸核、细胞坏死碎屑及阴道杆菌崩解碎屑。

3. 更年期　开始于 40 岁左右,可分为绝经前、绝经和绝经后三个阶段。绝经前涂片中可为雌激素水平不低落或有时有升高表现,但无周期性改变。绝经后卵巢功能逐渐衰退,雌激素水平低落,由于阴道上皮高度萎缩,抵抗力差,常伴有炎症。涂片中细胞多是内、外底层细胞,核深染,见较多中性粒细胞、巨噬细胞和红细胞。由于炎症刺激亦可见于增生与退变的中层、表层细胞和鳞状化生细胞。

（五）女性生殖道炎症的细胞形态

女性生殖道炎症是妇女的常见病,长期慢性炎症刺激,又可诱发核异质甚至恶性肿瘤。识别炎症病变的细胞形态变化,对于诊断与癌症鉴别都有重要意义。

1. 慢性子宫颈炎　为妇女最为常见的疾病,临床表现为白带增多、宫颈糜烂或肥大或出现息肉。图片背景"脏"、"污浊",即见黏液、白细胞、吞噬细胞、红细胞及细胞碎片较多,上皮细胞可出现各种炎症变化,如核轻度增大、深染、胞质出现空泡、底层增多等。重度也可出现核异质。

2. 老年性阴道炎　见于绝经后的老年妇女,涂片中以萎缩性基底层细胞为主,细胞较小,大小不一,胞质变薄,核固缩、深染及碎裂,伴有数量不等的各种炎症细胞。

3. 滴虫性阴道炎　由滴虫感染所致,涂片中可见滴虫及鳞状上皮各层细胞。青年女性常伴有溃疡,可见较多的底层细胞;绝经后老年妇女可见较多的表层细胞,因为阴道滴虫常促进鳞状上皮分化成熟,但这并不代表雌激素水平的低落和增高。根据感染程度,可见数量不等的各种炎症细胞。

4. 真菌性阴道炎　以白假丝酵母菌感染最为常见,涂片中可见大量菌丝和孢子,并能找到白假丝酵母菌,上皮细胞可出现核周晕、胞质空泡。其他无特异性改变。

5. 淋病　由淋病奈瑟菌感染的一种性传播疾病。淋病奈瑟菌主要寄生在中层和外底层细胞内,也可存在于成群的脓细胞中,慢性期可伴有宫颈鳞状上皮化生。

6. 尖锐湿疣　由人乳头状瘤病毒(human papilloma virus,HPV)16 型和 18 型感染所致,也是主要的性传染病之一。上皮细胞可出现以下变化：①核周空穴细胞,又称挖空细胞,即核周具有大空泡环绕核。②角化不良：细胞较小,胞质有角化倾向,HE 染色呈浅红色,核固缩、深染。③湿疣外底层细胞：常为化生型外底层细胞,有 1～2 个染色较深的核,核染色质结构不清,胞质常呈嗜双色性。在不典型鳞上皮细胞与低度鳞状上皮内病变中常伴有相当比例的高危 HPV 感染。

（六）宫颈癌细胞形态

在女性生殖器官的恶性肿瘤中,以宫颈癌最为常见。宫颈癌中以鳞状细胞癌(SCC)多见,占宫颈癌的 95%,其次为腺癌。

1. 鳞癌　根据肿瘤细胞的分化程度不同又可分为高分化鳞癌和低分化鳞癌。以低分化鳞癌最为多见。

（1）高分化鳞癌的特点：①癌细胞多散在分布;②癌细胞体积较大,胞质丰富,多数有角化;③胞核显著增大,畸形,深染明显;癌细胞形态各异,可出现纤维形、蝌蚪形、蜘蛛形,有时可见癌珠。

（2）低分化鳞癌特点：①癌细胞多成群出现;②癌细胞呈圆形或卵圆形,相当于外底层或中层细胞,分化越差,细胞越小,胞质较少,角化不明显;③胞核呈不规则圆形或卵圆形,核质比明显增大。

2. 腺癌　较少见,约占5%,以高分化腺癌多见。腺癌特点如下。

(1)胞体中等大小,大小不一,呈圆形、卵圆形或不规则形。

(2)胞质丰富,胞质内含有黏液空泡,可见印戒样细胞。

(3)胞核呈圆形、卵圆形或不规则圆形,有轻度至中度畸形,常见于巨大核仁。

(4)癌细胞可分散也可成团脱落,成团的癌细胞极性紊乱,在细胞团周边部的癌细胞呈栏状排列。

(七)阴道脱落细胞的常用报告方式

1. 巴氏五级分类法

巴氏Ⅰ级:正常。

巴氏Ⅱ级:生殖系统炎症。临床分为ⅡA及ⅡB。ⅡB是指个别细胞核异质明显,但又不支持恶性;其余为ⅡA。

巴氏Ⅲ级:可疑癌。

巴氏Ⅳ级:高度可疑癌。

巴氏Ⅴ级:癌症。

2. TBS分类法及其描述性诊断内容　为使细胞学的诊断与组织病理学术语一致,并与临床处理密切结合,1988年美国制定了阴道细胞TBS(the Bethesda system)命名系统。国际癌症组织协会于1991年对宫颈/阴道细胞学的诊断报告正式采用了TBS分类法。TBS分类法改良了以下三方面:将涂片制作质量作为细胞学检查报告的一部分;对病变的必要描述;给予细胞病理学诊断并提出治疗建议。TBS描述性诊断报告主要包括以下内容。

(1)未见癌细胞或癌前病变细胞。

(2)病原体包括:①滴虫;②真菌;③细菌;④单纯疱疹病毒。

(3)反应性细胞改变包括:①与炎症有关的反应性细胞改变;②萎缩;③宫内节育器(IUD)反应性细胞改变;④与放疗有关的反应性改变。

(4)鳞状上皮细胞异常包括:①非典型鳞状细胞(ASC);②鳞状上皮细胞内病变(SIL),分为低度鳞状上皮内病变(LSIL)、中度鳞状上皮内病变和高度鳞状上皮内病变(HSIL);③鳞状细胞癌(SCC)。

(5)腺上皮异常包括:①非典型腺体细胞性质未定(AGC-US);②非典型颈管腺细胞倾向瘤变;③颈管原位腺癌;④腺癌。

二、浆膜腔积液脱落细胞学检查

浆膜腔包括胸膜腔、腹膜腔和心包膜腔,间皮细胞被覆于浆膜表面,为单层扁平上皮。脏层浆膜和壁层浆膜之间有狭窄的浆膜腔,内有少量稀薄液体,起润滑作用。在炎症刺激、肿瘤转移或循环障碍等情况下,可形成胸腔积液、腹腔积液和心包积液等。

(一)标本采集与制片

浆膜腔积液标本由临床医师行胸腔穿刺术、腹腔穿刺术或心包穿刺术分别采集。送验标本量通常以100～200 mL为宜,因脱落细胞溶液容易沉积在浆膜腔的底部,因此最好抽取最后1管浆膜腔积液的标本送检。标本收集后必须立即离心(1000～2000 r/min,5 min)涂片,一般不超过0.5～1 h,取管底沉淀物制片,如不能及时制片检查,可在标本中加入相当于标本总量1/20～1/10的40%甲醛溶液,以防细胞自溶。积液中如含较多纤维蛋白原或血性标本,可按标本总量1/10的比例加入109 mmol/L的枸橼酸钠溶液混合后再离心,以防止凝固。

(二)浆膜腔积液内正常及良性病变的细胞形态

1. 正常间皮细胞　为单层扁平上皮。被覆于浆膜表面,正面观为多边形。脱落后,细胞呈圆形或卵圆形,直径15～30 μm,核边界清楚,核较大,呈圆形或卵圆形,多居中。染色质呈细颗粒状,分布均匀,有时可见数个染色质小结及核仁。

2. 退化变性的间皮细胞　脱落于积液中不久,间皮细胞即开始退化变性(注意:积液抽出后若未及时固定制片,细胞亦发生退变)。间皮细胞常发生肿胀性退变,易与癌细胞混淆。

3. 异形间皮细胞 又称反应性不典型间皮细胞。浆膜表面的间皮细胞在慢性炎症及肿瘤的刺激下，有不同程度的增生，细胞的大小排列顺序和结构发生如下改变：①细胞多呈群分布排列，可呈花瓣状、腺腔状或乳头状，细胞体积增大，可达30～50 μm，为圆形或卵圆形，细胞之间大小有异，排列较规则，无明显重叠和融合。②胞核亦增大，若伴有退变核增大更明显，但多小于10 μm，可见双核或多核，染色质略多，呈粗颗粒状，分布尚均匀，核形态有轻度至中度畸形，染色较深，但较癌细胞浅。③胞质也相应增多，故此核质比仍正常，染色正常。

4. 非上皮细胞成分 无论是炎性积液或肿瘤引起的积液，涂片上都可以见到较多的非上皮细胞。主要有：①淋巴细胞：积液中最常见，以小淋巴细胞为主，因淋巴细胞核染色清晰，大小较一致，故常作为同一涂片中测量其他细胞大小的"标尺"。②中性粒细胞和吞噬细胞：炎症和恶性肿瘤时常见的细胞成分。③嗜酸性粒细胞：出现与变态反应性疾病和寄生虫感染有关。④浆细胞：常与淋巴细胞并存，在慢性炎症或肿瘤时涂片可见。⑤红细胞：涂片出现表示局部有出血或渗血。见于结核病、恶性肿瘤或穿刺抽液时损伤血管。

（三）浆膜腔积液内恶性肿瘤细胞形态

1. 浆膜腔积液的肿瘤细胞的来源 浆膜腔原发性恶性间皮瘤较少见，积液中出现的癌细胞95%以上都是转移而来，胸腔积液中的癌细胞多来自原发性周围性肺癌，其次是乳腺癌，腹腔积液中以胃癌、大肠癌、卵巢癌及肝癌细胞多见。心包积液主要见于中央型肺癌。肿瘤组织在未穿破器官浆膜表层时，积液才会出现大量癌细胞，而这些肿瘤组织类型，大多以腺癌为主。因此，浆膜腔癌性积液中以腺癌细胞多见，占80%以上，少数为鳞癌和未分化癌。

2. 积液内各类型癌细胞形态特征

（1）腺癌：占积液中转移癌的80%以上。腺癌细胞形态多样。按细胞大小可分为大细胞型腺癌和小细胞型腺癌。①大细胞型腺癌（高分化腺癌）为最常见的类型，细胞体积大，呈圆形或卵圆形，常单个散在或聚集成团。核亦大，直径多大于12 μm，常偏位。核呈圆形或不规则形，染色质增多，呈粗颗粒状，染色较深，核仁明显，也可见多个巨核癌细胞。胞质丰富，出现黏液空泡，有时可见印戒样细胞，常见病理性核分裂象，成团脱落的癌细胞可形成腺腔样和桑葚样结构。②小细胞型腺癌（分化差腺癌）细胞体积较小，常成团脱落，胞核相互挤压、堆叠，边缘部分随胞核向表面隆起，呈桑葚样结构。有的癌细胞团周围包绕一层扁平癌细胞，染色较中央细胞深，呈镶边样结构。胞核增大，多为不规则圆形，偏位，核仁大而明显，常见异常分裂，胞质量较少，有时见黏液空泡。

（2）鳞状细胞癌：积液中少见，仅占2%～3%。分3种形态。第1种形态：为高分化鳞癌，细胞奇形怪状，胞质有角化倾向，此类所占比例最少。第2种形态：癌细胞单个散在，细胞为圆形，胞质厚实且界限清楚，核居中，核染色质深染。第3种形态：癌细胞易成团或成堆出现，立体感不明显，胞核圆形或见核仁，易误认为腺癌细胞。胸腔积液中常见原发灶肺鳞癌，其次为食管癌。腹腔积液中宫颈鳞癌为原发病灶常见。

（3）小细胞型未分化癌：胸腔积液中发现比鳞癌多，为3%～5%，其特点为胞质少，在癌细胞核边缘可有少量胞质或呈裸核样。可单个散在，与间皮细胞大小相似，更多成团排列成腺腔样、链状、葡萄状或堆叠挤压成镶嵌样。核圆形或不规则形，染色质粗大、分布不均、深染，有时呈墨水滴状。

（4）间皮瘤：由被覆于浆膜表面的间皮细胞发生的原发性肿瘤，少见。

3. 各种常见的浆膜腔积液中转移癌细胞形态特征

（1）肺癌：导致胸腔积液最常见的恶性肿瘤，以周围型腺癌为多见，鳞癌和未分化癌则很少见。偶尔有中央型肺癌累及心包膜引起心包积液。

（2）乳腺癌：导致女性胸腔积液恶性肿瘤之一。癌细胞形态大小变化较大。乳腺导管浸润癌、乳头状癌、髓样癌和胶样癌在胸腔积液中是大细胞型腺癌，胞核中可见两个或多个性染色质。乳腺浸润性小叶癌和硬癌是小细胞型腺癌，癌细胞常呈长链状排列，有时胞核呈长形或方形，且深染。

（3）胃肠癌：主要出现于腹腔积液中，多数是分泌黏液的腺癌，可以见较多印戒样细胞，多为胃癌。大肠癌癌细胞可出现腺腔样结构或呈柱状的癌细胞团。

（4）卵巢癌：为女性腹腔积液的常见肿瘤。以浆液性乳头状囊腺癌和黏液性囊腺癌多见。

①浆液性乳头状囊腺癌：癌细胞呈分支状、乳头状或成团脱落。排列紧密，胞质嗜碱性，有的癌细胞团内可见深蓝色砂粒体。

②黏液性囊腺癌：穿刺物是黄白色黏稠液体，涂片内可见大量淡蓝色黏液，柱状癌细胞可散在或呈小团分布，胞质内富含淡染黏液，有的呈行排列。胞核染色深，小而偏位。背景成分少，有白细胞、吞噬细胞和间皮细胞。

（5）肝细胞癌：癌细胞体积大，呈多边形。胞质丰富，染成紫红或淡红色，常可见空泡或颗粒。核不规则形，染色质粗颗粒状，核质比增大，有明显的核仁，电镜下癌细胞中可见胆汁样物和微胆管结构。应用免疫荧光技术和抗甲胎蛋白免疫组化染色可显示癌细胞甲胎蛋白阳性。

此外，浆膜腔中还可见到各种白血病、多发性骨髓瘤、恶性黑色素瘤及平滑肌肉瘤等罕见的肿瘤细胞。

三、泌尿系统脱落细胞学检查

泌尿系统脱落细胞学检查主要用于泌尿系统恶性肿瘤。我国泌尿系统的恶性肿瘤以膀胱癌多见，其次为肾肿瘤。

（一）标本采集与制片

1. 自然排尿法　可用中段晨尿。若怀疑有泌尿系统肿瘤，可收集初始尿，尿量大于 50 mL。在高渗晨尿中细胞可变性。尿液标本采集的注意事项：①标本采集：标本必须新鲜，保证足够的尿量（大于 50 mL）。②防止各种污染：如防止阴道分泌物、尿液被外源物质（如润滑剂）污染。

2. 导尿　当怀疑肾盂、输尿管肿瘤时适用。

3. 膀胱冲洗液　对获得鳞癌及原位癌标本效果较好。

4. 膀胱镜直接刷取标本　准确率高，细胞成分多。

（二）尿液正常脱落细胞形态

1. 移行上皮细胞　内表层细胞体积大，相当于鳞状上皮表层细胞，又称盖细胞或伞细胞。呈扁圆形或多边形。见双核或多核。核圆形或卵圆形，染色质为细颗粒状，分布均匀，核仁不明显。底层细胞是圆形或多边形，居中，染色质致密。中层细胞介于前两者之间，卵圆形或梨形、梭形及多边形。

2. 鳞状上皮细胞　正常尿液中少见。形态同阴道涂片。妇女尿液涂片中有时多见，为阴道脱落细胞污染造成；或受激素影响，膀胱三角区上皮鳞状化生脱落形成。

3. 柱状上皮细胞　主要分布于尿道中段，正常尿液中极少见。形态同阴道涂片。

4. 非上皮细胞　可见白细胞、淋巴细胞、组织细胞、红细胞等。

（三）泌尿系统良性病变脱落细胞

在正常尿液中，上皮细胞量少且形态正常，炎症时细胞数量增多且形态改变。泌尿系统常见的炎症疾病有慢性肾盂肾炎、慢性膀胱炎、尿道炎等。泌尿道的肿瘤也往往合并感染。

与正常尿液相比，炎症感染时涂片中细胞十分丰富，包括红细胞、中性粒细胞、淋巴细胞、浆细胞、组织细胞和各种上皮细胞。各种细胞的数量因病情不同而异。如慢性尿道炎、慢性膀胱炎时鳞状上皮细胞增多；慢性肾盂肾炎、慢性膀胱炎时涂片中可见较多的移行上皮细胞。泌尿道黏膜的移行上皮在长期炎症刺激下，容易发生复层鳞状上皮化生及炎症核异质改变。在慢性肾盂肾炎的输尿管导管涂片中有时可见大量多核移行上皮细胞，细胞核最多时可达 20 个以上，细胞体积相应增大。

泌尿系统恶性肿瘤大约95%来源于上皮组织。尿液细胞学检查：移行细胞癌最常见于膀胱、肾盂肾盏及输尿管，鳞癌和腺癌少见。非上皮性肿瘤如脂肪肉瘤、平滑肌肉瘤、胚胎性横纹肌肉瘤则罕见。

1. 乳头状瘤及乳头状移行细胞癌Ⅰ级　涂片内两者瘤细胞形态与正常移行上皮细胞相似，或有轻度异型性。如出现长形细胞团，细胞形态大小一致，排列紧密，核染色略深，细胞团围绕一细长结缔组织轴心，或轴心周围见紧密排列多层细胞呈乳头状，有诊断价值。

2. 移行细胞癌Ⅱ级和Ⅲ级　异型细胞数量明显增多，癌细胞形态异常，大小不等；胞质嗜碱性；核大、核高度畸形,核深染(染色质增多、粗大、致密),偶见多个和大的核仁;核质比明显增大。肿瘤分化越差,分散单个细胞越多。细胞团块可呈乳头状排列。

3. 鳞状细胞癌　较少见,以高分化鳞癌多见,其形态与阴道鳞癌细胞相同。

4. 腺癌　少见,多来自肾小管。细胞形态基本与一般腺癌细胞相同。

四、肺部痰液脱落细胞学检查

肺癌是发病率较高的恶性肿瘤,其诊断方法主要采用胸部 X 线、CT 技术、纤维支气管镜及痰液涂片脱落细胞学检查,其中肺部脱落细胞学检查最为简单、易行,可反复取材,对于肺癌的早期诊断及预后观察有重要的意义。在肺部脱落细胞学检查中,尤其是痰液的检查因其无创性,标本收集方便,易被患者接受,它有助于呼吸系统疾病的诊断、观察疗效和预后判断,但痰液易受唾液稀释,分析结果时应慎重。

（一）标本采集与制片

1. 标本采集方法

(1) 自然咳痰法:嘱患者反复漱口,将口内的唾液全部吐尽,深呼吸后用力咳痰,反复 4～5 次,咳出肺深部的痰液,尤其注意病理变化,如含血液脓液的部分。连续三天送检,以提高检查的阳性率。涂片时注意用竹签挑取有诊断价值的痰液 1 mL 左右置于干净的玻璃片上,然后用竹签将痰液多余的液体部分刮去,剩余黏液约 0.2 mL(黄豆粒大小),用竹签慢慢铺开,涂片厚度 1～2 mm,一般涂片 4 张。由于痰液标本黏稠度较大,一般选用渗透力较强的固定液带湿固定 20 min,然后用 HE 染色或瑞特-吉姆萨染色。

(2) 雾化吸入咳痰法:患者痰液较稠不能自然咳出,通过雾化吸入可获得较好的痰标本。被检者尽量排尽鼻腔、口腔及咽喉部的分泌物,雾化吸入 10～15 min,随时将痰咳入干净的玻璃器内。

(3) 纤维支气管镜采集法:在纤维支气管镜下直接吸取支气管液作涂片,或对可疑部位刷取、冲洗及细针吸取标本。

(4) 经皮肺部细针吸取细胞学检查法:在 X 线或 CT 引导下作穿刺获得标本。主要应用于经痰液、支气管液细胞学检查仍为阴性的患者、无痰液患者和肺转移病灶患者。

2. 标本采集注意问题

(1) 时间:留痰的时间过去多主张在清晨,但由于晨痰在体内停留的时间较长,细胞往往发生不同程度的退变;其次,老年人尤其是有慢性咽炎的人,清晨的第一口痰往往是上呼吸道的分泌物,使诊断的准确性降低。因此,现主张最好在早晨排痰后,留取上午 8—9 时的鲜痰为宜。

(2) 量:送检痰液要有一定的量以供选择,一般为 2～3 mL 为宜(2～3 口痰)。痰液的性状与阳性率有着密切的关系。因此,挑送痰液中有价值的部分,可大大提高其阳性率。将痰液平铺在玻璃器皿中,用竹签或镊子挑送带血丝及血丝旁的痰液、灰白色痰丝,尤其是含有乳白色颗粒状物呈螺旋卷曲状的痰丝。选材时注意观察有无脱落的组织小块。

(3) 采集方法:由于采集痰液的方法和痰液质量直接影响痰液检查阳性率,因此采集的痰液必须从肺部咳出,立刻送检,以保证痰液新鲜。

(4) 特殊处理:如果痰液较稀薄,可用痰液细胞浓集法。将痰液直接咳入盛有 50％乙醇 40～60 mL 的瓶中,固定半小时后,用电磁搅拌打碎,然后离心沉淀,取沉淀物涂片。或用胰蛋白酶消化法,但应用较少。

（二）肺部正常脱落细胞形态

1. 鳞状上皮细胞　痰液中的鳞状上皮细胞大多数来自于口腔,主要是表层细胞,中层细胞少见。

2. 纤毛柱状上皮细胞　来自鼻咽部、气管、支气管等部位,在痰涂片中较常见。外形为圆锥形,顶部宽而平,表面有纤毛,但纤毛易脱落,只残留终板。

3. 杯状细胞　为高柱状细胞,胞质内有多量黏液,呈泡沫状或空泡状。正常人较少见,慢性炎症时杯状细胞增多。

4. 基底层细胞　在痰液中很少见,但在支气管刷片中易见到。

（三）肺部良性变性的细胞形态

支气管炎、支气管扩张、肺炎、肺结核等急慢性炎症均可引起上皮细胞发生形态改变,应注意与癌细胞鉴别。

1. 纤毛柱状上皮细胞的退变　纤毛易脱落,细胞与纤毛呈横断性分离,形成无核纤毛丛和各种形态的无纤毛核、质残体。胞质内或胞核内常出现一个或数个包涵体,细胞可呈肿胀性退变或固缩性退变。

2. 多核纤毛柱状细胞　体积大,呈多边形或不规则形,胞质丰富,呈深红色。含多个大小不一深染胞核,密集成团。高倍镜下可见多核纤毛柱状细胞一端有纤毛。

3. 柱状上皮乳头状增生　涂片中可见柱状上皮呈腺瘤样增生,层次较多,形成乳头状突起,乳头中心由较小的、互相重叠的细胞组成。核较小,大小一致,排列紧密,细胞核群周围有一圈较宽的暗红色胞质带,乳头状细胞团表面可见纤毛(彩图82)。

4. 储备细胞增生　细胞较小,呈圆形或立方形,胞质少,嗜碱性。胞核圆形或卵圆形,偏位,染色质较均匀,见染色质结,常成团脱落。

5. 鳞状化生细胞　呈多边形或立方形,胞质较少,呈橘黄色。胞核大小一致。呈卵圆形,染色质呈细颗粒状,有的胞核呈固缩状深染。在鳞状化生细胞团周边有时附有纤毛状细胞。

（四）肺部脱落细胞中的非上皮细胞形态

1. 吞噬细胞　此细胞在确定痰液是否来自肺或支气管深部具有重要意义,亦是判断送检痰液是否合格的一个重要标志。细胞呈圆形或卵圆形,偶见胞质突起,细胞大小不一,其直径 $10\sim40~\mu m$。若吞噬来自空气中的微粒,在胞质中可以出现棕色或黑色的颗粒,称之为灰尘细胞,吸烟患者此细胞明显增多;若吞噬红细胞,并将血红蛋白转化为含铁血黄素,称之为心衰细胞;若吞噬脂质(脂质性肺炎),胞质出现空泡,称之为泡沫粒细胞,在肺部慢性炎症时可偶见多核巨噬细胞(彩图83)。

2. 其他炎症细胞　慢性支气管炎、支气管扩张、肺结核、肺肿瘤等,中性粒细胞、淋巴细胞较为多见。支气管哮喘、肺寄生虫病等,涂片中可见大量嗜酸性粒细胞,伴有夏科-雷登结晶。

（五）肺部恶性肿瘤细胞形态

肺部肿瘤以原发性肺癌为主,其次是转移癌,肉瘤很少见。原发性肺癌中鳞癌占46%,小细胞未分化癌占30%,腺癌占16%,类型不明显者占8%。由于痰液涂片中的癌细胞形态变化较大,单靠细胞学的特点来鉴别肿瘤类型比较困难。

1. 鳞癌　鳞癌是肺癌最常见的一种类型,主要发生在大支气管内,因此,痰液细胞学检查阳性率较高。根据癌细胞是否出现角化,进一步分为分化好的鳞癌和分化差的鳞癌,分化好的鳞癌癌巢中有角化珠形成,分化差的鳞癌细胞异型性明显,无角化现象,多无细胞间桥。肺鳞癌形成形态与宫颈鳞癌形成形态基本相同(彩图84)。

2. 腺癌　较为少见,常见于周围型,癌变来源于细支气管,易累及脏层胸膜而产生胸腔积液。痰液涂片中不易找到癌细胞。根据分化程度,可分为分化好的腺癌和分化差的腺癌。分化好的腺癌以成群脱落为主,细胞群大,且细胞相互重叠呈立体结构;分化差的腺癌,单个癌细胞增多,核圆形或卵圆形,核膜常折叠或呈锯齿状、明显且偏位,染色质呈颗粒状,常见双核或多核细胞。

3. 未分化癌

(1) 小细胞未分化癌:肺癌中较为常见的一种类型,其恶性程度最高,癌细胞体积较小,直径 $8\sim10~\mu m$,似淋巴细胞样,癌细胞呈圆形、卵圆形、三角形或特殊形态,如燕麦形,为一端钝圆另一端尖细。胞质很少,略嗜碱性,胞质比明显增大,核外形不规则,染色质致密深染,结构不清,似墨水滴状。癌细胞多拥挤成堆,背景常出现坏死现象,要与退变的淋巴细胞鉴别。

(2) 大细胞型未分化癌:特点是胞体较大,胞质较多,核大且不规则,核仁明显,癌细胞多为单个细胞脱落,亦可成群出现,群内细胞大小不一,很少重叠。既无鳞癌,亦无腺癌的特征。如果出现癌巨细胞则称巨细胞癌。

五、乳头溢液的脱落细胞学检查

乳腺疾病患者中约30%发生乳头溢液,可为血性或浆液性。产生乳头溢液最常见的疾病是乳腺的导管内乳头状瘤,约占乳头溢液的 70%。乳腺肿瘤虽良性居多,但乳腺癌的发病率也很高,为女性恶性肿瘤的第二位,仅次于宫颈癌。采用细针吸取细胞检查法,提高了乳腺肿块诊断的阳性率,对乳腺癌的确诊率达 90% 以上。但值得注意的是,由于针吸细胞学检查具有一定的局限性,同时还要取决于操作者的熟练程度,所以对其检查结果应进行客观的分析与评价,特别是在肿块面积较小、部位较深时,往往易造成假阴性结果,需结合其他检查方可明确诊断。

（一）标本的采集与制片

1. 细针针吸法　对可触及肿块而无乳头溢液者可用此法。常规定消毒后,用 10~30 mL 无菌空针,操作者左手固定肿块,右手持针,迅速刺入肿块内,保持负压,向肿块不同方向抽取数次,见有少量吸取物后,快速退针,将抽取液制片。

2. 乳头溢液直接涂片法　先用手轻轻检查乳房,观察有无可触及肿块,洁净乳头,用食指腹侧由患处沿乳腺导管向乳头方向轻轻按摩乳房,然后挤压乳晕,将溢液滴在玻片上,涂片 2~4 张。如果分泌物过多,富含血液,可将其收集在生理盐水中,然后离心沉淀后制片。

（二）乳腺涂片中常见的正常细胞形态

1. 乳腺导管上皮细胞(dust epithelial cell of mammary gland)　呈立方形,多呈团片状,有的呈蜂窝状或栅栏状排列。异型性不明显,细胞大小一致,胞质适中,可有小空泡。胞核圆形或卵圆形,形态规则,染色质颗粒细,核居中或偏位,核仁不易见到。

妊娠后期和产后 2 个月内,涂片内见上皮细胞及胞核明显增大,胞质丰富出现空泡,核偏位,有双核或多核,核仁明显。

2. 泡沫细胞(foam cell)　细胞体积大小不一,成团或散在,15~100 μm。胞质丰富有多量类脂细小空泡,使胞质呈泡沫状,PAS 染色呈阳性反应。核形状不固定,较小,偏位,有的胞质内含吞噬的红细胞或细胞碎屑。泡沫细胞的来源尚有争论,可能来自导管上皮细胞或巨噬细胞。

3. 大汗腺样细胞　细胞体积大,胞质丰富,其内可见嗜酸性颗粒,细胞边界清楚。核大而规则,核仁明显。

4. 鳞状上皮细胞　涂片中可见多少不等无核角化细胞或鳞状细胞,主要来源于乳头或大的输乳管口上皮。

5. 巨噬细胞　形态与泡沫细胞相似,内含有多少不等的吞噬物。在非孕期正常妇女的标本中,该细胞不多见,妊娠和炎症时增多。

（三）乳腺良性病变的细胞形态

引起乳头溢液的良性病变很少见,主要见于导管扩张症、慢性炎症、妊娠后期或产后。

1. 乳腺炎　该类患者很少有乳头溢液,涂片中主要见炎症细胞、组织细胞、吞噬细胞、泡沫细胞,而导管上皮细胞形态正常。炎症细胞的数量与种类视炎症的性质而异:慢性炎症以淋巴细胞为主;浆细胞性乳腺炎时见大量浆细胞;如急性脓肿,则见大量中性粒细胞,并有部分退变、坏死;结核病可见上皮样细胞和朗格汉斯细胞。

2. 乳腺增生症　乳腺增生症是乳腺最为常见的疾病,又称慢性囊性乳腺增生、乳腺腺病、乳腺小叶增生症等,是由于内分泌紊乱引起的乳腺增生性病变,在性成熟期妇女发病率很高,达 10% 以上,严重者呈现非典型增生,此时癌变率较高,应引起注意。乳腺增生病的特点是穿刺进针比较困难,细胞成分不易吸出,穿刺物呈灰白色液体。整个涂片中细胞数量极少,为分化良好的乳腺导管上皮细胞,细胞核大小较一致,核染色质致密呈细颗粒状,核仁不明显,腺上皮细胞可散在或成团增生,有时可见泡沫细胞及脂肪细胞。

3. 乳腺纤维腺瘤　乳腺纤维腺瘤为乳腺最为常见的良性肿瘤。有明显肿块触及,穿刺进针困难,标本不易抽取。涂片检查多为增生的导管上皮细胞,数量较多,多数成团分布,细胞单层平铺,排列规则,呈典型蜂窝状,细胞之间不重叠。胞核较正常的导管上皮细胞稍大,染色质细致均匀,可见双极裸核细胞。无胞质,核呈椭圆形或梭形,两端有尖,有时似麦粒,该细胞的出现一方面表明为良性,另一方面有助于纤维腺瘤的诊断。整个背景见粉红色颗粒状物质,或成团云雾状无结构黏液样纤维组织,是乳腺纤维腺瘤的重要特征之一。纤维腺瘤恶变率极低。

4. 导管内乳头状瘤 临床主要表现为乳头溢液,多为咖啡色透明液体,有时为血性溢液。涂片中以导管上皮细胞为主,细胞常黏连成团,排列整齐,呈乳头状。瘤细胞与正常乳腺导管上皮很相似,细胞核有时可见轻度异型性。背景为血性,多伴有少量泡沫细胞,伴有感染时可见多量中性粒细胞。

(四) 乳腺恶性肿瘤细胞形态

乳腺恶性肿瘤绝大多数为乳腺癌(mamary carcinoma),是女性的常见恶性肿瘤之一,多发生在40~60岁绝经前后的妇女,临床表现为乳腺肿块,坚硬固定,界限不清,乳腺癌是来自乳腺导管上皮细胞的癌变,故基本上都是腺癌。

病变部位细针穿刺易吸取成功,多为血性或灰白色颗粒物。涂片细胞数量较多,布满涂片,多数为密集成团的癌细胞,细胞分布弥漫,排列紊乱,无极性有相互重叠现象,有时可见特征性形态,如乳头状、腺泡状、菊花样、蜂窝状等。胞体大小相差悬殊形态异常。核增大,畸形明显,核仁大而明显且数目增多,可见较多的异常核分裂象。胞质明显增大。

六、淋巴结穿刺细胞学检查

淋巴结肿大是一种常见的临床病理现象,最常见的原因是各种炎症和肿瘤。用针吸细胞学检查,便捷、快速、安全,准确率较高,达90%以上。

(一) 标本采集与制片

1. 穿刺与制片 一般用10~30 mL注射器,7~9号针头,充分暴露患者待检的淋巴结,常规消毒后,操作者以左手拇指及食指固定淋巴结,右手持针从注局麻药针孔处进针,形成20~30空间的负压,见有少量液态或半液态物质吸出,即行拔针,迅速将空针内吸取物分别推于玻片上,用推片蘸取少量标本推片,制片2~5张。

2. 染色 淋巴结涂片染色方法很多,主要有瑞特染色法、吉姆萨染色法、HE染色法、巴氏染色法,但一般采用瑞特-吉姆萨染色法效果较好。

(二) 正常淋巴细胞形态

正常淋巴穿刺涂片中,以淋巴细胞为主。约占95%,大多数为成熟的小淋巴细胞,幼稚淋巴细胞较少,原始淋巴细胞、单核细胞、浆细胞少见。中性粒细胞、嗜酸性粒细胞、嗜碱性粒细胞及组织细胞偶见。

(三) 淋巴结良性病变的细胞形态

1. 慢性淋巴结炎 该病较常见。多由临近组织慢性感染所致,病程较长,好发于颈部、颌下和腹股沟。涂片中可见大量成熟小淋巴细胞和少量的转化型大淋巴细胞,细胞形态正常,少数伴明显退化变性,但无坏死灶出现。

2. 急性淋巴结炎 病变早期涂片中有大量成熟小淋巴细胞并见少量大淋巴细胞和散在组织细胞,中性粒细胞少见。当病程发展到急性化脓性炎症时,中性粒细胞增多,并伴有退化变性而形成脓细胞。背景有大量坏死组织、细胞碎屑。

3. 淋巴结结核 具有结核病变形态学诊断意义的是:①上皮样细胞:由组织细胞吞噬结核分枝杆菌后形成的。体积较大,直径为20~30 μm,形态为长圆形或不规则椭圆形。核大小不一,直径为10~20 μm,呈肾形、马蹄形、半月形、梭形等,以细长者为多见,染色质细致疏松,有时可见1~2个核仁。胞质丰富,多呈灰蓝色或灰红色。②朗格汉斯巨细胞(langhans giant cell):由多个上皮细胞融合,或多级分裂而成,是诊断淋巴结结核的特征性细胞。胞体巨大,直径达60~90 μm,呈不规则圆形。胞核可达数十个,胞核的大小、形态、染色与类上皮细胞相似,相互有重叠,排列成花环形,常在细胞周边。胞质丰富,呈灰蓝色或灰红色。③干酪样坏死:因大量细胞坏死形成碎片状、团块状的灰蓝色或紫红色无结构物质,涂片有污浊感,可见少数淋巴细胞及类上皮细胞,抗酸染色可检出结核分枝杆菌、上皮样细胞、朗格汉斯巨细胞和干酪样坏死。

(四) 淋巴结恶性肿瘤细胞形态

淋巴结恶性肿瘤是一组起源于淋巴结或其他淋巴组织的恶性肿瘤,可分为原发性恶性淋巴瘤和淋巴结转移癌两大类。

1. 原发性恶性淋巴瘤 原发性恶性淋巴瘤是淋巴结和淋巴组织的恶性肿瘤,分为霍奇金病和非霍奇金淋巴瘤两大类。

(1) 霍奇金病(Hodgkin disease,HD):临床表现为无痛性淋巴结肿大,90%病例累积横膈以上的淋巴结,以颈部为主,其次是纵隔和腋窝,各年龄段都有,20~40 岁霍奇金病占恶性淋巴瘤的 30%~40%。其形态学特征是出现霍奇金(Reed-Sternberg,R-S)细胞,以及其变异型 R-S 细胞。R-S 细胞具有以下基本形态特征:①细胞体积巨大,直径可达 40~100 μm,大小不等,呈不规则圆形;②胞核巨大,染色质疏松,呈网状或水肿状,核膜厚而深染;③核仁巨大,5~10 μm,呈蓝色或紫红色,核仁周围透亮,形成猫眼或牛眼状;④胞质丰富,染色灰蓝或嗜多色性,常见空泡。R-S 细胞根据核的多少可分为单核、双核、多核三种(彩图 85),典型的 R-S 细胞为镜影状双核。背景可见各种反应性增生样淋巴细胞、粒细胞和组织细胞。

霍奇金病可分为淋巴细胞为主型、结节硬化型、混合细胞型、淋巴细胞衰减型四种类型。

(2) 非霍奇金淋巴瘤(non-Hodgkin lymphoma,NHL):NHL 分类方法很多,十分复杂,主要依据组织切片所见优势细胞类型而确定,一般由一种优势细胞或两种优势细胞组成。

2. 淋巴结转移癌(lymph node with metastatic carcinoma) 各种癌症的晚期均可表现为淋巴结转移,当癌症细胞转移至淋巴结可引起淋巴结增大,因淋巴细胞被肿瘤细胞代替,穿刺可抽出大量相互堆叠的癌细胞团,淋巴细胞数量不等,形态正常,容易诊断。根据癌细胞来源可分为鳞癌、腺癌、未分化癌,若癌细胞形态十分不典型,可不做分型报告。

思考题

1. 简述鳞癌与腺癌的区别。
2. 简述高分化鳞癌与低分化鳞癌的区别。
3. 根据脱落细胞诊断肺鳞癌的分化程度很困难,为什么?
4. 简述肺鳞癌的痰涂片细胞学特点。
5. 简述小细胞癌、鳞癌、腺癌的区别。

(吴菲菲)

中英文对照

A

APC 抵抗(APC resistance,APCR)

ACD 保存液(acid-citrate-dextrose preservation solution)

α_1-微球蛋白(α_1-microglobulin,α_1-M)

癌胚抗原(carcinoembryonic antigen,CEA)

癌抗原 125(cancer antigen 125,CA125)

B

靶形红细胞(target cell)

白细胞(white blood cell,WBC;leukocyte,Leu)

边缘池(marginal pool)

白细胞计数(white blood cell count,WBC)

白细胞分类计数(differential count,DC)

不典型淋巴细胞(atypical lymphocyte)

变形淋巴细胞(variant lymphocyte)

保存全血(preservation of whole blood)

冰冻红细胞(frozen erythrocytes)

冰冻血浆(frozen plasma,FP)

标准操作程序(standard operation program,SOP)

冰点下降渗透压计(freezing-point depression osmometer)

饱和乙酸锌(Schleisinger)法

白细胞管型(white cell cast)

本周蛋白(Bence Jones protein,BJP)

病毒性脑炎(virus meningitis)

薄膜(pellicle formation)

蛋白-细胞分离现象(Froin syndrome,Froin's)

苯胺黑染色法(nigrosine)

补体结合试验(complement fixation test,CFT)

β-淀粉样蛋白(β-amyloid protein,β-AP)

β-淀粉样蛋白前体和神经元丝蛋白(neuronal thread protein,NTP)

β_2-微球蛋白(β_2-microglobulin,β_2-MG)

薄层细胞学检测系统(thin-prepcytologic test,TCT)

C

成熟池(maturation pool)

贮备池(storage pool)

常规考核标准(routine checking standard,RCS)

成分输血(component blood transfusion)

CPD 保存液(citrate-phosphate-dextose preservation solution)

CPDA-1 保存液(citrate-phosphate-dextose-adenine-1 Preservation solution)

餐后尿(postprandial urine)

耻骨上穿刺尿(suprapubic aspiration urine)

草酸钙结晶(calcium oxalate crystal)

侧脑室(lateral ventricle)

C 反应蛋白(C-reactive protein,CRP)

层粘连蛋白(laminin,LN)

D

低色素性红细胞(Hypochromic)

大红细胞(macrocyte)

低荧光强度网织红细胞(low fluorescent reticulocyte,LFR)

单核细胞(monocyte,M)

多角度偏振光散射法(multi angle polarized scatter separation,MAPSS)定量检测下限(lower limit of quantitation，LLoQ)

D-二聚体(D-Dimer,DD)

低离子强度盐水凝集试验(low ionic strength solution test,LISS)

导管尿(catheter urine)

多尿(polyuria)

蛋白质(protein,PRO)

蛋白尿(proteinuria)

蛋白质误差(protein error)

胆红素(bilirubin,BIL)

胆红素管型(bilirubin cast)

蛋白管型(protein cast)

电荷耦合器件(charge coupled device,CCD)

胆碱酯酶(cholinesterase,ChE)

单纯疱疹病毒(herpes simplex virus)

E

恶性间皮瘤(malignant mesothelioma)

F

分裂池(mitotic pool)

非白血性白血病(aleukemic leukemia)

分析测量区间(analytical measuring interval,AMI)

反向定型(indirect typing)

辐照红细胞(irradiative erythrocytes)

非均一性红细胞血尿(dysmorphic erythrocyte hematuria)

非晶形尿酸盐(non-crystal urate)

腹腔积液(peritoneal effusion)

风疹病毒(rubella Virus)

复层鳞状上皮(stratified squamous epithelium)

G

改良牛鲍血细胞计数板(Neubauer)

固有误差(inherent error)

高铁血红蛋白(hemiglobin,Hi)

高色素性红细胞(hyperchromic erythrocyte)

高荧光强度网织红细胞(high fluorescent reticulocyte,HFR)

过氧化物酶(peroxidase,POX)

过氧化物酶平均指数(mean peroxidase index,MPXI)

国际实验室血液学学会（International Society for Laboratory Hematology，ISLH）

肝素（heparin）

管型（cast）

谷氨酰胺（glutamine，GLN）

高碘酸-雪夫染色（periodic acid-Shiff stain，PAS）

关节腔积液（synovial fluid）

弓形虫（toxoplasma gondii）

固定（fixation）

H

红细胞大小不均（anisocytosis）

红细胞计数（red blood cell count，RBC）

红细胞形态不整（poikilocytosis）

豪焦小体（Howell-Jolly body，H-J 小体）

红细胞自凝（self-agglutinating）

红细胞平均体积（mean corpuscular volume，MCV）

红细胞平均血红蛋白含量（mean corpuscular hemoglobin，MCH）

红细胞平均血红蛋白浓度（mean corpuscular hemoglobin concentration，MCHC）

红细胞沉降率（erythrocyte sedimentation rate，ESR）

活化蛋白 C（activated protein C，APC）

活化部分凝血活酶时间（Activated partial thromboplastin time，APTT）

恒河猴（Rhesus monkey）

混合淋巴细胞培养试验（mixed lymphocyte culture，MLC）

红细胞输注（erythrocytes transfusion）

混合性血尿（mixture hematuria）

红细胞管型（red cell cast）

化脓性脑膜炎（purulent meningitis）

浑浊（cloudy）

磺基水杨酸-硫酸钠比浊法（sulfosalicylic acid-sodium sulfate，SSA）

滑膜液（synovial fluid，SF）

核异质（dyskaryosis）

J

巨红细胞（megalocyte）

棘形红细胞（acanthocyte）

吉姆萨（Giemsa）

技术误差（technical error）

巨大未成熟细胞（large immature cell，LIC）

检测下限（lower limit of detection，LLoD）

精密度（precision）

胶乳颗粒浊度免疫分析（latex particle turbidimetric immunoassay，LPTIA）

胶体金免疫渗透试验（colloid gold immunofiltration assay，CGIFA）

间接抗球蛋白试验（indirect antiglobulin test，IAT）

交叉配血试验（cross matching test）

聚凝胺液（polybrene）

解聚液（resuspension solution）

计时尿（timed urine）

碱潮（atkaline tide）

结晶紫-沙黄染色（Sternheimer-Malbin stain）

镜下血尿(microscopic hematuria)

均一性红细胞血尿(isomorphic erythrocyte hematuria)

结晶管型(crystal cast)

肌红蛋白管型(myoglobin cast)

假管型(pseudos cast)

肌红蛋白(Myolgolbin,Mb)

精子细胞(sperm)

结晶(crystal)

禁忌证(contraindication)

结核性脑膜炎(tuberculous meningitis)

胶乳凝集试验(latex agglutination test,LAT)

间接血凝试验(indirect hemagglutinationasay,IHA)

浆膜腔(serous cavity)

浆膜腔积液(serous effusion)

结核性胸膜炎(tuberculous pleurisy)

甲胎蛋白(alpha-feto protein,AFP)

聚合酶链式反应(polymerase chain reaction,PCR)

巨细胞病毒(cytomegalovirus)

角化不良(dyskeratosis)

K

卡波环(Cabot ring)

口形红细胞(stomatocyte)

库尔特原理(Coulter principle)

空白检测限(limit of blank,Lob)

可比性(comparability)

抗凝血酶(antithrombin,AT)

可溶性纤维蛋白单体(soluble fibrin monomer,sFM)

颗粒管型(granular cast)

宽大管型(broad cast)

快速贴壁细胞(Rapid adherent cells,RAC)

L

泪滴形红细胞(teardrop cell)

镰形红细胞(sickle cell)

裂片红细胞(schistocyte)

淋巴细胞(lymphocyte,L)

类白血病反应(leukemoid reaction)

流式细胞术(flow cytometry,FCM)

氯唑黑 E(chlorazol black E)

淋巴细胞毒试验(lymphocytotoxicity test,LCT)

冷沉淀(cryoprecipitate)

鳞状上皮细胞(squamous epithelial cell)

蜡样管型(waxy cast)

磷酸盐结晶(phosphatic crystals)

罗-琼试验(Ross-Jone test)

老年人大脑萎缩性痴呆(Alzheimer disease,AD)

李凡他试验(Rivalta test)

类风湿关节炎(rheumatoid arthritis)

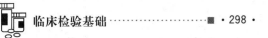

清晰透明（clear transparent）

鞘磷脂（sphingomyelin,S）

R

瑞特染料（Wright stain）

容量、电导、光散射法（volume,conductivity,scatter,VCS）

人类白细胞抗原（human leucocyte antigen,HLA）

人类免疫缺陷病毒（human immunodeficiency virus,HIV）

人绒毛膜促性腺激素（human chorionic gonadotoropin,hCG）

乳糜尿（chyluria）

乳胶凝集抑制试验（latex agglutination inhibition test,LAT）

乳酸（lactic acid,LA）

S

嗜多色性红细胞（polychromatic）

嗜碱性点彩红细胞（Basophilic stippling cell）

嗜酸性粒细胞（eosinophil,E）

嗜碱性粒细胞（basophil,B）

十二烷基硫酸钠血红蛋白测定法（sodium dodecyl sulfate hemoglobin,SDS-Hb）

十二烷基硫酸钠或称十二烷基月桂酰硫酸钠（sodium dodecyl sulfate,SDS;sodium lauryl sulfate,SLS）

室内质量控制（internal quality control,IQC）

室间质量评价（external quality assessment,EQA）

射频（radio frequency,RF）

双流体（鞘流）动力连续系统（double hydrodynamic sequential system,DHSS）

双相活化部分凝血活酶时间（biphasic APTT）

受血者红细胞（patient cell,PC）

受血者血浆（patient serum,PS）

输血传播性疾病（transfusional infectious disease,TID）

输血相关性移植物抗宿主病（transfusion associated graft versus host disease，TA-GVHD）

随机尿（random urine）

少尿（oliguria）

闪光细胞（glitter cell）

肾小管上皮细胞（renal tubular epithelium）

肾小管上皮细胞管型（renal epithelial cast）

肾衰竭管型（renal failure casts）

适应证（indication）

神经梅毒（neurosyphilis）

T

椭圆形红细胞（elliptocyte）

胎儿或新生儿免疫性溶血（Hemolytic Disease of The Foetus And Newborn）

T-H 蛋白（Tamm-Horsall protein）

糖尿（glucosuria）

酮体（ketone body,KET）

酮血症（ketonemia）

酮尿（ketonuria）

透明管型（hyaline cast）

痰液（sputum）

痰液检查（sputum test）

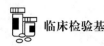

透明度(clarity,transparency)

铁蛋白(ferritin,Ft)

铜蓝蛋白(ceruloplasmin,CP)

痛风(gout)

透明质酸(hyaluronate)

脱落细胞学(exfoliative cytology)

退化变性(degeneration)

W

温氏(Wintrobe)法

网织红细胞(reticulocyte,Ret 或 RET)

魏氏(Westergrem)法

危急值(critical values)

卫星核淋巴细胞(satellite nucleus lymphocyte)

未成熟髓细胞信息(immature myeloid information,IMI)

未成熟网织红细胞(immature reticulocyte fraction,IRF)

微柱凝胶试验(microtubes gel test,MGT)

无尿(anuria)

微量清蛋白尿(Microalbuminuria,MAU)

微量清蛋白(Microalbumin,mALB)

微浊(slightly cloudy)

未分化癌(undifferentiated carcinoma)

X

小红细胞(microcyte)

新月形红细胞(meniscocyte)

血细胞压积(packed cell volume,PCV)

血细胞比容(hemotocrit,HCT,Hct)

循环池(circulating pool)

血小板(platelet,PLT)

血小板计数(blood platelet count,PLT)

血小板减少(thrombocytopenia)

血小板增多(thrombocytosis)

血小板卫星现象(platelet satellitism)

血细胞分析仪(blood cell analyzer,BCA)

携带污染(carryover)

血栓烷 A_2(thromboxanes,TXA_2)

血小板活化因子(platelet activating factor,PAF)

纤维蛋白(fibrin,Fb)

纤溶酶原活化抑制剂(plasminogen activator inhibitor,PAI)

血栓调节蛋白(thrombomodulin,TM)

血小板黏附(adhesion)

血小板聚集(aggregation)

血液凝固(coagulation)

纤维蛋白溶解系统(fibrinolytic system)

纤溶酶(plasmin,PL)

纤溶酶原(plasminogen,PLG)

纤维蛋白原降解产物(fibrinogen degradation products,FgDP)

纤维蛋白肽 A(fibrin peptide A,FPA)

纤维蛋白肽 B(fibrin peptide B,FPB)

血浆凝血酶原时间(prothrombin time,PT)

血栓弹力图(thromboela-stogram,TEG)

血液流变学(hemorheology)

血细胞流变学(cellular hemorheology)

血液触变性(thixotropy)

血型(blood group)

血型集合(blood group collection)

新生儿溶血病(Hemolytic disease of newborn,HDN)

献血员红细胞(donor cell,DC)

新鲜全血(fresh whole blood)

洗涤红细胞(washed erythrocytes)

血小板输注(platelet transfusion)

新鲜冰冻血浆(fresh frozen plasma,FFP)

细胞管型(cellular cast)

细菌管型(bacterial cast)

血液管型(blood cast)

血红蛋白管型(hemoglobin cast)

血小板管型(platelet cast)

酵母细胞(yeast liked cell,YLC)

血脑屏障(blood brain barrier,BBB)

小脑延髓池(posterior cistern)

纤维连接蛋白(Fibronection,Fn)

心包腔积液(pericardial dffusion)

胸腔积液(pleural effusion)

新生儿特发性呼吸窘迫综合征(idiopathic respiratory distress syndrome,IRDS)

腺癌(adenocarcinoma)

Y

亚型(subgroup)

医院信息系统(hospital information system,HIS)

亚硝酸盐(nitrite,NIT)

隐血试验(occult blood test,OBT)

影红细胞(ghost erythrocyte)

异形红细胞(dysmorphic erythrocyte)

移行上皮细胞(transitional epithelium)

腰椎穿刺(lunber puncture)

印度墨汁染色(india ink staining)

羊水(amniotic fluid,AF)

羊水指数(amniotic fluid index,AFI)

乙酰胆碱酯酶(actual cholinesterase,AchE)

液基细胞学(liquid based cytology,LBC)

Z

正常色素性红细胞(normochromic)

中荧光强度网织红细胞(middle fluorescent reticulocyte,MFR)

中性粒细胞(neutrophil,N)

中性杆状核粒细胞(neutrophilic stab granulocyte,Nst)

中性分叶核粒细胞(neutrophilic segmented granulocyte,Neg)

正常血小板(normal platelet)

准确度(accuracy)

组织因子(tissue factor,TF)

组织因子途径抑制物(tissue factor pathway inhibitor,TFPI)

组织型纤溶酶原激活物(tissue plasminogen activator,t-PA)

正向定型(direct typing)

直接抗球蛋白试验(direct antiglobulin test,DAT)

组织相容性复合物(major histocompatibility complex,MHC)

自身输血(autologous transfusion)

治疗性血液成分单采和置换术(therapeutic blood components exchange,TBCE)

中段尿(midstream urine)

脂肪管型(fatty cast)

中枢神经系统(central nervous system,CNS)

肿瘤标志物(tumor marker,TM)

组织多肽抗原(tissue polypeptide antigen,TPA)

柱状上皮(columnar epithelium)

参考文献

CANKAOWENXIAN

[1]　刘成玉,罗春丽.临床检验基础[M].北京:人民卫生出版社,2012.

[2]　尚红,王毓三,申子瑜.全国临床检验操作规程[M].4 版.北京:人民卫生出版社,2015.

[3]　杨红英,郑文芝.临床医学检验基础[M].北京:人民卫生出版社,2014.

[4]　刘成玉,林发全.临床检验基础[M].北京:人民卫生出版社,2015.

[5]　许文荣,林东红.临床基础检验学技术[M].2 版.北京:人民卫生出版社,2015.

[6]　熊立凡,刘成玉.临床检验基础[M].4 版.北京:人民卫生出版社,2010.

[7]　郑文芝,须建.临床检验基础[M].2 版.北京:人民军医出版社,2012.

[8]　罗春丽.临床检验基础[M].3 版.北京:人民卫生出版社,2010.

[9]　龚道元,张纪云.临床检验基础[M].4 版.北京:人民卫生出版社,2015.

[10]　吴晓蔓.临床检验基础实验指导[M].3 版.北京:人民卫生出版社,2006.

[11]　张时民.实用尿液有形成分分析技术[M].北京:人民卫生出版社,2008.

[12]　丛玉隆,马骏龙,张时民.实用尿液分析技术与临床[M].北京:人民卫生出版社,2013.

[13]　世界卫生组织.世界卫生组织人类精液检查与处理实验室手册[M].谷翊群,等译.5 版.北京:人民卫生出版社,2011.

[14]　秦洁,张杰,吴丽霞.临床检验技术[M].武汉:华中科技大学出版社,2013.

[15]　许文荣,王建中.临床血液学检验[M].5 版.北京:人民卫生出版社,2012.

[16]　张毅.实用血液流变学[M].桂林:广西师范大学出版社,2009.

[17]　邓长生.诊断学[M].5 版.北京:人民卫生出版社,2008.

[18]　秦任甲.临床血液流变学[M].北京:北京大学医学出版社,2003.

彩 图
CAITU

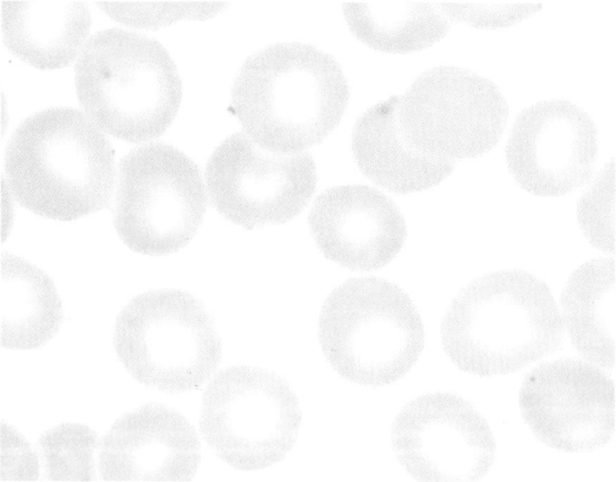

彩图 1　正常红细胞形态

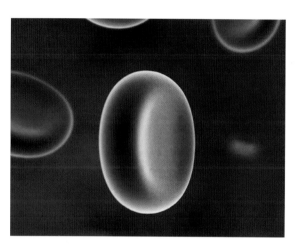

彩图 2　正常红细胞形态(电镜扫描)

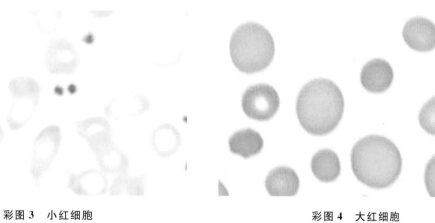

彩图 3　小红细胞

彩图 4　大红细胞

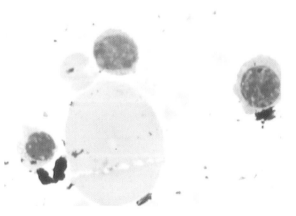

彩图 5　巨红细胞

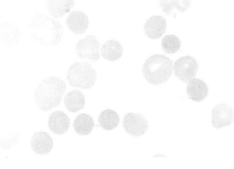

彩图 6　红细胞大小不均

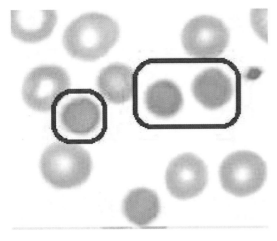

彩图 7　球形红细胞

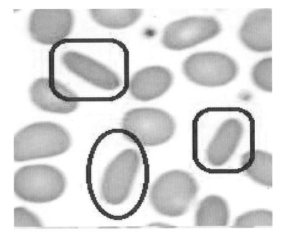

彩图 8　椭圆形红细胞

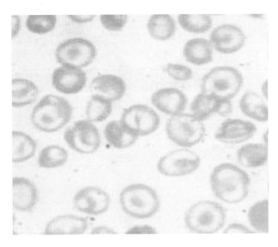

彩图 9　靶形红细胞

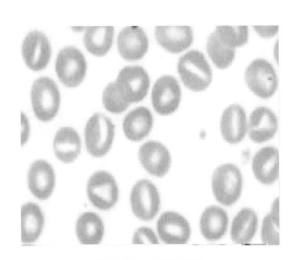

彩图 10　口形红细胞

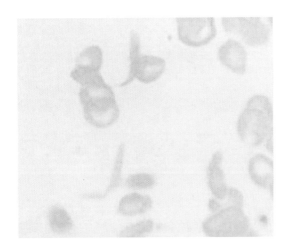

彩图 11　镰形红细胞

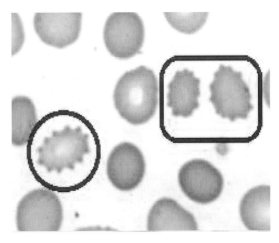

彩图 12　棘形红细胞

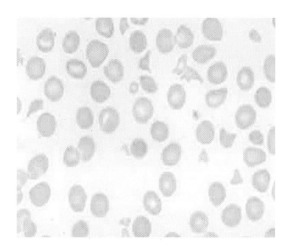

彩图 13　裂片红细胞

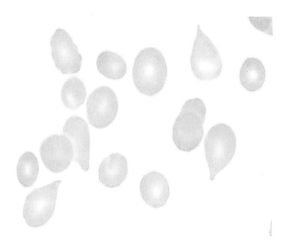

彩图 14　泪滴形红细胞

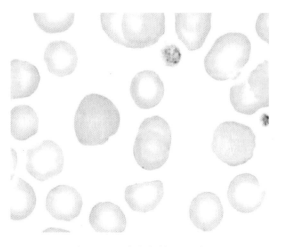

彩图 15　嗜多色性红细胞

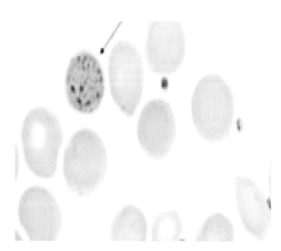

彩图 16　嗜碱性点彩红细胞

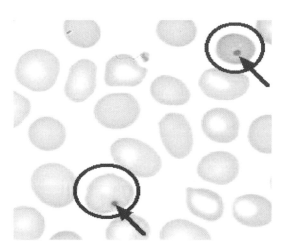

彩图 17　豪焦小体

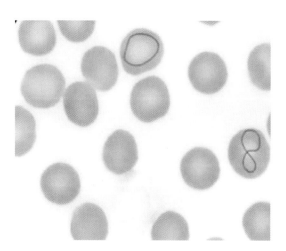

彩图 18　卡波环

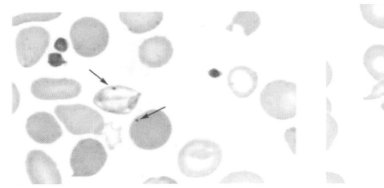

彩图 19　Pappenheimer 小体

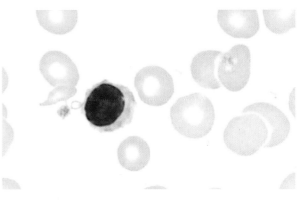

彩图 20　有核红细胞

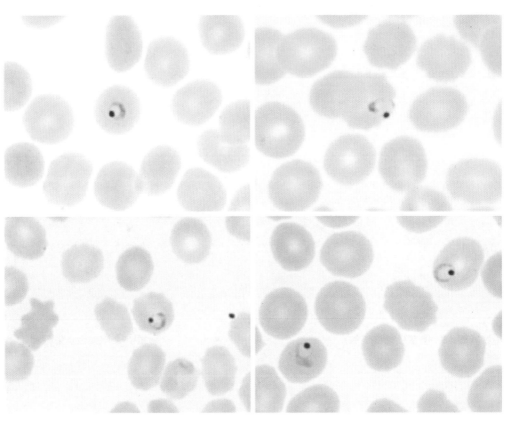

彩图 21　感染疟原虫的红细胞

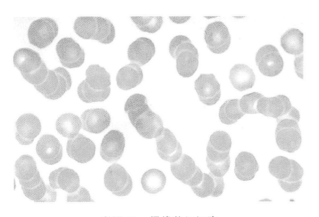

彩图 22　缗钱状红细胞

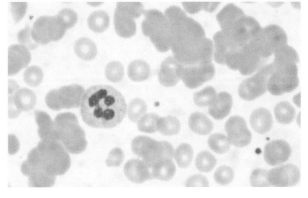

彩图 23　红细胞自凝

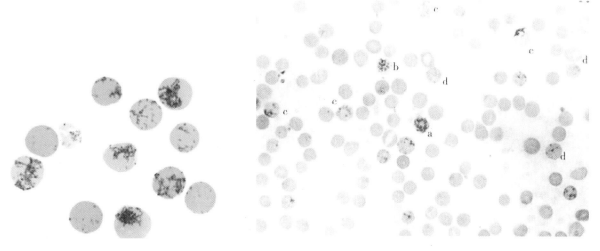

彩图 24　网织红细胞(新亚甲蓝染色)

彩图 25　网织红细胞(煌焦油蓝染色)

a:丝球型;b:网型;c:破网型;d:点粒型

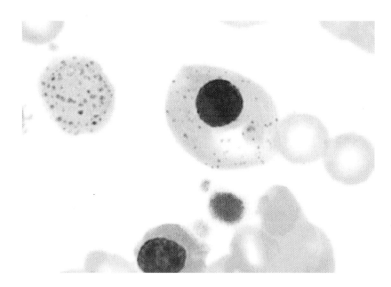

彩图 26　嗜碱性点彩红细胞

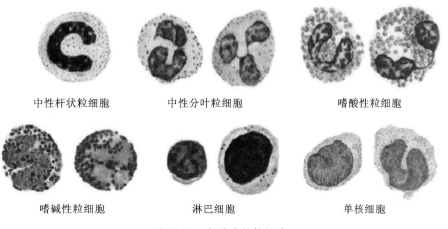

中性杆状粒细胞　　中性分叶粒细胞　　嗜酸性粒细胞

嗜碱性粒细胞　　淋巴细胞　　单核细胞

彩图 27　各种成熟粒细胞

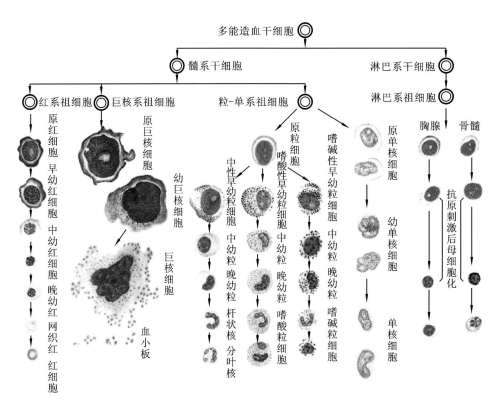

彩图 28   血细胞发育过程

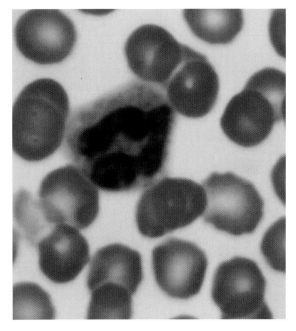

彩图 29   中性杆状核粒细胞

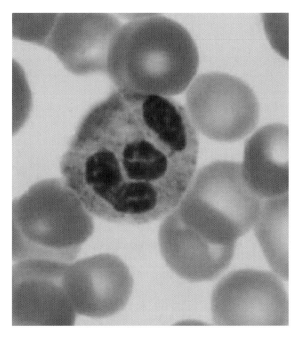

彩图 30   中性分叶核粒细胞

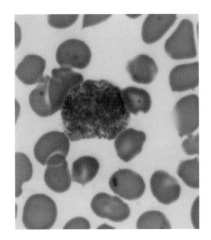

彩图 31　嗜酸性粒细胞

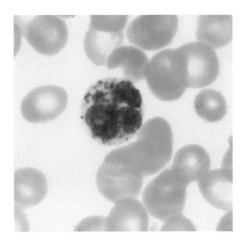

彩图 32　嗜碱性粒细胞

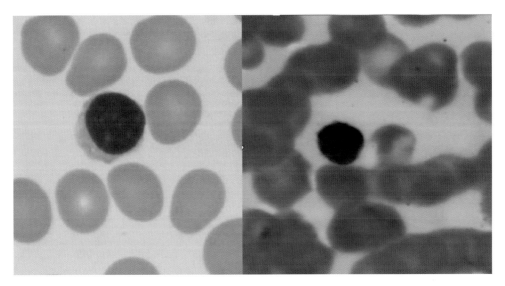

彩图 33　淋巴细胞

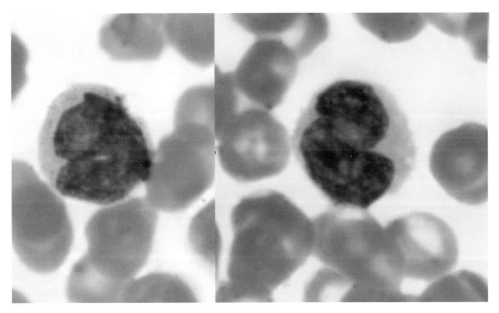

彩图 34　单核细胞

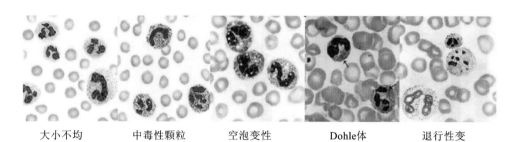

大小不均　　　中毒性颗粒　　　空泡变性　　　Dohle体　　　退行性变

彩图 35　中性粒细胞毒性变化

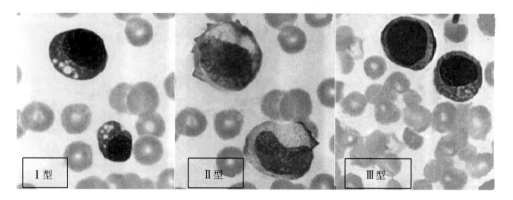

Ⅰ型　　　　　　Ⅱ型　　　　　　Ⅲ型

彩图 36　异型淋巴细胞Ⅰ型、Ⅱ型、Ⅲ型

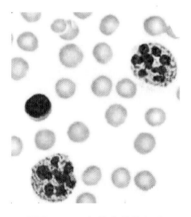

彩图 37　巨多核中性粒细胞

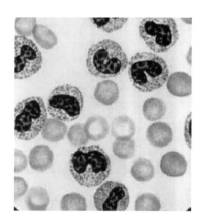

彩图 38　Pelger-Huet 畸形

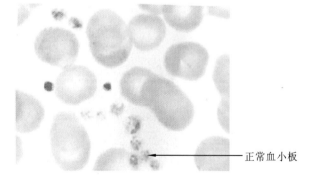

正常血小板

彩图 39　正常形态血小板（Ⅰ）

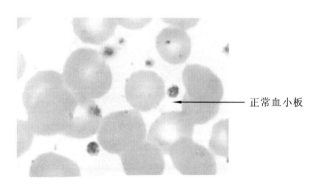

正常血小板

彩图 40　正常形态血小板（Ⅱ）

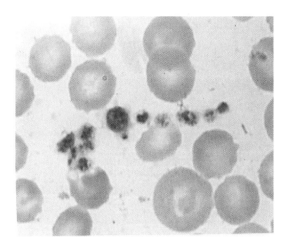

彩图 41　生理性血小板大小不均

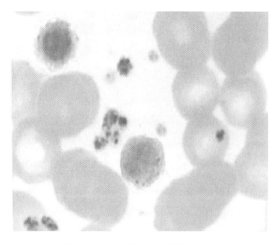

彩图 42　病理性血小板大小不均

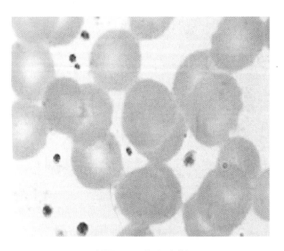

彩图 43　小血小板

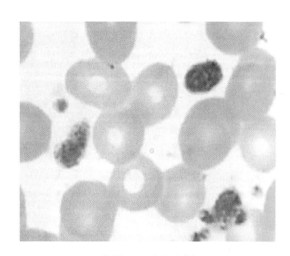

彩图 44　大血小板

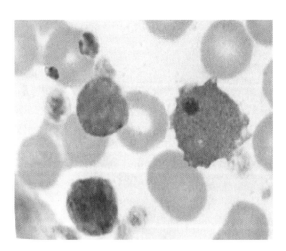

彩图 45　巨型血小板

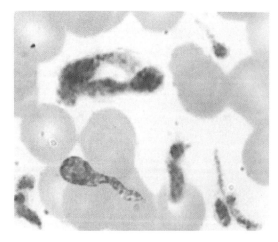

彩图 46　异常形态血小板

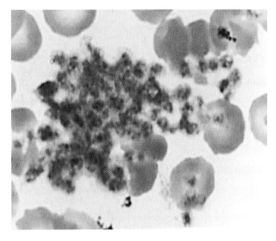

彩图 47 血小板聚集

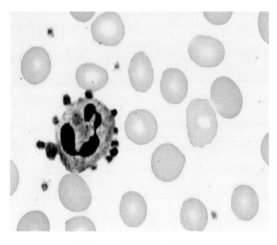

彩图 48 血小板卫星现象

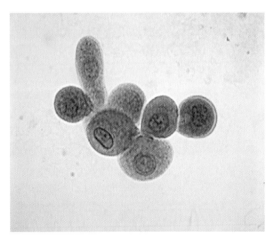

彩图 49 底层移行上皮细胞(SM 染色)

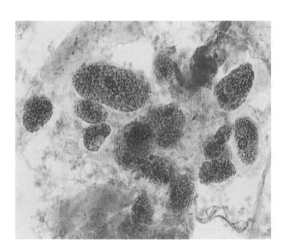

彩图 50 肾小管上皮细胞(S 染色)

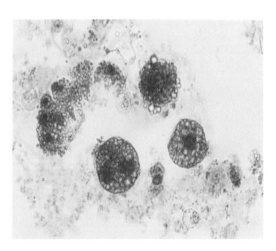

彩图 51 复粒细胞(S 染色)

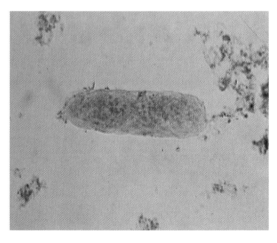

彩图 52 透明管型(SM 染色)

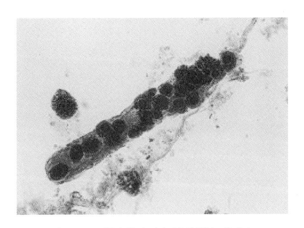

彩图 53　肾小管上皮细胞管型(S 染色)

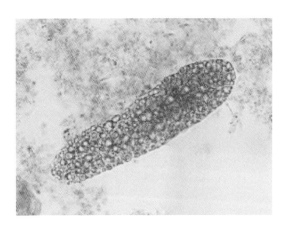

彩图 54　脂肪管型(S 染色)

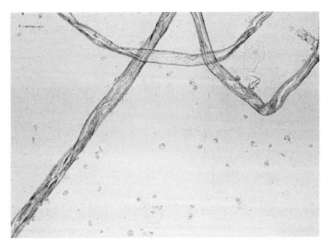

彩图 55　纤维状物(SM 染色)

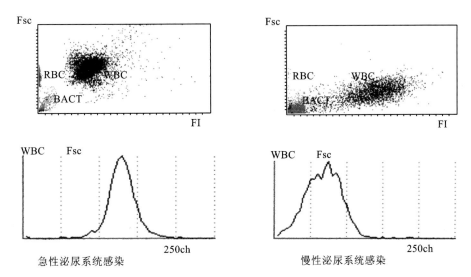

急性泌尿系统感染　　　　　慢性泌尿系统感染

彩图 56　急、慢性泌尿系统感染直方图与散点图

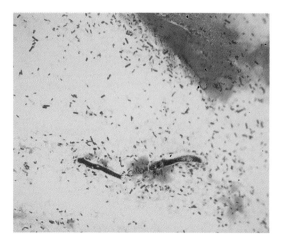

彩图 57　革兰染色后真菌菌丝

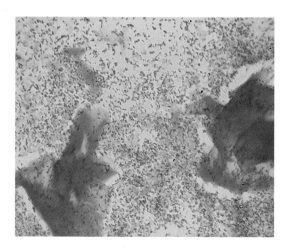

彩图 58　革兰染色加德纳菌

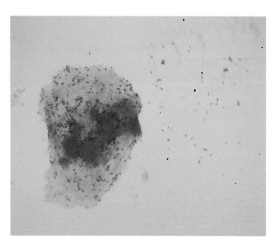

彩图 59　革兰染色线索细胞

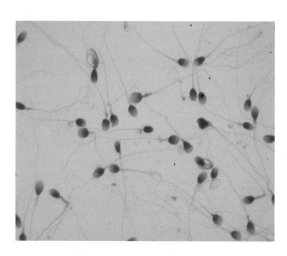

彩图 60　Diff-Qick 染色后精子

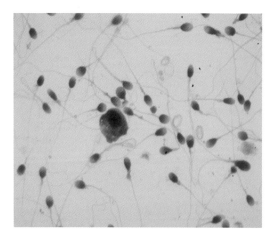

彩图 61　Diff-Qick 染色生精细胞

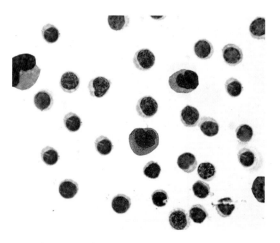

彩图 62　脑脊液中单核细胞和淋巴细胞

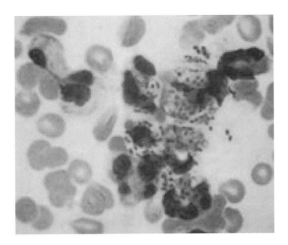

彩图 63　化脓性脑膜炎中性粒细胞增加

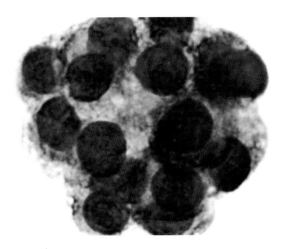

彩图 64　脑脊液脉络丛细胞

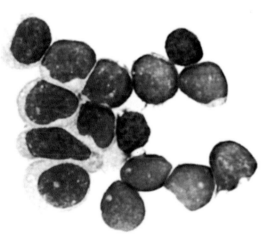

彩图 65　脑脊液原始细胞团

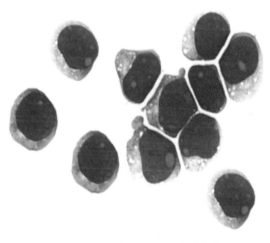

彩图 66　脑脊液原始粒细胞（急性
髓细胞性白血病）

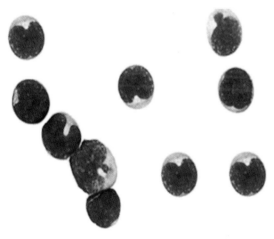

彩图 67　脑脊液原始淋巴细胞（急性
淋巴细胞性白血病）

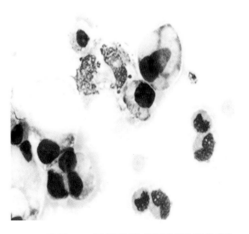

彩图 68　脑脊液肿瘤细胞（胃癌转移）

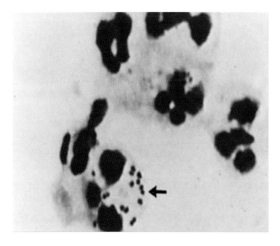

彩图 69　脑膜炎奈瑟菌

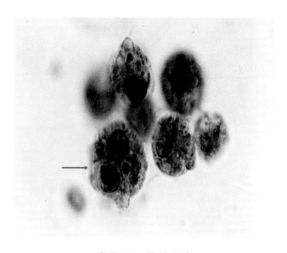

彩图 70　赖特细胞

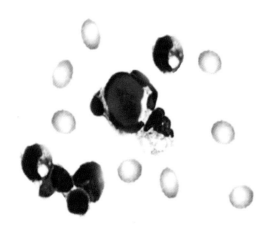

彩图 71　狼疮细胞

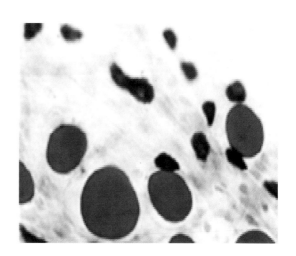

彩图 72　羊水脂肪细胞

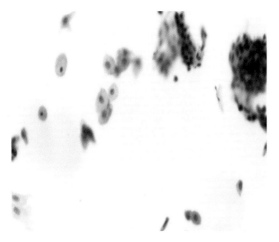

彩图 73　鳞状上皮基底层细胞

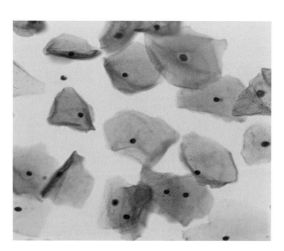

彩图 74　鳞状上皮表层细胞

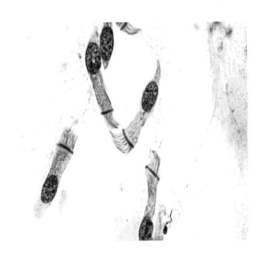

彩图 75　纤毛柱状上皮细胞

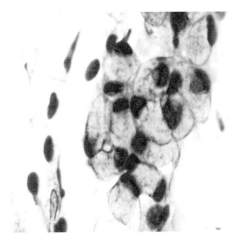

彩图 76　黏液柱状上皮细胞

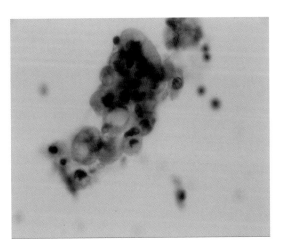

彩图 77　腺癌(胃癌)

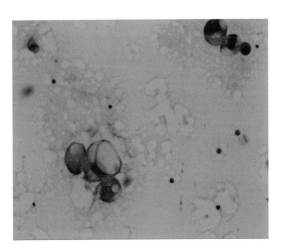

彩图 78　印戒样细胞

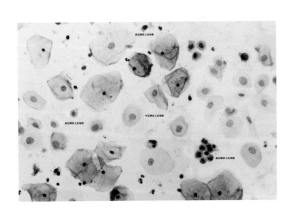

彩图 79　表层、中层和底层鳞状上皮细胞(Pap 染色×400)

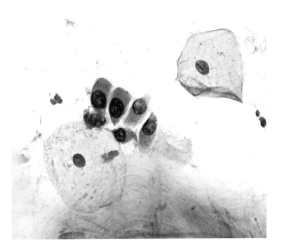

彩图 80　阴道柱状上皮细胞

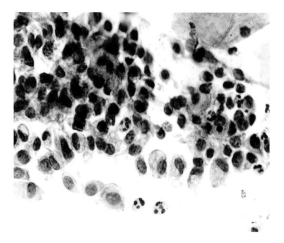

彩图 81　子宫内膜上皮细胞

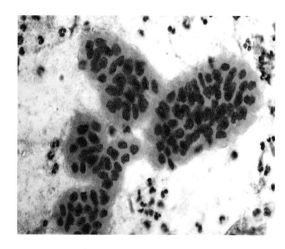

彩图 82　乳头状增生细胞

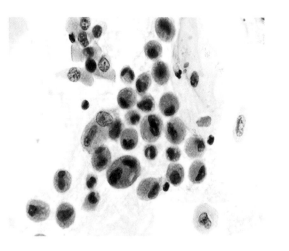

彩图 83　肺泡巨噬细胞

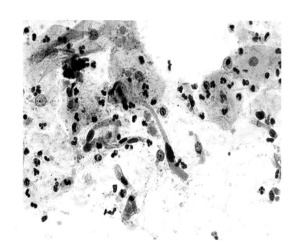

彩图 84　肺鳞癌细胞

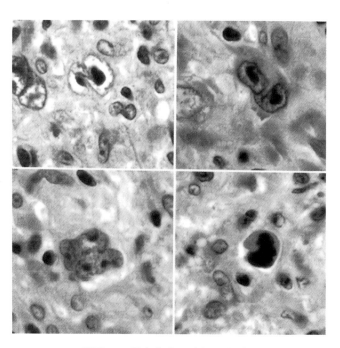

彩图 85　霍奇金淋巴瘤（R-S 细胞）

全国高等卫生职业教育高素质技能型
人 才 培 养 "十 三 五" 规 划 教 材

分析化学	生药鉴定技术实训指导
基础化学	药事管理与法规
有机化学	医药市场营销技术
无机化学	生物化学检验技术
基础医学概论	生物化学检验实训指导
临床医学概论	微生物学检验技术
生物化学	分子生物学检验技术
药理学	免疫学检验技术
药用植物识别技术	血液学检验技术
药物制剂	寄生虫检验技术
药物化学	临床检验技术
药物分析	临床检验基础
天然药物化学	临床检验仪器与应用
生药鉴定技术	临床实验室管理

策划编辑◎荣 静　责任编辑◎荣 静　封面设计◎原色设计

华中科技大学出版社 医学图书分社

E-mail：hustpmed@163.com

华中出版

华中医学

ISBN 978-7-5680-1734-3

9 787568 017343 >

定价：59.80元